Gerhard Pöttler

Gesundheitswesen in Österreich

Organisationen, Leistungen, Finanzierung und Reformen übersichtlich dargestellt

2. überarbeitete Auflage

GOLDEGG VERLAG

Foto des Autors: © Gerhard Pöttler, 2012

Zur Darstellung des Bezugs zur weiblichen und männlichen Form wurde das Binnen-I verwendet. Dort, wo diese Darstellungsform der einfacheren Lesbarkeit halber nicht angewendet wurde, beziehen sich die Erwähnungen jeweils auf beide Geschlechter, sofern sich aus dem Text nicht ausdrücklich anderes ergibt. In Zitaten wurde die jeweilige Schreibweise unverändert übernommen.

ISBN 2. Auflage: 978-3-902991-14-0

Mommsengasse 4/2 • A-1040 Wien
Telefon: +43 (0) 1 5054376-0
E-Mail: office@goldegg-verlag.com
www.goldegg-verlag.com
Grafik, Satz und Herstellung: Goldegg Verlag GmbH, Wien
Druck: Theiss GmbH

Vorwort zur 2. Auflage

In den entwickelten Industriestaaten ist das Gesundheitssystem bedeutendes Wirtschaftssegment, gigantischer Kostenfaktor und einer der größten Arbeitgeber zugleich. Zudem fungiert es in einer durch Markt- und Geldlogik zunehmend aus den Fugen geratenen Welt als Residuum der Solidarität und sozialen Fairness: Es spendet kranken Menschen bzw. den Verlierern in der chromosomalen Lotterie solidarisch getragene Heilung, – oder zumindest solidarisch getragenen professionellen Trost. In diesem Sinn ist auch das österreichische Gesundheitssystem höchst effektiv, weil es die richtigen Ziele verfolgt. Gleichzeitig ist es aber höchst ineffizient, denn Mittel werden an allen Ecken und Enden unproduktiv verschwendet.

Selbst für ExpertInnen ist es schwierig, die historischen, politischen, wirtschaftlichen und sozialen Rahmenbedingungen des österreichischen Gesundheitssystems zu überblicken, geschweige denn die komplexen Strukturen in ihren einzelnen Facetten zu erfassen. Für Laien ist das naturgemäß noch viel schwieriger wenn nicht überhaupt unmöglich.

Das vorliegende Buch hilft allen Interessierten, Experten, Laien, im Gesundheitsmarkt direkt oder indirekt Tätigen, sowohl den Wald als auch die Bäume zu sehen. Es ist ein Buch, das für sich beanspruchen darf, ein Kompendium über das österreichische Gesundheitssystem zu sein, denn es beschreibt sowohl die wirtschaftlichen, finanziellen, rechtlichen, sozialen und politischen Dimensionen als auch die Strukturen, Organisationen, Personen, Einrichtungen, Leistungserbringer bis hin zu den verschiedenen Reformansätzen.

Gleichzeitig liefert das Buch Überblicke und Einblicke, bündelt Erkenntnisse, fasst zusammen und kritisiert die Sachverhalte mit der gebotenen reflexiven Distanz. Es zeigt eklatante Schwachpunkte auf und skizziert Lösungswege.

Wie groß die Nachfrage nach diesem Werk war, zeigt alleine die Tatsache, dass es nunmehr in zweiter Auflage aktualisiert erscheint. Dieses Kompendium tauchte erst relativ spät am Büchermarkt auf. Warum? Zuvor traute sich niemand diese Mammut-Aufgabe zu. Es bedurfte eines Autors wie Gerhard Pöttler, der das wagte. Nur selten sind Experten- und Praxiswissen, Intelligenz, Akribie, Fleiß und Einsatz in einer Person so vereint, wie bei Gerhard Pöttler.

Weil die zunehmenden Probleme in den Gesundheitssystemen nicht nur alleine durch Ineffizienz und Strukturmängel verursacht sind, sondern vielmehr auch durch den allumfassenden Prozess der „Medikalisierung“ (von der In-vitro-Fertilisation bis hin zur Palliative Care als Domänen der Medizin), muss die an die Grenzen ihrer ökonomischen Leistungsfähigkeit stoßende Gesellschaft genau dieser Entwicklung gegensteuern, nämlich durch ein Management, das die Dilemma-Beziehung zwischen Medizin, Politik und Ökonomie gekonnt ausbalanciert.

Das vorliegende Werk liefert das erforderliche Grundlagenwissen, um diese Dilemma-Beziehung besser zu verstehen bzw. zu steuern. Ich wünsche ihm möglichst viele Leser.

a.o. Univ. Prof. Dr. Johannes Steyrer, WU Wien

Vorwort zur 1. Auflage

Unser Gesundheitssystem ist in aller Munde. Permanent wird über Kompetenzkonflikte, Finanzierung aus einer Hand, Schnittstellenproblematiken, Zwei- oder Mehr-Klassen-Medizin, Mangel an ärztlichem und pflegerischem Personal u.a. in der Öffentlichkeit von Politikern und Fachleuten diskutiert. In regelmäßigen Abständen versuchen Gesundheitspolitiker mittels Gesundheitsreformen eine Verbesserung unseres Systems zu erreichen und stoßen wiederholt auf Widerstände in den verschiedensten Berufsgruppen oder bei Institutionen.

Seit knapp drei Jahren bin ich als Präsident des Rudolfiner-Vereins Rotes Kreuz und nunmehr auch als Aufsichtsratsvorsitzender der Rudolfinerhaus Privatklinik GmbH im österreichischen Gesundheitssystem tätig. Als „Newcomer" habe ich die Komplexität im Gesundheitssystem festgestellt und finde ich es besonders nützlich, in einer Hand rasch und kompetent einen guten, fundierten und umfassenden Überblick über das österreichische Gesundheitssystem zu bekommen.

Herrn Dr. Gerhard Pöttler ist dies im Rahmen dieses Buches sehr gelungen. Nach einem kurzen historischen Abstecher werden detailgenau die Strukturen mit den wesentlichen Trägern des Gesundheitswesens wie auch eine Übersicht über die zahlreichen Berufsgruppen und Einrichtungen dargestellt. Einen Schwerpunkt nehmen die Leistungen und die komplexen Finanzierungsströme des Gesundheitssystems ein. Einen wertvollen Abschluss bilden die Darstellung der Reformen in den letzten Jahrzehnten sowie die intensive und durch zahlreiche persönliche Meinungen angereicherte Beschreibung eines möglichen Weges in die Zukunft.

Ich wünsche diesem Buch zahlreiche interessierte Leser, die nach der Lektüre unser Gesundheitssystem ein wenig besser verstehen.

Dr. Klaus Liebscher

Gouverneur der österreichischen Nationalbank a. D.

Mit Angelobung vom 1. 9. 2014 durch Bundespräsident Dr. Heinz Fischer wurde der bisherige Gesundheitsminister Alois Stöger, Diplomé zum Infrastrukturminister ernannt. Neue Gesundheitsministerin wurde die Ärztin Dr. Sabine Oberhauser.

Der bisherige Vorsitzende des Verbandsvorstandes der Österreichischen Sozialversicherung Dr. Hans Jörg Schelling wurde mit 1. 9. 2014 zum Finanzminister ernannt. Nachfolger als Vorsitzender des Verbandsvorstandes ist zum Zeitpunkt der Drucklegung noch niemand bestimmt worden.

Meiner Familie in großer Dankbarkeit

Inhaltsverzeichnis

1. Einleitung

Österreich[1] besitzt eine Fläche von 83.879 km². Zwischen dem westlichsten und dem östlichsten Punkt Österreichs liegen 573 km. Die längste Nord-Süd-Ausdehnung beträgt 294 km. Ihren größten See teilt sich die Republik mit Deutschland und der Schweiz: Der Bodensee hat eine Fläche von 538,5 km² und ist 252 m tief. Der höchste Berg Österreichs ist der Großglockner mit 3.798 m. Er liegt an der Grenze zwischen Kärnten und Osttirol. Der mit 114 m tiefste Punkt Österreichs liegt im Gemeindegebiet von Apetlon im burgenländischen Seewinkel.

1.1 Österreich und seine Bevölkerung

Um 1900 lebten in Österreich (in seinen heutigen Grenzen) 6 Mio. Menschen. Die 7-Mio.-Marke wurde Ende der 1950er Jahre erreicht, das Überschreiten der 8. Million folgte im Jahr 2000. Anfang 2013 betrug die Wohnbevölkerung Österreichs 8,45 Millionen. Bis 2060 dürfte die Einwohnerzahl laut Prognosen auf rund 9,37 Mio. ansteigen. Mit über 1,7 Mio. Einwohnern und Einwohnerinnen zu Jahresbeginn 2013 ist Wien die bezogen auf die Bevölkerungszahl größte Gemeinde Österreichs. Somit lebt gut ein Fünftel der Bevölkerung Österreichs in der Bundeshauptstadt. Es folgen die Landeshauptstädte Graz (266.000 Einw.), Linz (192.000 Einw.), Salzburg (146.000 Einw.) und Innsbruck (122.000 Einw.).

Abb. 1: Österreich ist ein Bundesstaat

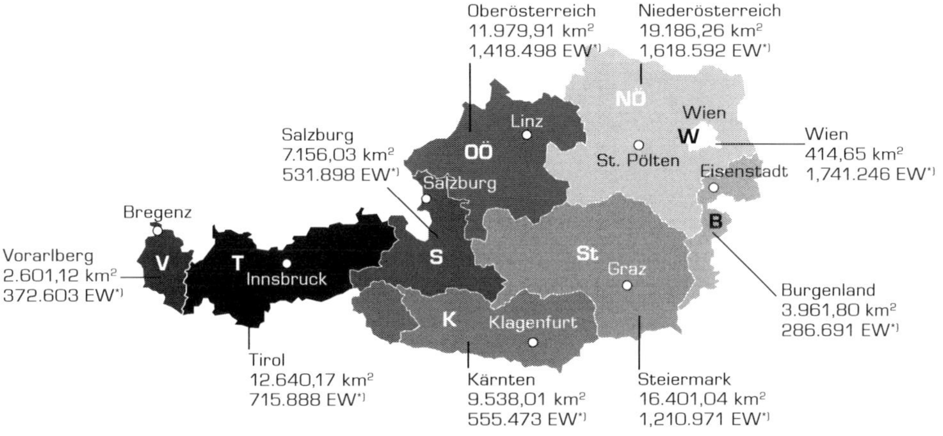

Quelle: Österreich: Zahlen, Daten, Fakten, Statistik Austria, 2013/2014, S 9.

1 Vgl. dazu: Österreich: Zahlen, Daten, Fakten, Statistik Austria, 2013/2014.

Die Geschichte des 20. Jahrhunderts hat im Altersaufbau der Bevölkerung ihre Spuren hinterlassen. Nicht nur bei den Hochbetagten, sondern bei allen zumindest 55-Jährigen gibt es deutlich mehr Frauen als Männer. Dies ist eine Folge der generell höheren Lebenserwartung der Frauen sowie bei den hochbetagten Personen zusätzlich auch eine Folge des Fehlens der im 2. Weltkrieg gefallenen Männer.

Die „Einkerbungen" am obersten Ende der „Alterspyramide" sind aber auch auf den Geburtenausfall im Ersten Weltkrieg zurückzuführen. Der Geburtenausfall aufgrund der Wirtschaftskrise in den 1930er Jahren spiegelt sich wiederum derzeit bei den rund 80-Jährigen wider.

Die Baby-Boom-Generation wird ab etwa 2020 das Pensionsalter erreichen. Dann wird sich die Finanzierbarkeit unseres Pensionssystems erweisen.[2]

Nach dem Anschluss an Deutschland 1938 stieg die Kinderzahl dagegen rasch an. Diese starken Geburtsjahrgänge um 1940 sind zurzeit etwa 71 bis 73 Jahre alt. Am Ende des 2. Weltkrieges kam es abermals zu einem Geburtenausfall, die Zahl der derzeit 67-Jährigen ist deutlich niedriger als jene in den benachbarten Altersjahrgängen. Am stärksten besetzt sind die Jahrgänge des „Baby-Booms" der 1950er und 1960er Jahre. Zusätzlich verstärkt wurde diese Generation durch Zuwanderung. Die Basis der „Bevölkerungspyramide" ist demgegenüber – infolge des Geburtenrückganges nach dem Baby-Boom – vergleichsweise schmal. Dies ist auch durch Zuwanderung nur zum Teil kompensiert worden. Von den 8,45 Mio. in Österreich lebenden Personen sind 1,22 Mio. Kinder im Alter unter 15 Jahren, rund 5,71 Mio. sind 15 bis 64 Jahre alt und knapp 1,53 Mio. Menschen sind 65 Jahre oder älter.

Österreich liegt beim EU-Vergleich der Altersstruktur im Mittelfeld. Die jüngsten Bevölkerungen finden wir in Irland, Frankreich und Dänemark, die ältesten in Italien, Deutschland, Griechenland und Portugal. Das heißt: Gut zwei Drittel der Bevölkerung befinden sich im erwerbsfähigen Alter von 15 bis 64 Jahren, bilden also das „Erwerbspotenzial" der Bevölkerung. 14,4% sind Kinder im Vorschul- oder Pflichtschulalter und 18,1% ältere Menschen im Pensionsalter.

Infolge des Geburtenrückganges sinken Zahl und Anteil der unter 15-Jährigen. Die ältere Bevölkerung von 65 und mehr Jahrengewinnt hingegen an Gewicht – künftig noch mehr, da die Baby-Boom-Generation in absehbarer Zeit das Pensionsalter erreichen wird. Das Erwerbspotenzial bleibt insgesamt relativ stabil, allerdings altert auch die erwerbsfähige Bevölkerung.

---

2 Vgl. dazu: österreichische Kronenzeitung vom 6. 3. 2014: Mehr Infarkte wegen Baby Boom, S. 34. In diesem Artikel wird berichtet, dass die geburtenstarken Jahrgänge nun ins kritische Alter kommen, da die meisten Herzinfarkt – Patienten zwischen 55 und 60 Jahren alt sind. Gerade in diesem Alter haben die Menschen noch viel Arbeits- und Lebensstress, sind aber nicht mehr jung genug, um solche Belastungen einfach wegzustecken. Das bedeutet auch, dass österreichweit durch die starke Zunahme der fraglichen Patienten die Infarktrate um 38% zunehmen wird.
Die Überlebenschancen sind trotz der Tatsache, dass Herz-Kreislauferkrankungen nach wie vor die häufigste Todesursache sind, sehr hoch. Bei Frauen liegen sie bei 93%, bei Männern bei 95%. Dass Frauen oft weniger überleben, liegt vor allem darin, dass zum einen oft die Symptome andere sind und falsch gedeutet werden, zum anderen darin, dass Frauen im Schnitt älter sind, was bei einem Infarkt das Risiko erhöht.

Abb. 2: Bevölkerungspyramide

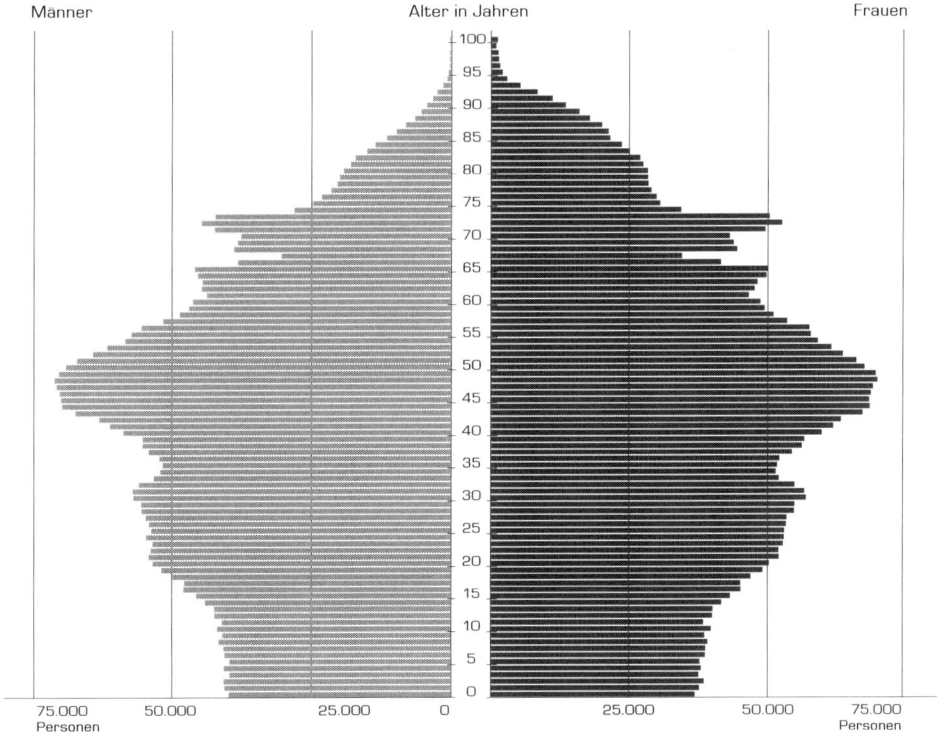

Quelle: Österreich: Zahlen, Daten, Fakten, Statistik Austria, 2013/2014, S. 15.

Die Bevölkerungszahl Österreichs wächst fast ausschließlich durch Zuwanderung: Es kommen jährlich deutlich mehr Menschen nach Österreich als das Land verlassen. Dagegen ist die Bilanz aus Geburten und Sterbefällen nahezu ausgeglichen.

Während im Jahr 2004 noch fast 51.000 Personen mehr zu- als abwanderten, verringerte sich der „Wanderungsgewinn" seither auf ein Minimum von 17.000 Personen im Jahr 2009, ehe er danach wieder deutlich anstieg und 2012 bei knapp 44.000 Personen lag. Vom Gesamtbevölkerungszuwachs Österreichs innerhalb eines Jahrzehnts (1. 1. 2003 bis 1. 1. 2013: +351.587 Personen) gehen 92% auf das Konto der positiven Wanderungsbilanz (+322.125).

Der „Geburtenüberschuss" war in diesem Zeitraum vergleichsweise gering, in den Jahren 2003, 2009 und 2012 wurden sogar jeweils etwas mehr Sterbefälle als Geburten registriert. Im Jahr 2012 wurden österreichweit 78.952 Lebendgeborene sowie 79.436 Sterbefälle gezählt. Das Geburtendefizit betrug somit 484 Personen.

100 Frauen bekommen heute durchschnittlich 144 Kinder. Um die Elterngeneration zu ersetzen, wären aber knapp mehr als 200 Kinder – also etwas mehr als 2 Kinder pro Frau – erforderlich.

2012 wurden in Österreich 38.592 Ehen geschlossen. Gut zwei Drittel (67,3%) „trauten" sich zum ersten Mal. Die Zahl der Scheidungen betrug 2012 rund 17.006. Bezieht man die Scheidungen auf die entsprechenden Eheschließungsjahrgänge, dann zeigt sich, dass mehr als zwei Fünftel der Ehen (43%) wieder geschieden werden Mehr als die Hälfte der Ehen endet durch Tod eines Partners.

Tab. 1: Bevölkerung Österreichs

Lebendgeborene, Gestorbene, Eheschließungen. Scheidungen, Wanderungsbilanz und Einbürgerungen 2008–2012

Merkmal	2004	2009	2010	2011	2012
Lebendgeborene	77.752	76.344	78.742	78.109	78.952
Gesamtfertilitätsrate (Kinder pro Frau)	1,42	1.40	1,44	1,43	1,44
Gestorbene	75.083	77.381	77.199	76.479	79.436
Geburtenbilanz (Lebendgeborene minus Gestorbene)	2.669	–1.037	1843	1.830	–484
Eheschließungen	35.223	35.469	37.545	36.426	38.592
darunter: Erst-Ehen (beide zuvor ledig)	22.751	23.266	24.626	24.028	25.977
Ehescheidungen	19.701	18.806	17.442	17.295	17.006
Gesamtscheidungsrate (in %)	47,76	45,98	43,00	43,02	42,51
Wanderungsbilanz (Zu- minus Abwanderung)	24.650	17.053	21.316	30.705	43.797
Einbürgerungen (Inland)	10.258	7.978	6.135	6.690	7.043
Einbürgerungsrate (in %)	1,21	0,92	0,68	0,72	0,72

Quelle: Österreich: Zahlen, Daten, Fakten, Statistik Austria, 2013/2014, S. 19.

Die österreichische Bevölkerung lebt in 3,68 Mio. Privathaushalten. Nur ein kleiner Teil der Bevölkerung, nämlich rund 117.000 Personen, wohnt in rund 3.200 Anstalten und Gemeinschaftsunterkünften, zum überwiegenden Teil in Pensionistenheimen.

1,3 Mio. Haushalte, d.h. mehr als ein Drittel, bestehen nur aus einer einzigen Person. Diese allein lebenden Menschen, die 16% der Gesamtbevölkerung ausmachen, sind aber nur zum geringeren Teil junge Singles. Der Großteil sind ältere Menschen, vor allem Frauen, die nach dem Tod ihres Ehepartners allein verblieben sind. Innerhalb der Haushalte mit mehr als einer Person finden sich 2,3 Mio. Familien. Das sind verheiratet oder unverheiratet zusammenlebende Paare mit und ohne Kinder sowie Ein-Eltern-Familien mit ihren Kindern, sofern sie in einem gemeinsamen Haushalt leben. Die Zahl der Familien mit Kindern beträgt 1,4 Mio. Dies entspricht 60% aller Familien. 935.000 Paare haben keine Kinder im gemeinsamen Haushalt.

Abb. 3: Familien nach dem Familientyp 2012

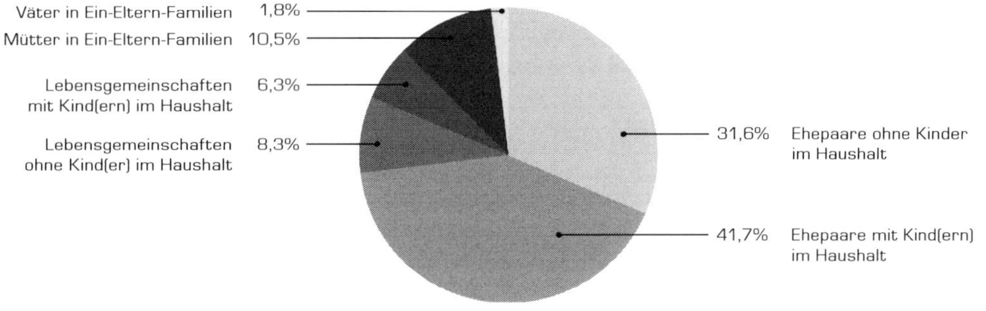

Quelle: Österreich: Zahlen, Daten, Fakten, Statistik Austria, 2013/2014, S. 23.

1.2 Politische Rahmenbedingungen

Das Politische System[3] der Republik Österreich basiert auf den Grundsätzen der Demokratie, der republikanischen Staatsform, des Bundesstaates, des Rechtsstaates, der Gewaltenteilung, des liberalen Prinzips und der Zugehörigkeit zur Europäischen Union. Wichtigste Rechtsgrundlagen des politischen Systems sind der Vertrag von Lissabon über die Struktur der EU und die Österreichische Bundesverfassung.

Das EU-Mitglied (seit 1. 1. 1995) Republik Österreich ist eine semipräsidiale parlamentarische Demokratie. Wahlen werden in Österreich großteils nach dem Verhältniswahlrecht durchgeführt, was zur Folge hat, dass die Parteien meist Koalitionen bilden müssen. Wie in fast allen Demokratien spielen die Parteien eine zentrale Rolle im politischen Leben Österreichs. Die Aufgabenverteilung zwischen Österreich und der EU wird im EU-Vertrag geregelt, die zwischen den Bundesländern und dem Bund durch das Bundes-Verfassungsgesetz (B-VG). Über die Einhaltung des EU-Vertrages wacht der Europäische Gerichtshof, über die des B-VG und der anderen Verfassungsgesetze der Verfassungsgerichtshof in Österreich.

„Österreich ist eine demokratische Republik. Ihr Recht geht vom Volk aus." So lautet Artikel 1 der Bundesverfassung. Das wichtigste Moment der politischen Willensbildung sind Wahlen. Von drei Wahlen leiten sich alle von der Verfassung eingerichteten politischen Institutionen ab: Mit den dabei abgegebenen Stimmzetteln entscheiden Bürgerinnen und Bürger über den Bundespräsidenten, den Nationalrat und die Landtage. Die Wahlen erfolgen nach dem allgemeinen gleichen und geheimen Wahlrecht. Männer verfügen seit 1907 darüber, Frauen seit 1918. An Gemeinderatswahlen können sich seit dem EU-Beitritt Österreichs auch in Österreich lebende EU-Bürgerinnen und Bürger beteiligen. Die österrei-

3 Vgl. dazu Wikipedia: Österreich und Politik.

chische Bevölkerung wählt natürlich auch ihre Vertretung im EU-Parlament, da Österreich eben seit dem 1. 1. 1995 Mitglied der Europäischen Union ist.

Das demokratische Prinzip bedeutet, dass alles staatliche Recht vom Volk ausgeht. Das demokratische Prinzip ist in Art. 1 B-VG festgelegt. Österreich ist eine repräsentative Demokratie, das heißt, es werden Repräsentanten gewählt. Diese werden durch freie und geheime Wahlen ermittelt (Art. 26 B-VG). Ein weiteres wichtiges Element ist die direkte Demokratie, die durch Volksbegehren, Volksbefragung und Volksabstimmung[4] gewährleistet wird. In Materien, die Österreich nach der Volksabstimmung von 1994 in die Zuständigkeit der EU abgegeben hat, geht das Recht von den Völkern der EU aus. Da die EU das Einstimmigkeitsprinzip in vielen Materien sukzessive durch das Prinzip der doppelten Mehrheit (Abgeordnete und Mitgliedsstaaten) ersetzt, kann es auch zu Regelungen kommen, denen Österreich nicht zugestimmt hat. Dennoch werden diese auch in Österreich gelten.

Das republikanische Prinzip betrifft die Staatsform. Österreich ist seit dem 12. November 1918 eine Republik, an deren Spitze seit 1920 der Bundespräsident als Staatsoberhaupt steht. Der Bundespräsident wird alle sechs Jahre von den Wahlberechtigten gewählt (Art. 60 Abs. 5 B-VG). Das Habsburgergesetz hat von 1919 bis 1996 Mitglieder des ehemaligen Herrscherhauses, die die Republik nicht anerkennen wollten, des Landes verwiesen.

Das bundesstaatliche Prinzip bedeutet, dass Österreich kein Einheitsstaat ist, aber auch kein Staatenbund (Art. 2 B-VG). Die Länder haben im Rahmen der Bundesverfassung und ihrer jeweiligen Landesverfassung eine eigene Gesetzgebung. Welche Bereiche durch Bundesrecht und welche durch Landesrecht geregelt werden, bestimmt die Bundesverfassung in ihren Artikeln 10–15.

Das Prinzip der Rechtsstaatlichkeit soll die Bürger vor staatlicher Willkür schützen. Der Rechtsstaat wird durch die Verfassungsregel, dass die gesamte staatliche Tätigkeit nur aufgrund der Gesetze gestattet ist, durch die (in der politischen Praxis oft umgangene) Gewaltenteilung und durch unabhängige Gerichte gewährleistet. Durch den „Stufenbau der Rechtsordnung" wird garantiert, dass Gesetze verfassungsmäßig entstehen. Über die Einhaltung der Verfassung wacht der Verfassungsgerichtshof. Das Prinzip der Gewaltentrennung wurde eingeführt, um Machtkonzentration und Korruption zu verhindern. Es ist somit einer einzelnen Person oder Organisation nicht möglich, absolute Macht auszuüben. Gewaltentrennung bedeutet, dass Gesetzgebung (Legislative), ausführende Gewalt (Exekutive) und Gerichte (Judikative) getrennt sind. Die Aufgaben sind somit auf mehrere verschiedene Organe verteilt. Die einzelnen Organe sind jedoch nicht vollständig getrennt, sondern es bestehen durchaus Verflechtungen untereinander, zum Beispiel das Kontrollrecht des Nationalrates gegenüber der Bundesregierung.

Am 17. Juli 1989 hat der damalige Außenminister Dr. Alois Mock für Österreich um Beitritt in die damalige EWG angesucht. Am 12. Juni 1994 erfolgte eine Volksabstimmung über das Beitritts-BVG (*Bundesverfassungsgesetz über den Beitritt Österreichs zur Europäischen Union*), welches mit zwei Dritteln (66,58 %) der abgegebenen Stimmen angenommen wurde. Daraufhin wurde am 24. Juni der Beitrittsvertrag unterzeichnet. Der Beitritt selbst erfolgte mit 1. Jänner 1995 gemeinsam mit Schweden und Finnland. Im Jahr

---

4 Dazu später mehr.

2000 wurde Österreich für die damalige Regierungsbeteiligung der FPÖ scharf kritisiert; bilaterale Kontakte zu Österreich wurden kurzfristig gemieden; diese Sanktionszeit scheint mit ein Grund für die starke EU-Skepsis der österreichischen Bevölkerung zu sein. Anfang 1999 traten Österreich und 11 weitere Mitgliedsstaaten der Eurozone bei; Anfang 2002 wurde das dazugehörige Bargeld eingeführt.

Durch den EU-Beitritt wurden diverse Kompetenzen, vor allem in Wirtschaft, Landwirtschaft, Verkehr, Umweltschutz, Energiepolitik und Konsumentenschutz, an die Union abgegeben. Europarecht hat Vorrang gegenüber den nationalen Rechtsordnungen. Während Verordnungen (das sind de facto EU-Gesetze) unmittelbar anwendbar sind, bedarf es bei Richtlinien (EU-Rahmengesetze, nach deren Vorgaben innerstaatliche Gesetze zu erlassen sind) erst der Umsetzung in österreichisches Recht.

Die gesamtstaatliche Legislative wird in Österreich durch den Nationalrat und den Bundesrat wahrgenommen. Die Legislative beschließt den Haushalt des Bundes und alle Bundesgesetze. Außerdem kontrolliert die Legislative die Bundesregierung. Die Legislative ist kein echtes Zweikammernsystem, da die Mitglieder des Bundesrates von den Landtagen entsandt und nur die Nationalratsabgeordneten vom Volk gewählt werden. Der Bundesrat ist keine gleichwertige Kammer, da alle Gesetze im Nationalrat beschlossen werden müssen und der Bundesrat nur in den wenigsten Fällen ein absolutes Veto hat. Beide Kammern zusammen werden als Bundesversammlung bezeichnet, welche eine Volksabstimmung zur Absetzung des Bundespräsidenten ansetzen und Krieg erklären kann.

Der Nationalrat ist die Abgeordnetenkammer der Republik Österreich, somit die erste Kammer der Legislative auf Bundesebene. Dem Nationalrat gehören 183 Abgeordnete an, die seit 1920 im Normalfall alle vier, seit 2007 alle fünf Jahre von den Wahlberechtigten gewählt werden[5]. Die Wahlen finden nach einem modifizierten Verhältniswahlrecht statt. Die Abgeordneten haben ein freies Mandat, das heißt, sie sind bei der Stimmabgabe juristisch unabhängig von ihrer Partei oder anderen Interessensgruppen. Der Nationalrat wählt zu Beginn jeder Gesetzgebungsperiode drei Präsidenten, die unter anderem die Aufgabe haben, den Bundespräsidenten bei längerer Verhinderung zu vertreten. Der Nationalrat kann der gesamten Bundesregierung oder einzelnen Ministern das Misstrauen aussprechen; der Bundespräsident muss dann die Abberufung durchführen.

Der Nationalrat beschließt die Bundesgesetze. Die Gesetze werden in Ausschüssen vorbereitet. Zum In-kraft-treten der meisten Nationalratsbeschlüsse ist die Zustimmung des Bundesrates nötig. Wenn der Bundesrat einen Gesetzesbeschluss des Nationalrats ablehnt, kann der Nationalrat die Entscheidung des Bundesrates mit einem Beharrungsbeschluss übergehen, weshalb man beim Einspruch des Bundesrates von einem suspensiven (d. h. aufschiebenden) Veto spricht. Kein Einspruchsrecht hat der Bundesrat bei der Budgetgesetzgebung, allen anderen Finanzgesetzen und bei Gesetzen, die nur den Nationalrat (Auflösung oder Geschäftsordnung) betreffen.

Der Bundesrat ist die zweite Kammer des Parlaments und die Vertretung der Länder auf Bundesebene (Länderkammer). Die Abgeordneten werden von den Landtagen in den Bun-

[5] Dementsprechend wurden auch die Art. 15a B-VG-Vereinbarungen zunächst alle vier Jahre und ab 2008 für fünf Jahre abgeschlossen.

desrat entsandt. Die Anzahl wird nach jeder Volkszählung vom Bundespräsidenten festgelegt, zurzeit gibt es 62 Mitglieder. Die Mitglieder sind den Landtagen nicht verantwortlich, das heißt, sie besitzen ein freies Mandat.

Die meisten Gesetzesbeschlüsse des Nationalrates müssen anschließend dem Bundesrat zur Äußerung vorgelegt werden. Der Bundesrat hat im politischen Alltag in Österreich sehr wenig Einfluss, da er Gesetze im Normalfall nur aufschieben, aber nicht komplett verhindern kann. Bei einigen Gesetzen (siehe Nationalrat) besitzt der Bundesrat kein Einspruchsrecht.

Da der Bundesrat nicht direkt gewählt wird, werden die Mitglieder nicht als Abgeordnete bezeichnet, sondern als Mitglied des Bundesrates oder als Bundesrat/Bundesrätin.

Die Gesetzesinitiativen können

- vom Nationalrat selbst („Initiativantrag"),
- von der Bundesregierung („Regierungsvorlage") und
- vom Bundesrat

kommen (Artikel 41 Abs. 1 B-VG).

Außerdem ist jeder Antrag durch ein Volksbegehren mit mehr als 100.000 Unterschriften oder je einem Sechstel der Stimmberechtigten dreier Länder dem Nationalrat zur Behandlung vorzulegen (Artikel 41 Abs. 2 B-VG).

Die meisten Gesetzesinitiativen kommen von der Bundesregierung.

Jeder Gesetzentwurf muss vom Nationalrat in drei Lesungen behandelt werden. Zwischen den Lesungen finden Beratungen in den Ausschüssen statt. Nach der dritten Lesung erfolgt die Abstimmung. Hierbei ist es entscheidend, ob das Gesetz ein einfaches Gesetz oder ein Verfassungsgesetz ist:

- Einfache Gesetze: Erforderlich ist die Anwesenheit von mindestens einem Drittel der Abgeordneten; ein Beschluss erfordert die Zustimmung der absoluten Mehrheit der anwesenden Abgeordneten.
- Verfassungsgesetze (oder -bestimmungen in einfachen Gesetzen), die jeweils als solche gekennzeichnet sein müssen: Erforderlich ist die Anwesenheit von mindestens der Hälfte der Abgeordneten; ein Beschluss erfordert die Zustimmung von mindestens zwei Dritteln der abgegebenen Stimmen.

Nach der Entscheidung im Nationalrat muss der Gesetzesbeschluss unverzüglich dem Bundesrat übermittelt werden, der innerhalb von acht Wochen Einspruch (suspensives Veto) erheben kann. Ein Veto des Bundesrates kann durch einen Beschluss des Nationalrats (Beharrungsbeschluss) übergangen werden. Das Veto des Bundesrates hat also meist nur aufschiebende Wirkung. Hat der Bundesrat ausdrücklich beschlossen, keinen Einspruch zu erheben, ist die achtwöchige Frist ohne Einspruch verstrichen oder hat der Nationalrat im Falle eines Einspruchs einen Beharrungsbeschluss gefasst, wird das Gesetz dem Bundespräsidenten zur Beurkundung übermittelt. Dieser hat das verfassungsgemäße Zustandekommen des Gesetzes zu beurkunden. Danach muss es der Bundeskanzler gegenzeichnen und unverzüglich im Bundesgesetzblatt kundmachen. Sofern es im Gesetz nicht anders bestimmt ist, tritt ein Gesetz am Tag nach seiner Kundmachung in Kraft.

Zur Exekutive gehören der Bundespräsident, die Bundesregierung, das Bundesheer, der Wachkörper Bundespolizei und alle Behörden des Bundes sowie der Länder, sofern diese Bundesgesetze vollziehen („mittelbare Bundesverwaltung").

Die Exekutive hat die Aufgabe, die Gesetze der Legislative zu vollziehen; Die Exekutive besitzt häufig einen Ermessensspielraum bei der Auslegung von Gesetzen. Die konkrete Auslegung der Gesetze wird oft durch Erlässe der Bundesminister festgelegt.

Der Bundespräsident ernennt den Bundeskanzler (und ist bei der Ernennung an keine Vorgabe gebunden) sowie auf dessen Vorschlag die Minister und Staatssekretäre und kann auf Vorschlag des Kanzlers einzelne Minister oder ohne Vorschlag die gesamte Bundesregierung entlassen. Außerdem kann er auf Antrag der Bundesregierung den Nationalrat auflösen, muss Gesetze beurkunden (strittig ist, ob ihm hierbei ein materielles Prüfungsrecht zukommt), hat den Oberbefehl über das Bundesheer, ernennt Richter, Beamte und Offiziere und vertritt die Republik Österreich nach außen. Der Bundespräsident hat also theoretisch eine starke Stellung (etwa im Vergleich zum deutschen Bundespräsidenten), in der politischen Realität konzentriert er sich jedoch meist auf die repräsentativen Aufgaben seines Amtes (Rollenverzicht). Die meisten Akte des Bundespräsidenten erfolgen auf Vorschlag der Bundesregierung; es steht ihm zu, auf einen Vorschlag nicht einzugehen, ohne dass er dies begründen müsste.

Der Bundespräsident wird alle sechs Jahre direkt vom Bundesvolk gewählt. Eine unmittelbar folgende Wiederwahl ist nur einmal zulässig. Im ursprünglichen Bundes-Verfassungsgesetz von 1920 war seine Stellung noch sehr schwach konzipiert, sein Amt wurde jedoch mit der von den Konservativen angestrebten Verfassungsreform von 1929 gestärkt. Seit dieser Novelle sollte der Bundespräsident auch vom Volk, statt wie bisher durch die Bundesversammlung, gewählt werden. Tatsächlich geschah dies erst 1951 das erste Mal. Der Bundespräsident kann durch ein Verfahren vor dem Verfassungsgerichtshof und durch eine von der Bundesversammlung mit Zweidrittelmehrheit anzusetzende Volksabstimmung abgesetzt werden.

Die Bundesregierung ist wie der Bundespräsident eines der obersten Verwaltungsorgane des Bundes. Die Bundesverfassung überträgt der Bundesregierung die Verwaltung des Bundes, sofern sie nicht dem Bundespräsidenten vorbehalten ist. Als Kollegialorgan übt die Bundesregierung nur die Tätigkeiten aus, die gesetzlich nicht den einzelnen Bundesministern übertragen wurden.

Die Bundesregierung besteht aus dem Bundeskanzler und den Bundesministern. Zusätzlich werden bei der Regierungsbildung auch Staatssekretäre ernannt, die den jeweiligen Ministern untergeordnet sind. Die Staatssekretäre nehmen an den Ministerratssitzungen ohne Stimmrecht teil und gehören formal nicht zur Bundesregierung. Die wichtigste Aufgabe der Bundesregierung ist der Beschluss von Gesetzesinitiativen (Regierungsvorlagen). Diesen müssen jeweils alle Minister zustimmen, bevor sie als Antrag an den Nationalrat weitergeleitet werden können.

Der Bundeskanzler ist der primus inter pares unter den Mitgliedern der Bundesregierung. Im Gegensatz zum deutschen Bundeskanzler besitzt er kein Weisungsrecht und keine Richtlinienkompetenz gegenüber den Ministern. Allerdings kann er dem Bundespräsidenten jeden Minister zur Abberufung vorschlagen; deshalb ist seine Stellung in der politischen

Realität stärker als die der Bundesminister. Außerdem ist er meist Vorsitzender der stärksten Parlamentspartei, was ihm zusätzliches Gewicht verleiht. Die Bundesminister werden vom Bundespräsidenten auf Vorschlag des Bundeskanzlers ernannt. Alle Mitglieder der Bundesregierung sind gleichberechtigt. Das Bundesministeriengesetz legt jeweils fest, welche Kompetenzen sie haben. Zur Unterstützung können ihnen Staatssekretäre beigegeben werden, die den Bundesministern gegenüber weisungsgebunden sind. In der Praxis werden in Koalitionsregierungen Bundesministern gelegentlich Staatssekretäre einer anderen Regierungspartei beigegeben, wodurch Regierungsparteien in der Alltagsarbeit einander ständig kontrollieren können.

In Österreich wird die gesamte ordentliche Gerichtsbarkeit vom Bund wahrgenommen. Alle solchen Gerichte sind mithin (anders als insbesondere in Deutschland und der Schweiz) Bundesgerichte. Die Oberlandes-, Landes- und Bezirksgerichte sind nur lokale Einrichtungen des Bundes.

Die Gerichtshöfe des öffentlichen Rechts (Verfassungs- und Verwaltungsrecht) wurden bis Ende 2013 ebenfalls ausschließlich vom Bund geführt. Mit 1. Jänner 2014 wurde die Verwaltungsgerichtsbarkeit um eine aus elf Gerichten bestehende Unterinstanz ergänzt, das vom jeweiligen Bundesland eingerichtete Landesverwaltungsgericht, das Bundesverwaltungsgericht bzw. das Bundesfinanzgericht. Diese neuen Gerichte ersetzen die bis 2013 gegebenen Möglichkeiten, innerhalb der Bundes- bzw. Landesverwaltung an eine höhere Verwaltungsinstanz gegen Entscheidungen zu berufen.

An allen Landesgerichten für Strafsachen sind Staatsanwaltschaften eingerichtet. Die Staatsanwaltschaften sind dem Justizminister gegenüber weisungsgebunden. Die Richter in Österreich sind unabhängig (Artikel 87 B-VG) sowie unabsetzbar und (gegen ihren Willen) unversetzbar (Artikel 88 Abs. 2). In Österreich kann – im Gegensatz zu Deutschland – gegen Akte der ordentlichen Gerichtsbarkeit keine Verfassungsbeschwerde erhoben werden, jedoch seit 1993 eine Grundrechtsbeschwerde an den Obersten Gerichtshof.

Das Gerichtssystem ist in Österreich in Bezirks-, Landes- und Oberlandesgerichte unterteilt. Diese sind jedoch nur Einrichtungen des Bundes auf lokaler Ebene. Oberste Instanz in Zivil- und Strafsachen ist der Oberste Gerichtshof. Es besteht ein zwei- oder dreistufiger Instanzenzug. Gegen gerichtliche Entscheidungen sind keine Verfassungsbeschwerden möglich. Alle Gerichte können jedoch beim VfGH Gesetzes- oder Verordnungsprüfungsverfahren veranlassen, wenn sie Bedenken gegen die Verfassungsmäßigkeit solcher Vorschriften haben, die sie der konkreten Entscheidung zugrunde legen müssten.

Der Verfassungsgerichtshof (abgekürzt meist VfGH) befasst sich mit der Überprüfung von Gesetzen und Bestimmungen auf deren Verfassungsmäßigkeit. Außerdem prüft er Beschwerden von Staatsbürgern, die behaupten, in ihren verfassungsgesetzlich gewährleisteten Rechten verletzt worden zu sein. Er übt auch die Staatsgerichtsbarkeit aus, auf Beschluss der Bundesversammlung kann ein Verfahren gegen den Bundespräsidenten angestrengt werden, das zu seiner Absetzung führen kann.

Die Kompetenzen des VfGH sind in der Bundesverfassung geregelt. Die Mitglieder des VfGH werden von der Bundesregierung bzw. vom Nationalrat bzw. vom Bundesrat vorgeschlagen und vom Bundespräsidenten ernannt. Um Gesetze dem Zugriff des Verfassungsgerichtshofes zu entziehen, wurden von den früheren großen Koalitionen Gesetze oft als

Abb. 4: Schema des Staatsrechtlichen Systems Österreichs

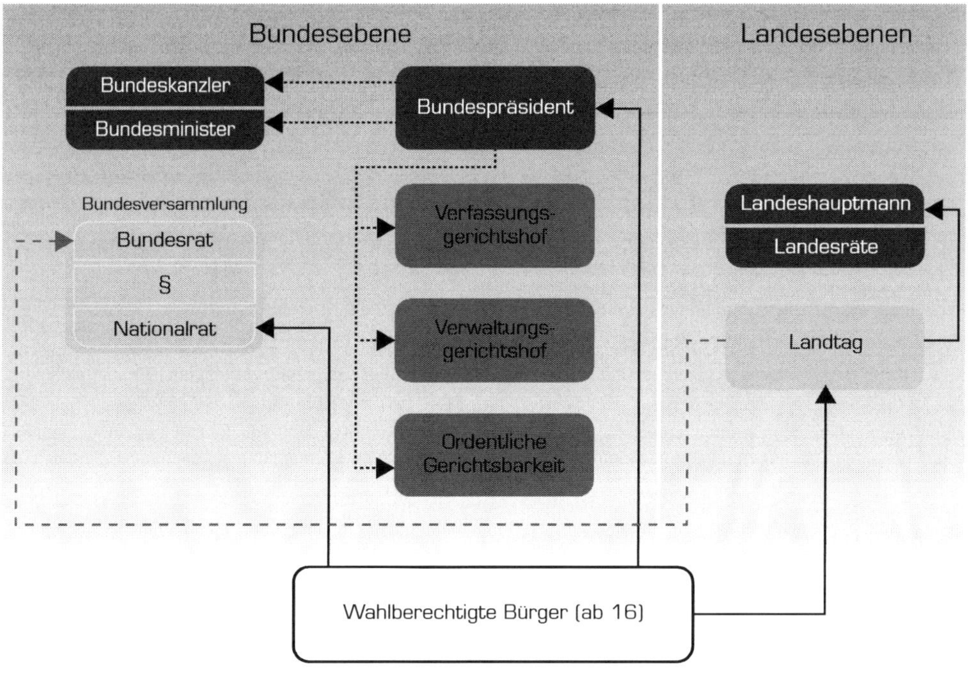

Quelle: Eigene Darstellung.

Verfassungsgesetze beschlossen. Solche Gesetze können vom Verfassungsgerichtshof nicht aufgehoben werden, da sie ja Bestandteil der Verfassung sind, über die der Verfassungsgerichtshof wacht. Lediglich verfassungswidrig entstandene Verfassungsgesetze können vom VfGH aufgehoben werden. Dies ist etwa der Fall, wenn eine Norm gegen die Grundsätze der Verfassung verstößt. Diese kann bei Nichtdurchführung der obligatorischen Volksabstimmung für verfassungswidrig erklärt werden.

Der Verwaltungsgerichtshof (VwGH) ist neben dem Verfassungsgerichtshof einer der beiden Gerichtshöfe des öffentlichen Rechts und zusammen mit diesem und dem Obersten Gerichtshof eines der Höchstgerichte in Österreich. Die Richter des Verwaltungsgerichtshofes werden vom Bundespräsidenten auf Vorschlag der Bundesregierung ernannt. Die Verwaltungsgerichtsbarkeit soll die Gesetzmäßigkeit der öffentlichen Verwaltung sichern (Art. 129 B-VG). Der Verwaltungsgerichtshof überprüft Bescheide der Verwaltungsbehörden jeweils letzter Instanz auf deren Rechtmäßigkeit, sowie ob eine Behörde ihrer Entscheidungspflicht nachgekommen ist. Bleibt eine Verwaltungsbehörde trotz Setzen einer Nachfrist durch den VwGH weiterhin untätig, hat der VwGH an deren Stelle zu entscheiden.

Die Überprüfung von Verwaltungsentscheidungen wurde mit 1. Jänner 2014 durch die Errichtung neuer unter dem VwGH stehenden Gerichte (neun Landesverwaltungsgerichte,

Bundesverwaltungsgericht und Bundesfinanzgericht) grundlegend verändert. Wurden bis 2013 Berufungen gegen Verwaltungsbescheide des Bundes bzw. Landes an die nächsthöhere Instanz der Verwaltung gerichtet, so wird nunmehr gerichtlich Beschwerde erhoben.

In der Bundesverfassung sind auch einige Elemente der direkten Demokratie vorgesehen. Das wichtigste Element der direkten Demokratie in Österreich ist das Volksbegehren. Mit dem Volksbegehren können Petitionen an den Nationalrat gerichtet werden. Weitere Formen der direkten Demokratie sind die Volksabstimmung und die Volksbefragung.

Ein Volksbegehren ist eine Petition des Volkes um eine bestimmte gesetzliche Regelung an den Nationalrat. Die meisten Volksbegehren enthalten bereits Gesetzesvorschläge. Um ein bundesweites Volksbegehren abzuhalten, sind Unterstützungserklärungen von einem Promille der Bevölkerung nötig. Sind genügend Unterstützungserklärungen vorhanden, liegt das Volksbegehren eine Woche lang zur Unterschrift in den Gemeindeämtern auf. Bei mehr als 100.000 Unterschriften (oder der Zustimmung von je einem Sechstel der Stimmberechtigten dreier Bundesländer) muss das Volksbegehren im Nationalrat behandelt werden. Das bedeutet aber nicht, dass der Nationalrat dem Volksbegehren auch Rechnung tragen muss.

Eine Volksabstimmung über ein Gesetz kann jederzeit vom Nationalrat beschlossen werden. Der Ausgang einer Volksabstimmung ist bindend. Eine Volksabstimmung ist zwingend vorgesehen bei einer Gesamtänderung der Bundesverfassung und bei einer Absetzung des Bundespräsidenten. Bei allen anderen Gesetzen kann der Nationalrat freiwillig eine Volksabstimmung beschließen. Bisher gab es in Österreich zwei Volksabstimmungen: Am 5. 11. 1978 wurde das AKW-Zwentendorf abgelehnt, am 12. 6. 1994 dem EU-Beitritt Österreichs zugestimmt.

Eine Volksbefragung ist im Gegensatz zu einer Volksabstimmung unverbindlich. Das Parlament ist nicht an den Ausgang der Abstimmung gebunden. Eine Volksbefragung kann durchgeführt werden, wenn man die Haltung der österreichischen Bevölkerung zu einer bestimmten Frage wissen möchte. Da durch Meinungsumfragen die Haltung der österreichischen Bevölkerung leichter und schneller ermittelt werden kann, hat die Volksbefragung keine große Bedeutung. Bei der bisher einzigen Volksbefragung auf Bundesebene im Jänner 2013 wurden die Bürger zur Beibehaltung der Wehrpflicht befragt.

Die Bundesländer sind die Gliedstaaten der Republik Österreich. Die Republik Österreich besteht aus neun Bundesländern. Ihre legislativen und exekutiven Kompetenzen sind im Bundes-Verfassungsgesetz festgelegt. Kompetenzbereiche, die darin nicht dem Bund vorbehalten wurden, werden, ohne in der Verfassung einzeln erwähnt zu sein, von den Ländern autonom verwaltet, wobei die jeweilige Landesregierung als Kollegialorgan die politische Steuerung innehat. Das Eintreiben der Steuern führt der Bund selbst durch, auch jener, deren Ertrag an die Bundesländer überwiesen wird.

Besonders wichtig sind die Bundesländer als Träger der sogenannten mittelbaren Bundesverwaltung. Es handelt sich dabei um viele Kompetenzen, die vom Bund geregelt und überwacht, aber im Auftrag des Bundes von den Bundesländern vollzogen werden. Der Landeshauptmann bzw. der von ihm beauftragte Landesrat ist dabei dem zuständigen Bundesminister für den Gesetzesvollzug direkt verantwortlich. Über den Bundesrat nehmen die Länder indirekt auch an der Bundesgesetzgebung teil (direkt durch Einflussnahme auf die im jeweiligen Bundesland gewählten Nationalratsabgeordneten und aus dem Bundesland stammenden Bundesminister).

Auf Landesebene gibt es mit Ausnahme der 2014 eingeführten Landesverwaltungsgerichte keine Gerichte, da diese allein dem Bund unterstehen.

Parlamente auf Ebene der Bundesländer sind die Landtage. Den Landtagen obliegt die Gesetzgebung in allen Bereichen, die nicht durch die Bundesverfassung ausdrücklich dem Bund zugeordnet wurden. (Das dem Bund gegen Landesgesetzesbeschlüsse vorbehaltene suspensive Veto wurde 2013 abgeschafft.)

Der Landtag kann auch Landesverfassungsgesetze beschließen, die jedoch im Einklang mit der Bundesverfassung stehen müssen. Gibt es im Bereich der einfachen Gesetzgebung Kompetenzstreitigkeiten zwischen Bund und Land, so ist der Verfassungsgerichtshof zur Entscheidung berufen, da Bundesrecht nicht automatisch Vorrang vor Landesrecht hat. Die Legislaturperiode beträgt in Oberösterreich sechs, in allen anderen Bundesländern fünf Jahre.

Die Landesregierung besteht aus dem Landeshauptmann, seinen Stellvertretern und den Landesräten. Die Landesregierung wird vom Landtag gewählt. Je nach Bundesland bestehen die Landesregierungen aus sieben bis 14 Mitgliedern und werden entweder, weil von der Landesverfassung in einigen Bundesländern so vorgeschrieben, als Proporzregierung, sonst als Mehrheits- oder Minderheitsregierung gebildet. Die Landesregierung nimmt die Aufgaben der Exekutive sowie Aufgaben der mittelbaren Bundesverwaltung im jeweiligen Bundesland wahr.

Der Landeshauptmann ist der Vorsitzende der Landesregierung. Er wird vom Landtag gewählt und vom Bundespräsidenten angelobt. Der Landeshauptmann ist auch Träger der mittelbaren Bundesverwaltung, als solcher ist er der Bundesregierung verantwortlich. Er wird allerdings bei der Ausübung der mittelbaren Bundesverwaltung meist durch einen Landesrat vertreten. Aufgaben des Landeshauptmanns sind die Vertretung seines Landes auf nationaler und internationaler Ebene, Koordination aller Behörden bei Krisen sowie Vorsitz und Angelobung der Landesregierung.

Die Landeshauptleutekonferenz als regelmäßiges informelles Treffen der neun Landeshauptleute gilt realpolitisch als wichtigstes Werkzeug der Landesebene.

Bezirke sind eine Verwaltungseinheit zwischen Gemeinde und Bundesland. Bezirksverwaltungsbehörde ist zumeist die Bezirkshauptmannschaft (BH). Die Bezirkshauptmannschaft ist eine Behörde erster Instanz. Auf der Ebene der Bezirke gibt es keine gewählten Amtsträger. Der oberste Beamte, der Bezirkshauptmann, wird von der Landesregierung ernannt. Die Bezirkshauptmannschaft hat unter anderem folgende Aufgaben: Amtsarzt, Gewerbebehörde, Gemeindeaufsicht und noch einige mehr. Mit Stand 1. Jänner 2014 gab es 80 Bezirke.

Die Bezirkshauptmannschaft ist auch für die Sicherheitsverwaltung zuständig, sofern diese nicht in den Bereich der Landespolizeidirektion fällt.

In den 15 Statutarstädten werden die Aufgaben der Bezirkshauptmannschaft, ausgenommen die Sicherheitsverwaltung, vom Magistrat wahrgenommen. Dies gilt ebenso für die Bundeshauptstadt Wien (die auch ein Bundesland ist). In Wien bestehen darüber hinaus gewählte Bezirksvertretungen und gewählte Bezirksvorsteher. Diese sind aber dem jeweiligen Magistratischen Bezirksamt nicht vorgesetzt; es untersteht dem Magistratsdirektor.

Gemeinden sind die unterste Ebene der Gebietskörperschaften in der Gliederung der Republik Österreich. Da die Verfassung zur Gesetzgebung nur den Bund und die Länder ermächtigt sowie zur Gerichtsbarkeit ausschließlich den Bund beruft, ist alles Handeln der Gemeinden der Staatsaufgabe Verwaltung zuzuordnen.

Die Aufgaben der Gemeindeverwaltung werden in der Bundesverfassung und in Landesgesetzen (den Gemeindeordnungen) geregelt. Gemeinden sind unter anderem für die Bereiche Pflichtschulerhaltung, Raumordnung und Bauwesen zuständig. Organe der Gemeinden sind der Gemeinderat, der Gemeindevorstand und der Bürgermeister.

Der Gemeinderat ist der gewählte allgemeine Vertretungskörper des Gemeindevolks. Auch der Bürgermeister wird direkt vom Volk gewählt, wenn das die jeweilige Landesverfassung so vorschreibt. Dies ist in allen Bundesländern außer Wien, Niederösterreich und der Steiermark der Fall, wo der Bürgermeister vom Gemeinderat gewählt wird. Der Gemeindevorstand besteht aus dem Bürgermeister, den Vizebürgermeistern und den geschäftsführenden Gemeinderäten. In Gemeinden mit Stadtrecht heißt der Gemeindevorstand Stadtrat, in Städten mit eigenem Statut Stadtsenat. Mit Stand 1. Jänner 2013 gibt es 2354 Gemeinden. Von diesen sind 771 Marktgemeinden und 201 Stadtgemeinden.

Besondere Rechte und Pflichten haben aber Statutarstädte und die Bundeshauptstadt Wien. Statutarstädte sind nicht nur Gemeinden, sondern auch Bezirksverwaltungsbehörde für ihr Gebiet. Ihre Verwaltungsbehörden heißen Magistrate und sind den Bezirkshauptmannschaften gleichgestellt. Die Bürgermeister von Statutarstädten nehmen als Leiter des Magistrats auch die Aufgaben eines Bezirkshauptmanns wahr. Während der Bezirkshauptmann von der Landesregierung bestellt wird, wird in Statutarstädten der Bürgermeister und somit Leiter der Bezirksverwaltung vom Volk gewählt (je nach Landesverfassung direkt oder indirekt über den Gemeinderat).

Die Stadt Wien ist gleichzeitig auch Bundesland, daher ist der Wiener Gemeinderat gleichzeitig auch Landtag, der Wiener Stadtsenat gleichzeitig Wiener Landesregierung und der Bürgermeister auch Landeshauptmann.

Abb. 5: Schema der vertikalen staatlichen Gliederung Österreichs (eigene Darstellung)

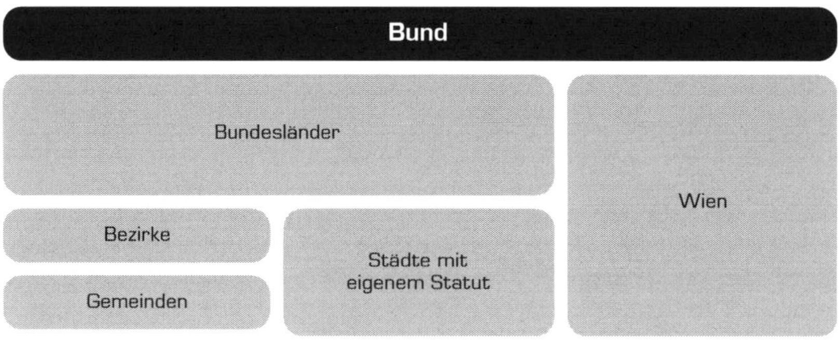

Das politische System Österreichs trägt aufgrund der Kleinheit des Staates und der Tatsache, dass jeder jeden kennt, die Gefahr in sich, dass offene demokratische Auseinandersetzungen durch Verabredungen hinter verschlossenen Türen ersetzt werden. Speziell die jeweiligen Oppositionsparteien klagen etwa darüber, dass der Nationalrat Regierungsvorlagen der rot-schwarzen Koalition nur mehr abnickt, das Parlament also seine Kontrollfunktion gegenüber der Regierung nicht ausübt. Andererseits hat die Einbindung der institutionalisierten Interessenvertretungen in die meisten Entscheidungen (Sozialpartnerschaft) dazu beigetragen, dass Streiks und gewalttätige Demonstrationen in Österreich äußerst selten sind. In den letzten Jahren häufen sich persönliche Beziehungen aktiver Politiker, die die mittlerweile schmale Rekrutierungsbasis der Politik andeuten: Der ehemalige Vizekanzler Josef Pröll ist beispielsweise Neffe von Landeshauptmann Erwin Pröll, die Wiener Stadträte Ulli Sima und Christian Oxonitsch waren miteinander verheiratet.

Wie gerade gezeigt, wird Politik seit dem Beitritt zur EU 1995 auf fünf Hierarchiestufen betrieben. Kritiker sind der Meinung, dass es sich um zu viele Stufen handelt, und streben nach Vereinfachung. Manche stellen die Bundesländer als politische Ebene in Frage („Bayern hat mehr Einwohner als ganz Österreich und nur eine Regierung") und kritisieren das dem Gesamtstaat nicht immer förderliche Verhalten der Landesfürsten, wie die Landeshauptleute in den Medien gern genannt werden. (Die Landeschefs haben, um ihren Einfluss gemeinsam auszuüben, die Landeshauptleutekonferenz geschaffen.) In diesem Zusammenhang wird von manchen die Sinnhaftigkeit der zweiten Kammer des Parlaments, des Bundesrates, in Frage gestellt. All dem steht das Argument gegenüber, dass die unteren politischen Ebenen volksnäher agieren als die oberen. Jedenfalls ist anzumerken, dass Politiker aus Selbsterhaltungstrieb zumeist zu Strukturkonservativismus neigen und grundlegenden Staatsreformen wenig abgewinnen können.

Nach 1945 haben Bund, Länder und Gemeinden stark als Eigentümer von Unternehmen fungiert. Die so genannte Verstaatlichte Industrie, vom Verkehrsminister verwaltet, war jahrzehntelang wichtiger Machtfaktor, bis die in rot-schwarzem Proporz gekürten Manager aufgrund der Abneigung der Politik, Strukturreformen zuzugestehen, ausländischer bzw. privater Konkurrenz nicht mehr gewachsen waren. Als Beispiel aus letzter Zeit sind Austrian Airlines zu nennen, die letztlich 2008 an die Lufthansa verschenkt werden mussten. Über die Frage, wie Staatsbeteiligungen heute zu managen sind, gibt es regelmäßig Streit. In den Ländern und Gemeinden, wo Wechsel der führenden Partei wesentlich seltener sind als im Bund, gab es ähnliche Probleme, wie sich zuletzt bei der vom Burgenland 2006 verkauften Bank Burgenland, beim von Wien und Niederösterreich politisch dominierten Flughafen Wien, der mit einem schlecht gemanagten Terminalprojekt ins Gerede kam, und bei der lang von Kärntens Spitzenpolitik dominierten Hypo Group Alpe Adria zeigte. Der in Österreichs politischer Diskussion geläufige Slogan „Der Staat ist ein schlechter Eigentümer" wurde damit bestätigt.

1.3 Beschäftigungstechnische und wirtschaftliche Rahmenbedingungen

Etwas mehr als die Hälfte der gesamten österreichischen Bevölkerung steht im Erwerbsleben[6]. Von den 8,352.000 in Privathaushalten lebenden Österreichern und Österreicherinnen waren 2012 4,184.000 erwerbstätig und 189.000 arbeitslos, gemessen nach internationalen Definitionen. Mit 3,63 Mio. arbeiten sechs von sieben Erwerbstätigen als Unselbstständige, die 556.500 Selbstständigen und mithelfenden Familienangehörigen stellen 13% der Erwerbstätigen.

1,72 Mio. sind Pensionisten oder Pensionistinnen. 97.000 Personen sind weder erwerbstätig noch arbeitslos, da sie dauerhaft krank sind. 345.000 gehen keiner Erwerbstätigkeit nach, da sie sich als Hausfrau oder – weit seltener – als Hausmann ausschließlich dem Haushalt widmen. 396.500 sind ab dem Alter von 15 Jahren noch in Ausbildung. Auch von den 1,22 Mio. Kindern unter 15 Jahren geht der allergrößte Teil zur Schule. Als Präsenz- oder Zivildiener wurden 22.000 Männer gezählt. 73% der Bevölkerung im Erwerbsalter (15 bis 64 Jahre) sind erwerbstätig. Damit liegt Österreich (2012) deutlich über dem EU-Mittel (64%) und an fünfter Stelle unter den 28 EU-Mitgliedsstaaten. Mit 86% ist die Erwerbstätigenquote bei den 25- bis 49-Jährigen am höchsten. Geringer (55%) ist sie bei den Jugendlichen und jungen Erwachsenen (15 bis 24 Jahre), die oft noch ihre Ausbildung absolvieren. Im Alter von 50 bis 64 Jahren ist nur noch etwas mehr als die Hälfte der Bevölkerung (58,5%) erwerbstätig; ein großer Teil ist schon in Pension. Die Quote erwerbstätiger Frauen im Haupterwerbsalter von 25 bis 54 Jahren liegt bei 81%, bereits deutlich angenähert jener der Männer (90%).

Die Arbeitslosenquote (= Anteil der Arbeitslosen an den Erwerbspersonen) lag 2012 bei 4,3%. Frauen waren 2012 ungefähr gleich oft von Arbeitslosigkeit betroffen wie Männer (4,3% zu 4,4%) und 15- bis 24-Jährige doppelt so oft wie der Gesamtdurchschnitt (8,7%). Österreich ist mit der Arbeitslosenquote von 4,3% (EU-Schnitt 2012: 10,5%) das EU-Land mit der niedrigsten Arbeitslosigkeit. Bei den Männern ist mehr als jeder Zweite (57%) im Dienstleistungssektor tätig, bei den Frauen sind es sogar fünf von sechs (83%)[7].

Teilzeitarbeit gewinnt immer mehr an Bedeutung. 2012 waren rund eine Million bzw. 26% der Österreicher – und vor allem der Österreicherinnen – nicht vollzeitbeschäftigt. Rund 81% der Teilzeitbeschäftigten sind Frauen. Von allen erwerbstätigen Frauen arbeiten 45% in Teilzeit. Bei den Männern lag dieser Anteil, auch wenn es eine steigende Tendenz gibt, erst bei 9%. Die durchschnittliche wöchentliche Arbeitszeit, die normalerweise geleistet wird, beträgt selbst unter Einbezug der Teilzeitbeschäftigten 37,8 Stunden. Selbstständige arbeiten meist deutlich mehr als Unselbstständige – daher liegt der entsprechende Wert für die Unselbstständigen mit 36,6 Stunden etwas unter dem Gesamtdurchschnitt. Wegen der häufigen Teilzeitarbeit ist auch die normalerweise geleistete Arbeitszeit pro Woche bei erwerbstätigen Frauen mit durchschnittlich 32,7 Stunden deutlich geringer als bei Männern (42,0 Stunden).

---

6 Vgl. dazu: Österreich: Zahlen, Daten, Fakten, Statistik Austria, 2013/2014.

7 Speziell im Gesundheitswesen sind rund drei Viertel aller MitarbeiterInnen weiblich.

Tab. 2: Erwerbsstatus der Bevölkerung 2012

Erwerbsstatus (Labour-Force-Konzept)	Insgesamt	Männer	Frauen	Insgesamt	Männer	Frauen
		in 1.000			in %	
Bevölkerung insgesamt	8.351,7	4.088,3	4.263,5	100,0	100,0	100,0
Erwerbspersonen	4.372,9	2.341,9	2.031,0	52,4	57,3	47,6
Erwerbstätige	4.183,8	2.240,4	1.943,4	50,1	54,8	45,6
Unselbstständige	3.627,3	1.892,9	1.734,4	43,4	46,3	40,7
Selbstständige, Mithelfende	556,5	347,5	209,0	6,7	8,5	4,9
Arbeitslose	189,1	101,5	87,6	2,3	2,5	2,1
Keine Erwerbspersonen	3.978,8	1.746,4	2.232,5	47,6	42,7	52,4
in Pension	1.722,9	779,2	943,8	20,6	19,1	22,1
dauerhaft arbeitsunfähig	96,8	51,3	45,6	1,2	1,3	1,1
ausschließlich haushaltsführend	344,8	9,6	335,2	4,1	0,2	7,9
in Ausbildung (ab 15 Jahren)	396,5	179,2	217,3	4,7	4,4	5,1
Personen unter 15 Jahren	1.218,8	624,9	594,0	14,6	15,3	13,9
Präsenz-/Zivildiener	22,4	22,4	0,0	0,3	0,5	0,0
Sonstiger Status	176,6	79,8	96,6	2,1	2,0	2,3

Quelle: Österreich: Zahlen, Daten, Fakten, Statistik Austria, 2013/2014, S. 41.

Jedoch: Aufgrund von Urlauben, Feiertagen, Krankenständen usw. liegt die tatsächlich geleistete durchschnittliche Arbeitszeit pro Woche mit 32,6 Stunden um circa 15% unter der normalerweise geleisteten Arbeitszeit (37,8 Stunden).

Wie die meisten hoch entwickelten, modernen Volkswirtschaften ist die österreichische Wirtschaft heute von Dienstleistungen dominiert:

Rund 70% der Bruttowertschöpfung (BWS) werden vom sogenannten „tertiären" Sektor erbracht, knapp 30% vom „sekundären" Sektor – der Produktion – und nur noch weniger als 2% von der Land- und Forstwirtschaft (dem „primären" Sektor). Nur noch jeder 20. Erwerbstätige verdient heute seinen Unterhalt in der Land- und Forstwirtschaft. Seit den 1960er-Jahren hat sich die heimische Wirtschaft grundlegend verändert. 1960 hatte die Land- und Forstwirtschaft noch 11% Anteil an der Bruttowertschöpfung. Der Dienstleistungsbereich lag mit ca. 42% hinter dem produzierenden Bereich (47%). In den 1970er-Jahren begann eine bis heute andauernde „Schrumpfung" des primären und sekundären Sektors zugunsten des Dienstleistungsbereiches. Dort sind nun schon etwa 70% der Erwerbstätigen beschäftigt, vor etwas mehr als 30 Jahren war es nur ca. die Hälfte. Der tertiäre Sektor ist in den letzten 20 Jahren zu laufenden Preisen durchschnittlich um ca. 4% pro Jahr gewachsen. Der produzierende Bereich verlor in diesem Zeitraum ebenfalls an Bedeutung: Während in den 1970er-Jahren noch mehr als ein Drittel der Erwerbstätigen dort beschäftigt war, ist es heute nur noch ein Viertel. Diese Struktur ähnelt jener der EU-28,

Tab. 3: Arbeitszeit 2012

Arbeitszeit	Insgesamt	Männer	Frauen
Erwerbstätige insgesamt			
Teilzeit-Erwerbstätige (in 1.000)	1.073,8	201,7	872,1
Teilzeitquote (in %)	25,7	9,0	44,9
Durchschnittl. Wochenarbeitszeit in Stunden[1])	37,8	42,0	32,7
tatsächlich geleistet	32,6	36,5	28,0
Arbeitsvolumen (Mio. Stunden)	6.971,4	4.251,2	2.720,2
Unselbstständig Erwerbstätige			
in Teilzeit (in 1.000)	933,0	145,2	787,8
Teilzeitquote (in %)	25,7	7,7	45,4
Durchschnittl. Wochenarbeitszeit in Stunden[1])	36,6	40,6	32,1
tatsächlich geleistet	31,4	35,1	27,2
Arbeitsvolumen (Mio. Stunden)	5.806,1	3.456,2	2.349,8

[1]) Ohne Erwerbstätige in Elternkarenz.

Quelle: Österreich: Zahlen, Daten, Fakten, Statistik Austria, 2013/2014, S. 45.

wo der sekundäre Sektor im Durchschnitt ca. 25% und der tertiäre Sektor ca. 73% an der BWS erbringt. Die meisten der Beschäftigten in der Produktion arbeiten in der Herstellung von Waren und im Bauwesen. Im Dienstleistungssektor finden sich die größten Anteile im Handel, in der öffentlichen Verwaltung sowie im Gesundheits- und Unterrichtswesen.

Die österreichische Wirtschaft verzeichnete nach einem moderaten Wachstum Anfang des neuen Jahrtausends, einem starken Wachstum in den Jahren 2006 und 2007 von real 3,7 Prozent und einem deutlichen Einbruch mit der im Jahr 2008 beginnenden Weltwirtschaftskrise im Jahr 2012 ein Wachstum von +0,9%. Zwar war das Wachstum im Jahr 2011 noch merklich kräftiger ausgefallen (+2,8%), jedoch war die Dämpfung der Konjunktur 2012 im internationalen Umfeld sogar deutlicher zu beobachten. Sowohl in der Europäischen Union insgesamt (–0,4%) als auch im Euroraum (–0,6%) war die reale Wirtschaftsentwicklung rückläufig. Das Bruttoinlandsprodukt (BIP) stieg 2012 zu laufenden Preisen auf rund 307 Mrd. € (+2,6%). Das BIP pro Einwohner bzw. Einwohnerin betrug 36.430 € (+2,0%), bzw. kaufkraftbereinigt (in KKS) im europäischen Vergleich 33.300 € (+2,8%). Die EU-28 erwirtschafteten im Jahr 2012 im Durchschnitt ein BIP je Einwohner in KKS von 25.600 € (77% des österreichischen Wertes). Österreich konnte weitere 2 Plätze gutmachen und lag in der Wirtschaftsleistung nach Luxemburg nunmehr bereits an 2. Stelle aller EU-Mitgliedsstaaten bzw. auf mehr als dem doppelten Niveau der meisten neuen EU-Mitgliedsländer. Die Position in der Liga der wirtschaftlich erfolgreichsten Länder der EU – dieser Wert gilt auch als Indikator für den Lebensstandard ganzer Volkswirtschaften – hält Österreich nun schon mehrere aufeinanderfolgende Jahre.

Das österreichische Preisniveau lag 2012 im europäischen Vergleich (EU-28 = 100) mit einem Index von 109,5 (–0,7%) gemeinsam mit den Niederlanden, Irland und Belgien im

Tab. 4: Bruttoinlandsprodukt (BIP), Preisniveau, Inflation

	Österreich	EU-15	EU-28	Eurozone 17
BIP-Wachstum in % zum Vorjahr				
2010	1,8	2,0	2,0	2,0
2011	2,8	1,5	1,6	1,5
2012	0,9	-0,5	-0,4	-0,6
Bruttoinlandsprodukt je Einwohner in € (KKS)				
2010	31.100	27.000	24.400	26.500
2011	32.400	27.600	25.100	27.200
2012	33.300	28.000	25.600	27.500
Preisniveauindex (EU-28 = 100)				
2010	109,9	105,7	100	104,7
2011	110,3	105,8	100	104,5
2012	109,5	106,1	100	103,7
Inflation: Harmonisierter Verbraucherpreisindex (HVPI)				
Durchschnittliche Jahresveränderungsrate 2012 in %	2,6	-	2,6	2,5

KKS: Kaufkraftstandards

Quelle: Österreich: Zahlen, Daten, Fakten, Statistik Austria, 2013/2014, S. 57.

Mittelfeld, jedoch deutlich unter dem Niveau von Dänemark, Schweden und Finnland bzw. der Schweiz und Norwegen. Im Vergleich zu den süd- und osteuropäischen EU-Mitgliedsstaaten ist jedoch Einkaufen in Österreich – wie in den meisten alten EU-Mitgliedsstaaten – relativ teuer. Das Jahr 2012 war geprägt von europaweit niedrigeren Inflationsraten als im Vorjahr. Österreich erreichte einen Wert von 2,6%. Damit ist die Teuerung in Österreich gegenüber dem Vorjahr (2011: 3,6%) fühlbar gesunken. Sie liegt leicht über dem Stabilitätsziel der Europäischen Zentralbank von 2,0%. Österreichs Inflationsrate lag 2012 knapp über dem Durchschnitt der Eurozone (2,5%) und gleichauf mit den gesamten EU-28 (2,6%).

1.4 Gesundheit in Österreich

Der Begriff „Gesundheit" wurde im Jahre 1946 in der Konstitution der Weltgesundheitsorganisation folgendermaßen definiert: „Gesundheit ist ein Zustand völligen körperlichen, geistigen und sozialen Wohlbefindens und nicht nur das Fehlen von Krankheit oder Gebrechen"

„Die Lebensqualität eines Menschen wird stark durch seinen Gesundheitszustand beeinflusst und ist ein wichtiger Faktor für die wirtschaftliche und soziale Leistungsfähigkeit. Der Gesundheitszustand ist in hohem Maße abhängig vom Auftreten von lang andauernden, also chronischen Krankheiten und Beschwerden sowie von der psychischen Gesundheit bzw. vom sozialen Wohlbefinden. Chronische Krankheiten können zu starken Einschränkungen bei den Tätigkeiten des täglichen Lebens führen und beeinträchtigen nicht nur die Lebensqualität der Betroffenen, sondern können auch hohe Behandlungskosten verursachen. Die selbst wahrgenommene Gesundheit lässt zuverlässige Aussagen über den generellen Gesundheitszustand der Bevölkerung ableiten. Mit der steigenden Lebenserwartung stellt sich auch die Frage, ob die Zugewinne in den Lebensjahren bei guter Gesundheit verbracht werden. Der Indikator „gesunde Lebenserwartung“ bietet die Möglichkeit, gleichzeitig die Entwicklung von Mortalität, Morbidität und Beeinträchtigung zu beurteilen und somit die Wahrscheinlichkeit abzuschätzen, ob mit dem Gewinn an gewonnen Lebensjahren ein längeres Leben in guter bzw. schlechter Gesundheit einhergeht.“[8]

Im Rahmen einer österreichischen Gesundheitsbefragung in den Jahren 2006/2007 gaben „drei von vier Österreichern und Österreicherinnen ab 15 Jahren (75,5%) an, sie seien mit ihrem allgemeinen Gesundheitszustand zufrieden. Sie antworteten auf die entsprechende Frage mit „sehr gut“ bzw. mit „gut“. Nur 6% der Bevölkerung beurteilen umgekehrt ihre Gesundheit mit „schlecht“ bzw. „sehr schlecht“. Fast jede fünfte Person (18,5%) entschied sich für die Antwortkategorie „mittelmäßig“. Die Ergebnisse verweisen einmal mehr auf die Tatsache, dass Frauen ihre Gesundheit im Vergleich zu Männern schlechter einstufen. So beurteilen 78% der Männer, aber nur 73% der Frauen ihre Gesundheit als zumindest „gut“. Die Unterschiede zwischen den Geschlechtern sind damit insgesamt zwar nicht sehr groß und betreffen praktisch alle Lebensalter. Im höheren Erwachsenenalter vergrößern sich die geschlechtsspezifischen Unterschiede allerdings deutlich. Die höhere Lebenserwartung der Frauen (2006: 82,7 Jahre; Männer: 77,3 Jahre) führt im Alter bei diesen offensichtlich in höherem Ausmaß zu gesundheitlichen Problemen als bei gleichaltrigen Männern.

Verglichen mit den Ergebnissen von 1991 und 1999 ist hinsichtlich des subjektiv empfundenen Gesundheitszustandes insgesamt ein positiver Trend festzustellen. Der Anteil der Bevölkerung, der seine Gesundheit als sehr gut bzw. gut einschätzt, ist von 71% im Jahr 1991 auf 74% im Jahr 1999 gestiegen und liegt aktuell bei 76%. Der Anteil derjenigen, die sich gesundheitlich schlecht bzw. sehr schlecht fühlen, blieb dagegen beinahe unverändert (1991: 7%, 1999: 6%, 2006: 6%). Allerdings ist hier zu berücksichtigen, dass die Zahl der Menschen im Alter von 75 und mehr Jahren in Österreich seit 1991 von rund 520.000 auf 650.000 gestiegen ist und dass bei den Gesundheitsbefragungen im Rahmen des Mikrozensus in den Jahren 1991 und 1999 nur die Bevölkerung in Privathaushalten einbezogen war.“[9]

„Insgesamt gaben 2,4 Mio. Personen im Erwerbsalter (15 bis 64 Jahre) eine oder mehrere dauerhafte Gesundheitsbeschwerde/n an, das sind 41,6% aller Personen im Erwerbsalter.

8 Vgl. dazu: http://www.statistik.at/web_de/statistiken/gesundheit/gesundheitszustand/index.html
9 Vgl. dazu: http://www.statistik.at/web_de/statistiken/gesundheit/gesundheitszustand/index.html

Zusätzlich zu den Gesundheitsbeschwerden wurden auch die sensorischen und motorischen Einschränkungen bei alltäglichen Tätigkeiten abgefragt. Insgesamt gaben 23,5% aller Personen im Erwerbsalter mindestens eine dauerhafte Einschränkung bei alltäglichen Tätigkeiten an.

19,7% aller zum Befragungszeitpunkt erwerbstätigen Personen (das sind rund 800.000 Personen) hatten zumindest eine gesundheitsbedingte Einschränkung im Arbeitsleben, d. h. sie waren in der Anzahl der Arbeitsstunden und/oder in der Art der Arbeit und/oder beim Weg von und zur Arbeit eingeschränkt. Nicht erwerbstätige Personen gaben an sie hätten, wenn sie einen Beruf ausüben würden, zu rund einem Drittel zumindest eine gesundheitsbedingte Einschränkung im Arbeitsleben.

Die am häufigsten genannte Einschränkung bezog sich auf die Art der Arbeit, 7,8% aller erwerbstätigen Personen nannten diese Einschränkung. Gemeint sind hier z. B. Einschränkungen beim Tragen schwerer Lasten, beim Arbeiten im Freien oder bei langem Sitzen (Nicht erwerbstätige Personen: 24,3%). 5,9% der Erwerbstätigen hatten gesundheitsbedingt Einschränkungen in der Stundenanzahl, die gearbeitet werden kann (Nicht erwerbstätige Personen: 23,5%). Lediglich 1,0% der Erwerbstätigen waren aufgrund bestehender Gesundheitsprobleme beim Weg von und zur Arbeit eingeschränkt (Nicht erwerbstätige Personen: 9,2%)."[10]

Tab. 5: Einschränkungen und Ressourcen im Arbeitsleben aufgrund gesundheitlicher Beeinträchtigungen 2011

Merkmale	Erwerbstätige Personen haben		Nicht erwerbstätige Personen hatten bzw. bräuchten	
	in 1.000	in % der erwerbstätigen Personen	in 1.000	in % der erwerbstätigen Personen
Gesundheitsbedingte Einschränkungen im Arbeitseben				
Anzahl der Stunden	241,7	5,9	375,6	23,5
Art der Arbeit	316,6	7,8	389,1	24,3
Arbeitsweg	42,1	1,0	146,9	9,2
Gesundheitsbedingte Hilfe				
Spezielle Ausstattung oder bauliche Anpassungen	66,6	1,6	64,9	4,1
Spezielle Arbeitsvereinbarungen	67,1	1,6	217,3	13,6
Persönliche Unterstützung	46,8	1,1	98,6	6,2

Quelle: Statistik Austria, Mikrozensus-Arbeitskräfteerhebung Ad-hoc-Modul 2011. Erstellt am 12. 11. 2012. Beschäftigung von Menschen mit gesundheitlichen Beeinträchtigungen. – Bevölkerung in Privathaushalten.

10 http://www.statistik.at/web_de/statistiken/gesundheit/gesundheitszustand/gesundheitliche_beeintraechtigungen/index.html

Die Statistik der Krankenstände zeigte in den vergangenen Jahrzehnten unterschiedliche Entwicklungen: Von Anfang der 1990er-Jahre bis 1998 ist die jährliche Zahl der Krankenstände pro 1.000 Erwerbstätigen kontinuierlich von 1.131 Fällen auf 1.052 Fälle zurückgegangen, war Ende der 1990er-Jahre wieder etwas höher (1.167 Fälle), um sich 2006 wieder zu verringern (1.060 Fälle). Seit 2007 stieg die Zahl der Krankenstandsfälle pro 1.000 Erwerbstätigen jedoch wieder, bis auf 1.224 Fälle im Jahr 2012.[11]

Tab. 6: Krankenstandsfälle und -tage nach Geschlecht seit 1965

Jahr	Krankenstandsfälle			Durchschnittsdauer eines Falles in Tagen			Pro Erwerbstätigen entfallende Tage		
	insg.	männlich	weiblich	insg.	männlich	weiblich	insg.	männlich	weiblich
1965	2.002.729	1.302.883	699.846	18,6	18,8	18,1	15,8	16,6	14,6
1970	1.772.845	1.113.538	659.307	18,0	18,1	17,9	15,2	15,8	14,2
1975	2.077.776	1.313.841	763.935	16,8	16,8	16,9	14,8	15,9	13,3
1980	2.564.668	1.602.493	962.175	16,7	16,7	16,7	17,4	18,7	15,5
1985	2.511.547	1.522.355	989.192	14,8	15,2	14,3	15,4	16,7	13,7
1990	2.908.249	1.725.314	1.182.935	13,4	13,7	12,9	15,2	16,2	13,8
1995	3.048.392	1.800.799	1.247.593	13,2	13,5	12,9	14,9	16,1	13,4
1996	2.917.562	1.707.061	1.210.501	12,9	13,2	12,5	14,0	15,1	12,6
1997	2.854.190	1.663.084	1.191.106	12,4	12,7	12,0	13,2	14,2	11,9
1998	2.856.911	1.646.785	1.210.126	12,6	13,0	12,0	13,2	14,3	11,9
1999	3.169.818	1.811.961	1.357.857	12,5	12,9	12,0	14,4	15,4	13,2
2000	3.106.929	1.749.561	1.357.368	12,6	13,0	12,1	14,1	14,9	13,0
2001	3.037.798	1.684.141	1.353.657	12,4	12,8	12,0	13,4	14,1	12,6
2002	2.979.289	1.633.080	1.346.209	12,2	12,6	11,8	12,9	13,5	12,1
2003	3.018.914	1.655.647	1.363.267	12,0	12,3	11,6	12,7	13,4	11,8
2004	2.883.794	1.580.004	1.303.790	12,1	12,5	11,7	12,2	12,9	11,3
2005	3.065.529	1.675.274	1.390.255	11,5	11,8	11,1	12,1	12,8	11,3
2006	3.016.564	1.645.688	1.370.876	11,3	11,7	10,9	11,5	12,2	10,8
2007	3.265.813	1.780.450	1.485.363	11,2	11,4	10,9	12,0	12,6	11,4
2008	3.502.960	1.891.590	1.611.370	11,1	11,3	10,8	12,5	13,0	11,9
2009	3.509.904	1.846.755	1.663.149	11,0	11,3	10,7	12,6	13,0	12,2
2010	3.530.055	1.861.782	1.668.273	10,8	11,1	10,6	12,9	12,8	13,0
2011	3.765.575	1.991.803	1.773.772	10,6	10,7	10,6	13,2	12,9	13,5
2012	3.764.542	1.983.507	1.781.035	10,5	10,6	10,5	12,8	12,5	13,2
2013	3.941.206	2.062.437	1.878.769	10,2	10,3	10,2	13,0	12,6	13,4

Datenbasis: Alle im Berichtsjahr abgeschlossenen, mit Arbeitsunfähigkeit verbundenen ärztlich bestätigten Krankenstandsfälle (ohne normal verlaufene Entbindungen); Krankenstandstage sind Kalendertage.

Quelle: Hauptverband der österreichischen Sozialversicherungsträger 2013. Erstellt am 17. 7. 2013.

11 http://www.statistik.at/web_de/statistiken/gesundheit/gesundheitszustand/krankenstandstage/index.html.

Auch die Krankenstandstage pro Erwerbstätigen verringerten sich von rund 15 Tagen Anfang der 1990er-Jahre auf 13,2 Tage im Jahr 1997, stiegen dann wieder leicht und sind von 2002 bis 2006 erneut auf 11,5 Tage pro Erwerbstätigen zurückgegangen. Im Folgejahr 2007 stieg der Wert wieder auf 12,0 Krankenstandstage. Der ansteigende Trend hielt bis zum Jahr 2011, wo 13,2 Krankenstandstage pro Erwerbstätigen verzeichnet wurden. Im Jahr 2012 kam es jedoch zu einer neuerlichen Reduktion im Vergleich zum Vorjahr, mit durchschnittlich 12,8 pro Erwerbstätigen entfallenen Tage lag der Wert um 3,0 Prozent unter dem Vorjahreswert.

Die durchschnittliche Dauer eines Krankenstandsfalles sank ebenfalls seit Beginn der 1990er-Jahre kontinuierlich von rund 13 Tagen auf 10,5 Tage im Jahr 2012, 10,6 Tage bei den männlichen und 10,5 Tage bei den weiblichen Erwerbstätigen. Das entsprach einer Reduktion von 2002 bis 2012 um 13,9%, 15,9% bei den Männern und 11,0% bei den Frauen. Waren bislang die Frauen im Vergleich zu den Männern nicht nur seltener sondern auch kürzer krank, so hat sich der Abstand bei der Dauer nahezu aufgehoben und bei der Häufigkeit umgekehrt: 2012 waren Frauen im Durchschnitt etwa gleich lang im Krankenstand wie Männer, hatten aber pro erwerbstätiger Frau 13,2 entfallende Tage, die Männer hingegen lediglich 12,8 Tage.[12]

Im Jahr 2012 starben in Österreich insgesamt 79.436 Personen, davon waren 52,9% Frauen und 47,1% Männer. Berücksichtigt man die insgesamt wachsende Bevölkerung und ihre kontinuierliche demografische Alterung, so sank die Sterblichkeit in den letzten zehn Jahren altersstandardisiert um 17%. Die sinkende Sterblichkeit an Herz-Kreislauferkrankungen war dabei in den letzten zehn Jahren bestimmend für das Ausmaß und die Geschwindigkeit des gesamten Sterblichkeitsrückganges.[13] Herz-Kreislauferkrankungen sind die mit Abstand häufigste Todesursache, insbesondere im höheren Erwachsenenalter. Laut Todesursachenstatistik von Statistik Austria verstarben im Jahr 2012 insgesamt 33.931 Personen (42,7%) an Herz-Kreislauf-Krankheiten, 20.266 Personen (25,5%) starben an Krebs. Damit entfielen auf diese beiden Todesursachengruppen zusammen rund sieben von zehn Sterbefällen des Jahres 2012. Die übrigen Sterbefälle verteilten sich auf Krankheiten der Atmungsorgane (3.963 Personen oder 5,0%), der Verdauungsorgane (3.001 Personen oder 3,8%), auf sonstige Krankheiten (13.833 Personen oder 17,4%) und nicht natürliche Todesursachen (Verletzungen und Vergiftungen; 4.442 Personen oder 5,6%). Während bei Todesfällen im mittleren Erwachsenenalter Krebs die Todesursache Nummer eins darstellt, dominieren im höheren Alter die Herz-Kreislauf-Krankheiten. So entfielen 2012 bei den 80- bis 89-Jährigen beinahe die Hälfte der Todesfälle auf diese Krankheitsgruppe, bei den 90-und-mehr-Jährigen sogar rund 60%. Zwischen dem Sterbealter und den zugrunde liegenden Todesursachen zeigt sich ein klarer Zusammenhang. So waren rund drei Viertel aller Verstorbenen im Jahr 2012 70 Jahre oder älter. Die häufigsten Todesursachen dieser Altersgruppe waren Herz-Kreislauf-Krankheiten, gefolgt von Krebs sowie mit großem Abstand Krankheiten der Atmungsorgane und Ernährungs- bzw. Stoffwechselkrankheiten.

[12] http://www.statistik.at/web_de/statistiken/gesundheit/gesundheitszustand/krankenstandstage/index.html

[13] http://statistik.gv.at/web_de/statistiken/gesundheit/todesursachen/todesursachen_im_ueberblick/index.html

Eine geringere Rolle spielen Krankheiten des Nervensystems, der Verdauungsorgane und Unfälle.

Rund 22% aller Todesfälle traten zwischen dem 40. und dem 70. Lebensjahr auf, wobei der Großteil dieser Todesfälle auf Krebserkrankungen zurückzuführen war. Bei Männern waren die häufigsten Krebslokalisationen Lungenkrebs, Krebs der Bauchspeicheldrüse, Krebs des lymphatischen und blutbildenden Gewebes und Leberkrebs. Die Krebssterbefälle von Frauen dieser Altersgruppe waren hauptsächlich auf Lungen- und Brustkrebs und Krebs der Bauchspeicheldrüse zurückzuführen. Weiters sind für Personen im mittleren Erwachsenenalter bereits die Herz-Kreislauf-Krankheiten als Todesursache von Bedeutung – rund jeder fünfte Todesfall war 2012 dieser Krankheitsgruppe zuzurechnen. Krankheiten der Verdauungsorgane sind in diesem Alter ebenfalls eine relativ häufige Ursache für den Tod. Bei Jugendlichen und bei jungen Erwachsenen unter 40 Jahren (zusammen rund 2% aller Sterbefälle) waren Unfälle die häufigste Todesursache, anteilsmäßig ebenfalls verhältnismäßig häufig waren Suizide (18,8%).

Bei den wenigen Todesfällen, die Kinder im Alter von ein bis unter zehn Jahren betreffen (80 Todesfälle im Jahr 2012), waren neben Fehlbildungen Unfälle und Krebs häufige Todesursachen. Bei den Säuglingen (252 Todesfälle im Jahr 2012) waren Geburtskomplikationen und angeborene Fehlbildungen die häufigsten Ursachen für den frühen Tod.[14]

Nach einem detaillierten Überblick über die Rahmenbedingungen in Österreich, werden nun in den nächsten Kapiteln die einzelnen Bereiche des österreichischen Gesundheitssystems umfassend und einfach verständlich erklärt dem geneigten Leser näher gebracht.

1.5 Ausgangssituation im Gesundheitswesen

Das österreichische Gesundheitssystem befindet sich wie viele andere Gesundheitssysteme in Europa derzeit in einem Prozess voller neuer Herausforderungen. Aufgabe der Gesundheitspolitik ist es, eine bedarfsgerechte und auf dem neuesten Stand der Medizin basierte Gesundheitsversorgung für alle Menschen, die diese benötigen, sicherzustellen. Hierbei sind alle Leistungserbringer und Finanzierungsträger in allen unterschiedlichen Bereichen aufgefordert, ihre Verantwortung wahr zu nehmen. Diese Situation hat zur Folge, dass sich völlig neue Anforderungen und Fragen an die Gesundheitspolitik wie auch an die Träger stellen.

Steht der Patient überhaupt noch im Mittelpunkt der Aufmerksamkeit?

Kann man dieses System noch länger in der bisherigen Form finanzieren?

Was hat die Gesundheitsreform 2012/2013, die von allen Beteiligten so bejubelt wurde und die Struktur des österreichischen Gesundheitssystems durchaus verändert hat, ge-

[14] Siehe dazu: http://www.statistik.at/web_de/presse/071153

Tab. 7: Die häufigsten Todesursachen Jahr 2013

Todesursachengruppen (ICD-Codes)	Insgesamt	Männer	Frauen
Insgesamt	**79.526**	**37.958**	**41.568**
Bösartige Neubildungen C00–C97	20.094	10.816	9.278
Krankheiten d. Herz-Kreislaufsystems I00–I99	34.101	14.257	19.844
Akuter Myokardinfarkt I21–I22	4.876	2.840	2.036
Krankheiten der Atmungsorgane J00–J99	3.950	2.132	1.818
Krankheiten der Verdauungsorgane K00–K93	2.996	1.635	1.361
Sonst.Krankheiten A00–B99, D01–H95, L00–R99	14.083	6.411	7.672
Verletzungen und Vergiftungen V01–Y89	4.302	2.707	1.595
Transportmittelunfälle V01–V99	459	352	107
Fußgänger verletzt V01–V09	64	39	25
Radfahrer verletzt V10–V19	36	28	8
Motorradfahrer verletzt V20–V29	62	58	4
PKW-Unfall V40–V49	108	81	27
Unfälle durch Sturz W00–W19	853	467	386
Skiunfälle W02	9	9	–
Stürze vom Berg W15	40	29	11
Ertrinken in Badegewässer (Schwimmbecken, See o. ä.) W67–W70	32	26	6
Lawinenunfälle X36	18	15	3
Unfälle durch Vergiftungen X40–X49	18	10	8
Selbstmord und Selbstbeschädigung X60–X84	1.291	967	324
Mord, Totschlag und vorsätzl. Verletzungen X85–Y09	36	15	21
Ereign., dessen nähere Umst.unbest. sind Y10–Y34	193	133	60

Die Codes beziehen sich auf die internationale Klassifikation der Krankheiten und verwandter Gesundheitsprobleme 10. Revision. Inklusive im Ausland verstorbener Personen mit Wohnsitz in Österreich.

Quelle: STATISTIK AUSTRIA, Todesursachenstatistik. Erstellt am 3. 6. 2014.

bracht? Hat sie die Erwartungen erfüllt? Gibt es schon erste Ergebnisse der Vereinbarungen zwischen Ländern und Sozialversicherungen?

Haben sich Bund, Länder, Gemeinden und Sozialversicherungen beim neuen Finanzausgleich sowie Bund und Länder bei der neuen Artikel 15a B-VG-Vereinbarung auf die Krankenanstaltenfinanzierung einigen können?

Wie lange werden sich die Bundesländer landeseigene Krankenanstalten noch leisten können?

Im Gesundheitswesen gibt es unterschiedlichste Träger von Krankenanstalten (Landesregierungen, Gemeinden, Religionsgemeinschaften, Kassen, Versicherungen etc.), wodurch eine überregionale Zusammenarbeit zugunsten von „Eigeninteressen" behindert wird. Auffallend sind aufgrund der unterschiedlich gestalteten Kompetenzverteilung die fehlenden Kompetenzen der Bundesregierung, den Trägern von Krankenanstalten verbindliche Weisungen zu erteilen, sowie die fehlende Vorkehrung für eine systematische Bewertung der Qualität der Arbeit der einzelnen Spitäler. Die Spitalsplanung ist nicht Teil eines umfassenden Planes der Gesundheitspflege. Es liegt nach wie vor eine scharfe Trennlinie zwischen intramuralem und extramuralem Bereich vor, was zu zahllosen Doppelgleisigkeiten in der Arbeit von Spitälern und Ärzten in der Praxis im niedergelassenen Bereich führt, da wir bisher unterschiedliche Zahler hatten. Die demografische Entwicklung spielt im Gesundheitswesen eine entscheidende Rolle. Da die Inanspruchnahme medizinischer Leistungen in den letzten Jahren permanent im Steigen begriffen ist, müssen auch Vorhaltungen dafür getroffen werden, dass diese Leistungen künftig auch finanzierbar bleiben und optimal verteilt werden. So gesehen gilt es, Verbesserungspotenziale auszuschöpfen und diese in weiterer Folge auch umzusetzen. Dazu ist es notwendig, einen Fokus auf den Patienten und die Stärkung seiner Eigenverantwortung zu richten und danach zu trachten, eine an den Patienten und deren Bedürfnissen orientierte, zwischen den zahlreichen Gesundheitsdienstleistern abgestimmte, wohnortnahe Versorgung und der damit einhergehenden Aussage „Geld folgt Leistung" die Effizienz im Gesundheitswesen noch weiter zu steigern.

Das alles sind nur einige Fragestellungen, die derzeit viele Akteure im Gesundheitswesen beschäftigen und die zum Teil durch die neue Gesundheitsreform 2012/2013 näher thematisiert, gestreift oder aber auch geändert und verbessert wurden. Mit einigen dieser Fragestellungen wurde ich auch im Rahmen meiner Vorlesungen an einigen österreichischen Universitäten und Fachhochschulen im Bereich des österreichischen Gesundheitssystems konfrontiert. Dabei stellte sich heraus, dass zur Zeit **kein aktuelles Nachschlagewerk inklusive der neuen Gesundheitsreform** aufliegt, das einen **gerafften und für „Otto Normalverbraucher" wie auch für Insider verständlichen und vor allem leicht les- und nachvollziehbaren Überblick** über die Struktur, den Aufbau sowie die Finanzierung wie auch die Reformen im österreichischen Gesundheitssystem verschafft, mit dessen Hilfe sich Studierende in diesem Bereich wie aber auch der interessierte Bürger, Institutionen u.a. kompakt und rasch mit dem Gesundheitssystem auseinandersetzen können.

Ziel dieses Buches soll es nun sein, nach den bereits erwähnten politischen, wirtschaftlichen und gesundheitstechnischen Rahmenbedingungen einen kurzen historischen Überblick über die Entwicklungsphasen im österreichischen Gesundheitssystem zu geben, gefolgt von einer genauen Darstellung des Status quo, wobei als Schwerpunkte die Struktur und Organisation, die Personen, die Einrichtungen, die Leistungserbringer, die Finanzierung und die Reformen dargelegt werden sollen. Abschließend sollen noch das Thema Reformpool samt konkretem Beispiel thematisiert und der „Österreichische Strukturplan Gesundheit neu" kurz beleuchtet werden. Einen besonderen Schwerpunkt nimmt noch das Thema ELGA ein, da dies ab 2014 scharf geschaltet wurde und immer noch äußerst heftig von Befürwortern und Gegnern diskutiert wird sowie eine Darstellung der ersten Ergebnisse der Umsetzung der Gesundheitsreform. Ein abschließender Ausblick soll sich mit den künftigen Schritten des Österreichischen Gesundheitssystems beschäftigen.

2. Historische Entwicklung

Den Ursprung des österreichischen Gesundheitssystems genau festzumachen fällt eher schwer. Im Mittelalter hatten vor allem die Menschen große Vorteile, die Geld hatten, da sie sich in eines der bestehenden Bürgerspitäler einkaufen konnten. Die selbstständigen städtischen Handwerker des Mittelalters organisierten sich etwa ab der Jahrtausendwende in Zünften. Die Gesellen bildeten innerhalb dieser Zünfte selbstständige Abteilungen und konnten sich ebenfalls im Rahmen eines Zunftladens einen Spitalsaufenthalt leisten. Im Zuge der Industrialisierung verloren die Zünfte zunehmend an Bedeutung und es entstanden immer mehr private Versicherungs-, Fürsorge- und Wohltätigkeitsvereine. Die wichtigste Sicherung vor Einführung der Sozialversicherung war das sogenannte Ausgedinge. In der Stadt konnte eine soziale Sicherung nur durch Arbeiten oder Übersiedlung in ein Armenhaus garantiert werden. Es gab allerdings auch die Möglichkeit mit Hilfe von Leibrentenverträge in Bürger später einzukaufen und somit eine Grundsicherung zu gewährleisten. Sparkassen legten den Grundstein zur Absicherung mit der Idee, Rücklagen für Notzeiten anzulegen.

Knappenschaftskassen oder Bruderladen waren im Bergrecht verankerte Beschlüsse, die die ersten Versorgungseinrichtugen seit dem Spätmittelalter darstellten. Diese sicherte das Sterbegeld sowie eine **Vorsorge** für mögliche Invalidität, da bergmännische Arbeiten mit hohen Risiken verbunden waren. Die Entwicklung des österreichischen Gesundheitswesens steht in einem engen Zusammenhang mit der Errichtung des Wohlfahrtstaates Österreich während der österreichisch-ungarischen Monarchie. Im Jahre 1868 entstanden in Wien die ersten Vereinskassen. Auch der österreichische Gesundheitsdienst leitet sich vom Reichssanitätsgesetz aus dem Jahre 1870 ab. Seit Maria Theresia besteht der Behördenaufbau, wie er auch heute noch zu sehen ist. Als erste Formen von Versorgungseinrichtungen zeigten sich die Genossenschaften des Bergrechtes, die als Versorger für die Bergarbeiter tätig wurden. Vor allem den Selbsthilfeorganisationen, primär den „Bruderladen" der Bergleute, kam große Bedeutung zu. Aufgabe der Bruderladen war, für Krankenbehandlung und Sterbegeld zu sorgen und Vorsorge für Invalidität zu tragen. Bei der mit großen Gefahren verbundenen bergmännischen Tätigkeit erwies sich die solidarische Gemeinschaftshilfe als unentbehrlich.

Pascal Joseph de Ferro, geboren am 5. Juni 1753 in Bonn, studierte während seiner Militärzeit als zunftmäßig ausgebildeter Wundarzt Medizin in Straßburg und Wien, wo er 1777 promoviert wurde. Hier war er anfangs als praktischer Arzt und in einem Krankenhaus tätig. 1785 wurde er Adjunkt des Stadtphysikus, 1793 Direktor der Bezirkskrankenhäuser und Sanitätsreferent der Niederösterreichischen Landesregierung und schließlich 1795 dort der erste österreichische Landesprotomedikus. Ferros wichtigste Verdienste waren die Gründung der ersten Kaltbadeanstalt in Österreich, die Einführung von Rettungsanstalten für Verunglückte, die Errichtung von Totenkammern in den Gemeinden, die Ordnung der verstreuten Sanitätsvorschriften und Publikationen zu deren allgemeiner Kenntnis und insbesondere 1799 die Einführung der Pockenschutzimpfung in Österreich. Nach der Schlacht bei Wagram in den Napoleonischen Kriegen (6. Juli 1809) organisierte er die Versorgung der Verletzten und der 56.000 Toten. Der dabei erworbene Typhus führte zum Tod am 21. August 1809.[15]

Um 1840 bildeten sich in Österreich Fabrikskassen, doch diese Entwicklung wurde 1845 vom Absolutismus gestoppt. Neben diesen Fabrikskassen und einigen Unterstützungsvereinen der Buchdrucker war nichts, was an eine moderne Arbeiterbewegung oder Gewerkschaftsbewegung und damit an eine Unterstützung im Krankheitsfalle gemahnte. Zu dieser Zeit waren im Westen Europas die ersten Gewerkschaftsvereine und Arbeitervereine entstanden. Bei uns in Österreich rührte sich nichts.

Im Jahr 1867 begann, wie schon erwähnt, die Implementierung des Wohlfahrtsstaates auf dem Gebiet der österreichisch-ungarischen Monarchie und damit verbunden die Entstehung der ersten Vorläufer der heutigen Sozialversicherung. Kranken- und Unterstützungskassen wurden gegründet, die Finanzierung übernahmen Arbeitgeber- wie auch Arbeitnehmeranteile. „Den vorläufigen Höhepunkt der Arbeiterschutzbestimmungen brachte eine Novelle der Gewerbeordnung im Jahr 1885. Als wichtigste Bestimmungen seien hervorgehoben: die Normierung eines elfstündigen Arbeitstages, Regelungen der Arbeitspausen, der Sonn- und Feiertagsruhe sowie Zusatzbestimmungen für jugendliche Hilfsarbeiter und Frauen. Der Arbeiterschutz wurde als ein notwendiges, ja sogar vorrangiges Element der Sozialpolitik gesehen."[16] Damit muss eigentlich festgehalten werden, dass gerade der Kampf der Arbeitnehmerbewegung in den späten Jahren des 19. Jahrhunderts und die damit verbundene Gründung der Gewerkschaften auch in vielen Situationen Wegbereiter des Gesundheitssystems waren. 1886 stieß der Arzt Victor Adler zur österreichischen Arbeiterbewegung. Er kam aus dem Bürgertum, erkannte aber die historische Rolle der Arbeiterbewegung und der Gewerkschaften. Er wusste, dass eine Gleichberechtigung in der Gesellschaft für die Arbeiter und Angestellten nur erreicht werden konnte, wenn sich die kleinen, untereinander zerstrittenen Arbeitervereine, die überdies seit dem Ausnahmezustand und dem Anarchistengesetz im Dunkeln agierten, zu schlagkräftigen Organisationen entwickeln würden, wenn sie ein klares Programm bekämen und taktisch klug zu kämpfen verstünden.

„Die gesetzlichen Wurzeln des österreichischen öffentlichen Gesundheitsdienstes liegen im heute noch gültigen Reichssanitätsgesetz von 1870, das die wesentlichen Aufgaben im Bereich der sanitären Aufsicht und der Seuchenhygiene festlegt. (...)

Durch Inkrafttreten der Bundesverfassung von 1929 im Jahr 1945 wurde die Kompetenzverteilung des öffentlichen Sanitätswesens durch das Reichssanitätsgesetz verändert. Durch die Zweiteilung des staatlichen Wirkungsbereiches wurden die Agenden des Bundes in der Vollziehung beschränkt und mit Ausnahme von reinen Gemeindeangelegenheiten den Ländern überantwortet. Das Gesundheitswesen ist in Gesetzgebung und Vollziehung nunmehr Angelegenheit des Bundes mit Ausnahme des Leichen- und Bestattungswesens, des Gemeindesanitätsdienstes und des Rettungswesens, die in Gesetzgebung und Vollziehung Angelegenheit der Bundesländer werden. Im Krankenanstaltenbereich beschränkt

[15] Vgl. dazu: http://www.springermedizin.at/schwerpunkt/geschichte/?full=10943

[16] Vgl. Hofmarcher, Maria; Rack, Herta: Gesundheitssysteme im Wandel: Österreich. Kopenhagen, WHO-Regionalbüro für Europa im Auftrag des Europäischen Observatoriums für Gesundheitssysteme und Gesundheitspolitik, 2006.

sich die Bundeskompetenz auf die Grundsatzgesetzgebung und auf die sanitäre Aufsicht. Das Reichssanitätsgesetz sieht vor, dass die Behörden ihre Entscheidungen erst nach Anhörung von ExpertInnen treffen. Dies ist die materielle Grundlage für die Einrichtung von den Landessanitätsräten bzw. dem Obersten Sanitätsrat. Die Gründung des Obersten Sanitätsrates geht auf das Reichsanitätsgesetz aus dem Jahr 1970 zurück. Dabei wurden 40 Experten der Monarchie eingeladen, deren Aufgabe es war, den öffentlichen Sanitätsdienst zu organisieren und die gesetzlichen Grundlagen vorzubereiten. Dieses Expertengremium hatte schon damals die Aufgabe, den Minister in gesundheitsrelevanten Fragen zu beraten.[17]

Auch in unserem Nachbarland Deutschland zwangen die Bestrebungen der freien ersten Gewerkschaften später den deutschen Reichskanzler Bismarck zur Einführung der Kranken-, Invaliden- und Rentenversicherung (1883). In Österreich kam es zur Kranken- und Unfallversicherung in den Jahren 1888/89. (Auf eine Pensionsversicherung ließ man die österreichischen Arbeiter noch lange warten.) Zu einer gesetzlichen Regelung der Sozialversicherung im heutigen Sinn kam es erstmals im Jahre 1889 mit dem Krankenversicherungsgesetz. Von der gesetzlichen Krankenversicherung wurden sämtliche gewerbliche und industrielle ArbeiterInnen und Angestellte, mit Ausnahme der LandarbeiterInnen, erfasst. Dabei gab es damals schon die freie Arztbehandlung, Arzneimittel sowie ein Krankengeld, was zu zwei Dritteln von den Arbeitnehmern selbst (Pflichtversicherung), zu einem Drittel von den Unternehmern getragen wurde. Die Organe der Sozial- bzw. Krankenversicherung waren auf dem Prinzip der Selbstverwaltung aufgebaut. Somit war die staatliche Krankenversicherung für gesetzlich festgelegte Betriebsarten implementiert. Rund 7% der damaligen Bevölkerung waren davon umfasst. Bis zu Beginn des Ersten Weltkrieges wurden diese Errungenschaften weitgehend beibehalten.

Das Ende des Ersten Weltkrieges, der Zusammenbruch der Donaumonarchie und das Aufblühen der Sozialdemokratie führten mit der Einführung der Arbeitslosenversicherung im Jahr 1920 zu einem Ausbau der Sozialversicherung. 1926 wurde das Angestelltenversicherungsgesetz implementiert, das die Kranken-, Unfall- und Pensionsversicherung für Privatangestellte regelte. Bald darauf wurden auch ein Arbeiterversicherungsgesetz sowie ein Landarbeiterversicherungsgesetz geschaffen. Der Versicherungsschutz umfasste ab diesem Zeitpunkt auch die Familienmitglieder, Staatsbedienstete, alle in einem Arbeits-, Dienst- oder Lohnverhältnis stehende Personen sowie Land- und Forstarbeiter wie auch Arbeitslose. Im Jahr 1930 waren rund 60% der Gesamtbevölkerung versichert. Mit der Einführung des Gewerblichen Sozialversicherungsgesetzes (GSVG) im Jahr 1935 war die Entwicklung der Sozialversicherung abgeschlossen. Was folgte, war eine Vereinheitlichung des während der letzten Jahrzehnte entstandenen Wildwuchses an Sozialversicherungsträgern. „Träger der Unfallversicherung und der Altersfürsorge der ArbeiterInnen wurde die Arbeiterversicherungsanstalt, Träger der gesamten Angestelltenversicherung blieb die Angestelltenversicherungsanstalt".[18]

---

[17] Vgl. Hofmarcher, Maria; Rack, Herta: Gesundheitssysteme im Wandel: Österreich. Kopenhagen, WHO

[18] Vgl. Hofmarcher, Maria; Rack, Herta: Gesundheitssysteme im Wandel: Österreich. Kopenhagen, WHO

Tab. 8: Statistik der Krankenkassen 1925

Land	Bezirks-krankenkassen		Betriebs-krankenkassen		Genossen-schafts-krankenkassen		Vereins-krankenkassen		Alle Krankenkassen	
im Jahr 1925	aktiv	Bestand	aktiv	Bestand	aktiv	Bestand	aktiv	Bestand	aktiv	Bestand
Wien	2	2	3	8	34	34	9	9	48	53
NÖ	16	18	11	11	8	9	1	1	36	39
OÖ	3	3	1	2	2	2	4	4	10	11
S	1	1	1	3	1	1	1	1	4	6
St	18	18	10	10	1	1	4	4	33	33
K	10	10	3	3	1	1	1	1	15	15
T	10	11	2	3	2	2	7	8	21	24
V	4	4	–	–	–	–	–	–	4	4
B	1	1	–	–	–	–	–	–	1	1
Österreich	65	68	31	40	49	50	27	28	172	186

Quelle: Hauptverband der österreichischen Sozialversicherungsträger, www.sozialversicherung.at

Nach der Besetzung Österreichs durch deutsche Truppen, beginnend mit dem Jahr 1939, wurde das österreichische Recht durch folgende reichsrechtliche Vorschriften ersetzt:

- Reichsversicherungsordnung über die Kranken-, Unfall- und Rentenversicherung der Arbeiter
- Deutsches Angestelltenversicherungsgesetz über die Kranken-, Unfall- und Rentenversicherung der Angestellten
- Reichsknappschaftsgesetz über die Kranken-, Unfall- und Rentenversicherung der im Bergbau tätigen Arbeiter und Angestellten.

Die Selbstverwaltung und die berufsständischen Organisationen der Krankenversicherung wurden abgeschafft und die Organisation nach deutschem Muster in die staatliche Verwaltung übernommen. Dazu kam eine Zusammenlegung der Angestellten- mit den Arbeiterkrankenkassen. Diese Gesetze hatten größtenteils bis zum Inkrafttreten des ASVG im Jahr 1956 Gültigkeit.

Nach dem Zweiten Weltkrieg wurde mit dem Sozialversicherungs-Überleitungsgesetz vom 12. Juni 1947 (BGBl. Nr. 142/1947) die Sozialversicherung auf neue Beine gestellt. Wesentlich waren die Überlegungen zu einem staatlichen Versorgungsmodell, die sich einerseits in der Wiedereinführung der Selbstverwaltung sowie andererseits in der Errichtung des Hauptverbandes der österreichischen Sozialversicherungsträger zeigten. Dieser vereinte sowohl Kranken- als auch Unfall- und Pensionsversicherung unter einem Dach. 1955 waren somit rund 70% der Gesamtbevölkerung vom Versicherungsschutz umfasst.

Das ab 1. 1. 1956 geltende Allgemeine Sozialversicherungsgesetz (ASVG) löste die bis dahin geltenden Gesetze auf dem Gebiet der Sozialversicherung ab. Es fasste die Kranken-, Unfall und Pensionsversicherung für die ArbeiterInnen und Angestellten in Industrie,

Bergbau, Gewerbe, Handel, Verkehr und Land- und Forstwirtschaft zusammen und regelte außerdem die Krankenversicherung der Pensionistinnen und Pensionisten. 1955 wurden im Rahmen eines Gesetzesentwurfes folgende Grundsätze festgelegt:

- Die Regelung der allgemeinen Sozialversicherung der Arbeiter/innen und Angestellten und der ihnen sozialversicherungsrechtlich gleichgestellten Gruppen der selbstständig Erwerbstätigen. Nicht im Geltungsbereich des ASVGs lagen die Krankenversicherung der Bundesangestellten, die Meisterkrankenversicherung, die Notarversicherung, die Krankenversicherung für Arbeitslosengeld- und Notstandshilfeempfänger/innen und die Krankenversicherung der Kriegshinterbliebenen.
- Das neue Sozialversicherungsrecht sollte in klarer und übersichtlicher Weise zusammenfassend dargestellt und an die österreichischen Verhältnisse angepasst werden. Hierbei sollte die Zahl der einzelnen Bestimmungen gegenüber dem gegenwärtigen Stand wesentlich verringert werden.
- Der Versichertenkreis sollte im Allgemeinen für alle Versicherungszweige einheitlich abgrenzt werden.
- Eine Annäherung des Leistungsumfanges der Alters-, Invaliditäts- und Hinterbliebenenversicherung an das Pensionsrecht der öffentlichen Bediensteten wurde durch die Einführung eine Ausgleichszulage für Pensionen realisiert, die einen bestimmten Mindestbetrag nicht erreichen.
- Die Pluralität der Mittelaufbringung in der Pensionsversicherung wurde durch eine entsprechende Festsetzung der Beitragssätze, eine Neuregelung der Bundesbeteiligung sowie eine Heranziehung der Fürsorgeträger zur Tragung der Aufwendungen für die Ausgleichszulage zu den Renten verwirklicht.
- Die Schiedsgerichtsbarkeit wurde beibehalten, aber eine Oberinstanz eingeführt, um die Einheitlichkeit der Rechtssprechung zu gewährleisten.
- Die Regelung hatte sich auf eine Kodifikation des gegenwärtigen Rechtes zu beschränken.

Für einige Sonderversicherungen blieben Sozialversicherungsgesetze außerhalb des ASVG bestehen.

Das ASVG, stark vom sozialpartnerschaftlichen Willen getragen, gliedert sich in zehn Teile:

Erster Teil:	Allgemeine Bestimmungen (§§ 1–115)
Zweiter Teil:	Leistungen der Krankenversicherung (§§ 116–171)
Dritter Teil:	Leistungen der Unfallversicherung (§§ § 172–220a)
Vierter Teil:	Pensionsversicherung (§§ 221–314a)
Fünfter Teil:	Beziehungen der Versicherungsträger (des Hauptverbandes) zueinander und Ersatzleistungen (§§ 315–337)
Sechster Teil:	Beziehungen der Träger der Sozialversicherung (des Hauptverbandes) zu den Angehörigen des ärztlichen und zahnärztlichen Berufs, des Dentisten-, Hebammen- und Apothekerberufs sowie zu den Krankenanstalten und anderen VertragspartnerInnen (§§ 338–351j)
Siebenter Teil:	Verfahren (§§ 352–417a)

Achter Teil:	Aufbau der Verwaltung (§§ 418–460e)
Neunter Teil:	Sonderbestimmungen (§§ 461–506c)
Zehnter Teil:	Übergangs- und Schlussbestimmungen (§§ 507–680)

In den 60er- und 70er- Jahren des 20. Jahrhunderts wurde der komplette Versicherungsschutz durch das Inkrafttreten des Bauern- bzw. Beamtenkrankenversicherungsgesetzes ausgeweitet. Neben dem unbeschränkten Zugang zur Krankenversorgung wurden auch neue Leistungen wie Gesunden- und Jugenduntersuchungen und Rehabilitation eingeführt. In den letzten Jahrzehnten wurden in Anpassung an die fortschreitende gesellschafts- und sozialpolitische Entwicklung zahlreiche Änderungen und Gesetzesnovellen vorgenommen. Wesentlich sind dabei die Entwicklungen im Gesundheitswesen durch die Vereinbarungen gemäß Artikel 15a Bundes-Verfassungsgesetz (B-VG), näher ausgestaltet durch die B-VG-Novelle aus dem Jahr 1974, das Finanz-Verfassungsgesetz und weitere Planungsaktivitäten.

Im Jahr 1978 kam es zum Ambulatorienstreit zwischen kasseneigenen Ambulatorien und frei praktizierenden Ärzten, der darin gipfelte, dass der Verfassungsgerichtshof entschied, dass für die Erteilung einer Errichtungsbewilligung Einvernehmen zwischen den Interessensvertretungen der Ärzte (Ärztekammer) und dem Hauptverband der Sozialversicherungsträger herzustellen ist.

„Ab 1980 traten, bedingt durch einen Konjunktureinbruch, große Finanzierungsprobleme für das österreichische Sozialversicherungsmodell auf. Das Gesundheitssystem ist seither durch stark steigende Ausgaben gekennzeichnet, wobei vor allem die Aufwendungen für Krankenhäuser überproportional zur ärztlichen Hilfe bzw. zu Medikamenten gestiegen sind. Die Gründe dafür lagen bei dem laufenden Ausbau von Leistungen, aber auch in der Kombination von Bundes- und Länderkompetenz in Gesundheitsfragen, die bis heute (Gesundheitsreform neu?) gesundheitspolitische Entscheidungsfindungen schwierig gestalten.“[19]

Was die Entwicklungen in den letzten drei Jahrzehnten, speziell auf das Gesundheitswesen bezogen, betrifft, so wird in den kommenden Kapiteln, im Speziellen in Kapitel 8 „Reformen im Gesundheitswesen“ im Detail darauf Bezug genommen.

Exkurs: Typisierung und Arten von Gesundheitssystemen

So verschieden die Staaten, so verschieden sind auch ihre Gesundheitssysteme. Es gibt weltweit keine zwei Sozialversicherungssysteme, deren Organisation, Finanzierung und Leistungsangebot gleich sind. Trotz der großen Vielfalt bestehen im Wesentlichen jedoch drei Grundmodelle.

Mehr oder weniger Staat?

Das Beveridge-Modell eines staatlichen Gesundheitssystems ist nach Sir William Beveridge benannt. Er, der Mitglied der liberalen Fraktion im britischen Parlament war, konzi-

[19] Vgl. Hofmarcher, Maria; Rack, Herta: Gesundheitssysteme im Wandel: Österreich. Kopenhagen, WHO

Tab. 9: Entwicklung der Sozialversicherung, 1889–2012

Jahr	Gesetz	Anmerkungen
1889	Gesetz betreffend die Krankenversicherung der Arbeiter	
	Gesetz betreffend die Unfallversicherung der Arbeiter	
1909	Pensionsversicherungsgesetz für Privatangestellte	
1920	Arbeitslosenversicherungsgesetz	
	Gesetz betreffend die Krankenversicherung der Staatsbediensteten	
1926	Angestelltenversicherungsgesetz	
	Kranken-, Unfall- und Pensionsversicherung für Privatangestellte	
	Notariatsversicherungsgesetz, Pensionsversicherung für Notare und Notariatsanwärter	
1927	Arbeiterversicherungsgesetz	PV nicht in Kraft getreten
	Kranken- und Unfallversicherung für gewerbliche Arbeiter	
1928	Landarbeiterversicherungsgesetz	PV nicht in Kraft getreten
	Kranken- und Unfallversicherung für Landarbeiter	
1935	Gewerbliches Sozialversicherungsgesetz	ohne Bundesbedienstete, Eisenbahner
	Zusammenfassung der gesamten Sozialversicherung der Unselbstständigen	Land- und Forstarbeiter
1939	Einführung des dt. Sozialversicherungsrechtes Pensionsversicherung für Arbeiter durch die Reichsversicherungsordnung (RVO)	
1947	Sozialversicherungs-Überleitungsgesetz und Wiedereinführung der Selbstverwaltung	
1948	Gründung des HV der österreichischen Sozialversicherungsträger	
1953	Handelskammeraltersunterstützungsgesetz (Altersversorgung für Gewerbetreibende)	
1956	Allgemeines Sozialversicherungsgesetz	Ablöse der reichsrechtlichen Bestimmungen, Zusammenfassung und Neuordung der Sozialversicherung der Unselbstständigen
1958	Gewerbliches Selbstständigen-Pensionsversicherungsgesetz	
	Landwirtschaftliches Zuschussrentenversicherungsgesetz	
	Künstler-Sozialversicherungsgesetz	
1961	Auslandsrentenübernahmegesetz	
1965	Bauern-Krankenversicherungsgesetz	Wertsicherung der Pensionen und Renten
	Pensionsanpassungsgesetz	
1966	Gewerbliches Selbstständigen-Krankenversicherungsgesetz	

Tab. 9: Entwicklung der Sozialversicherung, 1889–2012 (Fortsetzung)

Jahr	Gesetz	Anmerkungen
1967	Beamten-Kranken- und Unfallversicherungsgesetz	
1970/71	Bauernpensionsversicherungsgesetz	
1972	Notarversicherungsgesetz 1972	
1973	Sonderunterstützungsgesetz	
1974	Entgeltfortzahlungsgesetz (für erkrankte Arbeiter)	
1977	Arbeitslosenversicherungsgesetz	
1979	Gewerbliches Sozialversicherungsgesetz (GSVG)	
	Bauern-Sozialversicherungsgesetz (BSVG)	
	Sozialversicherung freiberuflich selbstständig Erwerbstätiger (FSVG)	
1981	Schutzmaßnahmen für Nachtschichtschwerarbeiter (NSchG)	
1987	Arbeits- und Sozialgerichtsgesetz	
1993	Bundespflegegeldgesetz	Beginn 7-stufiges Pflegegeld
1994	Arbeitsmarktpolitik-Finanzierungsgesetz	
1996	Sozialversicherungs-Ergänzungsgesetz	
1997	Karenzgeldgesetz	
1999	In-vitro-Fertilisation-Fonds-Gesetz	
2000	Neugründungsförderungsgesetz	Pensionsreform 2000
2001	Künstlersozialversicherungs-Beitragsförderungsgesetz	
	Sozialversicherungs-Währungsumstellungs-Begleitgesetz	
2002	Kinderbetreuungsgeldgesetz	
2003	Pensionsreform 2003	
2005	Pensionsharmonisierung	
	Einführung des Dienstleistungsschecks	
2005–2007	zahlreiche Änderungen, Sozialrechts-Änderungsgesetz	
2010	Insolvenzrechtsänderungsgesetz	Anpassungen des ASVG an das neue Insolvenzrecht
2010	Bundesgesetz zur Stärkung der ambulanten öffentlichen Gesundheitsversorgung	Schaffung der Grundlagen für Gruppenpraxen
2011	Sozialrechts-Änderungsgesetz 2011 SRÄG 2011, BGBl. I Nr. 122/2011	
2011	Pflegegeldreformgesetz 2012, BGBl. I Nr. 58/2011	
2012	1. Stabilitätsgesetz 2012-1. StabG 2012 – BGBl. I. Nr. 22/2012	
2012	2. Stabilitätsgesetz 2012-2. StabG 2012, BGBl. I Nr. 35/2012,	

Tab. 9: Entwicklung der Sozialversicherung, 1889–2012 (Fortsetzung)

Jahr	Gesetz	Anmerkungen
2012	Sozialversicherungs-Änderungsgesetz 2012 – SVÄG 2012, BGBl. I Nr. 123/2012	
2012	sowie das Sozialrechts-Änderungsgesetz 2012 – SRÄG 2012, BGBl. I Nr. 3/2013	
2013	Vereinbarung gemäß Art. 15a B-VG Zielsteuerung Gesundheit – Bundesgesetz zur partnerschaftlichen Zielsteuerung-Gesundheit (Gesundheits-Zielsteuerungsgesetz – G-ZG). Gesundheitsreformgesetz 2013 –, Bundesgesetzblatt I Nr. 81/2013	
2013	Art. 15a B-VG über die Organisation und Finanzierung des Gesundheitswesens, BGBl. I Nr. 105/2008 von neun Bundesländern ratifiziert und am 15. Oktober 2013 im Bundesgesetzblatt I Nr. 199/2013 kundgemacht	

Quelle: Eigene Darstellung.

pierte im Jahr 1941 in Großbritannien auf Geheiß der damaligen Regierung Vorschläge für eine grundlegende Reformierung der sozialen Systeme Englands. 1942 präsentierte er vor dem Londoner Parlament seinen Plan für soziale Sicherheit. Dieser sah die Schaffung eines nationalen Gesundheitsdienstes vor, der vom Staat über Steuern finanziert und betrieben wurde. Ärzte und Apotheker sollten von Arbeitgebern der öffentlichen Hand beschäftigt werden. Der Hintergrund dieser Forderung bestand darin, dass keine finanziellen Gründe einen Kranken davon abhalten dürfen, in den Genuss von ärztlichen Leistungen zu gelangen. Vor allem sollte der Staat der Verschwendung an Volkskraft entgegenwirken, die durch eine nicht ausreichende Gesundheitspflege in immer stärkerem Maße zunahm. Daher wurde auch von Seiten Beveridge argumentiert, dass die Mehraufwendungen durch einen nationalen Gesundheitsdienst zu Einsparungen an Fürsorge- und Rentenleistungen führen würde. Beveridge forderte vor allem die verwaltungsmäßige Trennung der Stellen des Gesundheitsdienstes vom Ministerium für soziale Sicherheit. Auch sollte ärztliche Hilfe gewährt werden, ohne diese an die Erfüllung von Beitragszahlungen zu binden. Darüber hinaus schlug Beveridge vor, dass die Versicherten zwar unverzüglich und ohne Bedingungen ärztliche und klinische Hilfe in Anspruch nehmen konnten, dass aber „der Versicherte weiter einen Teil der Kosten für die Einrichtung des Gesundheitsdienstes aus den Einnahmen des Sozialversicherungsfonds, zu dem die Versicherten beitragen, gedeckt wurde, indem dieser Kostenanteil den mit der Durchführung des Gesundheitsdienstes betrauten Behörden zugeleitet wird".

Kennzeichnend beim Nationalen Gesundheitsdienst, dessen öffentlich-rechtliche Organisation vom Staat verantwortet wird, ist, dass die „Verantwortung für die Finanzierung und Leistungserbringung nicht durch getrennte Institutionen vorgenommen wird, sondern in einer Hand liegt. Im Gegensatz zu den Krankenversicherungssystemen existiert bei den steuerfinanzierten Systemen eine universelle Absicherung der gesamten Bevölkerung, wobei alle Individuen Zugang zu einem allgemeingültigen Leistungskatalog medizinischer Güter und Dienstleistungen haben. Auch wenn häufig davon ausgegangen wird, dass zusätzliche private Krankenversicherungen innerhalb steuerfinanzierter Systeme nicht nötig sind, haben diverse Entwicklungen (z. B. Wartelisten, Rationierungen bei der Leistungserbringung) in Italien, Spanien und Großbritannien dazu geführt, dass die Bedeutung privater Zusatzversicherungen zugenommen hat.

Nach Kriegsende wurde dieser Plan in Großbritannien umgesetzt und der Nationale Gesundheitsdienst „National Health Service (NHS)“ gegründet. Später führten auch Irland, die skandinavischen Länder sowie Spanien, Portugal und Griechenland ähnliche staatliche Gesundheitssysteme ein.

Die wesentlichen Vorteile des Beveridge Modells sind die Planbarkeit des Systems, eine gebündelte Einkaufsmacht sowie ein tendenziell gleicher Zugang zu Gesundheitsleistungen. Dem gegenüber stehen zum einen der Verzicht auf die Vorteile von Wettbewerbskräften (Innovation), die Abhängigkeit von den finanziellen Möglichkeiten des Staates sowie die Gefahr von Bürokratie und Planwirtschaft (Lobbyingeinflüsse, Korruption).

Das Bismarck-Modell ist das idealtypische System sozialer Absicherung der konservativen Wohlfahrtsstaaten, zu denen u. a. Deutschland zu zählen ist. Als in Deutschland während des 19. Jahrhunderts in Folge der Industriellen Revolution die soziale Frage aufgrund von wachsenden ökonomischen und sozialen Problemen in den Mittelpunkt rückte, erfolgte die Einführung des Sozialversicherungswesens durch den damaligen Reichskanzler Otto von Bismarck im Rahmen der initiierten „Kaiserlichen Botschaft“. Ziel der Bismarckschen Sozialpolitik war es in erster Linie, die Arbeiterschaft von diesem Modell überzeugen zu können und damit Sozialdemokratie zu isolieren, die immer mehr an Einfluss gewann. Das Bismarck-Modell wird zum Teil auch als Male-Breadwinner-Modell bezeichnet, da es sich an Familien ausrichtet, in denen der Ehemann allein die Familie ernährt, während die Frau für Kinder und Haushalt zuständig ist. Besonders die mitteleuropäischen Staaten und seit den 90er-Jahren auch fast alle osteuropäischen Staaten sind diesem Modell zuzuordnen. Allerdings ist hierbei anzumerken, dass gerade bei den osteuropäischen Staaten der Staat nichtsdestotrotz eine verhältnismäßig hohe Bedeutung bei der Finanzierung des Gesundheitssystems einnimmt. Innerhalb der überwiegend beitragsfinanzierten Krankenversicherungssysteme kann zwischen dem Kostenerstattungsprinzip, das vor allem in Belgien, Frankreich und Luxemburg angewendet wird, und dem Sachleistungsprinzip, das in Deutschland, den Niederlanden und Österreich verfolgt wird, differenziert werden. Neben der Unterscheidung in staatliche Systeme und den krankenversicherungsbasierten Systemen unterscheiden sich die Gesundheitssysteme auch dahingehend, ob, respektive in welchem Maße, die Leistungserbringer privatwirtschaftlich organisiert sind, unter direkter staatlicher Kontrolle stehen oder sogar zum Eigentum des Staates gehören. Diese Unterscheidung der Systeme ist vor allem bezüglich der Auswirkungen marktwirtschaftlicher Steuerungsansätze von Bedeutung. Beispielsweise haben die Krankenversicherungssysteme in der Schweiz, den Niederlanden und Deutschland diverse Marktmechanismen im Gesundheitssystem verankert. Zu nennen sind in diesem Kontext die Wahlmöglichkeiten der

Versicherten, sich zwischen unterschiedlichen Krankenversicherungen mit verschiedenen Prämien und Leistungspaketen zu entscheiden.

Das zentrale Organisationsmerkmal der sozialen Krankenversicherung, die auf das Modell von Bismarck zurückgeht, sind die Krankenkassen. Sie stellen den gesetzlichen Träger der Gesundheitssicherung dar. Sie verwalten sich selbst und verfügen über ein eigenes Management, ein eigenes Budget und einen eigenständigen rechtlichen Status; als parastaatliche Organisationen und unabhängige Körperschaften des öffentlichen Rechts zeichnen sie sich durch (begrenzte) Autonomie von den staatlichen Verwaltungen aus. Die beitragsfinanzierten Systeme unterscheiden sich bezüglich des Anteils der abgesicherten Bevölkerung. In diesem Zusammenhang hängt der Deckungsgrad insbesondere davon ab, ob eine Pflichtversicherung bzw. eine Versicherungspflicht existiert. In der Regel einbezogen sind Arbeitnehmer, Arbeitslose, Rentner sowie die Familienangehörigen dieser Bevölkerungsgruppen. In manchen Ländern wie beispielsweise in Österreich, Belgien, Frankreich und Luxemburg besteht ferner eine Zwangsmitgliedschaft in der gesetzlichen Sozialversicherung für nahezu die gesamte Bevölkerung. Auch die Schweiz kann zu diesem Modell gezählt werden, obwohl dort die Finanzierung über eine Kopfpauschale organisiert ist. Ganz typisch für das Bismarck-Modell ist die Tatsache, dass die Qualität der Leistungen, Kapazitäten und Preise zwischen Krankenversicherungen sowie Leistungsanbietern bestimmt und festgesetzt werden. Der Staat lässt bestimmte Bereiche von jenen Personengruppen verwalten, die ein unmittelbares Interesse daran haben (typischer Fall von Selbstverwaltung). Die Ressourcen stehen überwiegend im privaten bzw. gemeinnützigen Eigentum und die Finanzierung erfolgt über lohnbezogene Beiträge, die durch sich selbstverwaltende Krankenkassen erhoben werden. Die wesentlichen Nachteile sind zum einen ein wirtschaftlicher Standortnachteil, je nach Abhängigkeit vom Arbeitsmarkt, sowie aufgrund der demografischen Entwicklung eine nicht nachhaltige Finanzierungsbasis.

Ein Gesundheitssystemmodell, das in der Europäischen Union keine Anwendung findet, ist das Markt-Modell. Als markantestes Beispiel dafür unter den westlichen Staaten sind die Vereinigten Staaten von Amerika zu nennen. In Ländern, deren Gesundheitswesen auf diesem Modell basiert, gibt es keine staatliche Beteiligung und keine Eingriffe von politischer Seite in die Organisationsstruktur des Systems. Die Bürger sind für ihre Absicherung selbst verantwortlich und schließen, entweder selbst oder über ihren Arbeitgeber, Verträge mit privaten Krankenversicherungsanbietern ab. Alle Gesundheitsleistungen werden von privaten Dienstleistern bereitgestellt. Die staatliche Kontrolle und Aufsicht ist auf ein Minimum reduziert. Selbst im Fall der USA ist aber festzustellen, dass auch dort kein reines Markt-Modell umgesetzt ist. Versicherer sind zwar größtenteils private Anbieter, dennoch gibt es staatliche Regulierungen sowie Versicherungsprogramme für bestimmte Bevölkerungsteile wie Pensionisten, Kinder, Veteranen und andere schutzbedürftige Personengruppen. Andererseits steigt in einigen Staaten der Europäischen Union die Zahl jener Personen, die eine private (Zusatz-)Krankenversicherung abschließen oder private Zuzahlungen leisten, während in anderen, darunter Österreich, dieser Anteil immer leicht ansteigt bzw. sinkt. Private Zuzahlungen erfolgen aus verschiedenen Gründen, wie zum Beispiel aus dem Wunsch nach einem umfassenderen Leistungsumfang oder der Absicherung von nicht durch die allgemeine Krankenversicherung gedeckten Gesundheitsbedürfnissen. Im Mittelpunkt steht hierbei die Entscheidungsfreiheit jedes Einzelnen sowie das typische volkswirtschaftliche Phänomen von Angebot und Nachfrage. Der Staat setzt nur die allgemeinen Rahmenbedingungen fest, in allen anderen Bereichen besteht Wahlfreiheit und Konkurrenz. Die Vorteile dieses Systems liegen in der risikogerechten Versicherung des Einzelnen und im Wettbewerbsdruck und damit auch im ausgelösten Innovationsdruck klar auf der Hand. An Nachteilen ist festzuhalten, dass es in vielen Fällen zu überhöhten Prämien (Vorerkrankungen, Risikogruppen) kommen kann, wenig Markttransparenz vorliegt und, und das ist aus meiner Sicht der wichtigste Punkt, eine Verteilungsungerechtigkeit vorliegt. Im Klartext heisst das, dass Leistungen primär vorrangig diejenigen bekommen, die es sich leisten können und wollen. Jedoch selbst in den Vereinigten Staaten von Amerika gibt es eine Vielzahl an unterschiedlichen Marktmodellen, wie z. B. das „Freier-Markt-Modell“, das „Single-Payer-Modell“ oder das „Public-Private-Modell“.[20]

Die Vielfalt macht es schwer, die Gesundheitssysteme miteinander zu vergleichen. In den 1980er-Jahren entwickelten die Mitgliedsländern der Weltgesundheitsorganisation WHO den Zielkatalog „Gesundheit für alle“, der das Ziel einer gesundheitsförderlichen Politik einerseits auf viele Politikfelder ausdehnte, andererseits aber unterließ, für die Gesundheitssysteme im engeren Sinne quantifizierte Ziele zu formulieren. Lange Zeit ist es daher unterblieben, Gesundheitssysteme international anhand gemeinsamer Ziele zu vergleichen. Erst im „Weltgesundheitsbericht 2000“ stellte die WHO eine Liste von drei Hauptzielen und davon abgeleiteten Messwerten einer breiteren Öffentlichkeit zur Diskussion:

Das erste Ziel klingt banal, ist aber dennoch nicht selbstverständlich: Das Gesundheitswesen soll die Gesundheit der Bevölkerung verbessern. Man könnte einwenden, dies sei nichts Besonderes, deswegen hätten wir ja schließlich ein Gesundheitssystem. Aber wir sehen nicht nur in Österreich, sondern auch in vielen anderen Ländern, dass dieses Ziel bisher viel zu wenig im Mittelpunkt gestanden hat. Es ist dagegen nicht dafür da, Arbeitsplätze für Ärzte oder Pflegepersonal zu schaffen oder für den Absatz von Arzneimitteln zu sorgen. Erreicht werden soll ein möglichst guter Gesundheitszustand der gesamten Bevölkerung. Die WHO benannte es „Aktivitäten zu forcieren, die dazu dienen, Gesundheit zu fördern, wiederherzustellen oder aufrechtzuerhalten und die Patienten in ein Stadium vollständigen physischen, psychischen und sozialen Wohlbefindens zu bringen.“ Dieses erste Ziel hat laut WHO zwei Komponenten. Zum einen ist dies die Höhe – also das durchschnittliche Ausmaß – der Gesundheit in der Bevölkerung, und zum anderen die Verteilung der Gesundheit in der Bevölkerung. Wenn die Einwohner eines Landes im Durchschnitt alle 75 Jahre alt werden, aber ungelernte Arbeiter mit 65 und Ärzte mit 85 sterben, ist das eine ungleiche Verteilung der Gesundheit. Ein ebenso wichtiges Ziel wie die 75 Jahre voller Gesundheit im Durchschnitt ist demnach die Verteilung innerhalb einer Gesellschaft.

Das zweite Ziel heißt „Responsivität“ und umfasst zwei große Kategorien, anhand derer die Güte des Kontaktes zwischen Patient und System gemessen werden soll:

- Kundenorientierung, worunter die WHO vier Subkategorien zusammenfasst: Gewährleistung der Wahl der leistungserbringenden Person oder Institution, prompter Aufmerksamkeit (d.h. geringe Wartezeiten beim Zugang zur Versorgung), angemes-

[20] Mehr dazu unter: http://de.wikipedia.org/wiki/Gesundheitssystem_der_Vereinigten_Staaten

sener Qualität der Versorgung sowie des Zugang zu sozialen Unterstützungsnetzwerken;

- Respekt für die Person, mit ebenfalls vier Subkategorien: Respekt der Würde des Individuums und seiner Autonomie sowie die Gewährleistung von Vertraulichkeit und angemessener Kommunikation bzw. Information.

Auch bei diesen Teilzielen ist eine gleichberechtigte Verteilung im Auge zu behalten.

Das dritte Ziel, die faire Finanzierung, bedeutet, dass die Bürger nach Finanzkraft und nicht nach Bedarf oder Inanspruchnahme zur Finanzierung der gesundheitlichen Leistungen herangezogen werden. (Der Weltgesundheitsbericht definiert übrigens proportional – also ein konstanter Prozentsatz an Einkommen, jedoch nach Abzug der Kosten für Nahrungsmittel – als fair; andere mögen eine eher progressive Finanzierung – d.h. je weniger der Verdienst, desto geringer der zu zahlende prozentuale Finanzanteil wie z.B. bei direkten, aber nicht bei indirekten Steuern – als fair betrachten.)[21]

Später folgende Zielkataloge bauen z. T. auf dieser Systematik auf. So führt die OECD in ihrem Health Project folgende Ziele an:

- Improving population health status and health outcomes
- Adaequate and equitable access to care
- Health system responsiveness
- Sustainable costs and financing
- Efficiency

Etwas andere Schwerpunkte setzt die EU-Kommission in ihrer Mitteilung zu Zielen für die offene Methode der Koordinierung in den Gesundheitswesen vom April 2004:

- Sicherung des Zugangs zur Gesundheitsversorgung: Universalität, Angemessenheit, Solidarität
- Förderung der Versorgungsqualität
- Sicherung der langfristigen Finanzierbarkeit einer zugänglichen und hochwertigen Gesundheitsversorgung

In der wissenschaftlichen und im Prinzip auch der öffentlichen und politischen Diskussion herrscht Übereinstimmung darüber, dass nicht alle Ziele gleich effektiv verfolgt werden können. Kunst und Handwerk von Politik, Verwaltung, aber auch Leistungserbringern ist es, verschiedene Ziele möglichst synergistisch miteinander zu verbinden und tragfähige Kompromisse zu erwirken. Werden z. B. zum Zwecke der Qualitätssteigerung Mindestmengen an diagnostischen Maßnahmen oder Operationen pro Institution oder Arzt vorgeschrieben, so müssen Nachteile im Zugang zu diesen Leistungen z. B. für die ländliche Bevölkerung in Kauf genommen werden. Darf also der Gleichheitsgrundsatz nur bei wirklich qualitätsgesicherten Leistungen gelten oder muss er auch bei Zweifeln an der Qualität berücksichtigt werden? Wie können Zugangsbarrieren für die Betroffenen möglicherweise praktikabel kompensiert werden (beispielsweise durch gezielt eingesetzte Fahrtkostener-

[21] Der Weltgesundheitsbericht der WHO im Internet unter www.who.int/whr/2000/en; vgl. dazu: Busse, Reinhard: Erfahrungen mit der Reorganisation von Gesundheitssystemen aus der europäischen Perspektive.

stattungen)? Auf der anderen Seite wird im Rahmen der Diskussionen um die zukünftige Gesundheitspolitik in der EU befürchtet, dass eine zunehmende Berücksichtigung des Ziels „Zugang" zur Gesundheitsversorgung im europäischen Ausland dazu führt, dass die Mitgliedsstaaten bei den zwei weiteren Zielen „Finanzierbarkeit/Kostenbegrenzung" und „Qualität" Abstriche machen müssen, die bisher auf EU-Ebene Übereinstimmung finden. Im Weltgesundheitsbericht wurde die Höhe der Gesamtausgaben ausdrücklich nicht als Ziel aufgenommen, weder in der einen (je niedriger, desto besser), noch in der anderen (je höher, desto besser) Richtung. Sie kam aber indirekt zum Tragen, da die für das Gesundheitswesen aufgewendeten Ressourcen in Relation zum Grad der Erreichung der o. g. Ziele gesetzt wurden, also die Effizienz des Systems bestimmt wurde.

3. Das österreichische Gesundheitssystem – Struktur und Organisation – Die Gesundheitsreform 2013

3.1 Ein erster Überblick

Das Gesundheitswesen generell hat zum Ziel, kranke Menschen wieder gesund zu machen und durch präventive Maßnahmen dafür Sorge zu tragen, dass gesunde Menschen auch gesund bleiben: Es umfasst also Krankenversorgung, Gesundheitsförderung und Prävention. In Österreich wird ein Großteil der Mittel des Gesundheitswesens für die Krankenversorgung aufgewendet. Die Gesundheitsförderung und die Prävention – darunter versteht man alle Maßnahmen zur Erhaltung der Gesundheit und zur Vermeidung von Krankheit – nehmen seit den letzten großen Gesundheitsreformen 1997, 2005 und 2012/2013 jedoch ständig an Bedeutung zu.

Um eine hochwertige Gesundheitsversorgung in ganz Österreich auch langfristig zu gewährleisten, werden umfassende Planungsarbeiten vorgenommen. Auf die Sicherstellung und Weiterentwicklung des österreichischen Gesundheitswesens zielt auch der Aufbau eines bundesweiten Qualitätssystems ab, das sich mit Versorgungsangeboten, Behandlungsabläufen und -ergebnissen befasst.[22]

Die Sicherung der Gesundheit ist in Österreich eine öffentliche Aufgabe, das Gesundheitssystem ist öffentlich organisiert und sieht eine Arbeitsteilung in den Entscheidungen über die Gesundheitsversorgung zwischen Bund, Ländern, Gemeinden, Sozialversicherung und gesetzlichen Interessenvertretungen (z. B. Kammern, Patientenanwaltschaft etc.) vor: z. B. Gesetzgebung, Verwaltung, Finanzierung, Leistungserbringung, Qualitätskontrolle, Ausbildung etc. In Ländern wie Österreich, die durch eine gut funktionierende Sozialpartnerschaft und ein stabiles Sozialversicherungssystem gekennzeichnet sind, überlässt der Staat seine Kompetenzen üblicherweise an „Versicherungsgemeinschaften, die auf Mitgliedschaft beruhen, und an LeistungserbringerInnen die in Form der Selbstverwaltung tätig sind. Die gesetzliche Sozialversicherung, der Hauptverband der österreichischen Sozialversicherungsträger und die Kammern spielen hier eine wichtige Rolle und bilden ein korporatistisch organisiertes Versorgungsnetz. Innerhalb eines gesetzlich definierten Rahmens werden die Versorgung wie auch die Finanzierung durch diese Zusammenarbeit sichergestellt. Die Organisation der Pflichtversicherung ist durch Selbstverwaltung demokratisch legitimiert. Sie verfügt über dezentral organisierte Beitragseinnahmenhoheit und

22 Vgl. dazu Homepage des Bundesministeriums für Gesundheit, www.bmg.gv.at

verhandelt Verträge mit LeistungserbringerInnen."[23] Die Gesundheitsleistungen selbst werden sowohl von öffentlichen (= staatlichen), als auch von privat-gemeinnützigen, als auch von privaten Einrichtungen und freiberuflich tätigen Einzelpersonen erbracht. Das Krankenanstaltenwesen wie auch das Pflegewesen werden als sogenannte „Querschnittsmaterie" bezeichnet. Der Grund liegt darin, dass sich Bund und Länder durch vertragliche Vereinbarungen zur Sicherstellung der Gesundheitsversorgung verpflichten.

„Die Gesundheitsausgaben werden überwiegend aus öffentlichen Mitteln – und zwar aus Sozialversicherungsbeiträgen und Steuergeldern – sowie auch aus privaten Beiträgen finanziert. Zu den privaten Mitteln zählen z. B. Rezeptgebühr, Taggeld bei Spitalsaufenthalten, Selbstbehalte oder private Krankenversicherungen. Die Sozialversicherung wird durch Beiträge der Versicherten finanziert, bei unselbstständig Erwerbstätigen zahlen auch die Dienstgeber Beiträge."[24] „Ein wesentliches Merkmal des österreichischen Gesundheitssystems ist der gleiche, faire und einfache Zugang für alle zu allen Gesundheitsleistungen, unabhängig von Alter, Wohnort, Herkunft und sozialem Status, sowie unabhängig von der Art bzw. vom Umfang der Leistungen. Ermöglicht wird dies im Wesentlichen durch eine solidarische Finanzierung, die im Sozialrecht und im Sozialversicherungsrecht sowie in zusätzlichen Vereinbarungen geregelt ist. Das Sozialversicherungssystem ist eine tragende Säule des Gesundheitswesens. Es umfasst die Zweige Kranken-, Unfall- und Pensionsversicherung und basiert auf dem Modell der Pflichtversicherung. Rund 99 Prozent der in Österreich lebenden Menschen sind dank dieser durch eine Krankenversicherung geschützt. Zusätzlich zur sozialen Krankenversicherung ist rund ein Viertel bis ein Drittel der österreichischen Bevölkerung privat zusatzversichert. Die Pflichtversicherung ist grundsätzlich an eine Erwerbstätigkeit gebunden, dabei können auch Familienangehörige oder Lebenspartnerinnen/Lebenspartner mitversichert sein. Zusätzlich gibt es Regelungen für Pensionistinnen/Pensionisten und Arbeitslose. Auch eine Selbstversicherung ist im österreichischen Sozialversicherungssystem unter bestimmten Voraussetzungen möglich. Personen ohne Krankenversicherung müssen für die Kosten der Gesundheitsleistungen selbst aufkommen – ausgenommen sind Erste-Hilfe-Leistungen."[25] „Die Gesundheitsversorgung der österreichischen Bevölkerung wird über die soziale Kranken- und Unfallversicherung abgedeckt. Ihre Leistungen umfassen z. B.: ärztliche Hilfe (ambulante Versorgung), Spitalspflege (stationäre Versorgung), medizinische Rehabilitation, Medikamente, medizinische Hauskrankenpflege und Leistungen von Hebammen, Psychotherapie und klinisch-psychologische Diagnostik, Behandlungen durch medizinisch-technische Dienste, Mutter-Kind-Pass-Untersuchungen, Gesunden- und Vorsorgeuntersuchungen, Reise- und Transportkosten, Zuschüsse für Heilbehelfe und Hilfsmittel, Krankengeld, Wochengeld bei einer Geburt oder Unfallheilbehandlungen."[26]

„Die Patientenversorgung kann ambulant wie auch stationär erfolgen. Die ambulante medizinische Versorgung wird von niedergelassenen Allgemeinmedizinerinnen/Allgemeinmedizinern, Fachärztinnen/Fachärzten und Zahnärztinnen/Zahnärzten in ihren Pra-

---

[23] Hofmarcher, Maria, Rack; Herta: Gesundheitssysteme im Wandel: Österreich. Kopenhagen, WHO

[24] Vgl. dazu Homepage des Bundesministeriums für Gesundheit, www.bmg.gv.at

[25] Vgl. dazu Homepage des Bundesministeriums für Gesundheit, www.bmg.gv.at

[26] Vgl. dazu Homepage des Bundesministeriums für Gesundheit, www.bmg.gv.at

xen durchgeführt. Etwa die Hälfte der niedergelassenen Ärztinnen/Ärzte verfügt über Verträge mit einer oder mehreren Krankenkasse/n. Zur ambulanten Versorgung der Bevölkerung zählen auch die Ambulanzen der Krankenhäuser sowie die Ambulatorien der Krankenkassen und private selbstständige Ambulatorien. Die Sozialversicherung bezeichnet die Leistungen der ambulanten Versorgung auch als ärztliche Hilfe. Von den insgesamt rund 46.065 Ärztinnen/Ärzten und Zahnärztinnen/Zahnärzten im Jahr 2012 waren rund 21.000 in freier Praxis tätig. Davon hatten rund 4.100 Allgemeinmedizinerinnen/-mediziner und rund 3.550 Fachärztinnen/Fachärzte einen Kassenvertrag. Während seit dem Jahr 2000 die Zahl der Einwohner in Österreich zunahm, sank die Zahl der niedergelassenen Ärzte mit Kassenvertrag von 8.491 auf 7.638. Kamen im Jahr 2000 rund 944 Einwohner auf einen Kassenarzt, waren es im Jahr 2010 bereits 1.098 Einwohner. In etwa 3.200 der freiberuflichen Zahnärztinnen/Zahnärzte standen in einem Vertragsverhältnis zu den Krankenkassen. Die stationäre medizinische Versorgung der österreichischen Bevölkerung wird von öffentlichen, privat-gemeinnützigen und rein privaten Spitälern bereitgestellt. Zu den Betreibern bzw. Trägern der Krankenhäuser zählen die Länder mit ihren Landesgesellschaften, Gemeinden bzw. Gemeindeverbände, Glaubensgemeinschaften (konfessionelle Träger), Sozialversicherungsträger oder private Träger. Die Zahl der Krankenanstalten hat über die letzten Jahre stetig zugenommen. 2012 waren 277 Krankenhäuser mit insgesamt rund 64.703 Betten registriert, davon 99 Allgemeine Krankenanstalten, 112 Sonderkrankenanstalten und Genesungsheime, 51 Sanatorien sowie 15 Pflegeanstalten für chronisch Kranke. Ein Zugewinn an gesunden Lebensjahren der Bürgerinnen und Bürger kann nicht nur durch ein Mehr an Krankenversorgung, sondern vielmehr durch eine wirkungsvolle Gesundheitsförderung und Prävention erzielt werden. Die Sozialversicherung plant daher, in den nächsten Jahren ihre Angebote in diesen Bereichen auszuweiten. Zu den Leistungen der Sozialversicherung zählen die medizinische Rehabilitation, Vorsorgeuntersuchungen und Angebote wie z. B. Raucherentwöhnung oder Ernährungsberatung. Maßnahmen und Initiativen zur Gesundheitsförderung und Krankheitsprävention sind in Österreich seit 1998 im Gesundheitsförderungsgesetz verankert. Der Fonds Gesundes Österreich (FGÖ) ist die bundesweite Kontaktstelle für Gesundheitsförderung und Prävention. Er fördert Projekte und führt Informationskampagnen in diesen Bereichen durch. Die Entwicklung von Projekten der Gesundheitsförderung ist auch eine Aufgabe der Länder."[27]

3.2 Bundesebene

Das politische System Österreichs sieht zwischen dem Bund, den Ländern und den autorisierten Organisationen der Zivilgesellschaft eine Arbeitsteilung in den Entscheidungen über die Gesundheitsversorgung vor.[28] Da die Sicherung der Gesundheit in Österreich eine

[27] Homepage des Bundesministeriums für Gesundheit, www.bmg.gv.at;

[28] Hofmarcher, Maria; Rack, Herta: Gesundheitssysteme im Wandel: Österreich. Kopenhagen, WHO

öffentliche Aufgabe ist, verteilen sich die Kompetenzen auf diverse Bundesministerien, auf Länder, Gemeinden und auf die Sozialversicherungsträger. Neben diesen öffentlichen Akteuren gibt es jedoch im österreichischen Gesundheitswesen noch zahlreiche private und privat-gemeinnützige Akteure. Vor allem ist zu denken an:[29]

- Private Krankenanstalten
- Private Krankenversicherungen
- Selbsthilfegruppen
- Wohlfahrtsorganisationen

In der österreichischen Bundesverfassung ist festgehalten, dass beinahe alle Bereiche des Gesundheitswesens Bundeskompetenzen sind. Eine zentrale Ausnahme davon bildet das Krankenanstaltenwesen, wo der Bund zwar die Richtlinien- oder Gesetzgebungskompetenz innehat, die Länder jedoch für die Ausführungskompetenz und die Vollziehung verantwortlich sind. Ein Instrument, das Mitte der 70er-Jahre im Rahmen der damaligen B-VG-Novelle geschaffen wurde, waren die Vereinbarungen gemäß Artikel 15a B-VG im Gesundheitswesen (sogenannte Bund-Länder-Verträge), die zwischen Bund und Ländern für die Dauer von jeweils vier Jahren, nunmehr fünf Jahre abgeschlossen werden (kein verfassungsrechtlich vorgeschriebener Geltungszeitraum) und wodurch sich Bund und Länder wechselseitig zur Sicherstellung der gesundheitlichen Versorgung im Rahmen ihrer Zuständigkeiten und zu deren Finanzierung verpflichten.[30]

1. Gesetzesvorlagen der Bundesregierung (Ministerien) an das Parlament oder der Landesregierung (Landeshauptmann, Landesrat/rätin) an den Landtag oder Beschlüsse der Bundesgesetze durch das Parlament bzw. der Landesgesetze durch den Landtag
2. Unterstützung des BMG bzw. im Rahmen der AGES in Zusammenhang mit der Zulassung von Arzneimittel
3. Gesundheitsverwaltung
   a) Bund: z. B. Gesundheitspolizei, sanitäre Aufsicht über Krankenanstalten, Aufsicht über SV-Träger und gesetzliche Interessensvertretungen
   b) Länder: z. B. Krankenanstalten-Errichtungs- und -Betriebsbewilligungen, Umsetzung der Planung im Land, Investitionsfinanzierung; Zulassungsverfahren für Ambulatorien und Gruppenpraxen)
4. Bestellung von Mitgliedern für die Bundesgesundheitskommission bzw. die Bundes-Zielsteuerungskommission bzw. für die Gesundheitsplattformen der Länder bzw. die Landes-Zielsteuerungskommissionen
5. Konsultationsmechanismus zwischen Bund und Ländern/Gemeinden sowie Ländern/Gemeinden und Sozialversicherungsträgern
   a) Bund/Länder: hinsichtlich rechtssetzender Akte (Gesetze, Verordnungen), die zusätzliche Ausgaben verursachen

[29] Vgl. dazu: Hofmarcher, Maria; Rack, Herta: Gesundheitssysteme im Wandel: Österreich. Kopenhagen, WHO.

[30] Hofmarcher, Maria; Rack, Herta: Gesundheitssysteme im Wandel: Österreich. Kopenhagen, WHO.

Abb. 6: Aufbau- und Entscheidungsflüsse im Gesundheitswesen

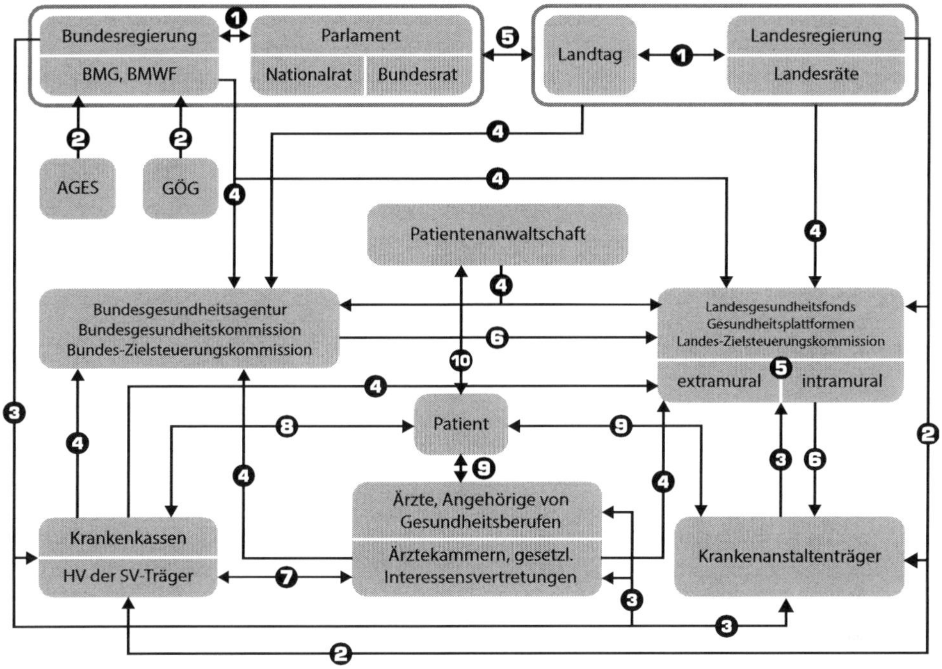

Quelle: Eigene Darstellung in Anlehnung an BMG.

   b) Länder/Sozialversicherung: hinsichtlich Leistungsverschiebungen (stationär, außerstationär), die nun im Rahmen der Gesundheitsreform zu einer Einheit werden müssen
6. Sanktionsmechanismus
   a) Bundesgesundheitsagentur kann finanzielle Mittel für Landesgesundheitsfonds zurückhalten (Verstöße gegen verbindliche Planungen und Vorgaben im Zusammenhang mit der Qualität der Dokumentation)
   b) Landesgesundheitsfonds kann Sanktionen gegenüber Krankenanstalten vorsehen
7. Verhandlungen über Markteintritt, Leistungen und Tarife (Gesamtvertrag und Einzelverträge)
8. Gesetzliche Mitgliedschaft bei den Sozialversicherungsträgern (in Österreich geltende Pflichtversicherung)
9. Wahlfreiheit und Behandlungsgebot
   a) grundsätzliche Wahlfreiheit der Patienten im Bereich der Krankenanstalten (intramuraler Bereich) und im extramuralen (niedergelassenen) Bereich von Gesundheitsberufen

b) Behandlungsgebot der (öffentlichen und gemeinnützig-privaten) Krankenanstalten und der niedergelassenen Angehörigen von Gesundheitsberufen mit Kassenvertrag

10. Dazu kommt eine gesetzliche Patientenvertretung in jedem Bundesland[31]

Abb. 7: Vereinfachter Überblick über die neue Kompetenzverteilung im Gesundheitssystem

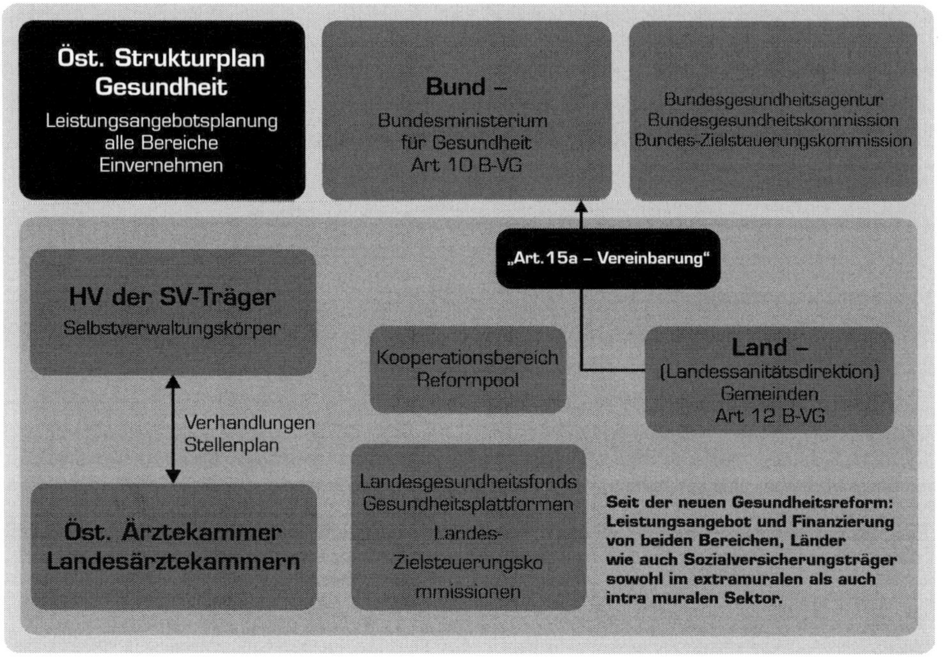

Quelle: Eigene Darstellung.

3.2.1 Das Bundesministerium für Gesundheit und seine Einrichtungen

Das österreichische Bundes-Verfassungsgesetz, kurz B-VG genannt, ist ein im Verfassungsrang stehendes österreichisches Bundesgesetz. Es stellt zwar den Kern der österreichischen Bundesverfassung dar, ist allerdings nicht das einzige Verfassungsdokument. Viele weitere Verfassungsbestimmungen sind in unterschiedlichen anderen Gesetzen enthalten. Die Schreibweise mit Bindestrich unterscheidet das Bundes-Verfassungsgesetz von anderen Bundesverfassungsgesetzen. Das B-VG wurde am 1. Oktober 1920 von der Konstituierenden Nationalversammlung als Gesetz vom 1. Oktober 1920, wodurch die Republik Öster-

[31] Details folgen in den kommenden Kapiteln.

reich als Bundesstaat eingerichtet wird (Bundes-Verfassungsgesetz), beschlossen.[32] Im Jahr 1929 wurde die zweite große Novelle durchgeführt, die insbesondere die Macht des Bundespräsidenten erweiterte und die Wahl dieses Amtes durch das Volk einführte. Das B-VG wurde daraufhin auch neu verlautbart, unter dem Titel Bundes-Verfassungsgesetz in der Fassung von 1929.[33]

Im B-VG, BGBl. Nr. 1/1930, letztmalig erneuert durch das BGBl. Nr. 164/2013 ist im Ersten Hauptstück in den Artikeln 10–15 die Kompetenzverteilung zwischen Bund, Ländern und Gemeinden geregelt. In Artikel 10 Abs. 1 Z 12 B-VG heißt es:

„Bundessache ist die Gesetzgebung und die Vollziehung in folgenden Angelegenheiten: Gesundheitswesen mit Ausnahme des Leichen- und Bestattungswesens sowie des Gemeindesanitätsdienstes und Rettungswesens, hinsichtlich der Heil- und Pflegeanstalten, des Kurortewesens und der natürlichen Heilvorkommen jedoch nur die sanitäre Aufsicht."

Damit wird klargestellt, dass sowohl für Gesetzgebung als auch Vollziehung im österreichischen Gesundheitssystem der Bund zuständig zeichnet.

Die oberste Bundesbehörde für Angelegenheiten im Gesundheitswesen ist somit das Bundesministerium für Gesundheit. Daneben gibt es auf Bundesebene noch den Nationalrat und den Bundesrat (wie in den obigen Darstellungen ersichtlich). Dort werden Gesetzesvorschläge zum Ausbau, zur Entwicklung und zu Reformen des Gesundheits- und Sozialwesens parlamentarisch behandelt. „Die Aufgaben des Bundes sind durch die mittelbare Bundesverwaltung an die Länder und in Form der Selbstverwaltung an die Sozialversicherungsträger übertragen. Dem Bund kommt jedoch große Bedeutung im Zusammenhang mit der Wahrnehmung der Aufgaben einer Aufsichtsbehörde, im Vollzug der Gesetze zur gesundheitlichen Versorgung, aber auch in Ausbildungsbelangen zu."[34]

Im Mittelpunkt der Aufgaben des Bundesministeriums für Gesundheit (BMG) steht die Sicherung der Gesundheit der österreichischen Bevölkerung. Das zentrale Ziel der Gesundheitspolitik ist die Erhaltung, Förderung und Wiederherstellung der Gesundheit der Menschen in Österreich. Dazu gehört die Forcierung des medizinischen und technischen Fortschritts genauso wie die Gewährleistung der ärztlichen Nahversorgung in den Regionen. Die Koordination der verschiedenen Entscheidungsträger und Finanziers ist eine wesentliche Verantwortung des BMG.

Die wesentlichen Aufgaben und Kompetenzen des Bundes sind im Bundesministeriengesetz geregelt und sind wie folgt:

- Allgemeine Gesundheitspolitik
- Schutz vor Gefahren für den allgemeinen Gesundheitszustand der Bevölkerung einschließlich des überregionalen Gesundheitskrisenmanagements
- Strukturpolitik und -planung, Gesundheitssystementwicklung
- leistungsorientierte Finanzierung von Gesundheitsdienstleistungen, Informations- und Klassifikationssysteme im Gesundheitswesen

---

[32] Gesetz, womit die Republik Österreich als Bundesstaat eingerichtet wird (Bundes-Verfassungsgesetz), StGBl. Nr. 450/1920.

[33] Verordnung des Bundeskanzlers vom 1. Jänner 1930 betreffend die Wiederverlautbarung des Bundes-Verfassungsgesetzes, Stammfassung BGBl. Nr. 1/1930.

[34] Hofmarcher, Maria; Rack, Herta: Gesundheitssysteme im Wandel: Österreich. Kopenhagen, WHO

- Gesundheitsberichterstattung
- Qualität im Gesundheitswesen
- Gesundheitsinformatik und Gesundheitstelematik
- Angelegenheiten der Gesundheitspflege, Gesundheitserziehung und Gesundheitsberatung
- Angelegenheiten des Mutter-Kind-Passes
- Angelegenheiten der Gesundheitsvorsorge einschließlich der Gesundheitsvorsorge für die schulbesuchende Jugend
- Angelegenheiten der Arbeitsmedizin
- Angelegenheiten der Sportmedizin
- Hygiene- und Impfwesen
- Überwachung und Bekämpfung übertragbarer Krankheiten
- Angelegenheiten der Strahlenhygiene, des medizinischen Strahlenschutzes und der medizinischen Radiologie; medizinische Beurteilung der Anwendung ionisierender und nichtionisierender Strahlen sowie der Radiopharmaka
- Angelegenheiten der Kurorte und der natürlichen Heilvorkommen, der Heil- und Pflegeanstalten
- Medizinische Angelegenheiten des Behindertenwesens
- Überwachung und Bekämpfung des Missbrauches von Alkohol und Suchtgiften einschließlich der bundesweiten Drogenkoordination
- Apotheken- und Arzneimittelwesen; Preisregelung auf diesem Gebiet; Angelegenheiten der Unabhängigen Heilmittelkommission
- Angelegenheiten des Gesundheitsschutzes in Bezug auf Heilbehelfe und Gebrauchsgegenstände
- Angelegenheiten des Suchtgiftverkehrs
- Aus-, Fort- und Weiterbildung des Personals der öffentlichen Gesundheitsverwaltung
- Aufsichtsbehörde für die soziale Krankenversicherung und Standesvertretungen
- Initiator von Reform- und Gesetzesvorschlägen
- Mitgestalter bei Landesaufgaben in Form von sogenannten Staatsverträgen („Artikel 15a B-VG-Vereinbarungen" zwischen Bund und Ländern) ➔ vor allem in Bezug auf das Krankenanstaltenwesen

Das Bundesministerium für Gesundheit überwacht als oberste Aufsichtsbehörde die Einhaltung der Gesetze, die von den Krankenversicherungsträgern sowie den Standesvertretungen zur Versorgungssicherstellung umgesetzt werden. Das BMG ist qua Geschäftseinteilung in folgende Bereiche unterteilt:

- Ministerbüro von Bundesminister Alois Stöger
- Sektionen I, II und III

Sektion I – Gesundheitssystem. Sie ist zentrale Koordinationsstelle für das Gesundheitssystem und neben den Bereichen Revision, Personal- und Organisationsentwicklung sowie Budget, Förderwesen und Organisationsmanagement in ihrem Bereich A verantwortlich für EU-Koordination und Rechnungshof, Internationale Koordination für Gesundheitspolitik, Öffentlichkeitsarbeit, Informationsmanagement und Gesundheitstelematik und im

Bereich B für Gesundheitsstrukturangelegenheiten. Darunter fallen bspw. die leistungsorientierte Finanzierung, Reformpoolthematiken, strukturpolitische Planung und Dokumentation, Qualitätsmanagement und Gesundheitssystemforschung sowie Rechtsangelegenheiten der Strukturreform und Gesundheitsökonomie und Pharmaökonomie.

Sektion II – Recht und gesundheitlicher Verbraucherschutz. Die Tätigkeiten umfassen im Bereich A Rechtsangelegenheiten, das sind alle rechtlichen Belange bei Gesundheitsberufen, Apotheken, Krankenanstalten, Arzneimitteln, Drogen, Suchtmittel und neue psychoaktive Substanzen sowie Rechtsangelegenheiten und Legistik in der Kranken- und Unfallversicherung und die Prüfung und Rechnungslegung der Kranken- und Unfallversicherungsträger. Bereich B (Verbrauchergesundheit, internationale Angelegenheiten, Informations- und Berichtswesen) erstreckt sich von Veterinärrecht, Tiergesundheit und Handel mit lebenden Tieren, Tierschutz, Tierseuchen und Zoonosenbekämpfung, Lebensmittelrecht, -sicherheit und -qualität, internationale Lebensmittelangelegenheiten bis zur Gentechnik.

Sektion III – öffentlicher Gesundheitsdienst und medizinische Angelegenheiten – befasst sich mit dem öffentlichen Gesundheitsdienst, Krankenhaushygiene, übertragbaren und nicht übertragbaren Krankheiten, psychischer Gesundheit und Altersmedizin, Arzneimitteln und Medizinprodukten, Blut, Gewebe und Transplantationswesen, Strahlenschutz, Gesundheitsförderung und Prävention, Impfwesen, HIV/AIDS, Tuberkulose sowie Kinder-, Jugend- und Gendergesundheit und Ernährung.[35]

„Das Ministerium wird von zahlreichen nachgeordneten Einrichtungen und Gremien unterstützt, die in Zulassungsfragen und in Fragen der Aufsichtspflicht, aber auch in Hinblick auf Leistungen der öffentlichen Gesundheitsversorgung tätig werden:“[36]

Der Oberste Sanitätsrat (OSR) ist als medizinisch-wissenschaftliches Organ ein besonders bedeutendes Beratungsgremium des Bundesministers für Gesundheit und setzt sich aus ehrenamtlichen Mitgliedern – Expertinnen und Experten aus den Bereichen Medizin, Psychologie, Pflege, Wissenschaft, Ärzte- und Apothekerkammer, Sozialversicherung und öffentlicher Gesundheitsdienst – zusammen.

Dem Obersten Sanitätsrat obliegt neben seiner Beratungstätigkeit und der Bewertungsfunktion von grundsätzlichen Fragestellungen im Zusammenhang mit dem „Stand der medizinischen Wissenschaft“ gegebenenfalls auch die Erstellung von Gutachten und Empfehlungen. Der Oberste Sanitätsrat kann dem Bundesminister für Gesundheit auch die Veröffentlichung einer Empfehlung oder eines Gutachtens vorschlagen.

Seine Funktionsperiode dauert drei Jahre , die Mitglieder werden durch den Bundesminister für Gesundheit bestellt. Bereits seit 2008 unterzeichnen die Mitglieder des OSR eine Erklärung zu Interessenskonflikten (= Conflict of Interests).

Rechtlich handelt es sich beim OSR um eine Kommission gemäß § 8 Bundesministeriengesetz 1986 – BMG, BGBl. Nr. 76, die den Bundesminister für Gesundheit in allen wissenschaftlichen Angelegenheiten des Gesundheitswesens, die in seinen Kompetenzbereich fallen, durch die Abgabe von Empfehlungen berät.

---

[35] Ersichtlich auf der Homepage des Bundesministeriums für Gesundheit, www.bmg.gv.at

[36] Hofmarcher, Maria; Rack, Herta: Gesundheitssysteme im Wandel: Österreich. Kopenhagen, WHO.

Tab. 10: OSR für die Funktionsperiode 1. 1. 2014 bis 31. 12. 2016

	Name		Name
1	**APFALTER** Petra´	17	**NEUMANN** Robert
2	**DRUML** Christiane	18	**PALMISANO** Georg
3	**FERTL** Elisabeth	19	**PETERS** Christina
4	**FISCHER** Gabriele	20	**PILS** Katharina
5	**FÖDINGER** Manuela	21	**POLLAK** Arnold
6	**GARTLEHNER** Gerald	22	**REINER** Angelika
7	**GRIMM** Michael	23	**RENDI-WAGNER** Joy Pamela
8	**HEROLD** Christian	24	**SCHWARZ** Sylvia
9	**KIEFER** Ingrid	25	**SEVELDA** Paul
10	**KLAUSHOFER** Klaus	26	**SMOLLE** Josef
11	**KÖLLER** Marcus	27	**STEINWENDER** Clemens
12	**KONRAD** Ulla	28	**VECSEI-MARLOVITS** Veronika
13	**KUNSTFELD** Rainer	29	**WECHSELBERGER** Artur
14	**LEITNER** Anton	30	**WELLAN** Max
15	**MAIER** Barbara	31	**WIEDERMANN-SCHMIDT** Ursula
16	**MÜLLER** Markus	32	**WILD** Monika

Quelle: www.bmg.gv.at

Mit der Novelle (BGBI. I. Nr.70/2011) der rechtlichen Grundlage „betreffend die Organisation des öffentlichen Sanitätsdienstes“ (RGBl. Nr. 68/1870) wurde für den Obersten Sanitätsrat eine dringend notwendige Modernisierung des Beratungsgremiums umgesetzt. Die Bestimmungen waren überholt und nicht mehr zeitgemäß, da die gesetzliche Grundlage das 1879 in Kraft getretene Gesetz „betreffend die Organisation des öffentlichen Sanitätsdienstes“ bildete, das auf das Reichssanitätsgesetz (vgl. Abschnitt historische Entwicklung) zurückgeht und bis 2011 noch gültig war. Es wurde sowohl die verpflichtende Einrichtung des Obersten Sanitätsrats als Kommission gem. Bundesministeriengesetz als auch eine Frauenquote von mindestens 40% seiner Mitglieder festgeschrieben. Die Geschäftsstelle des OSR ist im Bundesministerium für Gesundheit angesiedelt. Der OSR hält zwei bis dreimal pro Jahr eine Vollversammlung ab und teilt sich in Unterkommissionen, die sich mit speziellen Thematiken beschäftigen.[37]

Die Gesundheit Österreich GmbH (GÖG)[38] ist das nationale Forschungs- und Planungsinstitut für das Gesundheitswesen und die Kompetenz- und Förderstelle für Gesundheitsförderung in Österreich. Grundlage ist das Bundesgesetz über die Gesundheit Österreich GmbH vom 31. Juli 2006. Alleingesellschafter der Gesundheit Österreich GmbH ist der Bund, vertreten durch den Bundesminister für Gesundheit. Das Österreichische Bundesin-

[37] Vgl. dazu BGBl. I. Nr. 70/2011 und Homepage des Bundesministeriums für Gesundheit, www.bmg.gv.at

[38] Vgl. dazu Homepage der Gesundheit Österreich GmbH, www.goeg.at

stitut für Gesundheitswesen (ÖBIG) und der Fonds Gesundes Österreich (FGÖ), etablierte Einrichtungen seit 1973 bzw. 1998, wurden als Geschäftsbereiche eingegliedert; die Gesundheit Österreich hat deren Gesamtrechtsnachfolge angetreten. Das Bundesinstitut für Qualität im Gesundheitswesen (BIQG) als dritter Geschäftsbereich wurde am 1. Juli 2007 gegründet. Strukturplanung, Gesundheitsförderung und Qualitätssicherung können nun aufeinander abgestimmt werden. Die Synergien des Holdingkonzepts kommen allen Beteiligten im österreichischen Gesundheitswesen und damit allen Österreicherinnen und Österreichern zugute.

Die Gesellschaft ist im Rahmen ihrer wissenschaftlichen Tätigkeit gegenüber dem Gesellschafter weisungsfrei. Die Gesundheit Österreich führt zwei Tochtergesellschaften. Während die Gesundheit Österreich Forschungs- und Planungs-GmbH (GÖ FP) von öffentlichen Einrichtungen beauftragt wird, steht die Gesundheit Österreich Beratungs-GmbH (GÖ Beratung) Privaten zur Verfügung.

Das Österreichische Bundesinstitut für Gesundheitswesen (ÖBIG) plant und erarbeitet strukturelle Grundlagen, Methoden und Instrumente für die Steuerung der österreichischen Gesundheitsversorgung. Der Geschäftsbereich Fonds Gesundes Österreich (FGÖ) unterstützt Maßnahmen der Gesundheitsförderung und Prävention und leistet Informationsarbeit zu diesen Themen. Er ist Dienstleister für Förderung von Projekten, Aktivitäten und Kampagnen zum Zwecke gesunder Lebensweisen. Beide Bereiche waren bereits als eigenständige Organisationen tätig und verfügen über eine langjährige Expertise in ihren Arbeitsschwerpunkten. Der Geschäftsbereich FGÖ hat seine programmatische Grundlage im Gesundheitsförderungsgesetz. Als dritter Geschäftsbereich ist das Bundesinstitut für Qualität im Gesundheitswesen (BIQG) mit dem Aufbau eines gesamtösterreichischen Qualitätssystems befasst. Es soll ein bundeseinheitlich patientenorientiertes, effektives und transparentes Qualitätssystem umsetzen.

Die Aufgaben der einzelnen Bereiche im Detail:

1. ÖBIG: Der Geschäftsbereich führt Forschungs- und Planungsarbeiten durch, gestaltet das Berichtswesen und erstellt Grundlagen für die Steuerung des Gesundheitswesens ausschließlich im Auftrag des Bundes. Zu seinen Arbeitsbereichen zählen:

- Gesundheitsberichterstattung (z. B. Gesundheitsberichte, Österreichisches Gesundheitsinformationssystem)
- Gesundheitsberufe (z. B. Leistungsprofile, Berufsbeschreibung, Bedarfsstudien)
- Gesundheitsökonomie (z. B. Analysen zu Arzneimittelpreisen, Finanzierung von Gesundheitssystemen)
- Gesundheitsplanung (z. B. Österreichischer Strukturplan Gesundheit)
- Alten-, Langzeit- und psychosoziale Versorgung (z.B. Versorgungsangebote, Bedarfsplanung)
- Prävention (z. B. Drogen-Monitoring, Health Impact Assessment, Zahngesundheit, Vorsorge)
- Transplantation und Transfusion (z. B. Organ-, Stammzellen-, Gewebespenden)
- Führung von Registern aus dem Gesundheitswesen (z. B. Widerspruch-, In-vitro-Fertilisations- und Medizinprodukte-Register).

2. BIQG: Dem Geschäftsbereich obliegen die Entwicklung, Umsetzung und regelmäßige Evaluation eines gesamtösterreichischen Qualitätssystems, das den Prinzipien Patientenorientierung, Transparenz, Effektivität und Effizienz zu folgen hat. Dazu zählen:

- Prozess- und Strukturqualität (z. B. Bundesqualitätsleitlinien, Metaleitlinie und Qualitätsstrategie)
- Qualitätsregister und Ergebnisqualität (z. B. Herzchirurgie, Hüftendoprothese, Stroke Unit)
- Qualitätsberichte und Gesundheitsinformation (z. B. Qualitätsberichte, Gesundheitsinformation für die Öffentlichkeit und Patientensicherheit)
- Qualität und Wirtschaftlichkeit (z. B. Health Technology Assessment, Berichte, Projekte und Kooperationen).

3. FGÖ: Der Geschäftsbereich des Fonds Gesundes Österreich ist die nationale Kompetenzstelle für Prävention und Gesundheitsförderung. Als Dienstleister fördert der FGÖ Projekte und entwickelt Aktivitäten und Kampagnen, um gesunde Lebensweisen und gesunde Lebenswelten für möglichst viele Menschen in Österreich erreichbar zu machen. Zu den Arbeitsbereichen zählen:

- Projektförderung und -entwicklung für Gesundheitsförderung: (z. B. Herz-Kreislauf-Gesundheit, Kindergarten/Schule, Arbeitsplatz/Betrieb)
- Gesundheitsförderungs-Forschung (z. B. Wirksamkeitsforschung und Strategie-Entwicklung)
- Fort- und Weiterbildung, (inter-)nationale Vernetzung (z. B. Konferenzen, Lehrgänge und Seminare)
- Information und Aufklärung (z. B. Medienarbeit, Infokampagnen, Publikationen)
- Selbsthilfe (SIGIS) (z. B. Datenbank von Selbsthilfegruppen, Weiterbildung und Publikationen).

Seit 1. Jänner 2005 ist der „Fachbeirat" des Hauptverbands der Sozialversicherungsträger durch die neu eingerichtete Heilmittel-Evaluierungs-Kommission (kurz als „HEK" bezeichnet) ersetzt worden. Das Gremium tagt einmal im Monat, es hat eine beratende Funktion und empfiehlt die Annahme bzw. Ablehnung von Angeboten der pharmazeutischen Industrie im Hinblick auf die Erstattungsfähigkeit von Arzneimitteln. Aufgaben und Zusammensetzung der HEK sind gemäß ASVG in der Verfahrungsordnung zur Herausgabe des Erstattungskodex gesetzlich geregelt. Sie setzt sich aus je 20 Mitgliedern und Ersatzmitgliedern zusammen, wobei Vertreter von denjenigen Akteuren entsandt werden, die im niedergelassenen Bereich des Gesundheitswesens eine Rolle spielen (nämlich als Anbieter, Versorger, Einkäufer und Beitragszahler). Dazu gehören Chefärzte der jeweiligen Krankenversicherung, Vertreter der Ärztekammer und der Apothekerkammer sowie der Wirtschaftskammer und der Kammer für Arbeiter und Angestellte.[39] Gemäß Verfahrensordnung zur Herausgabe des Erstattungskodex nach § 351g ASVG – VO-EKO entscheidet der Hauptverband der Sozialversicherungsträger auf Grundlage der Empfehlungen der Heilmittel-Evaluierungs-Kommission (HEK). Zur Überprüfung der Entscheidungen des Hauptverbandes

[39] Vgl. dazu: www.sozialversicherung.at.

wurde als 2. Instanz die Unabhängige Heilmittelkommission eingerichtet (§ 351h). Ziel war es, die Erstattungsfähigkeit von Arzneimitteln durch die Sozialversicherungsträger im Rahmen der 60. Novelle zum ASVG, BGBl. Nr. 100/2002, rechtlich neu zu regeln. Der Antragsteller hat nun die Möglichkeit, gegen die Entscheidung des Hauptverbandes bei der Unabhängigen Heilmittelkommission Beschwerde einzubringen. Sie besteht aus sieben BeisitzerInnen für die Amtszeit von fünf Jahren (ein Facharzt für Pharmakologie, ein niedergelassener Vertragsarzt, ein Pharmazeut, je ein Gesundheitsökonom auf Vorschlag der WKÖ und des Bundesinstitutes für Gesundheitswesen, ein Sozialökonom und ein mit klinischen Studien betrauter Arzt).

Die Österreichische Agentur für Gesundheit und Ernährungssicherheit (kurz AGES) steht für höchste Standards bei Gesundheitsschutz und Lebensmittelsicherheit. Die Aufgaben der Österreichischen Agentur für Gesundheit und Ernährungssicherheit ergeben sich aus den Anforderungen des Österreichischen Gesundheits- und Ernährungssicherheitsgesetzes (GESG) und der Europäischen Lebensmittelsicherheitspolitik und gliedern sich wie folgt:[40]

- Wahrung des Schutzes der Gesundheit von Menschen, Tieren und Pflanzen
- Wahrung der Sicherheit und Qualität der Ernährung
- Schutz der Verbraucherinteressen unter Berücksichtigung des Vorsorgeprinzips
- Objektive, unabhängige und transparente Information der Öffentlichkeit
- Mitwirkung bei der Wahrung von Standortinteressen der österreichischen Wirtschaft
- Im Bereich Ernährungssicherung und Landwirtschaft durch ein kompetentes und effizientes Leistungsangebot Schaffung einheitlicher Standards bei der Erfüllung hoheitlicher, amtlicher und übertragener Leistungen
- Einheitliche Akkreditierung aller Prüf- und Überwachungsstellen
- Im Bereich Wahrung der Sicherheit und Wirksamkeit von Arzneimittel und Medizinprodukten durch Umsetzung von Arzneimittelgesetz, Arzneiwareneinfuhrgesetz, Blutsicherheitsgesetz und Medizinproduktegesetz

Zusätzlich verfolgt die AGES Aufgaben, die sich aus den Anforderungen an ein privatwirtschaftlich organisiertes Dienstleistungsunternehmen ergeben:

- Erschließung neuer Märkte und Kunden zur Stärkung des privatwirtschaftlichen Leistungsangebotes der AGES
- Übernahme neuer Aufgaben, die sich auf dem Gebiet der Gesundheit und Ernährungssicherheit in Zusammenarbeit mit Unternehmen ergeben

Weiters sorgt die AGES mit ihren 1350 MitarbeiterInnen in 18 Standorten und 43 Instituten und Analytik-Kompetenzzentren für einen sicheren Lebensmittelkreislauf, effizienten Seuchenschutz sowie für wirksame und sichere Medikamente für alle Österreicherinnen und Österreicher. Eigentümer der im Jahr 2002 gegründeten AGES ist die Republik Österreich, vertreten durch den Bundesminister für Gesundheit und den Bundesminister für Land- und Forstwirtschaft, Umwelt und Wasserwirtschaft. Das Bundesministerium für Ge-

[40] Vgl. dazu http://www.ages.at/ages/ueber-uns/das-unternehmen/gesetzliche-grundlage/ziele-und-aufgaben

sundheit hält 60 Prozent, das Bundesministerium für Land- und Forstwirtschaft, Umwelt und Wasserwirtschaft 40 Prozent. Die beiden Ministerien sind mit Hilfe der ernannten und damit als Eigentümervertreter befugten Personen für die entsprechenden Fachbereiche der AGES verantwortlich.

Mit 2. 1. 2006 hat AGES Medizinmarktaufsicht als einer der wesentlichen Kompetenzbereiche der AGES als nationale Zulassungsstelle für Arzneimittel ihre Arbeit aufgenommen; zuvor hatte die Ausgliederung aus dem Bundesministerium für Gesundheit und Frauen (BMGF) stattgefunden. Sie erfüllt im gesetzlichen Auftrag der Republik Österreich die operativen Aufgaben der Bundesverwaltung im Zusammenhang mit Arzneimitteln und Medizinprodukten, die im Arzneimittelgesetz, im Medizinproduktegesetz, im Arzneiwareneinfuhrgesetz, im Blutsicherheitsgesetz und den Verordnungen zu diesen Gesetzen festgelegt sind. Sie wurde mit einer Vielzahl von Aufgaben in der Arzneimittelneuzulassung, der Änderungen von Zulassungen, der klinischen Prüfung von Arzneimitteln und Medizinprodukten, der Pharmakovigilanz und Vigilanz im Bereich der Medizinprodukte, der Einfuhrmeldungen und im Inspektionswesen betraut. Gemeinsam mit der AGES Medizinmarktaufsicht wurde das Bundesamt für Sicherheit im Gesundheitswesen (BASG) gegründet. Das BASG vollzieht hoheitliche Aufgaben im Kontroll- und Zulassungsbereich der Arzneimittel und Medizinprodukte, erlässt rechtskräftige Bescheide zu von der AGES ausgearbeiteten Themen (z. B. rechtskräftige Bescheide zu EU-Richtlinien) und ist eine dem Bundesministerium für Gesundheit (BMG) nachgeordnete Behörde. Die AGES Medizinmarktaufsicht ist mit dem BASG organisatorisch eng verbunden: Sie stellt dem Bundesamt Dienstleistungen, Personal und Gebäude zur Verfügung.[41] Seit 1. 2. 2012 heißen die beiden Unternehmen Medizinmarktaufsicht/BASG.

Das Bundesamt für Ernährungssicherheit wurde durch das Gesundheits- und Ernährungssicherheitsgesetz – GESG (BGBl. I Nr. 63/2002 idgF) eingerichtet. Es ist der Agentur für Gesundheit und Ernährungssicherheit GmbH (AGES) zugeordnet und hat sich gemäß § 6 Abs. 5 GESG bei der Vollziehung der hoheitlichen Aufgaben der der AGES zu Gebote stehenden Mittel zu bedienen.[42] Das Bundesamt für Ernährungssicherheit ist als zuständige Behörde erste Instanz für die Vollziehung der in § 6 Abs. 1 GESG geregelten Materiengesetze. Gegen Bescheide des Bundesamtes für Ernährungssicherheit ist Berufung an den Bundesminister für Land- und Forstwirtschaft, Umwelt und Wasserwirtschaft zulässig, wobei dieser auch die sachlich in Betracht kommende Oberbehörde ist (§ 6 Abs. 2 GESG).

Die Aufgaben des Bundesamtes für Ernährungssicherheit sind insbesonders:

- Kontrolle des Inverkehrbringens von Saatgut, Futtermitteln, Düngemitteln sowie Pflanzenschutzmitteln (repräsentative Probenahmen und Betriebskontrollen)
- bei Zuwiderhandlungen gegen die Materiengesetze: Anzeigenerstattung, Beanstandungen oder vorläufige Beschlagnahmen (je nach Materie und Schwere des Verstoßes)
- Zulassung von Sorten, Saatgut, Düngemitteln und Pflanzenschutzmitteln sowie Saatgutzertifizierung
- Registrierung, Autorisierung und Überwachung von Erzeugungsbetrieben

41 Vgl. dazu Homepage des Bundesamtes für Sicherheit im Gesundheitswesen, www.basg.at

42 Homepage des Bundesamtes für Ernährungssicherheit, www.baes.gv.at

- Einfuhrkontrolle von Pflanzen, pflanzlichen Erzeugnissen aus Drittländern, Beschau anlässlich der Ausfuhr von Saatgut sowie Anerkennung von Pflanzgut
- Sortenschutzamt
- Export- und Importkontrolle bei Obst und Gemüse hinsichtlich der Einhaltung von Vermarktungsnormen
- Überwachung der Verbraucherinformation im Rahmen der gemeinsamen Marktorganisation für Erzeugnisse der Fischerei und der Aquakultur

Eine ebenso unter Aufsicht des Bundesministeriums für Gesundheit stehende Einrichtung ist der Privatkrankenanstalten-Finanzierungsfonds (PRIKRAF). Er wurde im Jahr 2002 gegründet und hat die Aufgabe, die stationären Leistungen der in Österreich bestehenden privaten Krankenanstalten zu finanzieren. Der Fonds wird ausschließlich durch die Gelder der Sozialversicherungsträger versorgt und finanziert damit die privaten Spitäler, die zum einen leistungsorientiert gemäß geltender Finanzierungsgrundsätze agieren müssen und zum anderen gesamtösterreichischen Dokumentations- und Qualitätsvorgaben unterliegen (mehr dazu später).

3.2.2 Andere am Gesundheitssystem beteiligte Ministerien

Dem Bundesministerium für Arbeit, Soziales und Konsumentenschutz (BMASK) fallen die Aufsicht über die gesetzliche Pensionsversicherung, die Arbeitslosenversicherung, den Hauptverband der österreichischen Sozialversicherungsträger, die Pensionsversicherungsanstalten und Pensionsinstitute sowie die Pflegevorsorge, Behinderten-, Versorgungs- und Sozialhilfeangelegenheiten zu. Ihm sind auch das Bundessozialamt und neun Landesstellen zuzuordnen.[43]

Das Bundesministerium für Wissenschaft, Forschung und Wirtschaft[44] ist für die universitäre Ausbildung der Ärztinnen und Ärzte verantwortlich. „Durch das Inkrafttreten des Universitätsgesetzes 2002[45] wurden die medizinischen Universitäten Wien, Innsbruck und Graz als vollrechtsfähige juristische Personen des öffentlichen Rechts als Gesamtrechtsnachfolgerinnen der medizinischen Fakultäten Wien, Innsbruck und Graz errichtet. Sie sind Einrichtungen des Bundes und können nunmehr unter Bedachtnahme auf die Leistungsvereinbarung mit dem Bund die Kostenbeteiligung an der Errichtung, Ausgestaltung und am Betrieb von Universitätskliniken mit den Krankenanstaltenträgern vereinbaren.“[46] Dazu zählen beispielsweise klinischer Mehraufwand, Klinikbauten und Entwicklungsvor-

---

[43] Vgl. dazu Homepage des Bundesministeriums für Arbeit, Soziales und Konsumentenschutz, www.bmask.gv.at

[44] Vgl. dazu Homepage des Bundesministeriums für Wissenschaft und Forschung und Wirtschaft, www.bmwfw.gv.at

[45] Universitätsgesetz 2002, BGBl. I Nr. 120/2002 in der geltenden Fassung vom 31. 3. 2011, BGBl. I Nr. 13/ 2011.

[46] Hofmarcher, Maria, Rack; Herta: Gesundheitssysteme im Wandel: Österreich. Kopenhagen, WHO.

haben. Als zusätzliche vierte öffentliche medizinische Fakultät wird 2015 auch noch Linz hinzukommen. Daneben gibt es noch die private „Paracelsus Medizinische Privatuniversität" in Salzburg.[47] Erst im Jahr 1999 wurden durch das „Akkreditierungsgesetz" die nötigen Rahmenbedingungen zur Gründung einer privaten medizinischen Universität geschaffen. Nachdem im November 2002 der international besetzte Akkreditierungsrat und die Bundesministerin für Bildung, Wissenschaft und Kultur der „Paracelsus Medizinischen Privatuniversität" die Akkreditierung erteilten, nahm diese im September 2003 ihren Studienbetrieb auf. In Salzburg ist damit Österreichs erste und Europas zweite humanmedizinische Universität in privater Trägerschaft.

Das Bundesministerium für Finanzen ist im Bereich des Finanzausgleiches und damit bei den Budgetierungen für die Krankenanstalten involviert. Es regelt die Besteuerungsrechte und die Verteilung der Abgabenerträge zwischen Bund, Ländern und Gemeinden. Zudem ist es Aufsichtsbehörde für den Hauptverband der österreichischen Sozialversicherungsträger.[48]

Das Bundesministerium für Justiz[49] und das Bundesministerium für Landesverteidigung und Sport[50] sind Eigentümer einzelner Krankenabteilungen bzw. Krankenanstalten (Heeresspitäler und Krankenabteilungen in Justizanstalten).

Die Finanzmarktaufsicht ist als Kontrollorgan des Bundes für die ordentliche Geschäftstätigkeit der privaten Krankenversicherungen zuständig. Den für die Tätigkeit in- und ausländischer privater Krankenversicherungen vorgesehenen Rahmen bildet das Versicherungsvertragsgesetz.

Die Geschäftsstelle der Bioethikkommission ist beim Bundeskanzleramt angesiedelt. In ihrer gesellschaftlichen, naturwissenschaftlichen und rechtlichen Beratungstätigkeit für den Bundeskanzler gibt die Bioethikkommission Empfehlungen für die Praxis, arbeitet Vorschläge über notwendige legistische Maßnahmen aus und erstellt Gutachten zu besonderen Fragen. Sie ist in Ausübung ihrer Beratungstätigkeit unabhängig. Der Bioethikkommission gehören 25 Mitglieder aus den Bereichen Medizin (insbesondere Fortpflanzungsmedizin, Gynäkologie, Psychiatrie, Onkologie, Pathologie), Molekularbiologie und Genetik, Rechtswissenschaften, Soziologie, Philosophie und Theologie an. Die Mitglieder der Kommission sind auf drei Jahre bestellt. Wiederbestellungen sind zulässig. Die Kommission wird bei Bedarf vom Bundeskanzler oder vom Vorsitzenden einberufen, jedoch mindestens vierteljährlich. Aus dem Kreis der Mitglieder bestellt der Bundeskanzler den Vorsitzenden der Kommission und zwei Stellvertreter des Vorsitzenden auf drei Jahre.

---

47 Vgl. dazu Homepage der Paracelsus Medizinischen Privatuniversität, www.pmu.ac.at

48 Vgl. dazu Homepage des Bundesministeriums für Finanzen, www.bmf.gv.at

49 Homepage des Bundesministerium für Justiz, www.bmj.gv.at

50 Homepage des Bundesministeriums für Landesverteidigung und Sport, www.bmlv.gv.at

3.2.3 Bundesgesundheitsagentur, Bundesgesundheitskommission, Bundes-Zielsteuerungskommission und deren Einrichtungen

Im Interesse der in Österreich lebenden Menschen sind Bund und Länder einerseits sowie die Sozialversicherung andererseits als gleichberechtigte Partner übereingekommen, ein partnerschaftliches Zielsteuerungssystem zur Steuerung von Struktur, Organisation und Finanzierung der österreichischen Gesundheitsversorgung einzurichten.

Die Festlegung der Eckpunkte und Inhalte dieser partnerschaftlichen Zielsteuerung-Gesundheit erfolgte in der zwischen dem Bund und den Ländern abgeschlossenen Vereinbarung gemäß Art. 15a B-VG Zielsteuerung-Gesundheit. Die geltende Vereinbarung gemäß Art. 15a B-VG über die Organisation und Finanzierung des Gesundheitswesens, BGBl. I Nr. 105/2008, wurde einerseits verlängert und andererseits an die Erfordernisse der Zielsteuerung-Gesundheit angepasst. Beide Vereinbarungen wurden vom Nationalrat beschlossen, von allen neun Bundesländern ratifiziert und am 15. Oktober 2013 im Bundesgesetzblatt I Nr. 199/2013 (Organisation und Finanzierung des Gesundheitswesens) bzw. im Bundesgesetzblatt I Nr. 200/2013 (Zielsteuerung-Gesundheit) kundgemacht.

Im Sinne von Transparenz und Nachvollziehbarkeit erfolgte die Umsetzung der Vereinbarung gemäß Art. 15a B-VG Zielsteuerung-Gesundheit – soweit möglich – in einem neuen Gesetz, dem Bundesgesetz zur partnerschaftlichen Zielsteuerung-Gesundheit (Gesundheits-Zielsteuerungsgesetz – G-ZG). Darüber hinaus wurden in weiteren Bundesgesetzen die notwendigen Anpassungen vorgenommen. Diese Sammelgesetznovelle wurde als Gesundheitsreformgesetz 2013 bereits am 23. Mai 2013 im Bundesgesetzblatt I Nr. 81/2013 kundgemacht.

Mit der partnerschaftlichen Zielsteuerung-Gesundheit soll sichergestellt werden, dass das öffentliche Gesundheitswesen durch einen vereinbarten und nachhaltigen Ausgabendämpfungspfad weiter und langfristig gestärkt wird. Der Anstieg der öffentlichen Gesundheitsausgaben wird dafür bis 2016 an die prognostizierte Entwicklung des nominellen Wirtschaftswachstums (von derzeit 3,6 Prozent) herangeführt und in den weiteren Perioden daran gekoppelt. Dadurch wird eine Dämpfung der öffentlichen Gesundheitsausgaben in der Periode bis 2016 in der Höhe von 3,4 Milliarden Euro erzielt und somit ein wesentlicher Beitrag zur Erfüllung des Österreichischen Stabilitätspakts geleistet. Vor dem Hintergrund der bestehenden Zuständigkeiten verfolgen die nunmehr vorliegenden bundesgesetzlichen Regelungen daher das Ziel, durch moderne Formen einer vertraglich abgestützten Staatsorganisation eine optimale Wirkungsorientierung sowie eine strategische und ergebnisorientierte Kooperation und Koordination bei der Erfüllung der jeweiligen Aufgaben zu erreichen. Es geht um eine den Interdependenzen entsprechende „Governance" der Zuständigkeiten für die Gesundheitsversorgung, um die Entsprechung der Prinzipien Wirkungsorientierung, Verantwortlichkeit, Rechenschaftspflicht, Offenheit und Transparenz von Strukturen bzw. Prozessen und Fairness und um die Sicherstellung von sowohl qualitativ bestmöglichen Gesundheitsdienstleistungen als auch deren Finanzierung. Durch das vertragliche Prinzip Kooperation und Koordination sollen die organisatorischen und finanziellen Partikularinteressen der Systempartner überwunden werden.

Kern der vorliegenden bundesgesetzlichen Reglungen ist die Einrichtung eines partnerschaftlichen Zielsteuerungssystems, das eine bessere Abstimmung zwischen dem Krankenanstaltenbereich und dem niedergelassenen Versorgungsbereich garantieren wird, sowie die Verpflichtung des Bundes und der gesetzlichen Krankenversicherung, an diesem Zielsteuerungssystem mitzuwirken. Im Rahmen der partnerschaftlichen Zielsteuerung-Gesundheit stehen die Patientinnen und Patienten und ihre bestmögliche medizinische Behandlung im Mittelpunkt. Das bedeutet eine weitere Stärkung des öffentlichen solidarischen Gesundheitswesens, das sich in Österreich bewährt hat. Mit der nunmehr festgelegten Zielsteuerung-Gesundheit wird ein Mechanismus geschaffen, der es sicherstellt, Ausgabensteigerungen in der Gesundheitsversorgung an das prognostizierte Wirtschaftswachstum heranzuführen, damit die kontinuierliche Weiterentwicklung des österreichischen Gesundheitssystems gewährleistet und dessen Finanzierung auch für kommende Generationen leistbar bleibt.[51]

Was die beiden Art. 15a-Vereinbarungen betrifft, so werden diese später noch im Detail behandelt. In diesem Abschnitt soll nun primär auf die Organe des Bundes, **die Bundesgesundheitsagentur, die Bundesgesundheitskommission** sowie die neu geschaffene **Bundes-Zielsteuerungskommission und Medikamentenkommission** eingegangen werden und die damit einhergehenden Artikel dieser beiden Vereinbarungen thematisiert werden.

Artikel 14 der Artikel 15a-Vereinbarung über die Organisation und Finanzierung des Gesundheitswesens beschreibt, dass zur Wahrnehmung von Aufgaben aufgrund dieser Vereinbarung und der Vereinbarung gemäß Art. 15a B-VG Zielsteuerung-Gesundheit der Bund weiterhin eine Bundesgesundheitsagentur in Form eines öffentlich-rechtlichen Fonds mit eigener Rechtspersönlichkeit einzurichten hat, deren Aufgaben und die Organisation in der Vereinbarung gemäß Art. 15a B-VG Zielsteuerung-Gesundheit geregelt sind.

In Artikel 10 der Art. 15a-Vereinbarung Zielsteuerung Gesundheit heisst es, dass in der Bundesgesundheitsagentur folgende Organe einzurichten sind:

1. **Bundesgesundheitskommission**
2. **Bundes-Zielsteuerungskommission**

Darüber hinaus kann zur Beratung der **Bundesgesundheitsagentur** eine Bundesgesundheitskonferenz eingerichtet werden, in der die wesentlichen Akteurinnen/Akteure des Gesundheitswesens vertreten sind. Die Führung der Geschäfte der Bundesgesundheitsagentur obliegt dem Bundesministerium für Gesundheit. Die Vertragsparteien stellen sicher, dass die Bundesgesundheitsagentur auf Anforderung die zur Erfüllung ihrer Aufgaben benötigten Daten in entsprechend aufbereiteter und nachvollziehbarer Form erhält.

Bei der Erfüllung der Aufgaben hat die Bundesgesundheitsagentur insbesondere darauf zu achten, dass eine qualitativ hochwertige, effektive und effiziente, allen frei zugängliche und gleichwertige Gesundheitsversorgung in Österreich insbesondere auch durch die Zielsteuerung-Gesundheit sichergestellt und die Finanzierbarkeit des österreichischen Gesundheitswesens unter Einhaltung der Finanzrahmenverträge abgesichert wird.

[51] Vgl. dazu Homepage des Bundesministeriums für Gesundheit, www.bmg.gv.at

Den Vorsitz in der Bundesgesundheitskommission führt der Bundesminister für Gesundheit. Den Vorsitz in der Bundes-Zielsteuerungskommission führt der Bundesminister für Gesundheit, die erste Vorsitzenden-Stellvertreterin/der erste Vorsitzenden-Stellvertreter wird von der Sozialversicherung und die zweite Vorsitzenden-Stellvertreterin/der zweite Vorsitzenden-Stellvertreter wird von den Ländern bestellt.

Art. 11 der Art. 15a-Vereinbarung Zielsteuerung-Gesundheit thematisiert die **Bundesgesundheitskommission**. Der Bundesgesundheitskommission gehören an:

- neun Vertreterinnen/Vertreter des Bundes,
- neun Vertreterinnen/Vertreter des Hauptverbandes der österreichischen Sozialversicherungsträger und
- je Land eine/ein Vertreterin/Vertreter sowie
- je eine/ein Vertreterin/Vertreter pro Interessenvertretung der Städte und Gemeinden,
- eine/ein Vertreterin/Vertreter der konfessionellen Krankenanstalten,
- eine/ein Vertreterin/Vertreter der Patientenvertretungen und
- eine/ein Vertreterin/Vertreter der Österreichischen Ärztekammer

Nicht stimmberechtigte Mitglieder der Bundesgesundheitskommission sind je eine/ein Vertreterin/Vertreter des Bundesministeriums für Wissenschaft und Forschung, der Österreichischen Apothekerkammer, der Allgemeinen Unfallversicherungsanstalt und der für die in § 149 Abs. 3 ASVG, BGBl. Nr. 189/1955 in der jeweils geltenden Fassung genannten Krankenanstalten in Betracht kommenden gesetzlichen Interessensvertretung.

Für Beschlussfassungen der Bundesgesundheitskommission ist eine Stimmenmehrheit und die Zustimmung von mindestens drei Viertel der Vertreterinnen/Vertreter gemäß Abs. 1 Z 1 erforderlich.

Die Bundesgesundheitskommission hat im Rahmen der Planung, Steuerung und Finanzierung des Gesundheitswesens in Österreich Aufgaben unter Bedachtnahme auf die Festlegungen im Bundes-Zielsteuerungsvertrag und in der Bundes-Zielsteuerungskommission sowie unter Berücksichtigung gesamtwirtschaftlicher Auswirkungen und regionaler und länderspezifischer Erfordernisse wahrzunehmen.

In der Bundesgesundheitskommission erfolgen zu nachstehenden Punkten Festlegungen (Beschlüsse):

- zu Angelegenheiten der Bundesgesundheitsagentur als Fonds:
  a) Laufende Wartung und Aktualisierung sowie Weiterentwicklung des leistungsorientierten Krankenanstaltenfinanzierungsmodells (LKF) inklusive seiner Grundlagen
  b) Vorgaben für die Verwendung von zweckgewidmeten Mitteln der Bundesgesundheitsagentur nach Maßgabe der Bestimmungen in Art. 30, 32, 33 und 45 der Vereinbarung gemäß Art. 15a B-VG über die Organisation und Finanzierung des Gesundheitswesens in der jeweils geltenden Fassung

Damit sind Mittel für die Gesundheit Österreich GmbH (GÖG) gemeint und die damit einhergehende Finanzierung von Projekten und Planungen, Förderung des Transplantationswesens, Finanzierung überregional bedeutsamer Gesundheitsförderungs- und Vorsorgeprogramme sowie Behandlungsmaßnahmen und Anstaltspflege im Ausland aus medizinischen Gründen.

  c) Voranschlag und Rechnungsabschluss der Bundesgesundheitsagentur
- zu allgemeinen gesundheitspolitischen Belangen:
  a) (Weiter-)Entwicklung der (Rahmen-)Gesundheitsziele samt Festlegung der Indikatoren und Monitoring gemäß Art. 4 (inkl. Strategien zur Umsetzung)
  b) Rahmenvorgaben für das Nahtstellenmanagement zwischen den verschiedenen Sektoren des Gesundheitswesens
  c) Auf- und Ausbau der für das Gesundheitswesen maßgeblichen Informations- und Kommunikationstechnologien (wie ELGA, e-card, Telehealth, Telecare)
  d) Richtlinien für eine bundesweite, alle Sektoren des Gesundheitswesens umfassende Dokumentation, sowie Weiterentwicklung des Dokumentations- und Informationssystems für Analysen im Gesundheitswesen (DIAG)
  e) Evaluierung der von der Bundesgesundheitskommission wahrgenommenen Aufgaben

Art 12. der Art. 15a-Vereinbarung Zielsteuerung-Gesundheit regelt die **Bundes-Zielsteuerungskommission.** Ihr gehören je vier Vertreterinnen/Vertreter des Bundes, der Länder und der Sozialversicherung an. Für Beschlussfassungen in der Bundes-Zielsteuerungskommission ist Einstimmigkeit erforderlich. In der Bundes-Zielsteuerungskommission ist der Entwurf für den Bundes-Zielsteuerungsvertrag zu beraten und zur Beschlussfassung dem Bund, dem Hauptverband der österreichischen Sozialversicherungsträger und den Ländern einvernehmlich zu empfehlen. Dieser Vertrag bildet die Grundlage und den Rahmen für die Aufgaben.

In der **Bundes-Zielsteuerungskommission** erfolgen zu nachstehenden Punkten Festlegungen (Beschlüsse):

1. Koordination, Abstimmungen und Festlegungen aller aus dem Bundes-Zielsteuerungsvertrag inkl. Finanzrahmenvertrag resultierenden Aufgaben
2. Jahresarbeitsprogramme für Maßnahmen auf Bundesebene zur konkreten Umsetzung des Bundes-Zielsteuerungsvertrags
3. Grundsätze für ein bundesweites Monitoring der Zielsteuerung-Gesundheit einschließlich des Finanzzielsteuerungsmonitorings
4. Angelegenheiten des Monitorings und Berichtswesens
5. Wahrnehmung von Agenden zum Sanktionsmechanismus
6. Angelegenheiten aus den Rahmenregelungen für vertragliche und gemeinsam von Sozialversicherung und Ländern zu verantwortende sektorenübergreifende Finanzierungs- und Verrechnungsmechanismen auf Landesebene (z.B. Spitalsambulanzen,

Gruppenpraxen und niedergelassene Fachärztinnen/Fachärzte, tagesklinische Versorgung, innovative Versorgungsformen etc.); Erarbeitung, Erprobung von Abrechnungsmodellen für eine sektorenübergreifende Finanzierung des ambulanten Bereichs
7. (Weiter-)Entwicklung von Vergütungssystemen
8. Angelegenheiten der Qualität
9. Grundsätze, Ziele und Methoden für die Planungen im Österreichischen Strukturplan Gesundheit/in den Regionalen Strukturplänen Gesundheit
10. Angelegenheiten des Österreichischen Strukturplans Gesundheit inkl. Strukturqualitätskriterien gemäß Artikel 3 und 4 der Vereinbarung gemäß Art. 15a B-VG über die Organisation und Finanzierung des Gesundheitswesens in der jeweils geltenden Fassung
11. Planung Großgeräte intra- und extramural
12. Angelegenheiten der Medikamentenkommission
13. Vorgaben für die transparente Darstellung der vollständigen Budgetierung und der Rechnungsabschlüsse der Krankenanstalten bzw. Krankenanstaltenverbände und von Vorgaben für die transparente Darstellung der Voranschläge und Rechnungsabschlüsse der Sozialversicherung für den extramuralen Bereich
14. Entwicklung von Projekten zur Gesundheitsförderung
15. Evaluierung der von der Bundes-Zielsteuerungskommission wahrgenommenen Aufgaben
16. Grundsätze und Ziele für die Verwendung der Mittel zur Stärkung der Gesundheitsförderung

In der Bundes-Zielsteuerungskommission erfolgt eine wechselseitige Information und Konsultation über die inhaltlichen und strategischen Festlegungen der Zielausrichtung und der Steuerungsmechanismen, deren sich Bund, Länder und Sozialversicherung im jeweiligen Wirkungsbereich bedienen.

Artikel 17 der Art. 15a-Vereinbarung über die Organisation und Finanzierung des Gesundheitswesens regelt schließlich noch den Mittelumfang sowie die Mittelverwendung der Bundesgesundheitsagentur. Dabei geht es nicht nur um die Dotierung des Fonds in den Jahren 2008–2013 und darüber hinaus, sondern auch um die Höhe der Mittel, die von der Bundesgesundheitsagentur an die Landesgesundheitsfonds, an die Gesundheit Österreich GmbH zur Finanzierung von Projekten und Planungen wie auch zur Abgeltung von Leistungen zur Verfügung gestellt werden. Auch für wesentliche Vorsorgeprogramme und Behandlungsmethoden von überregionaler Bedeutung, deren Verwendung im Einvernehmen mit Ländern und Sozialversicherung festgelegt wird, sowie für die erste Umsetzungsphase der elektronischen Gesundheitsakte (ELGA) werden Gelder bereitgehalten. Konkret werden folgende Gelder vergeben:

- 5 Millionen Euro zur Finanzierung von Projekten und Planungen sowie zur Abgeltung von Leistungen, die von der Gesundheit Österreich GmbH für die Bundesgesundheitsagentur erbracht werden;

- 2,9 Millionen Euro bzw. bei Vorliegen der Voraussetzungen gemäß Art. 32 Abs. 3 3,4 Millionen Euro zur Förderung des Transplantationswesens;
- 3,5 Millionen Euro zur Finanzierung weiterer Projekte und Planungen im Sinne der Gesundheit Österreich GmbH und für wesentliche Gesundheitsförderungs- und Vorsorgeprogramme sowie Behandlungsmaßnahmen von überregionaler Bedeutung, deren Verwendung im Einvernehmen mit den Ländern und der Sozialversicherung festgelegt wird;
- nach Vorliegen einer Kosten/Nutzen-Bewertung sowie nach Maßgabe von einvernehmlich zwischen Bund, Ländern und Sozialversicherung gefassten Beschlüssen der Bundesgesundheitskommission maximal insgesamt 10 Millionen Euro (für den Zeitraum 2008 bis 2013) für die Konzeption, Umsetzung und den Betrieb der Architekturkomponenten gemäß den Planungen für die erste Umsetzungsphase der elektronischen Gesundheitsakte (ELGA) gemäß Art. 30 Abs. 6 Z 1 und nach Maßgabe von Beschlüssen der Bundesgesundheitskommission maximal insgesamt 10 Millionen Euro (für den Zeitraum 2014 bis 2016) zur Finanzierung der ELGA gemäß Art. 30 Abs. 6 Z 2 und
- allfällige für Anstaltspflege im Ausland aufzuwendende Mittel (Art. 45 Abs. 2).

Ebenso bei der Bundesgesundheitsagentur ist durch die Gesundheitsreform zusätzlich eine **Gemeinsame Medikamentenkommission** angesiedelt. Sie ist als Teil der Zielsteuerung-Gesundheit (Gesundheitsreform 2012) auf Bundesebene für den intra- und den extramuralen Bereich eingerichtet. Ihre Aufgaben bestehen darin, auf Antrag eines Bundeslandes oder des Hauptverbandes der Bundes-Zielsteuerungskommission Empfehlungen zu geben, welche hochpreisigen und spezialisierten Medikamente in welchem Versorgungssektor eingesetzt werden sollen. Darüber hinaus auch, welches Kostenerstattungssystem bzw. welcher Versorgungssektor die dabei anfallenden Kosten zu übernehmen hat. Zusammengesetzt ist die Medikamentenkommission aus je drei Vertretern der Sozialversicherung und der Länder und drei Vertretern des Bundes (Wissenschaftsexperten). Entscheidungen trifft die Bundes-Zielsteuerungskommission auf Grundlage der Empfehlungen.

Aufgabe der beim Hauptverband eingerichteten Heilmittel-Evaluierungs-Kommission bleibt es jedoch weiterhin die Entscheidungen der Selbstverwaltung in Bezug auf den Erstattungskodex vorzubereiten, Beschlüsse der Bundes-Zielsteuerungskommission sind aber aufzunehmen.

> Soweit zu den Einrichtungen des Bundes. Wesentlich ist es, darauf zu achten, dass es sich um 2 (!) Artikel 15a-Vereinbarungen handelt, die es nicht zu verwechseln gilt. Nach dem Abschnitt über die Länder und die Sozialversicherung werden beide Art. 15a-Vereinbarungen im Detail exklusive der bereits genannten Passagen behandelt. Dazu kommt noch ein kurzer Überblick über das Gesundheitsreformgesetz.

3.3 Länder- und Gemeindeebene

Bei Ansicht der beiden Darstellungen in Kapitel 3.1 und 3.2 ist festzustellen, dass auch den Ländern und Gemeinden in Einrichtung, Durchführung und Überwachung der unterschiedlichsten Bereiche des österreichischen Gesundheitswesens große Bedeutung zukommt. Im B-VG, BGBl. Nr. 1/1930, letztmalig erneuert durch das BGBl. Nr. 60/2011, ist im Ersten Hauptstück in den Artikeln 10–15 wie erwähnt die Kompetenzverteilung zwischen Bund, Ländern und Gemeinden geregelt.

So heißt es in Artikel 12 Abs. 1 Z 1 des B-VG:

„Bundessache ist die Gesetzgebung über die Grundsätze, Landessache die Erlassung von Ausführungsgesetzen und die Vollziehung in folgenden Angelegenheiten:

1. (...) Heil- und Pflegeanstalten; vom gesundheitlichen Standpunkt aus an Kurorte sowie Kuranstalten und Kureinrichtungen zu stellende Anforderungen (...)“

Das bedeutet: Der Bundesgesetzgeber stellt Grundsätze auf, die von den einzelnen Bundesländern durch die dortigen Landesgesetzgeber (Landtage) im Detail auszuführen sind. In diesen von den Ländern zu gestaltenden Ausführungsgesetzen müssen verständlicherweise die vorgegebenen Grundsätze eingehalten werden. Den Landtagen steht es jedoch frei, aus mehreren Möglichkeiten auszuwählen, die das jeweilige Grundsatzgesetz vorsieht, oder Angelegenheiten im Rahmen der gegebenen Grundsätze so zu regeln, wie dies für das Bundesland am besten erscheint. Ebenso ist die Vollziehung Landessache. Dadurch werden die erlassenen Ausführungsgesetze von den Landesbehörden angewendet.

Damit ist klargestellt, dass im Bereich des Krankenanstaltenwesens die Länder die Ausführungsgesetzgebung sowie die Vollziehung innehaben.

Damit zeigt sich ein erstes großes Konfliktpotential im österreichischen Gesundheitswesen dergestalt, dass der Bund in Gesetzgebung und Vollziehung für das Gesundheitswesen per se, die Länder, wie gerade erwähnt, größtenteils für das Krankenanstaltenwesen zuständig sind. Die Artikel 15a B-VG-Vereinbarungen dienen u. a. dazu, eine Klarstellung dieser unterschiedlichen Verantwortung herbeizuführen.

Ländergesetze werden von Länderparlamenten verabschiedet, deren Abgeordnete bei Landtagswahlen gewählt werden. Die Landesregierung ist die oberste Sanitätsbehörde des Landes. Sie wird vom Amt der Landesregierung und vom Landessanitätsrat unterstützt. So gibt es in jeder Landesregierung eine eigene Abteilung für Gesundheit. An ihrer Spitze steht ein beamteter Arzt, der Landessanitätsdirektor. Als beratendes Organ steht jedem Amt der Landesregierung ein Landessanitätsrat zur Verfügung.[52]

Darüber hinaus verfügt jede Bezirksverwaltungsbehörde über eine Gesundheitsabteilung, sogenannte Gesundheitsämter, an deren Spitze ein Amtsarzt steht. Bereiche wie Gesundheitspolizei fallen in die Zuständigkeit der Gemeinden. Die Gemeinde- und Sprengelärzte sind in den Gemeinden als Fachorgane vorgesehen. Als Aufsichtsbehörden agieren die Behörden der staatlichen Verwaltung, das sind der Landeshauptmann und die Bezirksver-

52 Vgl. dazu Hofmarcher, Maria; Rack, Herta: Gesundheitssysteme im Wandel: Österreich. Kopenhagen, WHO.

waltungsbehörden bei Übertragung von Bundesaufgaben sowie die Landesregierung bei Übertragung von Landesaufgaben.

Das Krankenanstalten- und Kuranstaltengesetz (KAKuG) des Bundes gibt vor, wie die Länder die Krankenanstaltenpflege im eigenen Land sicherzustellen haben. Die Länder hatten sich bis Ende 2005 an den Österreichischen Krankenanstalten- und Großgeräteplan (ÖKAP) zu halten, der ab 2006 durch den Österreichischen Strukturplan Gesundheit (ÖSG) ersetzt wurde.

3.3.1 Die Landesgesundheitsfonds

Im Detail sind die **Landesgesundheitsfonds** in der Artikel 15a B-VG-Vereinbarung über die Organisation und Finanzierung des Gesundheitswesens in den Artikeln 18 ff. geregelt.

Artikel 18 definiert die Voraussetzungen für das Einrichten der Landesgesundheitsfonds mit eigener Rechtspersönlichkeit. Zur Wahrnehmung von Aufgaben aufgrund dieser Vereinbarung und der Vereinbarung gemäß Art. 15a B-VG Zielsteuerung-Gesundheit haben die Länder weiterhin für jedes Bundesland einen Landesgesundheitsfonds in Form eines öffentlich-rechtlichen Fonds mit eigener Rechtspersönlichkeit einzurichten. Bei der Einrichtung und Tätigkeit von Landesgesundheitsfonds haben jedenfalls zwischen den Ländern akkordierte und die Vergleichbarkeit gewährleistende Verrechnungsvorschriften Anwendung zu finden und eine periodengerechte Abgrenzung der Mittel der Landesgesundheitsfonds zu erfolgen. Diese Regelungen haben insbesondere den Anforderungen der Finanzzielsteuerung gemäß der Vereinbarung gemäß Art. 15a B-VG Zielsteuerung-Gesundheit zu entsprechen.

Auf der Grundlage des Modells der leistungsorientierten Krankenanstaltenfinanzierung sind den Trägern folgender Krankenanstalten, soweit diese Krankenanstalten im Jahr 1996 Zuschüsse des Krankenanstalten-Zusammenarbeitsfonds erhalten haben, von den Landesgesundheitsfonds Zahlungen zu gewähren:

1. Öffentliche Krankenanstalten gemäß § 2 Abs. 1 Z 1 und 2 KAKuG mit Ausnahme der Pflegeabteilungen in öffentlichen Krankenanstalten für Psychiatrie und
2. private Krankenanstalten der im § 2 Abs. 1 Z 1 KAKuG bezeichneten Art, die gemäß § 16 KAKuG gemeinnützig geführte Krankenanstalten sind.

Ebenfalls auf der Grundlage des Modells der leistungsorientierten Krankenanstaltenfinanzierung sind dem Träger des Geriatrischen Krankenhauses der Stadt Graz und dem Träger der Klinik Bad Aussee für Psychosomatik und Psychotherapie vom Gesundheitsfonds Steiermark Zahlungen zu gewähren. Für den Träger des Geriatrischen Krankenhauses Graz leistet der Hauptverband für die Laufzeit dieser Vereinbarung über Art. 21 hinausgehend Zahlungen an den Gesundheitsfonds Steiermark nach Maßgabe des Vertrages vom 11. 9. 2006 für die dort genannten Leistungen. Für die Behandlung sozialversicherter Patientinnen und Patienten leistet der Gesundheitsfonds Steiermark Zahlungen an den Träger der Klinik Bad Aussee für Psychosomatik und Psychotherapie sowie der NÖGUS Zahlungen an den Träger des PSO Eggenburg. Diese speziellen Finanzierungen des Geriatrischen Krankenhauses der

Stadt Graz, der Klinik Bad Aussee für Psychosomatik und Psychotherapie und des PSO Eggenburg haben keinerlei Auswirkung auf die Finanzierung der übrigen Landesgesundheitsfonds.

Die Aufgaben und die Organisation der Landesgesundheitsfonds sind in der Vereinbarung gemäß Art. 15a B-VG Zielsteuerung-Gesundheit geregelt. Im dortigen Artikel 13 heißt es:

In den Landesgesundheitsfonds sind folgende Organe einzurichten:

1. Gesundheitsplattform
2. Landes-Zielsteuerungskommission

Zur Vorbereitung der Sitzungen der Gesundheitsplattform und der Landes-Zielsteuerungskommission kann ein Präsidium bestehend aus Vertreterinnen/Vertretern des Landes und der Sozialversicherung vorgesehen werden. Weiters kann zur Beratung der Landesgesundheitsfonds jeweils eine Gesundheitskonferenz eingerichtet werden, in der die wesentlichen Akteurinnen/Akteure des Gesundheitswesens vertreten sind.

Zur Wahrnehmung der Aufgaben der Landes-Zielsteuerungskommission ist je eine gleichberechtigte Koordinatorin/ein gleichberechtigter Koordinator vom Land und von der Sozialversicherung zu bestellen, die ausschließlich dem Co-Vorsitzenden der Landes-Zielsteuerungskommission verantwortlich sind und für alle Angelegenheiten gemäß Artikel 15 zuständig sind. Die Regelung der Geschäftsführung des Landesgesundheitsfonds obliegt dem Land. Es wird sichergestellt, dass die Landesgesundheitsfonds auf Anforderung die zur Erfüllung ihrer Aufgaben benötigten Daten in entsprechend aufbereiteter und nachvollziehbarer Form erhalten. Weiters wird sichergestellt, dass in den Organen der Landesgesundheitsfonds über alle relevanten Maßnahmen im intra- und extramuralen Bereich informiert wird. Bei der Erfüllung der Aufgaben haben die Landesgesundheitsfonds insbesondere darauf zu achten, dass eine qualitativ hochwertige, effektive und effiziente, allen frei zugängliche und gleichwertige Gesundheitsversorgung in Österreich insbesondere auch durch die Zielsteuerung-Gesundheit sichergestellt und die Finanzierbarkeit des österreichischen Gesundheitswesens unter Einhaltung der Finanzrahmenverträge abgesichert wird. Im Falle eines vertragslosen Zustandes mit den Vertragspartnern wird der Landesgesundheitsfonds mithelfen, schwerwiegende Folgen für die Bevölkerung zu vermeiden. Dabei ist auch eine Regelung für die Entgelte bei Mehrleistungen zu treffen. Die Sozialversicherung hat Zahlungen maximal im Ausmaß der vergleichbaren ersparten Arztkosten an den Landesgesundheitsfonds zu leisten.

Den Vorsitz in der Gesundheitsplattform führt ein vom Land bestelltes Mitglied der Landesregierung. Die erste Stellvertreterin/der erste Stellvertreter der/des Vorsitzenden ist die Obfrau/der Obmann der örtlich zuständigen Gebietskrankenkasse. Den Vorsitz in der Landes-Zielsteuerungskommission führt ein vom Land bestelltes Mitglied der Landesregierung gleichberechtigt mit der Obfrau/dem Obmann der örtlich zuständigen Gebietskrankenkasse (Co-Vorsitz). Die Geschäftsordnung hat zu regeln, dass die Sitzungen gemeinsam vorzubereiten und die Teilnehmer einzuladen sind.

3.3.2 Die Gesundheitsplattformen auf Länderebene

Der **Gesundheitsplattform** gehören an:

- Mit Stimmrecht: fünf Vertreterinnen/Vertreter des Landes und
- fünf Vertreterinnen/Vertreter der Träger der Sozialversicherung sowie
- eine/ein Vertreterin/Vertreter des Bundes;
- Ersatzmitglieder nach Maßgabe allfälliger landesgesetzlicher Regelungen.
- Ohne Stimmrecht: der Hauptverband der österreichischen Sozialversicherungsträger und
- jedenfalls Vertreterinnen/Vertreter der Ärztekammer,
- der Interessenvertretungen der Städte und Gemeinden,
- der Patientenvertretungen und
- der Rechtsträger der Krankenanstalten, die über den Landesgesundheitsfonds abgerechnet werden, denen landesgesetzlich ein Stimmrecht eingeräumt werden kann.

Bei der Vertretung der Sozialversicherung ist auf die Wahrung der aus der Selbstverwaltung erfließenden Rechte zu achten. Die Gesundheitsplattform auf Landesebene hat zur Planung, Steuerung und Finanzierung des Gesundheitswesens im Landesbereich Aufgaben unter Einhaltung der Festlegungen in der Bundesgesundheitsagentur, im Bundes-Zielsteuerungsvertrag, im jeweiligen Landes-Zielsteuerungsvertrag und in der jeweiligen Landes-Zielsteuerungskommission sowie unter Berücksichtigung gesamtwirtschaftlicher Auswirkungen wahrzunehmen.

In der Gesundheitsplattform erfolgen zu nachstehenden Punkten Festlegungen (Beschlüsse):

1. in Angelegenheiten des Landesgesundheitsfonds als Fonds:
   a) Landesspezifische Ausformung des im Bundesland geltenden leistungsorientierten Krankenanstaltenfinanzierungssystems; Abgeltung von Betriebsleistungen der Fondskrankenanstalten; Umsetzung von leistungsorientierten Vergütungssystemen; Gewährung von Förderungen für Investitionsvorhaben; Gewährung von Zuschüssen für Projekte, Planungen und krankenhausentlastende Maßnahmen
   b) Voranschlag und Rechnungsabschluss des Landesgesundheitsfonds
   c) Aufgaben, die dem Landesgesundheitsfonds durch die Landesgesetzgebung aus dem Zuständigkeitsbereich des Landes übertragen werden

In diesen Angelegenheiten besteht eine Landesmehrheit.

2. zu allgemeinen gesundheitspolitischen Belangen:
   a) (Weiter-)Entwicklung der Gesundheitsziele (inkl. Strategien zur Umsetzung) auf Landesebene
   b) Grundsätze der Umsetzung von Qualitätsvorgaben für die Erbringung von intra- und extramuralen Gesundheitsleistungen
   c) Grundsätze der Umsetzung von Vorgaben zum Nahtstellenmanagement
   d) Mitwirkung am Auf- und Ausbau der für das Gesundheitswesen maßgeblichen Informations- und Kommunikationstechnologien (wie ELGA, e-card, Telehealth, Telecare) auf Landesebene

e) Umsetzung von Projekten zur Gesundheitsförderung
f) Evaluierung der von der Gesundheitsplattform auf Landesebene wahrgenommenen Aufgaben

In diesen Angelegenheiten ist eine Stimmenmehrheit und die Zustimmung von mindestens drei Viertel der Vertreterinnen/Vertreter mit Stimmrecht erforderlich.

Der Bund verfügt über ein Vetorecht gegen Beschlüsse, die gegen geltendes Recht, die geltenden Vereinbarungen gemäß Art. 15a B-VG, den Bundes-Zielsteuerungsvertrag oder gegen Beschlüsse der Organe der Bundesgesundheitsagentur verstoßen.

In der Gesundheitsplattform erfolgen zu nachstehenden Punkten Informationen und Konsultationen:

- Ressourcenplanung im Pflegebereich
- Bericht über Festlegungen der Landes-Zielsteuerungskommission

Die Voranschläge und die Rechnungsabschlüsse sind der Bundesgesundheitsagentur unmittelbar nach Beschlussfassung zu übermitteln. Die jeweilige Landesgesetzgebung kann vorsehen, dass einzelne Aufgaben der Gesundheitsplattform, sofern darüber Einvernehmen zwischen dem Land und der Sozialversicherung vorliegt, an die Landes-Zielsteuerungskommission übertragen werden können. Ein der Volkszahl des jeweiligen Landes entsprechender Anteil an 15 Millionen Euro von den Zuschüssen für **krankenhausentlastende Maßnahmen** ist jährlich in den Jahren 2013 bis 2022 im Voranschlag gesondert auszuweisen. Über die Vergabe dieser Mittel wird im Einvernehmen zwischen Land und Sozialversicherung in der Gesundheitsplattform entschieden.

Wesentlich und neu ist, dass bei Einschränkungen des Leistungsangebotes künftig einvernehmlich vorzugehen ist. Die bislang maßgebliche Vertragslage ist dabei zu berücksichtigen. Die finanziellen Folgen von plan- und vertragswidrigen Leistungseinschränkungen im stationären, ambulanten und im Pflegebereich hat jene Institution zu tragen, die sie verursacht hat.

3.3.3 Die Landes-Zielsteuerungskommissionen

Der **Landes-Zielsteuerungskommission** gehören die Kurie des Landes mit fünf Vertreterinnen/Vertretern, die Kurie der Träger der Sozialversicherung mit fünf Vertreterinnen/Vertretern sowie eine Vertreterin/ein Vertreter des Bundes an. Bei der Vertretung der Sozialversicherung ist auf die Wahrung der aus der Selbstverwaltung erfließenden Rechte zu achten. Hinsichtlich der Beschlussfassung in der Landes-Zielsteuerungskommission ist innerhalb der jeweiligen Kurie eine Entscheidung über ihr Stimmverhalten herbeizuführen. Die Entscheidungsfindung ist für die Kurie des Landes landesgesetzlich und für die Kurie der Träger der Sozialversicherung im Sozialversicherungsrecht zu regeln. Für Beschlussfassungen ist Einvernehmen zwischen der Kurie des Landes und der Kurie der Träger der Sozialversicherung erforderlich. Die Vertreterin/der Vertreter des Bundes verfügt über ein Vetorecht gegen Beschlüsse, die gegen geltendes Recht, die geltenden Vereinbarungen gemäß Art. 15a B-VG, den Bundes-Zielsteuerungsvertrag oder gegen Beschlüsse der Organe der Bundesgesundheitsagentur verstoßen. Im Falle der Verhinderung des Bundes an der Sitzungsteilnahme kann dieser binnen einer Woche schriftlich und begründet sein Vetorecht einbringen.

In der jeweiligen Landes-Zielsteuerungskommission ist der Entwurf für den Landes-Zielsteuerungsvertrag zu beraten und zur Beschlussfassung in den zuständigen Gremien der sozialen Krankenversicherung und des Landes einvernehmlich zu empfehlen. Dieser Vertrag bildet die Grundlage und den Rahmen für die folgenden Aufgaben. In der Landes-Zielsteuerungskommission erfolgen zu nachstehenden Punkten Festlegungen (Beschlüsse):

- Koordination, Abstimmungen und Festlegungen aller aus dem Landes-Zielsteuerungsvertrag inkl. Finanzrahmenvertrag resultierenden Aufgaben
- Jahresarbeitsprogramme für Maßnahmen auf Landesebene zur konkreten Umsetzung des Landes-Zielsteuerungsvertrags
- Mitwirkung am bundesweiten Monitoring und Behandlung des Monitoringberichts
- Wahrnehmung von Agenden zum Sanktionsmechanismus
- Umsetzung der Regelungen für vertragliche und gemeinsam von Sozialversicherung und Ländern zu verantwortende sektorenübergreifende Finanzierungs- und Verrechnungsmechanismen auf Landesebene (z.B. Spitalsambulanzen, Gruppenpraxen und niedergelassene Fachärztinnen/Fachärzte, tagesklinische Versorgung, innovative Versorgungsformen etc.); Umsetzung von vereinbarten innovativen Modellen zur sektorenübergreifenden Finanzierung des ambulanten Bereichs
- Angelegenheiten des Regionalen Strukturplans Gesundheit gemäß Art. 15a B-VG über die Organisation und Finanzierung des Gesundheitswesens in der jeweils geltenden Fassung
- Angelegenheiten der Großgeräte intra- und extramural
- Strategie zur Gesundheitsförderung
- Angelegenheiten des Gesundheitsförderungsfonds
- Mitwirkung bei der Umsetzung von Qualitätsvorgaben für die Erbringung von intra- und extramuralen Gesundheitsleistungen
- Umsetzung von Vorgaben zum Nahtstellenmanagement
- Evaluierung der von der Landes-Zielsteuerungskommission wahrgenommenen Aufgaben
- In der Landes-Zielsteuerungskommission erfolgt eine wechselseitige und rechtzeitige Information und Konsultation über Festlegungen zu wesentlichen operativen und finanziellen Angelegenheiten der Leistungserbringung im Gesundheitswesen von Land und Sozialversicherung

Artikel 21 der Art. 15a-Vereinbarung über die Organisation und Finanzierung des Gesundheitswesens regelt schließlich noch den Mittelumfang sowie die Mittelverwendung der Landesgesundheitsfonds. Die Mittel der Landesgesundheitsfonds (Artikel 21 der Artikel 15a

B-VG-Vereinbarung) setzen sich aus den Mitteln der Bundesgesundheitsagentur, aus betragsmäßig genau geregelten Summen von den Ländern und Gemeinden, Mitteln aus der Sozialversicherung (Hauptverband), Mitteln gemäß dem Gesundheits- und Beihilfengesetz (GSBG), sonstigen Mitteln (Patiententenentschädigungsfonds, ambulante und stationäre ausländische Gastpatienten, Kostenbeiträge, Regresse und Zinserträge) sowie allenfalls den von den Ländern, Gemeinden und Rechtsträgern der Krankenanstalten zur Abdeckung des Betriebsabganges der Krankenanstalten zu leistenden Beiträgen und sonstigen Mitteln, die die Länder den Krankenanstalten zur Verfügung stellen, sowie allfälligen sonstigen Mitteln nach Maßgabe von landesrechtlichen Vorschriften zusammen, wobei die Einführung weiterer Selbstbehalte unzulässig ist.

Dabei sind die Landesgesundheitsfonds betragsmäßig so zu dotieren, dass sichergestellt ist, dass zumindest 51% der laufenden Kosten der Krankenanstalten (inkl. Abschreibungen) durch marktmäßige Umsätze (Erlöse) finanziert werden.

Es ist klar zu beobachten, dass „eine stärkere leistungsbezogene Honorierung der Leistungen gefordert werden muss und das Hemmnis der Pflegetage in der Betriebsabgangsdeckung für die Forcierung der Tagesklinik und die Reduktion der Belagsdauer rasch zu beseitigen ist."[53]

Wie erwähnt sind die Länder und Gemeinden gemäß Artikel 12 B-VG für die Ausführungsgesetzgebung und die Vollziehung des Krankenanstaltenwesens und damit für die Bereitstellung von Krankenanstalten und die Erhaltung von Infrastruktur zuständig. „Ihre Regulierungskompetenz in Hinblick auf die regionale Gesundheitsversorgung ist mit der Verabschiedung des Gesundheitsreformgesetzes einerseits stärker geworden, aber andererseits auch schwächer. Stärker deshalb, weil organisatorische Voraussetzungen geschaffen wurden, die regionale Gesundheitsversorgung umfassend mitzugestalten, schwächer könnte sie durch die umfassenden bundesweiten Planungs- und Qualitätsvorgaben werden."[54]

Was die Organisation von Krankenanstalten betrifft, so gibt es mittlerweile in allen Bundesländern Krankenhausbetriebsgesellschaften. Dabei handelt es sich um Organisationsprivatisierungen der Spitäler, wobei in den meisten Fällen die Bundesländer Mehrheitseigentümer sind. Daneben haben sich privat-gemeinnützige wie auch private Krankenhausträger in Betriebsgesellschaften formiert, die zum Teil auch bundesweit organisiert sind.[55]

[53] Lehner, Karl: 10 Jahre Krankenanstaltenfinanzierung in Österreich, Wien 2008, S. 29.

[54] Vgl. dazu Hofmarcher, Maria; Rack, Herta: Gesundheitssysteme im Wandel: Österreich. Kopenhagen, WHO.

[55] Beispiele dafür sind die VAMED, die Vinzenz Gruppe, die Barmherzigen Schwestern oder Barmherzigen Brüder.

3.3.4 Die Salzburger Situation inkl. dem Salzburger Gesundheitsfonds (SAGES)

Der „Salzburger Gesundheitsfonds – SAGES" ist ein Fonds mit eigener Rechtspersönlichkeit, der in Folge der Vereinbarung gem. Artikel 15a B-VG über die Organisation und Finanzierung des Gesundheitswesens für die Jahre 2005 bis 2008 (LGBl. Nr. 70/2005) durch ein Landesgesetz (SAGES-G, LGBl. Nr. 90/2005)[56] im Bundesland Salzburg eingerichtet wurde. Der Fonds hat folgende Organe:

1. die Geschäftsführung,
2. die Gesundheitsplattform und
3. die Landes-Zielsteuerungskommission.

Die Geschäftsführung besteht aus einer Geschäftsführerin und den erforderlichen Mitarbeitern. Sie hat die Beschlüsse der Gesundheitsplattform und der Landes-Zielsteuerungskommission umzusetzen und alle Aufgaben des Fonds wahrzunehmen, die in diesem Gesetz nicht ausdrücklich der Gesundheitsplattform oder der Landes-Zielsteuerungskommission zugewiesen oder von der Gesundheitsplattform einer Kommission übertragen worden sind. Die Gesundheitsplattform besteht aus folgenden Mitgliedern:

Abb. 8: Gesundheitsplattform

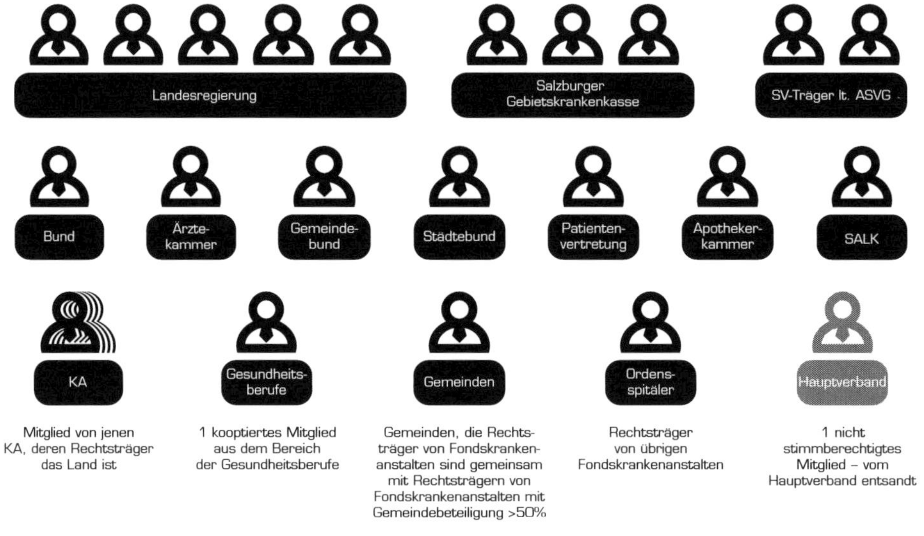

Quelle: Eigene Darstellung.

[56] Salzburger Gesundheitsfondsgesetz, LGBl. Nr. 90/2005, zuletzt geändert durch das Gesetz LGBl. Nr. 40/2012.

Die Aufgaben der **Gesundheitsplattform Salzburg** sind u. a. folgende:

In Angelegenheiten des Fonds:

- die Genehmigung von Investitionszuschüssen sowie die Erstellung der Richtlinien für die Investitionsförderung (§ 9)
- die Genehmigung von Großgerätezuschüssen sowie die Erstellung der Richtlinien für die Großgeräteförderung (§ 10)
- die Festlegung von Vorauszahlungen auf zu erwartende Ausgleichszahlungen
- die Festlegung von Vorwegbeträgen und die Änderung der Mittelaufteilung
- die Vergabe der Mittel für krankenhausentlastende Planungen, Projekte und Maßnahmen sowie die Erstellung von Richtlinien für die Förderung von krankenhausentlastenden Planungen, Projekten und Maßnahmen (§ 16)
- die Festlegung von Punktewerten in dem dem Fonds übertragenen Ausmaß
- die Handhabung des Sanktionsmechanismus (§ 25)
- die Schiedsfunktion bei Auslegungsfragen des Salzburger Krankenanstaltenplanes
- die Abstimmungen von Leistungen zwischen den Krankenanstalten unter Berücksichtigung des überregionalen Leistungsangebotes
- die Empfehlung von Budgetvorgaben an die Träger der Fondskrankenanstalten in Form von Ausgabenhöchstbeträgen, die sich an der voraussichtlichen Entwicklung der Fondseinnahmen orientieren
- die Bestellung und Abberufung der Geschäftsführerin/des Geschäftsführers des Fonds, die Einrichtung der weiteren Fondsorgane (§ 20) sowie die Vertretung des Fonds in allen Rechtsbeziehungen
- die Erstellung des Jahresabschlusses (§ 26 Abs. 4)

Zu allgemeinen gesundheitspolitischen Belangen:

- (Weiter-)Entwicklung der Gesundheitsziele (inkl. Strategien zur Umsetzung) auf Landesebene
- Grundsätze der Umsetzung von Qualitätsvorgaben für die Erbringung von intra- und extramuralen Gesundheitsleistungen
- Grundsätze der Umsetzung von Vorgaben zum Nahtstellenmanagement
- Mitwirkung am Auf- und Ausbau der für das Gesundheitswesen maßgeblichen Informations- und Kommunikationstechnologien (wie ELGA, e-card, Telehealth, Telecare) auf Landesebene
- Umsetzung von Projekten zur Gesundheitsförderung

Die **Landes-Zielsteuerungskommission** besteht aus folgenden Mitgliedern:

- fünf Mitglieder, die von der Landesregierung entsendet werden und gemeinsam die Landeskurie bilden,
- fünf Mitglieder, die von den Trägern der Sozialversicherung entsendet werden und gemeinsam die Sozialversicherungskurie bilden und
- ein Mitglied, das vom Bund entsendet wird.

Die Landes-Zielsteuerungskommission hat u. a. folgende Aufgaben wahrzunehmen:

- Beratung des Entwurfes für den Landes-Zielsteuerungsvertrag

- Koordination, Abstimmungen und Festlegungen aller aus dem Landes- Zielsteuerungsvertrag inklusive Finanzrahmenvertrag resultierenden Aufgaben
- Jahresarbeitsprogramme für Maßnahmen auf Landesebene zur konkreten Umsetzung des Landes-Zielsteuerungsvertrags
- Wahrnehmung von Agenden zum Sanktionsmechanismus
- Umsetzung der Regelungen für vertragliche und gemeinsam von Sozialversicherung und Ländern zu verantwortende sektorenübergreifende Finanzierungs- und Verrechnungsmechanismen auf Landesebene (z.B. Spitalsambulanzen, Gruppenpraxen und niedergelassene Fachärztinnen/Fachärzte, tagesklinische Versorgung, innovative Versorgungsformen etc.); Umsetzung von vereinbarten innovativen Modellen zur sektorenübergreifenden Finanzierung des ambulanten Bereichs
- Angelegenheiten des Regionalen Strukturplans Gesundheit
- Angelegenheiten der Großgeräte intra- und extramural
- Strategie zur Gesundheitsförderung
- Angelegenheiten des Gesundheitsförderungsfonds
- Mitwirkung bei der Umsetzung von Qualitätsvorgaben für die Erbringung von intra- und extramuralen Gesundheitsleistungen

Abb. 9: Finanzielle Dotierung des SAGES 2013 (in Euro)

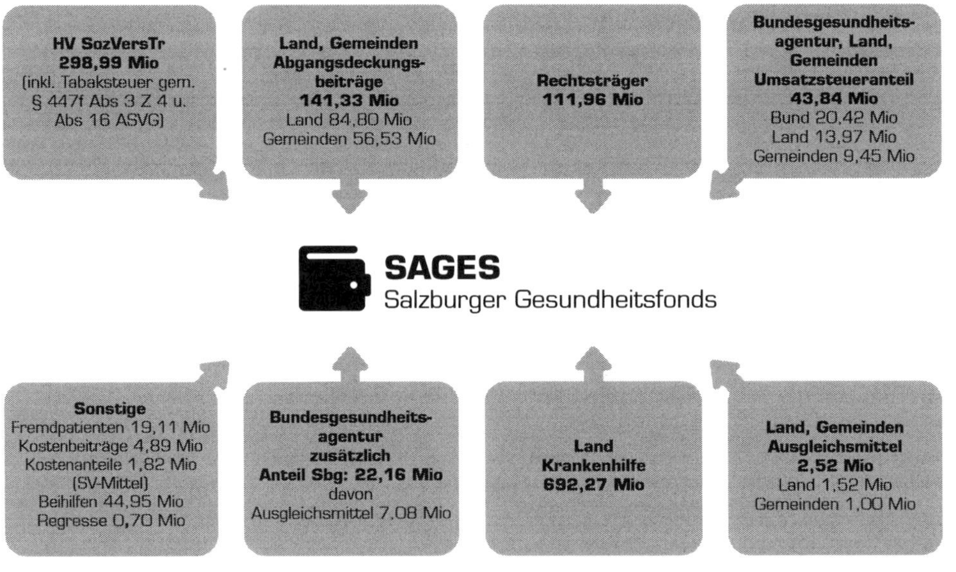

Quelle: SAGES.

Abb. 10: Mittelverwendung SAGES 2013

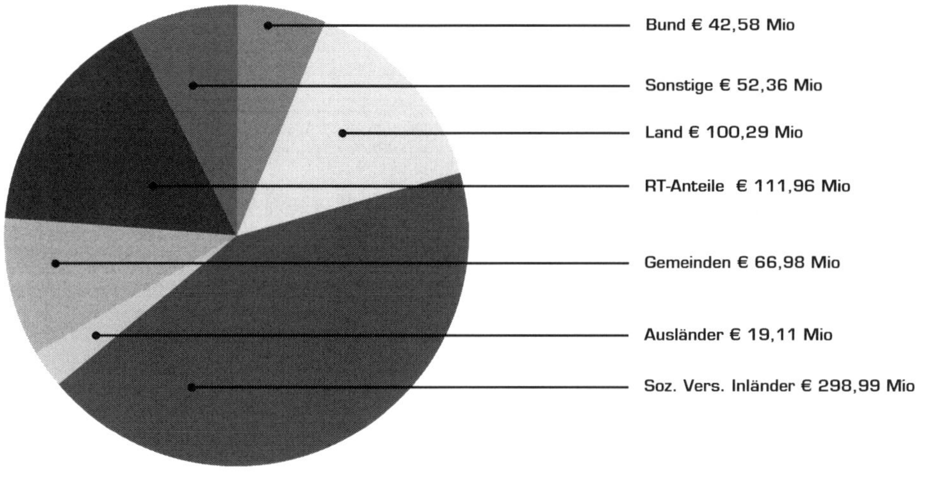

Quelle: SAGES.

3.3.5 Die Kärntner Situation inkl. dem Kärntner Gesundheitsfonds

Grundlage ist das Gesetz vom 3. Oktober 2013 über die Einrichtung des Kärntner Gesundheitsfonds und über die Zielsteuerung-Gesundheit im Land Kärnten (Kärntner Gesundheitsfondsgesetz– K-GFG). Der Fonds ist aufgrund dieses Gesetzes und im Sinn der Vereinbarung gemäß Art. 15a B-VG über die Organisation und Finanzierung des Gesundheitswesens, LGBl. Nr. 66/2005, in der Fassung der Vereinbarung gemäß Art. 15a B-VG, mit der die Vereinbarung gemäß Art. 15a B-VG über die Organisation und Finanzierung des Gesundheitswesens, BGBl. I Nr. 105/2008, geändert wird, und der Vereinbarung gemäß Art. 15a B-VG Zielsteuerung-Gesundheit, dazu bestimmt,

1. die Finanzierung der Fondskrankenanstalten,
2. die regionen- und sektorenübergreifende Planung und Steuerung des Gesundheitswesens im Land Kärnten unter Berücksichtigung gesamtwirtschaftlicher Auswirkungen und
3. die Verwaltung der Härtefallentschädigungsmittel gemäß § 57 Abs. 5 der Kärntner Krankenanstaltenordnung 1999 – KKAO wahrzunehmen.

Mittel des Fonds sind:

1. Beiträge der Bundesgesundheitsagentur, des Bundes, der Länder und der Gemeinden, die dem Fonds nach Maßgabe von Vereinbarungen gemäß Art. 15a B-VG oder gesetzlicher Vorschriften zum Zweck der Krankenanstaltenfinanzierung zufließen
2. Mittel der Träger der Sozialversicherung

3. Vermögenserträge und Darlehen
4. die von den Trägern der Krankenanstalten zur Verfügung gestellten Beträge nach § 57 Abs. 5 K-KAO; diese sind in einem eigenen Verrechnungskreis zu verwalten und ausschließlich für Angelegenheiten im Zusammenhang mit Entschädigungen in Härtefällen (§ 15) zu verwenden
5. sonstige Mittel

Organe des Fonds sind unter anderem die **Gesundheitsplattform** und **die Landes-Zielsteuerungskommission.**

Der **Gesundheitsplattform** gehören die folgenden Personen als Mitglieder mit Stimmrecht an:

1. die Vertreter des Landes,
2. die Vertreter der Träger der Sozialversicherung,
3. ein vom Bund zu entsendender Vertreter,
4. ein vom Österreichischen Städtebund, Landesgruppe Kärnten, zu entsendender Vertreter,
5. ein vom Kärntner Gemeindebund zu entsendender Vertreter,
6. ein von der Kärntner Ärztekammer zu entsendender Vertreter,
7. ein von der Kärntner Landeskrankenanstalten- Betriebsgesellschaft zu entsendender Vertreter,
8. ein Vertreter, den die Träger der sonstigen öffentlichen Krankenanstalten einvernehmlich entsenden, und
9. ein von der Patientenanwaltschaft im Einvernehmen mit der Pflegeanwaltschaft zu entsendender Vertreter.

Daneben gibt es noch Mitglieder ohne Stimmrecht:

1. ein vom Hauptverband der österreichischen Sozialversicherungsträger zu entsendender Vertreter,
2. der Vorsitzende des Fachbeirates für Qualität und Integration und
3. ein Vertreter des Dachverbandes der Selbsthilfe Kärnten.

Die wesentlichen Aufgaben der Gesundheitsplattform sind:

1. Angelegenheiten des Landesgesundheitsfonds als Fonds:
   a) landesspezifische Ausformung des im Land Kärnten geltenden leistungsorientierten Krankenanstaltenfinanzierungssystems; Abgeltung von Betriebsleistungen der Fondskrankenanstalten einschließlich der Nebenkosten; Umsetzung von leistungsorientierten Vergütungssystemen unter Berücksichtigung aller Gesundheitsbereiche auf Basis entsprechender Dokumentationssysteme
   b) Gewährung von Förderungen für Investitionsvorhaben; Gewährung von Zuschüssen für Projekte, Planungen und krankenhausentlastende Maßnahmen; Erlassung von Richtlinien für die Gewährung solcher Förderungen und Zuschüsse
   c) Voranschlag und Rechnungsabschluss des Fonds, soweit nicht der Verrechnungskreis des Gesundheitsförderungsfonds betroffen ist;
2. In allgemeinen gesundheitspolitischen Angelegenheiten:

a) (Weiter-)Entwicklung der Gesundheitsziele (einschließlich Strategien zur Umsetzung) auf Landesebene im Einklang mit den Rahmen-Gesundheitszielen der Bundesgesundheitskommission
b) Grundsätze der Umsetzung von Qualitätsvorgaben für die Erbringung von intra- und extramuralen Gesundheitsleistungen
c) Grundsätze der Umsetzung von Vorgaben zum Nahtstellenmanagement
d) Mitwirkung am Auf- und Ausbau der für das Gesundheitswesen maßgeblichen Informations- und Kommunikationstechnologien (wie ELGA, e-card, Telehealth, Telecare) auf Landesebene
e) Umsetzung von Projekten zur Gesundheitsförderung, unbeschadet der Zuständigkeit der Landes-Zielsteuerungskommission
f) Evaluierung der von der Gesundheitsplattform auf Landesebene wahrgenommenen Aufgaben

3. In krankenanstalten- und ärzterechtlichen Angelegenheiten:
   a) Abgabe einer begründeten Stellungnahme in Verfahren betreffend Errichtung selbstständiger Ambulatorien
   b) Abgabe einer begründeten Stellungnahme in Zulassungsverfahren für Gruppenpraxen zur Leistungserbringung im Rahmen der ambulanten öffentlichen Gesundheitsversorgung
4. Analyse, Ressourcenplanung und Serviceleistungen im Bereich der Gesundheitsberufe
5. Strategien zu Vorhaben grenzüberschreitender Kooperationen im Bereich der Gesundheitsdienstleister.

Die Wahrnehmung aller dieser Aufgaben zur Planung, Steuerung und Finanzierung des Gesundheitswesens im Bereich des Landes Kärnten hat unter Einhaltung der Festlegungen der Bundesgesundheitsagentur, des Bundes-Zielsteuerungsvertrages, des Landes-Zielsteuerungsvertrages und der Landes-Zielsteuerungskommission sowie unter Berücksichtigung gesamtwirtschaftlicher Auswirkungen zu erfolgen.

Der **Landes-Zielsteuerungskommission** gehören die Kurie des Landes und der Träger der Sozialversicherung mit je fünf Mitgliedern sowie ein vom Bund entsandter Vertreter an. Die Kurie des Landes besteht aus dem für die Angelegenheiten der Krankenanstalten zuständigen Mitglied der Landesregierung, dem für die Angelegenheiten für Soziales zuständigen Mitglied der Landesregierung, dem für die Angelegenheiten der Finanzen zuständigen Mitglied der Landesregierung und zwei weiteren Vertretern des Landes, die von der Landesregierung entsandt werden. Die Kurie der Träger der Sozialversicherung besteht aus dem Obmann und drei weiteren von der Kärntner Gebietskrankenkasse entsandten Mitgliedern sowie aus einem Mitglied, das von der Versicherungsanstalt öffentlich Bediensteter, der Sozialversicherungsanstalt der gewerblichen Wirtschaft, der Sozialversicherungsanstalt der Bauern und der Versicherungsanstalt für Eisenbahnen und Bergbau einvernehmlich entsendet wird. Den Vorsitz in der Landes-Zielsteuerungskommission haben das für Angelegenheiten der Krankenanstalten zuständige Mitglied der Landesregierung und der Obmann der Kärntner Gebietskrankenkasse gleichberechtigt zu führen (Co-Vorsitzende).

Für die Beschlussfassung der Landes-Zielsteuerungskommission ist Einvernehmen zwischen der Kurie des Landes und der Kurie der Träger der Sozialversicherung erforderlich. Der Bund hat ein Vetorecht, allerdings nur insoweit, als ein Verstoß gegen geltendes Recht einschließlich der Vereinbarungen gemäß Art. 15a B-VG, den Bundes-Zielsteuerungsvertrag oder gegen Beschlüsse der Organe der Bundesgesundheitsagentur geltend gemacht wird.

Was ihre **Aufgaben** betrifft, so ist in der **Landes-Zielsteuerungskommission** der Entwurf für den Landes-Zielsteuerungsvertrag zu beraten und zur Beschlussfassung in den zuständigen Gremien der Träger der sozialen Krankenversicherung und des Landes einvernehmlich zu empfehlen. Darüber hinaus ist sie zur Beratung und Beschlussfassung in folgenden Angelegenheiten zuständig:

1. Koordination, Abstimmungen und Festlegungen aller aus dem Landes-Zielsteuerungsvertrag einschließlich des Finanzrahmenvertrages resultierenden Aufgaben unter Bedachtnahme auf eine bedarfsorientierte Versorgungs- und Leistungsdichte im intra- und extramuralen Bereich
2. Jahresarbeitsprogramme für Maßnahmen auf Landesebene zur konkreten Umsetzung des Landes-Zielsteuerungsvertrags
3. Mitwirkung am bundesweiten Monitoring und Behandlung des Monitoringberichts nach der Vereinbarung gemäß Art. 15a B-VG Zielsteuerung-Gesundheit
4. Wahrnehmung der Angelegenheiten des Sanktionsmechanismus
5. Umsetzung der Regelungen für vertragliche und gemeinsam von Sozialversicherung und Ländern zu verantwortende sektorenübergreifende Finanzierungs- und Verrechnungsmechanismen auf Landesebene (z.B. Spitalsambulanzen, Gruppenpraxen und niedergelassene Fachärzte, tagesklinische Versorgung, innovative Versorgungsformen); Umsetzung von vereinbarten innovativen Modellen zur sektorenübergreifenden Finanzierung des ambulanten Bereichs
6. Angelegenheiten des Regionalen Strukturplans Gesundheit gemäß der Vereinbarung gemäß Art. 15a B-VG über die Organisation und Finanzierung des Gesundheitswesens; Ausarbeitung des Entwurfs eines Landes-Krankenanstaltenplans (einschließlich der Vorgaben zu Großgeräten)
7. Angelegenheiten der Großgeräte intra- und extramural
8. Strategie zur Gesundheitsförderung
9. Angelegenheiten des Gesundheitsförderungsfonds einschließlich der Entscheidung über die Verwendung der Mittel
10. Mitwirkung bei der Umsetzung von Qualitätsvorgaben für die Erbringung von intra- und extramuralen Gesundheitsleistungen
11. Umsetzung von Vorgaben zum Nahtstellenmanagement
12. Evaluierung der von der Landes-Zielsteuerungskommission wahrgenommenen Aufgaben

Die bis zum 31. März 2014 vorläufig vereinnahmten Gesamtmittel für das Rechnungsjahr 2013 betragen rund 771,61 Mio. Euro.

Der Kärntner Gesundheitsfonds wurde im Jahr 2013 mit folgenden Mitteln bzw. aus folgenden Finanzierungsquellen dotiert:

- Beiträge der Träger der Sozialversicherung aufgrund der Vereinbarung gemäß Art. 15a B-VG über die Organisation und Finanzierung des Gesundheitswesens
- Beiträge des Bundes aufgrund der Vereinbarung gemäß Art. 15a B-VG über die Organisation und Finanzierung des Gesundheitswesens
- Beiträge des Landes aufgrund der Vereinbarung gemäß Art. 15a B-VG über die Organisation und Finanzierung des Gesundheitswesens
- Beiträge der Gemeinden aufgrund des Finanzausgleichsgesetzes
- Beiträge des Bundes gemäß dem Gesundheits- und Sozialbereich-Beihilfengesetz (GSBG)

Weiters fließen nachstehende Mittel in den Landesfonds:

- Kostenbeiträge der Versicherten für stationäre Anstaltspflege gemäß den Bestimmungen der Sozialversicherungsgesetze
- Erstattungen für ausländische GastpatientInnen gemäß den in den zwischenstaatlichen Übereinkommen oder dem überstaatlichen Recht über soziale Sicherheit vorgesehenen Erstattungsverfahren
- Erstattungen der von den Sozialversicherungsträgern nach dem Regressrecht geltend gemachten Ansprüche
- Kostenbeiträge für Entschädigungen in Härtefällen (Härtefonds)
- Beiträge der Krankenfürsorgeanstalt der BeamtInnen der Stadt Villach
- sonstige Mittel (z. B. Kostenbeiträge, Erträge aus dem Fondsvermögen)

Aus dem Kärntner Gesundheitsfonds fließen vorweg Fondsmittel für folgende Zwecke:

- Investitionen für bauliche Maßnahmen und medizinisch-technische Großgeräte
- Mittel für strukturverbessernde Maßnahmen
- Mittel für die Planung der Gesundheitsversorgung
- Betriebszuschüsse für die Schulen der Gesundheits- und Krankenpflege
- Aufwendungen für das Tumor- und Patientenregister, für das Projekt „Telemedizin" sowie für die anstaltsübergreifende Facharztausbildung
- Verwaltungsaufwand des Landesfonds
- Beihilfen nach dem Gesundheits- und Sozialbereich-Beihilfengesetz
- Entschädigungen in Härtefällen

Abb. 11: Mittelaufbringung des KGF 2013

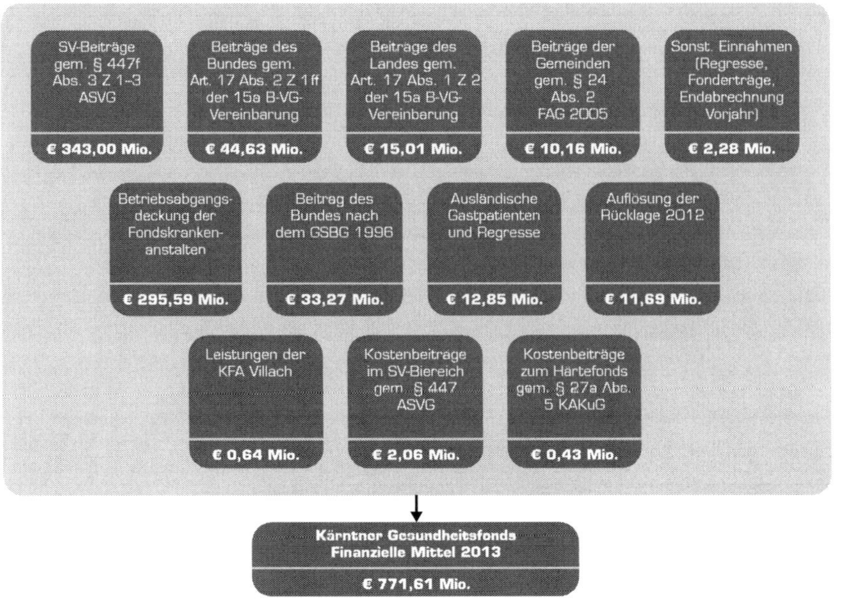

Quelle: Kärntner Gesundheitsfonds.

Abb. 12: Mittelverwendung des KGF 2013

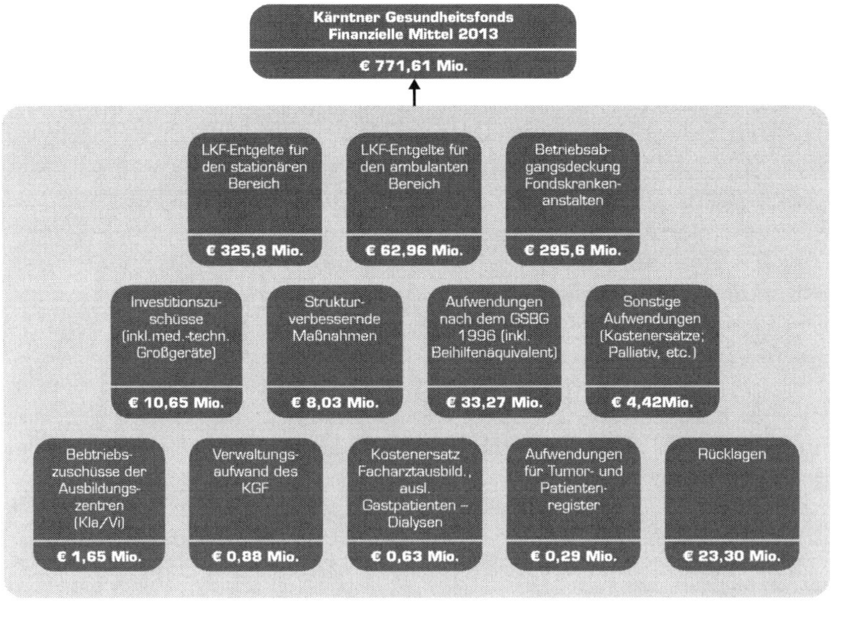

Quelle: Kärntner Gesundheitsfonds.

Im Kapitel Finanzierung wird auch über das Thema der Krankenanstaltenfinanzierung gesprochen werden. Die Länder als primärer Eigentümer der Krankenanstalten haben sich bei der Abrechnung an zwei Finanzierungsbereiche zu halten, die länderweise unterschiedlich gestaltet sind. Zum einen an den bundesweit einheitlichen LKF-Kernbereich und zum anderen an den länderweise gestaltbaren LKF-Steuerungsbereich. Das Land Kärnten verteilt im Kernbereich nach LKF-Punkten, im Steuerungsbereich gewichtet es nach Krankenanstaltentyp und Normvorgaben nach Versorgungsregionen. Das bedeutet zum einen, dass, je größer ein Spital ist und je mehr Fächer es anbietet, desto höher ist der LKF-Punktewert für dieses Spital, zum anderen, dass das Land Kärnten bestimmte LKF-Punkte pro Region verteilt und zusätzlich ein Fallpauschalenclustering betreibt und hier ebenso anhand bestimmter Leistungen (HDG, MEL) LKF-Punkte vergibt.

Mehr dazu in Kapitel 7.

3.4 Sozialversicherungsträger

Die Grafiken in Kapitel 3.2 zeigen, dass neben Bund und Ländern als dritter großer Bereich jener der Sozialversicherung im Gesundheitswesen eine sehr große Rolle spielt. In Artikel 10 Abs. 1 Z 11 des österreichischen Bundesverfassungsgesetzes heißt es: „Bundessache ist die Gesetzgebung und die Vollziehung in folgenden Angelegenheiten:

(...), Sozial- und Vertragsversicherungswesen; (...)".

Die österreichische Sozialversicherung ist in Selbstverwaltung organisiert, indem die gesetzlichen (beruflichen) Interessenvertretungen Vertreter in die Organe eines Sozialversicherungsträgers entsenden, welche die Geschäfte der Sozialversicherung weisungsfrei führen. Dem Staat steht ein Aufsichtsrecht durch Aufsichtsbehörden zu. Der Bund hat dabei also die Vollziehung den Sozialversicherungsträgern übertragen, die als Selbstverwaltungskörper geführt werden.

Die wesentlichen Merkmale der Selbstverwaltung sind:

- Organisationsform als „Körperschaft öffentlichen Rechts"
- Pflichtmitgliedschaft und Pflichtbeiträge nach den gesetzlichen Vorschriften
- Befugnis zur Erlassung allgemein verbindlicher Normen
- Befehls- und Zwangsgewalt gegenüber den Verbandsangehörigen (Bescheidrecht)
- Bestellung eigener Organe aus der Mitte der Verbandsangehörigen (die Verwaltungskörper werden von den Interessenvertretungen beschickt)
- Unabhängigkeit von Weisungen staatlicher Behörden
- Aufsichtsrecht der staatlichen Verwaltung[57]

---

[57] Hofmarcher, Maria; Rack, Herta: Gesundheitssysteme im Wandel: Österreich. Kopenhagen, WHO.

Die Sozialversicherung ist als Pflichtversicherung organisiert und besteht aus den Bereichen Kranken-, Unfall- und Pensionsversicherung.[58]

Die Krankenversicherung in Österreich deckt die Versicherungsfälle der Krankheit, Arbeitsunfähigkeit in Folge von Krankheit sowie der Mutterschaft ab. Sie erbringt sowohl Sachleistungen (Krankenbehandlung, Anstaltspflege, ...) als auch Geldleistungen (Krankengeld, Wochengeld, ...). Gesetzliche Grundlagen für die Krankenversicherung sind das Allgemeine Sozialversicherungsrecht (ASVG) und der darin enthaltene Begriff Krankheit samt Novellen sowie das Gewerbliche Sozialversicherungsgesetz (GSVG) für die Selbstständigen, das Bauern-Sozialversicherungsgesetz (BSVG) für die Bäuerinnen/Bauern und das Beamten- Kranken- und Unfallversicherungsgesetz (B-KUVG) für die BeamtInnen. Jeder Beschäftigte, dessen Bruttogehalt über der Geringfügigkeitsgrenze liegt, ist in Österreich damit krankenversichert. Die Krankenversicherung selbst kann man sich nicht auswählen, sondern ist vom jeweiligen Dienstgeber und dessen Standort abhängig. So gibt es in jedem Bundesland eine Gebietskrankenkasse (GKK), welche für die in der Privatwirtschaft tätigen Menschen zuständig ist. Daneben existieren eigene Krankenkassen für beispielsweise Bundesbedienstete, Eisenbahner oder Landwirte. Träger dieser Versicherung sind die jeweils zuständigen Krankenkassen. Unternehmer und Selbstständige sind bei der Sozialversicherungsanstalt der gewerblichen Wirtschaft (SVA) kranken-, unfall- sowie pensionsversichert. Diese hat aber anders als die GKK bei ambulanten Behandlungen einen Selbstbehalt von 20%, den der Versicherte zu zahlen hat, bietet jedoch weit mehr Leistungen als die GKK[59]. Die Versicherungsbeiträge werden bei unselbstständig Erwerbstätigen direkt vom Lohn oder Gehalt abgezogen und zusammen mit dem Anteil, den der Dienstgeber dazuzahlt, bei der Krankenkasse eingezahlt. Beschäftigte, deren Bruttogehalt unter der Geringfügigkeitsgrenze liegt und die dementsprechend nicht durch die Kranken-, Pensions- und Arbeitslosenversicherung pflichtversichert sind, können sich freiwillig selbst in der zuständigen Kranken- und Pensionsversicherung versichern (Selbstversicherung bei geringfügiger Beschäftigung). Die Höhe des monatlichen Beitrags für die freiwillige Selbstversicherung hängt anders als bei der Pflichtversicherung nicht vom Bruttogehalt ab, sondern unterliegt einer jährlichen Anpassung und ist für alle Selbstversicherten gleich.

Neben der Pflichtversicherung hat jeder Österreicher die Wahl, bei einem Versicherungsunternehmen seiner Wahl verschiedene private Zusatzversicherungen abzuschließen. Neben der Sonderklasse-Versicherung, die im Falle eines Krankenhausaufenthaltes freie Spitals- und Arztwahl sowie mehr Komfort garantiert, wie beispielsweise ein Ein- oder Zweibett-Zimmer mit Dusche, WC, TV und Telefon sowie sonstigem zusätzlichen Service, bieten viele Versicherer inzwischen auch Polizzen an, die Zusatzkosten bei Zahnarztbesuchen oder Kosten für Kuren und alternative Heilmethoden übernehmen.

[58] Die Arbeitslosenversicherung ist eigenständig organisiert und wird vom AMS verwaltet.

[59] Vgl. dazu Homepage des Hauptverbandes der österreichischen Sozialversicherungsträger, www.hauptverband.at

Die Unfallversicherung deckt die Versicherungsfälle des Arbeitsunfalls sowie der Berufskrankheit ab, und hat die Folgen mit allen zur Verfügung stehenden Mitteln so gut wie möglich zu beseitigen.

Die österreichische Unfallversicherung erbringt neben Sachleistungen auch Geldleistungen, hauptsächlich in Form von Unfallrenten. Geldleistungen jedoch nur dann, wenn sich der Unfall am Weg zur Arbeit oder während der Ausübung dieser ereignet hat. Für Invalidität nach einem Unfall in der Freizeit erfolgt keine Geldleistung.

Die Pensionsversicherung deckt die Versicherungsfälle des Alters, der geminderten Arbeitsfähigkeit bzw. Erwerbsunfähigkeit sowie des Todes ab. Zudem werden Gesundheitsleistungen wie Kuraufenthalte oder Rehabilitationsleistungen erbracht. Die Pensionsversicherung stellt mehrheitlich Geldleistungen, hauptsächlich in Form von Pensionen zur Verfügung. (Der Begriff „Rente“ wird in Österreich nicht für Alterspensionen, sondern nur für Leistungen aus der Unfallversicherung verwendet.)

Seit 2005 gibt es nur mehr fünf Pensionsversicherungsträger:

- Pensionsversicherungsanstalt (PVA)
- Sozialversicherungsanstalt der gewerblichen Wirtschaft (SVA)
- Sozialversicherungsanstalt der Bauern (SVB)
- Versicherungsanstalt für Eisenbahnen und Bergbau (VAEB)
- Versicherungsanstalt des österreichischen Notariates

Der Versicherungsfall der Arbeitslosigkeit wird durch die Arbeitslosenversicherung abgedeckt, die zwar grundsätzlich zum österreichischen Sozialversicherungssystem zu zählen ist, allerdings nicht nach dem Prinzip der Selbstverwaltung exekutiert wird, sondern vom Bund über das Arbeitsmarktservice abgewickelt wird. Sie zählt auch nicht zur Vollversicherung.

Aufgrund dieser Pflichtversicherung sind in Österreich rund 99% der Bevölkerung vom Sozialversicherungsschutz erfasst. Der Leistungsbedarf eines Jahres wird nahezu vollständig aus dem Beitragsaufkommen des gleichen Jahres bestritten, d. h. angesammeltes Kapital dient im Wesentlichen nur als kurzzeitige Schwankungsreserve (Nachhaltigkeitsrücklage, Generationenvertrag, Finanzierungsprinzip). Zu den Aufgaben der Sozialversicherung gehören neben den Versicherungsleistungen im engeren Sinn auch Gesundheitsvorsorge, Sicherheitsberatung sowie Rehabilitation. Es sind nicht alle Pflichtversicherten in allen Zweigen versichert. Sofern man nur in einzelnen Zweigen der Sozialversicherung (z. B.: Unfallversicherung) versichert ist, spricht man von Teilversicherung (Darunter fallen bspw. auch geringfügig Beschäftigte). Im Gegensatz dazu spricht man von Vollversicherung, wenn man in allen Bereichen pflichtversichert ist.

Manche Träger sind zentral organisiert. Sie haben eine Hauptstelle und Außen- oder Landesgeschäftsstellen in den Bundesländern oder Bezirken. Manche sind dezentral mit Landesstellen mit jeweils eigenen geschäftsführenden Organen in den Bundesländern organisiert.

Für Beamte existiert kein Pensionsversicherungsträger, weil anstelle einer Pension Anspruch auf Ruhegenuss (bzw. Versorgungsgenuss für Hinterbliebene) gegenüber den Dienstbehörden besteht. (Das schließt allerdings nicht aus, dass auch Beamte im Zuge der

Tab. 11: Krankenversicherung – Beitragssätze – Entwicklung

	Beitragssatz			Höchstbeitragsgrundlage		
	2004	2007	2014 seit 2008	2004	2007	2014
Arbeiter (DGA + DNA)	7,60%	7,50%	**7,65%**	€ 3.450 (14 x jährlich)	€ 3.840 (14 x jährlich)	**€ 4.530 (14 x jährlich)**
Angestellte (DGA + DNA)	6,90%	7,50%	**7,65%**			
öffentlicher Dienst (DGA + DNA)	7,10%	7,30%	**7,65%**			
Selbstständige	8,90%	9,10%	**7,65%**	€ 4.025 (12 x jährlich)	€ 4.480 (12 x jährlich)	**€ 5.285 (12 x jährlich)**
Bauern	6,40%	7,50%	**7,65%**			

Quelle: Hauptverband der österreichischen Sozialversicherungsträger, www.hauptverband.at

Abb. 13: Darstellung der Sozialversicherungsträger

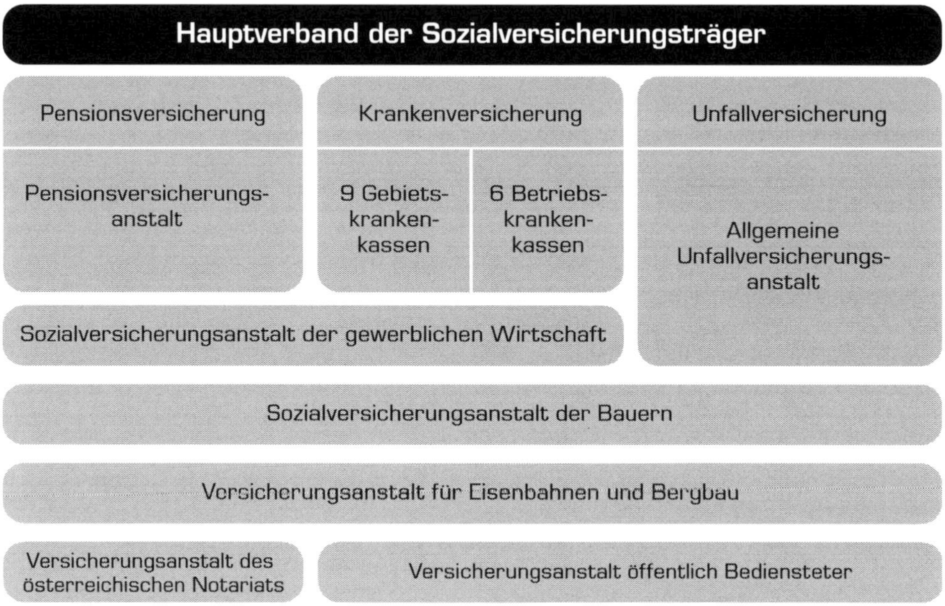

Organigramm der österreichischen Sozialversicherung. Quelle: www.sozialversicherung.at

Harmonisierung eigene Pensionsbeiträge leisten.) Die auszahlende Stelle ist das Pensionsservice der Versicherungsanstalt öffentlich Bediensteter (ehemals Bundespensionsamt).

Für manche Landes- und Gemeindebeamte ist eine der 17 österreichischen Krankenfürsorgeanstalten (KFA) zuständig. Diese sind keine Sozialversicherungsträger, sie gehören nicht dem Hauptverband der österreichischen Sozialversicherungsträger an und unterliegen auch nicht der Aufsicht durch Aufsichtsbehörden.

Der Hauptverband der österreichischen Sozialversicherungsträger wurde 1948 als Dachorganisation aller österreichischen Sozialversicherungsträger gegründet. Ihm obliegt unter anderem die Wahrnehmung der allgemeinen und gesamtwirtschaftlichen Interessen der Sozialversicherungsträger (z. B. Begutachtung von Gesetzesentwürfen, Beobachtung der volkswirtschaftlichen Entwicklung) und die Vertretung der Sozialversicherungsträger gegenüber ausländischen Einrichtungen (z. B. Mitwirkung beim Abschluss von Sozialversicherungsabkommen mit anderen Staaten). Der Hauptverband ist seit 1969 auch zuständig für die Vergabe der Sozialversicherungsnummer, die für alle Versicherungsträger gilt. Durch diese eindeutige Nummer kann ein Wechsel von einer Versicherung zur anderen problemlos erfolgen.

Die Aufgaben des Hauptverbandes umfassen:

- Die Wahrung der allgemeinen und gesamtwirtschaftlichen Interessen der österreichischen Sozialversicherung
- die Vertretung der Sozialversicherungsträger in gemeinsamen Angelegenheiten
- die Vertretung der österreichischen Sozialversicherung gegenüber ausländischen Einrichtungen
- die Möglichkeit der Gewährung von Rechtsschutz in Streitfällen, die von gemeinsamem Interesse für die Sozialversicherung sind
- die Erstellung von Richtlinien für ein möglichst einheitliches Vorgehen aller autonomen Sozialversicherungsträger
- den Abschluss von Verträgen mit öffentlich-rechtlichen Interessenvertretungen der Ärztinnen/Ärzte, DentistInnen etc.
- die Möglichkeit, bestimmten Beschlüssen von Sozialversicherungsträgern durch Zustimmung Rechtskraft zu verleihen
- die Mitwirkung an dem Ausgleich und der Aufteilung von Geldmitteln der Sozialversicherung
- die Entsendung von VertreterInnen in diverse innerösterreichische Kommissionen
- die Herausgabe der Fachzeitschrift „Soziale Sicherheit"
- die Erbringung von Dienstleistungen für die österreichische Sozialversicherung (Vergabe von Versicherungsnummern, Schulung der MitarbeiterInnen der Sozialversicherung, e-card etc.).

Seit Jänner 2005[60] sind als entscheidungsbefugte Verwaltungskörper die Trägerkonferenz und der Verbandsvorstand eingerichtet.

Die Trägerkonferenz besteht aus den Obmännern und ihren ersten StellvertreterInnen aller Versicherungsträger mit Ausnahme der Betriebskrankenkassen, von denen nur die versichertenstärkste Kasse vertreten ist, sowie drei SeniorenvertreterInnen. Die Träger-

[60] Änderung durch das 3. Sozialversicherungs-Änderungsgesetz 2004.

konferenz wählt aus ihrer Mitte eine/n Vorsitzende/n und zwei StellvertreterInnen. Die Aufgaben der Trägerkonferenz umfassen die Gebarungskontrolle des Hauptverbandes (z.B. Rechnungsabschlüsse), den Beschluss über rechtsetzende Akte des Hauptverbandes (z.B. Richtlinien, Mustersatzung, Musterkrankenordnung) und die Zustimmung zu Gesamtverträgen. Damit hat sie rechtsetzende und kontrollierende Funktion.

Der Verbandsvorstand, der mit der Generalkompetenz ausgestattet ist, besteht aus zwölf von der Trägerkonferenz entsandten Mitgliedern, die je zur Hälfte der Dienstgeber- und der Dienstnehmergruppe zuzurechnen sind und einem Versicherungsträger als Versicherungsvertreter angehören müssen. Die Entsendung erfolgt auf der Grundlage von Vorschlägen der Interessenvertretungen der DienstgeberInnen und DienstnehmerInnen (je fünf Mitglieder), der Präsidentenkonferenz der Landwirtschaftskammern Österreichs und der Gewerkschaft Öffentlicher Dienst (je ein Mitglied). Dem Verbandsvorstand obliegt die gesamte Geschäftsführung des Hauptverbandes (mit Ausnahme von ausdrücklich der Trägerkonferenz zugewiesenen Aufgaben) und dessen Vertretung nach außen. Er kann Ausschüsse einrichten und ihnen – unbeschadet seiner Verantwortlichkeit – einzelne Aufgaben übertragen. Laufende Angelegenheiten kann er dem Verbandsmanagement delegieren. Weiters hat er beratende Ausschüsse für die Aufgabenbereiche Krankenversicherung und Prävention, Alterssicherung, Unfallversicherung sowie Informationstechnologie zu bilden. Im Rahmen seiner operativen Aufgaben bereitet er auch die Beschlüsse der Trägerkonferenz vor. Seit 2009 ist Vorsitzender des Verbandsvorstandes (Verbandsvorsitzender) Hans Jörg Schelling. Die Bürogeschäfte führt das Verbandsmanagement, das aus einem/einer leitenden Angestellten (Generaldirektor) und seinen/ihren drei Stellvertretern/Stellvertreterinnen besteht, das auf vier Jahre bestellt wird (derzeitige Funktionsperiode von April 2013 bis Ende März 2017). Generaldirektor ist seit 2013 Josef Probst, seine Stellvertreter sind Bernhard Wurzer, Alexander Hagenauer und Volker Schörghofer. Geschäftsführung und Vertretung erfolgen durch den Verbandsvorstand und die von ihm beschlossenen Ermächtigungen (Delegierungsbeschlüsse). Zeichnungsbefugnisse sind durch die Satzung definiert. Das Management ist gegenüber dem Verbandsvorstand weisungsgebunden.[61]

Der Hauptverband ist nicht im Firmenbuch eingetragen. Organisationsgrundlagen und Funktionsträger sind im Ergänzungsregister nach dem E-Government-Gesetz veröffentlicht. Weitere Gremien im Hauptverband ohne den Status eines Verwaltungskörpers waren bis Ende 2012 die Controllinggruppe und das Sozial- und Gesundheitsforum Österreich. Das im April 2005 konstituierte Sozial- und Gesundheitsforum bestand aus 44 ExpertInnen der Sozial- und Gesundheitspolitik. Das Gremium wurde als Beratungsorgan der/des Sozial- und GesundheitsministerIn/s sowie des Hauptverbandes in sozial- und gesundheitspolitischen Fragen eingerichtet. Das Sozial- und Gesundheitsforum sollte insbesondere über die Tagespolitik hinaus mittel- und langfristige Vorschläge für die österreichische Gesundheits- und Sozialpolitik erarbeiten. Die/Der Vorsitzende und die/der StellvertreterIn wurden aus der Wirtschaftskammer und aus der Kammer für ArbeiterInnen und Angestellte gewählt. Die Controllinggruppe überwachte das Verwaltungshandeln der Sozialversicherungsträger

[61] Vgl. dazu Tomandl, Theodor: Gedanken zur Reform des Hauptverbandes der Sozialversicherungsträger Österreichs, in: Soziale Sicherheit, April 2005, S. 150 ff.

und war für die Berichterstattung an die Trägerkonferenz bzw. an die Aufsichtsbehörden zuständig. Die Controllinggruppe war, wie das Sozial- und Gesundheitsforum, kein Selbstverwaltungskörper. Beide Einrichtungen wurden im Rahmen des 2. Stabilitätsgesetzes Ende 2012 aufgelöst.[62]

Beim Hauptverband ist ein Beirat eingerichtet, der die Anliegen der Versichertengemeinschaft und der Leistungsbezieher wahrnehmen soll. Durch die Einrichtung der Beiräte soll auch im Bereich der Dachorganisation das Ziel einer versichertennahen Verwaltung sichergestellt werden. Beim Hauptverband setzt sich der Beirat aus folgenden Personen zusammen: einem Vorsitzenden und zwei Vorsitzenden-Stellvertretern, die vom Bundesminister für Soziales und Konsumentenschutz auf Vorschlag der drei mitgliederstärksten im Bundesseniorenbeirat vertretenen Seniorenorganisationen zu entsenden sind, einem Vorsitzenden-Stellvertreter, der vom Bundesminister für Soziales und Konsumentenschutz auf Vorschlag des Bundesbehindertenbeirates zu entsenden ist und den Vorsitzenden der Beiräte jener Versicherungsträger, die in der Trägerkonferenz vertreten sind. Er kann in Fragen von grundsätzlicher Bedeutung seine Anhörung verlangen. In der Beiratssitzung beschlossene Anträge und Stellungnahmen können im zuständigen Verwaltungskörper eingebracht werden. Vertreter des Beirates sind berechtigt, an den Sitzungen der Verwaltungskörper mit beratender Stimme teilzunehmen. Der Beirat hat mindestens einmal jährlich zusammenzutreten. Die Sitzung ist vom Vorsitzenden des Beirates einzuberufen. Im Beirat des Hauptverbandes sind die Interessen von Leistungsbeziehern (Pensionen, Pflegegeld) und Beitragszahlern (Arbeitnehmer, Arbeitgeber) vertreten. Der Beirat ist kein Geschäftsführungsorgan.[63]

Im Detail sind die Beziehungen der Träger der Sozialversicherung zu den Trägern der Krankenanstalten und zu den Landesgesundheitsfonds in der gültigen Artikel 15a B-VG-Vereinbarung über die Organisation und Finanzierung im Gesundheitswesen im Artikel 25 geregelt. Die wesentlichen Punkte sind folgende:

Artikel 25 Abs. 1 besagt, dass mit den Zahlungen der Träger der Sozialversicherung an die Landesgesundheitsfonds alle Leistungen der Krankenanstalten gemäß Artikel 18 Abs. 3 und 4, insbesondere im stationären, halbstationären, tagesklinischen und spitalsambulanten Bereich einschließlich der durch den medizinischen Fortschritt resultierenden Leistungen für Versicherte und anspruchsberechtigte Angehörige der Träger der Sozialversicherung zur Gänze abgegolten sind.

Unter den Leistungen der Sozialversicherung sind in den Bereichen Unfall- und Pensionsversicherung (Artikel 25 Abs. 2) nur die in entsprechend angeführten Paragraphen genannten Leistungen zu verstehen. Ausgenommen (Artikel 25 Abs. 3) davon sind Leistungen im Rahmen der Mutter-Kind-Pass-Untersuchungen und im Einvernehmen zwischen der Sozialversicherung und betroffenen Ländern ausgenommene Leistungen. Die Verpflichtung der Sozialversicherung zur ausreichenden Bereitstellung von Vertragspartnerinnen/Vertragspartnern bleibt aufrecht. Die in den Sozialversicherungsgesetzen festgelegten Sachleistungspflichten und Verfahrenszuständigkeiten gegenüber den Versicherten der So-

62 2. Stabilitätsgesetz 2012-2. StabG 2012, BGBl. I Nr. 35/2012.

63 Vgl. dazu: www.hauptverband.at

zialversicherungsträger bleiben aufrecht. Damit ist auch eines klargestellt, nämlich die Tatsache, dass die Träger der Krankenanstalten (z. B. Länder oder Gemeinden) für den Großteil des Betriebsabganges einstehen müssen.

Hier ergibt sich ein Spannungsfeld, das seit der Einführung der neuen Krankenanstaltenfinanzierung im Jahr 1997 nicht wirklich gelöst wurde, erst im Rahmen dieser Gesundheitsreform einer Lösung zugeführt werden könnte und später im Finanzierungsteil genauer besprochen wird. Nur vorweg: Die Sozialversicherungsträger, die primär bisher für die Finanzierung des extramuralen Bereiches verantwortlich zeichneten, trachteten danach, möglichst viele Leistungen in den Spitalsbereich zu verlagern, da sie dort nur gedeckelte Beiträge zu bezahlen haben. Egal, ob ein Patient oder eine Million Patienten im betreffenden Spital behandelt werden; der Anteil, den die Sozialversicherungen zu leisten hatten, war immer der gleiche. Darüber hinaus sind die Sozialversicherungsträger Vertragspartner der Ärzte für den niedergelassenen Bereich und bestimmen dadurch das Leistungsangebot im extramuralen Bereich wesentlich mit. Ihre Mehrkosten entstanden vor allem dadurch, dass alle zusätzlichen Arztstellen im niedergelassenen Bereich zusätzliche Kosten für die Sozialversicherungsträger verursachen und daher eine Vermehrung der Arztstellen genau überlegt sein muss.

Ziel der Spitäler wiederum war es, möglichst viele Leistungen in vor- oder nachgelagerte Einrichtungen zu verlagern, um den Mehrkosten, nicht aber Mehrerlösen in den Spitalsambulanzen, die es aufgrund der Deckelung nicht gibt, zu entgehen.

Damit zeigte sich, dass sich ein Bereich nur auf Kosten des jeweils anderen Bereiches wirtschaftliche Vorteile verschaffen konnte. Die Gesundheitspolitiker sprachen in vielen Zielsetzungen (dazu später mehr) von einer sektorenübergreifenden Finanzierung und Gesundheitsplanung, von Verbesserungen im Bereich des Schnittstellenmanagements und von Strukturqualitätskriterien. Ein wirklicher Durchbruch soll nun durch die Gesundheitsreform neu erreicht werden. Nämlich in der Form, dass künftig Länder UND Sozialversicherungen GEMEINSAM sowohl den intra- als auch den extramuralen Bereich zu steuern und zu finanzieren haben. Eine höchst spannende Situation, die später noch genau beleuchtet wird ...

In Artikel 25 Abs. 8 wird normiert, dass die Krankenanstalten den Trägern der Sozialversicherung auf elektronischem Weg alle erforderlichen Daten, die zur Erfüllung der gesetzlichen Aufgaben der Sozialversicherung erforderlich sind, zu übermitteln haben, insbesondere die Aufnahme und Entlassung von PatientInnen samt Diagnosen sowie Daten über ambulante Behandlungen. Die Daten der Leistungserbringung an die/den Patientin/Patienten sind von den Trägern der Krankenanstalten im Wege der Landesgesundheitsfonds auf Basis des LKF-Systems den Sozialversicherungsträgern zu übermitteln. Die Sozialversicherungsträger haben auf elektronischem Weg den Landesgesundheitsfonds auf Anforderung die zur Erfüllung ihrer Aufgaben benötigten Daten in entsprechend aufbereiteter und nachvollziehbarer Form zu übermitteln. Darüber hinaus ist die Sozialversicherung laufend über die festgelegten vorläufigen und endgültigen Punktewerte von den Landesgesundheitsfonds zu informieren (Artikel 25 Abs. 9).

Der Hauptverband erteilt wiederum über das e-card-System auf automationsunterstütztem Weg Auskünfte an Krankenanstalten für deren Leistungserbringung und Leistungsverrechnung. Der Zugang der Krankenanstalt erfolgt online durch Verwenden der E-card über die e-card Infrastruktur. Die Krankenanstalt hat auf diesem Weg das Vorliegen eines Versicherungsanspruches festzustellen. Die Krankenversicherungsträger haben die für diese Auskunftserteilung notwendigen Daten dem Hauptverband bereitzustellen. Bei Nichtvorlage der e-card ist eine Onlineprüfung durch Eingabe der Sozialversicherungsnummer vorzunehmen. Für Personen mit Sozialversicherungsanspruch, aber ohne Versicherungsnummer (betreute Personen, Europäische Krankenversicherungskarte, andere internationale Fälle usw.) hat die Sozialversicherung eine gleichwertige Online-Vorgangsweise anzubieten (Artikel 25 Abs. 10). Die Vertragsparteien verpflichten sich dafür zu sorgen, dass die Krankenanstalten bei der Entlassung Medikationsempfehlungen unter Berücksichtigung des Erstattungskodex erstellen und erforderlichenfalls eine Bewilligung des chef- und kontrollärztlichen Dienstes der Krankenversicherungsträger einholen. Auch dies ist ein Spannungsfeld zwischen extramuralem und intramuralem Bereich, vor allem deshalb, da den Spitälern, in denen primär die Einführung neuer Medikamente durch die Pharmaindustrie erfolgt, seitens der Sozialversicherungsträger oftmals vorgeworfen wird, aufgrund ihrer Medikationsempfehlungen auch die Kosten im extramuralen Bereich zu erhöhen und zu präjudizieren.

Die Verpflichtung zur Leistung auf Seiten der Sozialversicherungsträger ergibt sich aus den einschlägigen Bestimmungen des Sozialversicherungsrechts. Im österreichischen Gesundheitswesen zeigen sich drei verschiedene Formen von Beziehungen zwischen den Krankenversicherungen und den Leistungsanbietern:

1. Verträge
   - in der primären (ambulanten) Versorgung ergibt sich der Abschluss von (Gesamt-) Verträgen zwischen sozialen Krankenversicherungen (als kollektive Nachfragemonopole) und Standes- bzw. Berufsvertretungen (als kollektive Angebotsmonopole)
   - Leistungen und Honorare werden somit auf dem Verhandlungsweg ermittelt
     ➔ hohe Gestaltungsmöglichkeit der Krankenversicherungen
2. Finanzierungsbeteiligung – sogenannte Pauschalzahlungen
   - Krankenversicherungen finanzieren wesentlich den laufenden Betrieb der Krankenanstalten (= Lohnkosten) – jährliche Valorisierung
   - Finanzierungsbeteiligung betrifft alle Krankenanstalten (öffentliche wie private), die Versorgungsleistungen anbieten
   - Investitions- und Erhaltungskosten hingegen werden durch Bund/Länder, eben den Eigentümern, getragen
     ➔ seit 1997 bis dato keine real existierende (Mit-)Gestaltungsmöglichkeit der Krankenversicherungen
3. Integrierte Beziehung

- Eine vollständige Integration von Angebot und Bezahlung ist bei (kasseneigenen) Ambulatorien, Unfallkrankenhäusern, Kur- und Rehabilitationseinrichtungen gegeben
  ➔ zentrale Gestaltungsmöglichkeit der Krankenversicherungen

Neben der allgemeinen Sozialversicherung gibt es auch noch die private Zusatzversicherung. Diese tritt primär zur Abdeckung eines erhöhten Komforts in den Krankenanstalten und sekundär zur Finanzierung der Inanspruchnahme von (Wahl-)Ärzten, die in keinem Vertragsverhältnis zu einem Krankenhaus oder zum zuständigen Versicherungsträger stehen, auf. Circa ein Drittel bis ein Viertel der Bevölkerung ist privat kranken(zusatz)versichert (dazu später mehr). So wie im Länderbereich für die öffentlich fondsfinanzierten Krankenanstalten die Landesgesundheitsfonds die Finanzierung dieser Spitäler sicherstellen, gibt es für die privaten, gewinnorientierten Krankenanstalten den Privaten Krankenanstalten Finanzierungs-Fonds (PRIKRAF). Die wichtigsten Krankenversicherungsträger sind im Verband der Versicherungsunternehmen (VVO) zusammengeschlossen, der Vertragsverhandlungen mit der Ärztekammer, wie auch den Vertretungen der Privatspitäler durchführt.

3.5 Die Art. 15a B-VG-Vereinbarung – Zielsteuerung Gesundheit

Im Interesse der in Österreich lebenden Menschen kommen die Vertragsparteien Bund und Länder einerseits sowie die Sozialversicherung andererseits als gleichberechtigte Partner überein, ein partnerschaftliches Zielsteuerungssystem zur Steuerung von Struktur, Organisation und Finanzierung der österreichischen Gesundheitsversorgung einzurichten. Vor dem Hintergrund der bestehenden Zuständigkeiten verfolgt diese Vereinbarung gemäß Art. 15a B-VG daher das Ziel, durch moderne Formen einer vertraglich abgestützten Staatsorganisation eine optimale Wirkungsorientierung sowie eine strategische und ergebnisorientierte Kooperation und Koordination bei der Erfüllung der jeweiligen Aufgaben zu erreichen. Durch das vertragliche Prinzip Kooperation und Koordination sollen die organisatorischen und finanziellen Partikularinteressen der Systempartner überwunden werden. Das Zielsteuerungssystem-Gesundheit baut dabei auf folgenden prinzipiellen politischen Festlegungen auf:

- Für Patientinnen und Patienten sind der niederschwellige Zugang zur bedarfsgerechten Gesundheitsversorgung und deren hohe Qualität langfristig zu sichern und auszubauen.
- Die Verantwortung für den Einsatz der von der Bevölkerung bereitgestellten Steuern und Beiträgen verlangt nach Instrumenten zur Steigerung der Effektivität und Effizienz der Gesundheitsversorgung.

- Im Sinne des Prinzips der Wirkungsorientierung in der Gesundheitsversorgung geht es um die Weiterentwicklung von Organisation und Steuerungsmechanismen auf Bundes- und Landesebene.
- Weiters geht es sowohl um die Festlegung von Versorgungs- als auch Finanzzielen für den von dieser Zielsteuerung-Gesundheit umfassten Teil der Gesundheitsversorgung als auch um ein Monitoring zur Messung der Zielerreichung.
- Künftig sollen alle von Bund, Ländern und Sozialversicherung im Rahmen der Zielsteuerung-Gesundheit erfassten Maßnahmen für eine optimale Gesundheitsversorgung dieser gemeinsamen Ausrichtung unterliegen.
- Der Anstieg der öffentlichen Gesundheitsausgaben (ohne Langzeitpflege) ist über die Periode bis 2016 an das zu erwartende durchschnittliche nominelle Wachstum des Bruttoinlandsprodukts heranzuführen, was bedeutet, dass in der Perspektive bis 2020 der Anteil der öffentlichen Gesundheitsausgaben am Bruttoinlandsprodukt stabil bei rund 7 Prozent liegt.

Die Vertragsparteien kommen überein, beginnend mit 1. Jänner 2013 eine integrative partnerschaftliche Zielsteuerung-Gesundheit für die Struktur und Organisation der österreichischen Gesundheitsversorgung unter Einbeziehung der Sozialversicherung als gleichberechtigter Partner einzurichten und gemeinsam weiterzuentwickeln.

Die Konkretisierung dieser Zielsteuerung-Gesundheit erfolgt auf Grundlage vergleichbarer wirkungsorientierter qualitativ und quantitativ festzulegender

1. Versorgungsziele
2. Planungswerte
3. Versorgungsprozesse und -strukturen
4. Ergebnis- und Qualitätsparameter.

Darauf aufbauend ist als integraler Bestandteil eine Finanzzielsteuerung zu etablieren. Der Geltungsbereich der geplanten Zielsteuerung-Gesundheit umfasst in struktureller und organisatorischer Hinsicht alle intra- und extramuralen Bereiche des österreichischen Gesundheitswesens sowie etwaige betroffene Nahtstellen (z.B. zum Pflege- und Rehabilitationsbereich).

Wesentliche Begriffsbestimmungen gemäß Art. 3 der Art. 15a-Vereinbarung sind:

1. **„Ambulanter Bereich“**: Die ambulante Gesundheitsversorgung in Spitalsambulanzen, selbstständigen Ambulatorien und im niedergelassenen Bereich (insbesondere ärztliche Hilfe und gleichgestellte Leistungen im Sinne des SV-Rechts).
2. **„Best Point of Service“**: Die kurative Versorgung ist jeweils zum richtigen Zeitpunkt am richtigen Ort mit optimaler medizinischer und pflegerischer Qualität gesamtwirtschaftlich möglichst kostengünstig zu erbringen.
3. **„Health in all Policies (Gesundheit in allen Politikfeldern)“**: Durch verstärktes Berücksichtigen des Themas Gesundheit und der Gesundheitsdeterminanten in anderen als den unmittelbar dafür zuständigen politischen Sektoren soll die Gesundheit der Bevölkerung wirksam und nachhaltig gefördert werden.
4. **„Health Technology Assessment (HTA)“**: Prozess zur systematischen Bewertung medizinischer Technologien, Prozeduren und Hilfsmittel, aber auch Organisations-

strukturen, in denen medizinische Leistungen erbracht werden. Untersucht werden dabei Kriterien wie Wirksamkeit, Sicherheit und Kosten, jeweils unter Berücksichtigung sozialer, rechtlicher und ethischer Aspekte.

5. **„Integrierte Versorgung“**: Integrierte Versorgung ist die patientenorientierte gemeinsame und abgestimmte sektorenübergreifende Gesundheitsversorgung samt angrenzender Bereiche (akutstationäre Versorgung, ambulante Versorgung, Rehabilitation, Nahtstellen zum Pflegebereich). Sie umfasst Prozess- und Organisationsintegration.
6. **„Interdisziplinäre Versorgungsmodelle“**: Zusammenarbeit von Ärztinnen/Ärzten unterschiedlicher Fachbereiche (Allgemeinmedizin, Innere Medizin, Gynäkologie, Labor, Radiologie etc.) sowie von nichtärztlichen Gesundheitsdiensteanbietern (diplomiertes Pflegepersonal, Physiotherapeutinnen/Physiotherapeuten etc.) in Gruppenpraxen oder selbstständigen Ambulatorien sowie ggf. in weiterzuentwickelnden Organisationsformen.
7. **„Primärversorgung (Primary Health Care)“**: Die allgemeine und direkt zugängliche erste Kontaktstelle für alle Menschen mit gesundheitlichen Problemen im Sinne einer umfassenden Grundversorgung. Sie soll den Versorgungsprozess koordinieren und gewährleistet ganzheitliche und kontinuierliche Betreuung. Sie berücksichtigt auch gesellschaftliche Bedingungen.
8. **„Public Health“**: Schaffung von gesellschaftlichen Bedingungen, Umweltbedingungen und Bedingungen einer bedarfsgerechten sowie effektiven und effizienten gesundheitlichen Versorgung unter denen Bevölkerungsgruppen gesund leben können.

All dies soll sich an den Rahmengesundheitszielen der Bundesgesundheitskommission sowie den Public-Health-Grundsätzen orientieren, wobei als wesentliche Prinzipien zu befolgen sind und im Rahmen der Zielsteuerung-Gesundheit in ebensolche Ziele umgesetzt werden:

1. die Forcierung der Gesundheitsförderung und Prävention
2. im Krankheitsfall die kurative Versorgung am „Best Point of Service“
3. die verbindliche Zusage zur aktiven Zusammenarbeit und wechselseitigen Unterstützung zwischen Bund, Ländern und Sozialversicherung bei der Umsetzung der gemeinsam vereinbarten Ziele
4. patientenorientierte Qualität im Gesundheitswesen hat der Steigerung der Effektivität und Effizienz der Gesundheitsversorgung zu dienen
5. die für die Zielsteuerung einschließlich der integrierten Planung notwendigen Daten sind für alle Sektoren in entsprechend aufbereiteter und nachvollziehbarer Form verfügbar zu machen (Art. 5 Art. 15a-Vereinbarung)

Art. 8 der Art. 15a-Vereinbarung behandelt die Mehrstufigkeit des Zielsteuerungsprozesses. Dabei geht es vor allem, sowohl auf Bundes- als auch auf Länder- und Sozialversicherungsebene um gesetzlich fix vorgegebene Prozessschritte, die sich auf fixe Einhaltung von Terminen, Fristen und To-dos beziehen. Art. 9 legt fest, dass der Bundes-Zielsteuerungsvertrag sowie dessen Umsetzung in den jeweiligen Jahresarbeitsprogrammen auf den bereits vereinbarten Festlegungen des Österreichischen Strukturplans Gesundheit (ÖSG) aufbaut. Gleiches gilt auch für die Landes-Zielsteuerungsverträge sowie deren Umsetzung in den jeweiligen Jahresarbeitsprogrammen, die auf den bereits vereinbarten Festlegungen des jeweiligen Regionalen Strukturplans Gesundheit (RSG) auf Landesebene aufbauen. Die Artikel 10–15 wurden schon in den Kapiteln Bundes- und Länderebene behandelt. Wesentlich ist Artikel 16, der vier Steuerungsbereiche determiniert:

1. Ergebnisorientierung,
2. Versorgungsstrukturen,
3. Versorgungsprozesse und
4. Finanzziele

Im **Steuerungsbereich Ergebnisorientierung** müssen die Bundes-Zielsteuerungsverträge insbesondere folgende Festlegungen enthalten:

1. Bundesweite Rahmenvorgaben für ergebnisorientierte Versorgungsziele und wirkungsorientierte Gesundheitsziele abgeleitet aus den Rahmengesundheitszielen
2. Dokumentationserfordernisse (Datengrundlage: sektorenübergreifende einheitliche Diagnosen- und Leistungsdokumentation; Pseudonymisierung) für ein bundesweites Monitoring der Gesundheits- und Versorgungsziele
3. Bundesweit einheitliche Messgrößen und Zielwerte für die Maßnahmen, die in den Steuerungsbereichen Versorgungsstrukturen und -prozesse festgelegt werden; diese sollen auch für internationale Vergleiche und Leistungsmessungen verwendbar sein
4. Einheitliche Vorgaben zu Kosten/Nutzen-Bewertungen und Evidenzbasierung (HTA) von Diagnose- und Behandlungsmethoden (inkl. Gesundheitsförderung, Screening- und Impfprogrammen)
5. Koppelung von Maßnahmen der Gesundheitsförderung und Prävention an wirkungsorientierte Gesundheitsziele inkl. verpflichtender Evaluation

In den Landes-Zielsteuerungsverträgen müssen regionale Gesundheits- und Versorgungsziele festgelegt werden, sodass die bundesweiten Vorgaben für die ergebnisorientierten Versorgungsziele und wirkungsorientierten Gesundheitsziele erreicht werden können.

Im **Steuerungsbereich Versorgungsstrukturen** müssen die Bundes-Zielsteuerungsverträge insbesondere folgende Festlegungen in Form von Bandbreiten enthalten:

1. Bedarfsorientierte Versorgungs- und Leistungsdichte im akutstationären und ambulanten (intra- und extramuralen) Bereich (Weiterentwicklung der Versorgungsdichte in Richtung Leistungsdichte für alle Bereiche)
2. Anteil der tagesklinischen Leistungserbringung bzw. der ambulanten Leistungserbringung für festgelegte ausgewählte Leistungen
3. Entlastung des vollstationären Bereichs in den Akut-Krankenanstalten durch medizinisch und gesamtwirtschaftlich begründete Verlagerung von Leistungen in den tagesklinischen bzw. in den ambulanten Bereich (Spitalsambulanzen, selbstständige Ambulatorien sowie niedergelassener Bereich)
4. Anteil der ambulanten Versorgungsstruktur mit Öffnungszeiten zu Tagesrand- und Wochenendzeiten und Anteil interdisziplinärer Versorgungsmodelle an der ambulanten Versorgungsstruktur

5. Stärkung der Primärversorgung („Primary Health Care“) auch im niedergelassenen Bereich
6. Rahmenvorgaben für etwaige betroffene Nahtstellen
7. Rahmenvorgaben für die Rollenverteilung, Aufgabengebiete und Versorgungsaufträge ambulanter Versorgungsstufen
8. Grenzüberschreitende Kooperationen

Im Rahmen der periodenbezogenen Landes-Zielsteuerungsverträge sind die dargelegten Vorgaben ausgehend vom regionalen Bedarf zu konkretisieren und Zielwerte für die jeweilige Betrachtungsperiode einvernehmlich festzulegen.

Im **Steuerungsbereich Versorgungsprozesse** müssen die Bundes-Zielsteuerungsverträge insbesondere folgende Festlegungen als Zielvereinbarungen zur Optimierung der Behandlungsprozesse enthalten:

1. Festlegung der Umsetzung von e-Health-Konzepten (elektronische Gesundheitsakte, sektorenübergreifende einheitliche Diagnose- und Leistungsdokumentation, e-Medikation etc.)
2. Reduktion von vermeidbaren Doppel- und Mehrfachbefundungen, insbesondere bei elektiven Eingriffen durch die Umsetzung der Bundesqualitätsleitlinie präoperative Diagnostik
3. Flächendeckende Festlegung und Umsetzung von Qualitätsstandards (z.B. Bundesqualitätsleitlinie Aufnahme- und Entlassungsmanagement)
4. Angebot an „Disease Management“-Programmen und Konzepten zur integrierten Versorgung
5. Maßnahmen zum effektiven und effizienten Einsatz von Medikamenten

In den Landes-Zielsteuerungsverträgen müssen Maßnahmen zur Optimierung der Behandlungsprozesse durch verbesserte Organisations- und Kommunikationsabläufe zwischen allen Leistungserbringern vorgesehen werden. Als solche Maßnahmen kommen insbesondere in Betracht:

1. Implementierung von e-Health-Konzepten (elektronische Gesundheitsakte, sektorenübergreifende einheitliche Diagnose- und Leistungsdokumentation, e-Medikation etc.)
2. Implementierung von (sektorenübergreifenden) Leitlinien und Standards (z. B. Aufnahme- und Entlassungsmanagement, präoperative Diagnostik) für Behandlung und Versorgung insbesondere für chronische und häufige Erkrankungen
3. Patientensteuerung zum „Best Point of Service“
4. Implementierung evidenzbasierter und qualitätsgesicherter „Disease Management“-Programme sowie integrierter Versorgungskonzepte

Zur Stärkung der **Gesundheitsförderung und Prävention** sind in allen Landesgesundheitsfonds jeweils Sondervermögen mit eigenem Verrechnungskreis als sogenannte „Gesundheitsförderungsfonds“ ohne Rechtspersönlichkeit einzurichten. Österreichweit erfolgt die Dotierung dieser Gesundheitsförderungsfonds für 10 Jahre (2013 bis 2022) mit insgesamt 150 Millionen Euro, wobei durch die Sozialversicherung 130 Millionen Euro und durch die Länder 20 Millionen Euro in gleichen Jahrestranchen einzubringen sind. Die Mittel der Sozialversicherung werden nach dem Versichertenschlüssel, die Mittel der Länder werden nach der Volkszahl aufgebracht und in dieser Form auf die Bundesländer verteilt. Auf Landesebene erfolgt die Entscheidung über die Verwendung der Mittel aus dem Gesundheitsförderungsfonds in der Landes-Zielsteuerungskommission im Einvernehmen zwischen Land und Sozialversicherung.

Die Vertragsparteien kommen überein, die zuvor konkretisierten Steuerungsbereiche mit einer **Finanzzielsteuerung als integralem Bestandteil der Zielsteuerung-Gesundheit** zu ergänzen. Die Finanzzielsteuerung ist in Finanzrahmenverträgen auf Bundes- und Landesebene, die Teil der periodenbezogenen Bundes- und Landes-Zielsteuerungsverträge sind, zu konkretisieren. Grundlage ist ein sektorenübergreifend zu vereinbarender Ausgabendämpfungspfad, der eine Prognose der Gesundheitsausgaben ohne Intervention, die vereinbarten nominellen Ausgabenobergrenzen für öffentliche Gesundheitsausgaben (ohne Langzeitpflege) und die sich daraus ergebenden Dämpfungseffekte beim Ausgabenzuwachs (Ausgabendämpfungseffekte) umfasst.

Auf der Bundesebene werden für die Festlegung des Ausgabendämpfungspfades folgende Kriterien zugrunde gelegt:

1. Der Anstieg der öffentlichen Gesundheitsausgaben ist in der ersten Periode der Zielsteuerung-Gesundheit von 2012 bis 2016 stufenweise so weit zu dämpfen, dass der jährliche Ausgabenzuwachs im Jahr 2016 einen Wert von 3,6 Prozent (durchschnittliche Entwicklung des nominellen Bruttoinlandprodukts gemäß Mittelfristprognose für das Bundesfinanzrahmengesetz) nicht überschreitet. In den weiteren Perioden bleibt der jährliche Ausgabenzuwachs an die durchschnittliche Entwicklung des Bruttoinlandprodukts gemäß Mittelfristprognose für das Bundesfinanzrahmengesetz in der jeweils geltenden Fassung gekoppelt.
2. Im Jahr 2016 ist ein Ausgabendämpfungseffekt von 1,3 Milliarden Euro zu erzielen, daraus ergibt sich eine Ausgabenobergrenze für die öffentlichen Gesundheitsausgaben im Jahre 2016 von insgesamt 25,563 Milliarden Euro.
3. Für die erste Periode der Zielsteuerung-Gesundheit von 2012 bis 2016 sind kumulierte Ausgabendämpfungseffekte von insgesamt 3,43 Milliarden Euro zu erzielen.

Die Einhaltung des Ausgabendämpfungspfades auf Bundes- und Landesebene ist zwingend durch partnerschaftlich vereinbarte Maßnahmenpakete im Rahmen der Zielsteuerung-Gesundheit sicherzustellen.

Wesentlich in diesem Zusammenhang sind die Artikel 25–27 der Art. 15a-Vereinbarung, die den Ausgabendämpfungspfad für den Bund, die Länder und die Sozialversicherung festlegen:

Ausgehend von den öffentlichen Gesundheitsausgaben(„Systems of Health Accounts – SHA") ohne Langzeitpflege 2010 in der Höhe von 20.262 Millionen Euro wird ein Anstieg der öffentlichen Gesundheitsausgaben für das Jahr 2011 mit 3,3% zugrunde gelegt. Daraus ergibt sich ein Ausgangswert für 2011 in der Höhe von 20.931 Millionen Euro. Für die Prognose der Gesundheitsausgaben ohne Intervention wird für die Jahre 2012 bis 2015 ein jährlicher Steigerungswert von 5,22% und für das Jahr 2016 von 4,65% zugrunde gelegt.

Aus der stufenweisen Annäherung an den prognostizierten BIP-Pfad ergibt sich für die Jahre 2012 bis 2016 folgender Ausgabendämpfungspfad (Art. 25):

Tab. 12: Ausgabendämpfungspfad

Beträge in Mio. Euro	2012	2013	2014	2015	2016
Ausgabenentwicklung öffentliche Gesundheitsausgaben ohne Intervention	22.024	23.175	24.386	25.660	26.853
Ausgabenobergrenze	21.873	22.813	23.748	24.675	25.563
jährliche Ausgabendämpfungseffekte (gerundet)	150	360	640	980	1.300

Die Länder verpflichten sich, in der ersten Periode bis 2016 kumulierte Ausgabendämpfungseffekte der öffentlichen Gesundheitsausgaben in der Höhe von 2.058 Millionen Euro zu erzielen. Darauf aufbauend ergeben sich für die erste Periode bis 2016 folgende zu realisierende Ausgabendämpfungseffekte der öffentlichen Gesundheitsausgaben für die Länder (Art. 26):

Tab. 13: Ausgabendämpfungseffekte der öffentlichen Gesundheitsausgaben

Jahr		
2012	90 Mio. Euro	
2013	126 Mio. Euro	(kumuliert: 216 Mio. Euro)
2014	168 Mio. Euro	(kumuliert: 384 Mio. Euro)
2015	204 Mio. Euro	(kumuliert: 588 Mio. Euro)
2016	192 Mio. Euro	(kumuliert: 780 Mio. Euro)
Kumulierter Ausgabendämpfungsanteil der Länder bis 2016:	**2.058 Mio. Euro**	

Die in Abs. 2 festgelegten Ausgabendämpfungseffekte sind von den Ländern auf Grundlage der laufenden gesundheitsversorgungsrelevanten Ausgaben der landesgesundheitsfondsfinanzierten Krankenanstalten (FKA) zu erzielen. Für die Länder wird für das Jahr 2010 ein Ausgangswert von 9.320 Millionen Euro als zielsteuerungsrelevante Gesundheitsausgaben definiert; für das Jahr 2011 ergibt sich damit unter Berücksichtigung des zugrunde gelegten Anstiegs von 3,3% ein Wert von 9.627 Millionen Euro. In der ersten Periode bis 2016 ergeben sich damit für die Länder folgende Ausgabenobergrenzen einschließlich Ausgabendämpfungseffekte, wobei die Umsetzung der Zielvorgaben in der Periode im Vordergrund zu stehen hat:

Der Bund hat sicherzustellen, dass die Sozialversicherungsträger in der ersten Periode bis 2016 kumulierte Ausgabendämpfungseffekte der öffentlichen Gesundheitsausgaben in

Tab. 14: Ausgabenobergrenzen der Länder

Jahr	Definierte Ausgangswerte der Länder für die Finanzzielsteuerung, ohne Ausgabendämpfung (bundesweit)	Summe der Ausgabendämpfung der Länder	Ausgabenobergrenzen der Länder (bundesweit)
2012	10.130 Mio. €	90 Mio. €	10.040 Mio. €
2013	10.659 Mio. €	216 Mio. €	10.443 Mio. €
2014	11.215 Mio. €	384 Mio. €	10.831 Mio. €
2015	11.801 Mio. €	588 Mio. €	11.213 Mio. €
2016	12.349 Mio. €	780 Mio. €	11.569 Mio. €

der Höhe von 1.372 Millionen Euro erzielen. Darauf aufbauend ergeben sich für die erste Periode bis 2016 folgende zu realisierende Ausgabendämpfungseffekte der öffentlichen Gesundheitsausgaben für die Sozialversicherung (Art. 27):

Tab. 15: Ausgabendämpfungseffekte der Sozialversicherung

Jahr		
2012	60 Mio. Euro	
2013	84 Mio. Euro	(kumuliert: 144 Mio. Euro)
2014	112 Mio. Euro	(kumuliert: 256 Mio. Euro)
2015	136 Mio. Euro	(kumuliert: 392 Mio. Euro)
2016	128 Mio. Euro	(kumuliert: 520 Mio. Euro)
Kumulierter Ausgabendämpfungsanteil der Sozialversicherung bis 2016:	**1.372 Mio. Euro**	

Für die Sozialversicherung wird für das Jahr 2010 ein Ausgangswert von 8.146 Millionen Euro als zielsteuerungsrelevante Gesundheitsausgaben definiert; für das Jahr 2011 ergibt sich damit unter Berücksichtigung des zugrunde gelegten Anstiegs von 3,3% ein Wert von 8.415 Millionen Euro. In der ersten Periode bis 2016 ergeben sich damit für die Sozialversicherung folgende Ausgabenobergrenzen einschließlich Ausgabendämpfungseffekte, wobei die Umsetzung der Zielvorgaben in der Periode im Vordergrund zu stehen hat:

Die verbleibenden Artikel der Art. 15a-Vereinbarung (Artikel 28–40) beschäftigen sich noch mit Festlegungen zum Monitorung und Berichtwesen, zu Sanktionen bei Nicht-Erreichung von festgelegten Zielen, zu Regelungen bei Verstößen gegen diese Vereinbarung, den Bundes-Zielsteuerungsvertrag oder die Landes-Zielsteuerungsverträge, zu Regelungen bei Nicht-Zustandekommen des Bundes-Zielsteuerungsvertrages oder der Landes-Zielsteuerungsverträge, zu Schlichtungsverfahren für Streitigkeiten aus dem Bundes-Zielsteuerungsvertrag oder den Landes-Zielsteuerungsverträgen im Rahmen der Zielsteuerung-Ge-

Tab. 16: Ausgabenobergrenzen der Sozialversicherungen

Jahr	Definiert Ausgangswerte der SV für die Finanzzielsteuerung, ohne Ausgabendämpfung (bundesweit)	Summe der Ausgabendämpfung der SV	Ausgabenobergrenze der SV (bundesweit)
2012	8.854 Mio. €	60 Mio. €	8.794 Mio. €
2013	9.316 Mio. €	144 Mio. €	9.172 Mio. €
2014	9.802 Mio. €	256 Mio. €	9.546 Mio. €
2015	10.314 Mio. €	392 Mio. €	9.922 Mio. €
2016	10.794 Mio. €	520 Mio. €	10.274 Mio. €

sundheit sowie zu den Eckpunkten für gesetzliche Regelungen für die Errichtung der Zielsteuerung-Gesundheit sowohl auf Bundes- als auch auf Landesebene.

3.6 Die Artikel 15a B-VG-Vereinbarung über die Organisation und die Finanzierung des Gesundheitswesens

Die aktuell gültige Artikel 15a B-VG-Vereinbarung über die Organisation und Finanzierung des Gesundheitswesens für die Jahre 2008–2013 wurde im BGBl. 105/2008 kundgemacht. Die früheren Perioden dauerten immer vier Jahre und begannen mit dem Jahr 1978.

Aufgrund der Gesundheitsreform wurde diese Art. 15a-Vereinbarung um ein weiteres Jahr verlängert, als Art. 15a-Vereinbarung über die Organisation und Finanzierung des Gesundheitswesens von allen neun Bundesländern ratifiziert und am 15. Oktober 2013 im Bundesgesetzblatt I Nr. 199/2013 kundgemacht.

Nachdem die Bundesbereiche, Länderbereiche und Bereiche der Sozialversicherungsträger im Rahmen der neuen Artikel 15a B-VG-Vereinbarung schon behandelt wurden, sollen nun die anderen wesentlichen Bestimmungen der Artikel 15a-Vereinbarung näher beleuchtet werden.

Artikel 1 Abs. 1 skizziert den Gegenstand der Vereinbarung:

- Auch weiterhin soll es eine Bundesgesundheitsagentur mit einer Bundesgesundheitskommission und Landesgesundheitsfonds mit Gesundheitsplattformen auf Länderebene zur regionen- und sektorenübergreifenden Planung, Steuerung und zur Sicherstellung einer gesamthaften Finanzierung des gesamten Gesundheitswesens geben.
- Zur Sicherstellung und Verbesserung der Qualität, der Effizienz und der Effektivität der Gesundheitsversorgung werden entsprechende Mittel für Planung und Projekte vorgesehen.

- Weiterhin werden Transplantationswesen und weitere wesentliche Vorsorgeprogramme und Behandlungsmaßnahmen von überregionaler Bedeutung auf Basis von Beschlüssen der Bundesgesundheitskommission gefördert.
- Die Beziehungen der Landesgesundheitsfonds, der Träger der Sozialversicherung, des Hauptverbandes der österreichischen Sozialversicherungsträger und der Träger der Krankenanstalten werden untereinander festgelegt.
- Den Trägern der Krankenanstalten werden auf Rechnung von Landesgesundheitsfonds im Namen der Träger der Sozialversicherung leistungsorientiert Zahlungen für die Behandlung von Patientinnen/Patienten, für die eine Leistungspflicht der Sozialversicherung besteht, gewährt.

In Artikel 1 Abs. 2 finden sich die inhaltlichen Schwerpunkte dieser Vereinbarung:

- Intensivierung der erforderlichen Strukturveränderungen im intra- und extramuralen Bereich
- sektorenübergreifende Finanzierung von ambulanten Leistungen
- Forcierung der Maßnahmen zur Sicherstellung einer integrierten und sektorenübergreifenden Planung, Steuerung und Finanzierung des gesamten Gesundheitswesens
- zur Effektivitäts- und Effizienzsteigerung eine flächendeckende verbindliche Verankerung der Qualitätsarbeit auf allen Ebenen des Gesundheitswesens
- die Grundsätze für ein Nahtstellenmanagement zwischen den verschiedenen Leistungserbringern
- Unterstützung der Arbeiten zum Auf- und Ausbau der für das Gesundheitswesen maßgeblichen Informations- und Kommunikationstechnologien (wie ELGA, e-card, e-Health) auf Basis einer Kosten/Nutzen-Bewertung
- die Forcierung gesundheitsökonomischer Ansätze
- Bei der gemeinsamen Steuerung und Weiterentwicklung des österreichischen Gesundheitswesens ist der Grundsatz zu beachten, dass die für die Planung zuständigen Entscheidungsträger auch für die Finanzierung verantwortlich sein müssen und dass zwischen den Gesundheitssektoren das Prinzip „Geld folgt Leistung" gilt

Im zweiten Abschnitt, in den Artikeln 3 bis 11, werden die wichtigsten Ziele dargestellt, die wie folgt zusammenzufassen sind:

Die integrierte Planung der österreichischen Gesundheitsversorgungsstruktur umfasst folgende Bereiche (Artikel 3):

- Stationärer Bereich, sofern dieser aus Mitteln der Gebietskörperschaften und/oder der Sozialversicherung zur Gänze oder teilweise finanziert wird
- Ambulanter Bereich, d. h. Spitalsambulanzen und der gesamte extramurale Bereich
- Rehabilitationsbereich mit dem Ziel des Weiteren Auf- und Ausbaus einer österreichweit gleichwertigen, flächendeckenden abgestuften Versorgung im Sinne eines bedarfsgerechten Angebotes in allen Bereichen und auf allen Ebenen der Gesundheitsversorgung, d.h. stationär und ambulant, mit besonderer Berücksichtigung der Rehabilitation von Kindern und Jugendlichen
- Pflegebereich

- eine österreichweit gleichwertige, flächendeckende abgestufte Versorgung im Palliativ- und Hospizbereich
- Die Gesundheitsstrukturplanung hat die Beziehungen zwischen den Ebenen und Teilbereichen der Gesundheitsversorgung und angrenzender Versorgungsbereiche zu berücksichtigen
- Sicherstellung der Qualitätssicherung und Patientinnen-/Patientenorientierung

Die Ausrichtung des Österreichischen Strukturplans Gesundheit (ÖSG) wird durch die übergeordnete Zielsteuerung-Gesundheit determiniert. Das Verhältnis zwischen Zielsteuerung-Gesundheit und ÖSG ist in Art. 9 der Vereinbarung gemäß Art. 15a B-VG Zielsteuerung-Gesundheit geregelt. Die verbindliche Grundlage für die integrierte Planung der österreichischen Gesundheitsversorgungsstruktur wird im ÖSG festgelegt. Der ÖSG stellt die Rahmenplanung für die stationäre und ambulante Versorgungsplanung in den Regionalen Strukturplänen Gesundheit (RSG) sowie für den Rehabilitationsbereich und die Nahtstellen zum Pflegebereich dar.

Der ÖSG ist nach Maßgabe der Vorgaben der Zielsteuerung-Gesundheit während der Laufzeit dieser Vereinbarung von der Bundesgesundheitsagentur kontinuierlich weiterzuentwickeln. Dabei sind Planungsgrundsätze und Planungsfestlegungen prioritär für den ambulanten Bereich, den nichtakuten stationären Bereich der Krankenanstalten, den Rehabilitationsbereich (einschließlich Rehabilitation von Kindern und Jugendlichen) sowie für die Nahtstellen zum Pflegebereich sukzessive bis zum Ende der Vereinbarungsperiode verbindlich festzulegen und in den ÖSG aufzunehmen. Bei Erweiterungen und Revisionen des ÖSG sind jedenfalls folgende Entwicklungsschritte umfasst:

- Laufende Aktualisierung der Informationen zum Ist-Stand sowie der Bedarfsprognosen in den verschiedenen Versorgungsbereichen
- Jährliche Wartung und Weiterentwicklung der Leistungsmatrix des ÖSG unter Berücksichtigung der Änderungen in den Dokumentationsgrundlagen (insbesondere Leistungskatalog) des LKF-Modells
- Konkretisierung der im ÖSG 2012 enthaltenen überregionalen Versorgungsplanung im Bereich komplexer medizinischer Leistungen sowie Ergänzung weiterer einvernehmlich festzulegender Bereiche entsprechend den Festlegungen in der Zielsteuerung-Gesundheit
- Revision und Redimensionierung der im ÖSG 2012 enthaltenen Strukturqualitätskriterien auf notwendige Vorgaben sowie verstärkte Schwerpunktsetzung auf Kriterien der Prozess- und Ergebnisqualität im intra- und extramuralen Bereich auf Basis der Konzeption der Zielsteuerung-Gesundheit

Revisionen der ÖSG-Inhalte werden auf der jeweils aktuellen Datenbasis grundsätzlich im Abstand von jeweils zwei Jahren vorgenommen. Die Ausrichtung des Regionalen Strukturplans Gesundheit (RSG) wird durch die übergeordnete Zielsteuerung-Gesundheit auf Landesebene determiniert. Die RSG werden hinsichtlich Aufbau, Mindestinhalt, Struktur und Darstellungsform sukzessive in österreichweit vergleichbarer Form weiterentwickelt. Die Festlegungen im ÖSG und in den Detailplanungen, insbesondere im RSG, sind hinsichtlich ihrer Umsetzung laufend zu überprüfen und zu evaluieren (ÖSG-Monitoring und österreichweit vergleichendes RSG-Monitoring). Dieses Monitoring ist inhaltlich so zu gestalten, dass es eine entsprechende Grundlage für das Monitoring im Rahmen der Zielsteuerung-Gesundheit bereitstellen kann (Artikel 4).

Zur Gewährleistung eines patientenorientierten, raschen, reibungs- und lückenlosen, effektiven, effizienten und sinnvollen Betreuungsverlaufes ist das Management an den Nahtstellen im Gesundheitswesen zu verbessern. Dafür sind von der Bundesgesundheitsagentur die Rahmenvorgaben im Hinblick auf Struktur, Prozesse und gewünschte Ergebnisse festzulegen. Die Bundesgesundheitsagentur hat die Rahmenvorgaben zu entwickeln und österreichweit einheitlich festzulegen. Die Landesgesundheitsfonds berichten der Bundesgesundheitsagentur über die Erfüllung der Rahmenvorgaben. Dieser Bericht fließt auch in die jährliche österreichische Berichterstattung über die Qualität im Gesundheitswesen ein (Artikel 5).

Die Gesundheitstelematik (Artikel 7) hat sich vorrangig an folgenden Zielsetzungen zu orientieren:

- Qualitative Verbesserung der Versorgung
- Nutzung der ökonomischen Potenziale von Informations- und Kommunikationstechnologien
- Harmonisierung der nationalen Vorgangsweise mit Programmen und Aktivitäten auf europäischer Ebene
- Sicherstellung des Rechtes der Patientinnen und Patienten auf Zugang zu persönlichen und allgemeinen Gesundheitsdaten

Die Vertragsparteien bekennen sich zur Umsetzung und Weiterentwicklung der elektronischen Gesundheitsakte (ELGA), wobei die Sozialversicherung bei allen Maßnahmen und Entscheidungen als gleichberechtigter Systempartner einbezogen wird. Die Systempartner und die ELGA-GmbH berichten der Bundesgesundheitsagentur zumindest jährlich über den Stand der Entwicklung.

In Analogie zum stationären Bereich sind für alle Bereiche des Gesundheitswesens leistungsorientierte Finanzierungssysteme zu entwickeln und aufeinander abzustimmen (Artikel 8). Das leistungsorientierte Krankenanstaltenfinanzierungssystem im stationären Bereich wird fortgesetzt und weiterentwickelt. In einem weiteren Schritt wird für den ambulanten Bereich ebenfalls ein bundeseinheitliches Modell zur leistungsorientierten Abgeltung entwickelt. Im Rahmen der Landesgesundheitsfonds ist bei der Umsetzung der Finanzierungssysteme von den jeweiligen Finanzierungspartnern auf mögliche Auswirkungen auf das Leistungsgeschehen in den anderen Versorgungsbereichen Bedacht zu nehmen.

Artikel 9 legt fest, dass die Vertragsparteien darin übereinkommen, sektorenübergreifende Abrechnungsmodelle für den ambulanten Bereich zu erarbeiten. Bis 2014 muss eine Entscheidung über eine mögliche Umstellung des Abrechnungssystems im ambulanten Bereich vorliegen. Prioritär sollen Leistungsbereiche bzw. Fachrichtungen mit sektorenübergreifender Relevanz, mit gesicherten Datengrundlagen, mit in sich abgeschlossenen überschaubaren Leistungsangeboten und mit entsprechendem intra-/extramuralen Überschneidungspotenzial bearbeitet werden. Bis zu einer endgültigen Entscheidung über eine Umstellung des Abrechnungssystems im ambulanten Bereich werden sektorenübergreifende Finanzierungen von ambulanten Leistungen im Rahmen der Zielsteuerung-Gesundheit vorgenommen.

Wesentlich ist Artikel 27, der sich intensiv mit der leistungsorientierten Finanzierung befasst. Das leistungsorientierte Krankenanstaltenfinanzierungssystem soll insbesondere

1. eine höhere Kosten- und Leistungstransparenz,
2. eine nachhaltige Eindämmung der Kostensteigerungsraten,
3. eine Optimierung des Ressourceneinsatzes,
4. eine den medizinischen Erfordernissen angepasste kürzere Belagsdauer und reduzierte Krankenhaushäufigkeit,
5. eine Reduzierung unnötiger Mehrfachleistungen,
6. eine Entlastung der Krankenanstalten durch medizinisch und gesamtökonomisch gerechtfertigte Verlagerungen von Leistungen in den ambulanten Bereich,
7. notwendige Strukturveränderungen (u. a. Akutbettenabbau) und
8. ein österreichweit einheitliches, einfach zu administrierendes Instrumentarium für gesundheitspolitische Planungs- und Steuerungsmaßnahmen erreichen.[64]

Die im Jahr 2012 begonnenen Arbeiten zur umfassenden Aktualisierung und Weiterentwicklung des LKF-Modells sind mit der Zielsetzung einer Modellumstellung mit 1. Jänner 2016 rechtzeitig im 1. Halbjahr 2015 abzuschließen und durch entsprechende Simulationsrechnungen über die Auswirkungen einer Modellumstellung zu ergänzen. Schwerpunkte sind u. a.

1. Kalkulation mit überarbeitetem Kalkulationsleitfaden auf Basis der aktualisierten und weiterentwickelten Krankenanstalten-Kostenrechnung,
2. Weiterentwicklung des LKF-Modells unter Einbeziehung von Bepunktungsregelung für Intensiveinheiten und für spezielle Leistungsbereiche unter Berücksichtigung der Verwendbarkeit der generierten Daten für die Qualitätsberichterstattung,
3. Abstimmung des LKF-Modells mit den Versorgungsmöglichkeiten im spitalsambulanten und niedergelassenen Bereich (Harmonisierung der Dokumentation, Abgrenzung der Inhalte und Bepunktung der Fallpauschalen zu den anderen Versorgungsbereichen).

Im Rahmen der Entwicklung sektorenübergreifender Abrechnungsmodelle gemäß ist der im LKF-System angewandte **Katalog tagesklinischer Leistungen** zu überarbeiten. Es ist eine Unterscheidung zwischen tagesklinischen Leistungen, die ausschließlich stationär erbracht werden können, und Leistungen, die auch ambulant erbracht werden können, vorzunehmen. Die ambulant erbringbaren Leistungen sind dem ambulanten Bereich zuzuordnen und es ist eine entsprechende Finanzierung innerhalb dieses Bereiches vorzusehen. Etwaige notwendige flankierende Maßnahmen sind vor der Umsetzung dieser Änderungen vorzunehmen.

Für die Finanzierung von Projekten und Planungen kann die Bundesgesundheitsagentur jährlich Mittel bis zum Höchstausmaß von fünf Millionen Euro verwenden. Über die Verwendung dieser Mittel entscheidet die Bundesgesundheitskommission. Darüber hinaus

---

64 Intensiv behandelt im Kapitel Finanzierung.

stellt der Bund sicher, dass der Bundesgesundheitsagentur bei der Erfüllung ihrer Aufgaben (Qualitätsarbeit, Leistungsangebotsplanung, Dokumentation, LKF u. a.) entsprechende Ressourcen der GÖG zur Verfügung stehen, u. a. auch bei der Weiterentwicklung der ELGA in den Jahren 2014–2016 (30 Millionen Euro) (Artikel 30).

Was den Kooperationsbereich betrifft, so kommen Bund und Länder überein, Projekte der Integrierten Versorgung und Projekte, die Leistungsverschiebungen zwischen dem intra- und extramuralen Bereich auf Landesebene zur Folge haben, sowie die sektorenübergreifende Finanzierung des ambulanten Bereichs über einen gemeinsamen Reformpool zu finanzieren. Voraussetzung für die Förderung dieser Projekte ist, dass sich das jeweilige Land und die Sozialversicherung im Voraus auf diese Maßnahmen inhaltlich einigen. Für solche Projekte sind während der Laufzeit der Vereinbarung in den jeweiligen Budgets der Länder und Sozialversicherung die erforderlichen Mittel vorzusehen.[65] Nach dem 31. Dezember 2012 gibt es keine neuen Reformpoolprojekte mehr. Vor dem 1. Jänner 2013 beschlossene Reformpoolprojekte können Teil der Landes-Zielsteuerungsverträge sein.

Artikel 37 regelt die Dokumentation im Gesundheitswesen. Dabei ist zum einen das auch den Ländern (Landesgesundheitsfonds) und der Sozialversicherung zugängliche Dokumentations- und Informationssystem für Analysen im Gesundheitswesen auszubauen und weiterzuentwickeln, zum zweiten die derzeitige Diagnosen- und Leistungsdokumentation (einschließlich Intensivdokumentation) im stationären Bereich der Krankenanstalten sowie die Dokumentation von Statistikdaten (Krankenanstalten-Statistik), Kostendaten (Kostenstellenrechnung) und Daten aus dem Berichtswesen zu den Rechnungsabschlüssen der Krankenanstalten durch die Träger von Krankenanstalten sicherzustellen und weiterzuentwickeln und zum dritten eine zum akutstationären Versorgungsbereich kompatible Leistungs- und Diagnosendokumentation im intra- und extramuralen ambulanten Versorgungsbereich sicherzustellen. Darüber hinaus muss zur Sicherstellung einer bereichsübergreifenden Datentransparenz ab 1. Jänner 2015 die gesamte ambulante und stationäre Dokumentation in einer für alle Bereiche identen Weise pseudonymisiert werden. Die Pseudonymisierungsstelle nimmt die für Zwecke des Datenschutzes erforderliche Pseudonymisierung personenbezogener Daten für die Diagnosen- und Leistungsberichte aus dem stationären und ambulanten Bereich vor. Die Pseudonymisierung wird durch die beim Hauptverband eingerichtete Pseudonymisierungsstelle vorgenommen. Ebenso haben für die gemeinsame Beobachtung, Planung, Steuerung und Finanzierung im Gesundheitswesen die Sozialversicherungsträger sowie die Krankenfürsorgeanstalten, soweit diese im Rahmen der Landesgesundheitsfonds abgerechnet werden, der Bundesgesundheitsagentur und den Landesgesundheitsfonds im Wege der beim Hauptverband eingerichteten Pseudonymisierungsstelle pseudonymisierte Diagnosen- und Leistungsdaten aus dem Bereich der vertragsärztlichen Versorgung in einer standardisierten und verschlüsselten Form zur Verfügung zu stellen.[66]

[65] Mehr dazu im Kapitel Reformpool.

[66] Eine wesentliche Änderung zum bisherigen Prozedere, das die Dokumentation deutlich verbessern können.

Gemäß Art. 51 nehmen die Vertragspartner während des Jahres 2014 Verhandlungen über eine Neugestaltung dieser Artikel 15a-Vereinbarung auf.

Was bleibt ist, dass die Artikel 15a-Vereinbarung an die Art. 15a-Vereinbarung Zielsteuerung-Gesundheit angepasst wurde, jedoch im Laufe des Jahres 2014 zu überarbeiten sein wird. Einige Bereiche wurden erneuert und an die Gesundheitsreform angepasst, andere wurden fortgeschrieben (LKF), wieder andere (Reformpool) komplett entfernt oder reduziert, die Dokumentationsregeln wurden erweitert. Alles in allem ein passabler und logischer Schritt, dem weitere folgen werden müssen, um die Finanzierung auch über die kommenden Jahre hinaus, im Speziellen im ambulanten und tagesklinischen Bereich, sicherzustellen.

3.7 Das Gesundheitsreformgesetz 2013[67]

Mit dem Gesundheitsreformgesetz wurden eine ganze Reihe wesentlicher weiterer Gesetze neu geschaffen oder abgeändert:

Schaffung des Bundesgesetzes zur partnerschaftlichen Zielsteuerung-Gesundheit (Gesundheits-Zielsteuerungsgesetz – G-ZG) sowie Änderungen des Bundesgesetzes über Krankenanstalten und Kuranstalten, des Allgemeinen Sozialversicherungsgesetzes, des Gewerblichen Sozialversicherungsgesetzes, des Bauern-Sozialversicherungsgesetzes, des Beamten-Kranken- und Unfallversicherungsgesetzes, des Sozialversicherungs-Ergänzungsgesetzes, des Arbeitslosenversicherungsgesetzes 1977, des Sonderunterstützungsgesetzes, des Heeresversorgungsgesetzes, des Kriegsopferversorgungsgesetzes 1957, des Familienlastenausgleichsgesetzes 1967, des Gesundheitsqualitätsgesetzes, des Ärztegesetzes 1998, des Bundesgesetzes über die Gesundheit Österreich GmbH, des Privatkrankenanstalten-Finanzierungsfondsgesetzes und des Bundesgesetzes über die Dokumentation im Gesundheitswesen.

Wesentliche Ziele dieser Gesundheitsreform sind:

- Nachhaltige Sicherstellung einer qualitativ hochstehenden, effektiven und effizienten Gesundheitsversorgung für alle
- Langfristige Finanzierbarkeit des öffentlichen solidarischen Gesundheitssystems
- Intensivierung von Qualitätssicherung und Steigerung von Transparenz im österreichischen Gesundheitswesen
- Forcierung von Gesundheitsförderung und Prävention
- Herbeiführung einer den Interdependenzen entsprechenden „Governance" der Zuständigkeiten für die Gesundheitsversorgung durch die Einrichtung einer partner-

[67] BGBl. I Nr. 81/2013.

schaftlichen Zielsteuerung zwischen Bund, Ländern und Sozialversicherung mit dem Ziel einer gemeinsamen Planung und Steuerung

Dieses Vorhaben umfasst folgende Maßnahmen:

- Kurative Versorgung am „Best Point of Service" und insbesondere Entlastung des stationären Bereichs in den Akutkrankenanstalten
- Forcierung von innovativen extramuralen Versorgungsformen und Förderung bestehender Möglichkeiten der extramuralen (interdisziplinären) Zusammenarbeit
- Zielgerichtete Gesundheitsförderung und Prävention, Stärkung von evidenzbasierter Früherkennung und Frühintervention
- Österreichweite Qualitätsarbeit auf den Ebenen der Struktur-, Prozess- und Ergebnisqualität
- Etablierung eines Monitoringsystems
- Effektiver und effizienter Einsatz von Medikamenten

Ein wesentlicher Bestandteil der partnerschaftlichen Zielsteuerung-Gesundheit ist die Finanzzielsteuerung. Im Zuge dieser soll das Wachstum der öffentlichen Gesundheitsausgaben bis zum Jahr 2016 an das mittelfristige Wachstum des BIP herangeführt werden. Dadurch sollen kumulierte Ausgabendämpfungseffekte in der Höhe von rund 3,4 Mrd. Euro bis 2016 erreicht werden. Die Zielsteuerung-Gesundheit schafft für die Unternehmen im Gesundheitswesen Anreize, ihre Organisations- und Prozessabläufe zu optimieren, um damit eine Steigerung ihrer Effektivität und Effizienz zu erreichen. Eine monetäre Bewertung dieser Optimierung ist im Einzelnen nicht möglich. Die gesamten Ausgabendämpfungseffekte sind in der oben stehenden Tabelle angeführt.

Die im Rahmen der Novelle des Bundesgesetzes über die Dokumentation im Gesundheitswesen vorgesehene Pseudonymisierung sämtlicher Datensätze im stationären und ambulanten Bereich hat keine finanziellen Auswirkungen auf die Leistungserbringer, da auf dem bestehenden Berichtswesen bzw. auf den bestehenden Abrechnungssystemen aufgebaut wird und die Pseudonymisierung des Personenbezuges durch die im Hauptverband der österreichischen Sozialversicherungsträger eingerichtete Pseudonymisierungsstelle erfolgt. Im Rahmen der Zielsteuerung-Gesundheit ist der Anstieg der öffentlichen Gesundheitsausgaben bis zum Jahr 2016 an das zu erwartende durchschnittliche nominelle Wachstum des Bruttoinlandsprodukts heranzuführen. Dies bedeutet, dass in der Perspektive bis 2020 der Anteil der öffentlichen Gesundheitsausgaben am Bruttoinlandsprodukt stabil bei rund 7 Prozent liegt.

Ein wesentlicher Teil des Gesundheitsreformgesetzes ist die Schaffung des Bundesgesetzes zur partnerschaftlichen Zielsteuerung-Gesundheit (Gesundheits-Zielsteuerungsgesetz – G-ZG). Dieses wurde bereits in den Kapiteln 3.2.3 und 3.5 intensiv behandelt. Die weiteren Gesetze wurden alle abgeändert und werden nun hier kurz entsprechend ihrer wesentlichen Änderungen thematisiert.[68]

[68] Dabei werden nur die wesentlichen Änderungen thematisiert, geringfügige Änderungen mancher Gesetze nicht angesprochen.

Was die Änderungen im **KAKuG**[69] betrifft, so wird im dortigen § 5a klargestellt, dass die Patientinnen und Patienten durch Aufklärung und Information in die Lage zu versetzen sind, sich aktiv an den Entscheidungsprozessen ihren Gesundheitszustand betreffend beteiligen zu können. Ein Instrument zur Messung der Zielerreichung im Zuge der partnerschaftlichen Zielsteuerung-Gesundheit sind regelmäßige sektorenübergreifende Patientenbefragungen. Daher besteht die Verpflichtung der Krankenanstaltenträger zur Teilnahme an diesen Patientenbefragungen. Da die partnerschaftliche Zielsteuerung-Gesundheit und die Planung der Gesundheitsversorgung im Rahmen des ÖSG und der RSG unmittelbare Auswirkungen aufeinander haben, wird mit der Bestimmung in § 10a sichergestellt, dass die Erlassung von Krankenanstaltenplänen durch Verordnung auf Basis der gemeinsamen Festlegungen in der Zielsteuerung-Gesundheit erfolgt. Es wird vorgesehen, dass sich der Krankenanstaltenplan im Rahmen des Bundes-Zielsteuerungsvertrages zu befinden hat. § 19a Abs. 3 normiert, dass im Zuge der partnerschaftlichen Zielsteuerung-Gesundheit die Implementierung einer gemeinsamen Medikamentenkommission für den intra- und extramuralen Bereich für Empfehlungen hinsichtlich hochpreisiger und spezialisierter Medikamente vorgesehen ist. Da die Bundesgesundheitsagentur zukünftig auch wesentliche Aufgaben der partnerschaftlichen Zielsteuerung-Gesundheit wahrzunehmen hat und im Hinblick darauf, dass die Organisation und die Aufgaben der Bundesgesundheitsagentur nunmehr im Gesundheits-Zielsteuerungsgesetz geregelt werden, müssen auch einige Passagen angepasst und neu formuliert werden (§ 56–59g).

Auch die Änderungen des **Allgemeinen Sozialversicherungsgesetzes**[70] (82. Novelle zum ASVG) betreffen primär die neue Gesundheitsreform. So normiert § 23 Abs. 5 ASVG, dass festgelegt wird, dass im Falle eines vertragslosen Zustandes die Übernahme der Versorgung durch die Länder vereinbart werden kann. Die Träger der Krankenversicherung haben diese Verpflichtung höchstens im Ausmaß der vergleichbaren ersparten Aufwendungen für ärztliche Hilfe im niedergelassenen Bereich zu übernehmen. Durch die in § 31 Abs. 2 vorgeschlagene Erweiterung der Aufgaben des Hauptverbandes wird eine Rechtsgrundlage für die in der Praxis schon gegebene Einbindung des Hauptverbandes in den Vollzug der Vereinbarung gemäß Art. 15a B-VG über die Organisation und Finanzierung des Gesundheitswesens sowie den Vollzug der neuen Vereinbarung gemäß Art. 15a B-VG über die Zielsteuerung-Gesundheit geschaffen. Die weiteren geschaffenen Änderungen betreffen primär die neuen Aufgaben des Hauptverbandes der Sozialversicherungsträger in Zusammenhang der Mitwirkung und Beteiligung der Sozialversicherung an der Planung und Steuerung des Gesundheitswesens.

Sowohl im **ASVG** als auch im **GSVG**[71], im **BSVG**[72], und im **B-KUVG**[73] werden Passagen zur Gesundheitsförderung und Prävention eingefügt. Dabei haben die Krankenversicherungsträger im Rahmen der Gesundheitsförderung und Prävention dazu beizutragen, den Versicherten und deren Angehörigen ein hohes Maß an Selbstbestimmung über ihre Ge-

---

69 KAKuG: BGBl. Nr. 1/1957 in der Fassung vom BGBl. I Nr. 81/2013.

70 ASVG: BGBl. Nr. 189/1955 in der Fassung vom BGBl. I. Nr. 81/2013.

71 Gewerbliches Sozialversicherungsgesetz, BGBl. Nr. 560/1978.

72 Bauern-Sozialversicherungsgesetz, BGBl Nr. 559/1978

73 Beamten-Kranken- und Unfallversicherungsgesetz, BGBl. Nr. 200/1967.

sundheit zu ermöglichen und sie damit zur Stärkung ihrer Gesundheit zu befähigen, indem sie insbesondere über Gesundheitsgefährdung, die Bewahrung der Gesundheit und über die Verhütung von Krankheiten und Unfällen – ausgenommen Arbeitsunfälle – aufklären, und darüber beraten, wie Gefährdungen vermieden, Krankheiten und Unfälle – ausgenommen Arbeitsunfälle – verhütet werden können. Dazu sind gezielt für Gruppen von Anspruchsberechtigten abgestellt auf deren Lebenswelten Gesundheitsförderungs- und Präventionsprogramme und daraus abgeleitete Maßnahmen anzubieten.

Auch im **Gesundheitsqualitätsgesetz**[74] wird der Art. 15a-Vereinbarung Zielsteuerung-Gesundheit Rechnung getragen. Die Sicherung und Verbesserung der Qualität im Gesundheitswesen ist ein wichtiger Schwerpunkt der Vereinbarung gemäß Art. 15a B-VG Zielsteuerung-Gesundheit. Der Anwendungsbereich des Gesundheitsqualitätsgesetzes wird um die Verpflichtung zur Teilnahme an bundesweiten Qualitätssicherungsmaßnahmen erweitert. Unter dem auf Routinedokumentation basierenden System der Ergebnisqualitätsmessung und -sicherung ist das derzeit bereits im Probebetrieb befindliche System A-IQI (Austrian Inpatient Quality Indicators) zu verstehen. Im Rahmen des Systems A-IQI werden aus Routinedaten dabei statistische Auffälligkeiten für definierte Krankheitsbilder in Krankenanstalten identifiziert. Betrachtet werden dabei in erster Linie Sterbehäufigkeiten, aber auch Intensivhäufigkeiten, Komplikationen, Mengeninformationen, Operationstechniken sowie Versorgungs- und Prozessindikatoren. Auch die Teilnahme an Qualitätsregistern fällt unter den Begriff „bundesweite Qualitätssicherungsmaßnahmen". Dazu wird auch das festgelegte Prinzip umgesetzt, dass die Einhaltung der essenziellen Qualitätsstandards Voraussetzung für die Abgeltung von einzelnen Leistungen ist. Als essenzielle Qualitätsstandards werden jene Standards definiert, die maßgeblich für die Patientensicherheit oder den Behandlungserfolg sind (z.B. wenn die fachliche Qualifikation einer Ärztin oder eines Arztes den gesetzlichen Vorschriften für eine bestimmte Behandlung nicht entspricht oder die für die Erbringung einer bestimmten Leistung vorgeschriebenen Strukturen nicht vorhanden sind und sich daraus ein Patientensicherheitsrisiko oder die Gefahr eines nachteiligen Behandlungserfolgs ergibt). Werden solche Standards nicht eingehalten, werden die Träger der Sozialversicherung, die Landesgesundheitsfonds und der Privatkrankenanstalten–Finanzierungsfonds (PRIKRAF) ermächtigt, spezifische einzelne Leistungen gegebenenfalls nicht zu vergüten. Dadurch soll die Einhaltung der Qualitätsvorgaben im Interesse der Patientinnen und Patienten sichergestellt werden (§ 3). Das Gesundheitsqualitätsgesetz ging bei der Festlegung der Dimensionen der Qualitätsarbeit in § 5 immer schon von der Dreiteilung in Struktur, Prozess- und Ergebnisqualität aus. Die bisherigen Erfahrungen bei der Umsetzung haben allerdings deutlich gezeigt, dass Struktur- und Prozesskriterien prioritär behandelt wurden. Aus diesem Grund wird nunmehr normiert, dass die drei Dimensionen in einem ausgewogenen Verhältnis zueinander stehen müssen. Da bei der Entwicklung von Ergebnisqualitätsindikatoren Nachholbedarf besteht, soll dieser Bereich vorrangig ausgebaut werden. Darüber hinaus wird vorgesehen, dass beginnend mit dem Jahr 2014 regelmäßige Berichte über Ergebnisqualität im stationären und ambulanten Bereich zu erstellen sind.

[74] GQG, BGBl. I. Nr. 179/2004.

Was das **Ärztegesetz**[75] betrifft, so ist regelmäßig ein Bericht zur Weiterbildung der Ärzte zu erstellen. Damit ist auch die Fortbildung gemeint. Die Qualitätssicherung der ärztlichen Fort- und Weiterbildung obliegt der Österreichischen Ärztekammer im eigenen Wirkungsbereich. Zumindest alle zwei Jahre muss eine veröffentlichende Berichterstattung zur ärztlichen Fort- und Weiterbildung ergehen. Der Bericht ist zu gliedern nach niedergelassenen und angestellten Ärzten, Fachgruppen sowie Versorgungsregionen, wobei die Sicherstellung der Anonymität zu gewährleisten ist. Die Versorgungsregionen sollen auf Basis des Österreichischen Strukturplans Gesundheit definiert werden. Darüber hinaus müssen Ärzte zumindest alle drei Jahre ihre absolvierte Fortbildung gegenüber der Österreichischen Ärztekammer glaubhaft machen. Die Meldungen haben spätestens drei Monate nach dem jeweiligen Fortbildungszeitraum (Sammelzeitraum) zu erfolgen und müssen von der Österreichischen Ärztekammer überprüft werden.

Im **Gesundheit Österreich GmbH-Gesetz (GÖGG)**[76] wird die Gesundheit Österreich GmbH verpflichtet, eine Tochtergesellschaft der Gesundheit Österreich GmbH zu gründen, über die die Arbeiten zur Umsetzung der Aufgaben im Rahmen der Zielsteuerung-Gesundheit, insbesondere Monitoring (Berichtswesen) und Qualitätsarbeit abgewickelt werden. An dieser Tochtergesellschaft sind der Bund, vertreten durch die Gesundheit Österreich GmbH, die Länder und die gesetzliche Krankenversicherung, vertreten durch den Hauptverband der österreichischen Sozialversicherungsträger, zu gleichen Teilen (also je einem Drittel) zu beteiligen.

Auch die Aufgaben des **PRIKRAF** werden durch die **Änderung des Privatkrankenanstalten-Finanzierungsfondsgesetzes**[77] insoweit erweitert, als dass er künftig Qualitätskriterien festlegt sowie an der Umsetzung und Kontrolle der Einhaltung von Qualitätsvorgaben und die Abstimmung mit der gesamtösterreichischen Gesundheitsplanung mitwirkt. Diese Aufgabe umfasst die bereits jetzt von der Fondskommission des PRIKRAF im Bereich Qualität wahrzunehmenden Agenden und die Tätigkeit der Geschäftsführung insbesondere im Rahmen des auf Routinedokumentation basierenden Systems der Ergebnisqualitätsmessung und -sicherung A-IQI (Austrian Inpatient Quality Indicators). Darüber hinaus musste durch die Verwaltungsgerichtsbarkeits-Novelle 2012, BGBl. I Nr. 51, und der Schaffung einer neuen zweistufigen Verwaltungsgerichtsbarkeit der Instanzenzug von der beim PRIKRAF eingerichteten Schiedskommission neu geregelt werden. Es wird nunmehr die Beschwerdemöglichkeit an das Bundesverwaltungsgericht vorgesehen.

Abschließend wurde auch noch das Bundesgesetz über die Dokumentation im Gesundheitswesen[78] geändert. Zum einen geht es hierbei um die Pseudonymisierung des Pfleglings und die damit einhergehende beim Hauptverband einzurichtende Pseudonymisierungsstelle. Zum anderen um Datenverarbeitungsthematiken zwischen Bundesministerium für Gesundheit, den Sozialversicherungsträgern sowie den Krankenanstalten (Meldung von Daten, die Zeitpunkte der Meldungen und deren Inhalte).

---

75 Ärztegesetz 1998, BGBl. I Nr. 169/1998.

76 Bundesgesetz über die Gesundheit Österreich GmbH – GÖGG, BGBl. I Nr. 132/2006.

77 PRIKRAF-G, BGBl. I Nr. 165/2004.

78 Bundesgesetz über die Dokumentation im Gesundheitswesen, DokuG, BGBl. Nr. 745/1996.

Mit dem Gesundheitsreformgesetz wird den großen Änderungen im Rahmen der Gesundheitsreform 2013 Rechnung getragen. Mit Pauken und Trompeten wurde die Reform verkündet, die Politker haben sich gegenseitig hochjubeln lassen und eine neue Zukunft der gemeinsamen Betrachtung ausgerufen. Ob die Zukunft wirklich so rosig aussieht, wird sich zeigen. Eine erste Bestandsaufnahme wird im neunten und zehnten Kapitel erarbeitet, wo erste gemeinsame Projekte von Ländern und Sozialversicherungen näher beleuchtet und deren Erfolgschancen beurteilt werden.

3.8 Berufs- und Gesetzes- Vertretungen

Die Österreichische Ärztekammer ist die Standesvertretung der Ärzte und als Körperschaft öffentlichen Rechts in einer Bundes- und neun Landessektionen organisiert. Es besteht Pflichtmitgliedschaft.

Die Österreichische Ärztekammer (ÖÄK) vertritt gemäß Ärztegesetz die gemeinsamen beruflichen, sozialen und wirtschaftlichen Interessen aller in Österreich tätigen Ärztinnen und Ärzte. Sie sorgt für die Wahrung des Ansehens, der Rechte und die Einhaltung der Pflichten der ÄrztInnen. Ihre Mitglieder sind die neun Landesärztekammern, als deren öffentlich-rechtlicher Dachverband die Österreichische Ärztekammer fungiert.

An der Spitze der Ärzteschaft steht der Präsident der Österreichischen Ärztekammer; er wird von drei Vizepräsidenten unterstützt. Einer von ihnen leitet die Bundeskurie der angestellten ÄrztInnen, der andere die der niedergelassenen ÄrztInnen.

Die wichtigsten gesetzlichen Aufgaben der Österreichischen Ärztekammer sind:[79]

- Führung der Ärzteliste sowie die Verleihung der Berechtigung zur unselbstständigen sowie zur selbstständigen und eigenverantwortlichen ärztlichen Berufsausübung
- Die Durchführung der Arztprüfung als Voraussetzung für die ärztliche Berufsausübung (Österreichische Akademie der Ärzte)
- Die Erlassung von Verordnungen betreffend die medizinischen Sonderfächer und ihre Lehr- und Lernzielkataloge
- Die Organisation der lebenslangen ärztlichen Fortbildung. Zu diesem Zweck wurden das kontinuierliche ÖÄK-Diplom-Fortbildungsprogramm und zahlreiche Spezialdiplome und -zertifikate im Wege der Akademie der Ärzte eingerichtet
- Die Erarbeitung von Konzepten, Programmen, Gutachten und Vorschlägen zum österreichischen Gesundheitswesen (z.B. das gesundheitspolitische Konzept der österreichischen Ärztekammer)
- Die Qualitätssicherung der Ordinationen und Gruppenpraxen im Wege der Österreichischen Gesellschaft für Qualitätssicherung & Qualitätsmanagement in der Medizin GmbH (ÖQMed)

[79] Homepage der österreichischen Ärztekammer, www.aerztekammer.at;

- Die Regelung der vertraglichen Beziehungen zum Hauptverband der Österreichischen Sozialversicherungsträger sowie zu den sozialen und privaten Krankenversicherungen. Das beinhaltet die Verhandlungen mit den Krankenkassen über Kassenverträge und über Honorar- und Leistungsvergütungen[80]
- Initiativen zur Erhöhung der Patientensicherheit (siehe: ÖQMed, CIRS)
- Die Vertretung der Ärzteschaft in Institutionen auf nationaler und internationaler Ebene
- Bemühungen zur Erhaltung zumutbarer und förderlicher Arbeitsbedingungen für Ärzte in Ordinationen oder Spitälern
- Die Erlassung von Honorarrichtlinien
- Die Erlassung sonstiger näherer Vorschriften für die ärztliche Berufsausübung, insbesondere über die Führung von Lehrpraxen, über die ärztliche Dokumentation und über die Wahrung des ärztlichen Standesansehens
- Der Abschluss von Kollektivverträgen für in Ordinationen oder Gruppenpraxen angestelltes Personal
- Die Erlassung einer Werberichtlinie
- Die Erlassung eines ärztlichen Verhaltenskodex
- Die Erarbeitung von Therapie- und Gesundheitsvorsorgeempfehlungen

Zur Durchsetzung und zur Kommunikation der Anliegen der österreichischen Ärzteschaft dienen auch die ärztekammereigenen Organisationen und Betriebe wie z.B. die Österreichische Akademie der Ärzte. Die Entwicklung der Ärztinnen und Ärzte seit dem Jahr 1960 sowie deren Anzahl in den verschiedenen österreichischen Bundesländern zeigen die nächsten beiden Darstellungen.

Die medizinische Betreuung erfolgt hauptsächlich durch Vertragsärzte, da rund 75% aller frei praktizierenden Ärzte in einem Vertragsverhältnis mit der Sozialversicherung stehen. Die Basis bilden die bereits erwähnten Gesamtverträge zwischen der Österreichischen Ärztekammer und dem Hauptverband der österreichischen Sozialversicherungsträger. Darüber hinaus unterliegen alle Leistungen, die vertraglich nicht geregelt sind, der Bewilligungspflicht von „Chefärzten", die auch Verschreibungen von Vertragsärzten kontrollieren und bei Abweichungen Überprüfungen durchführen können.

[80] Vgl. dazu: Hofmarcher, Maria; Rack, Herta: Gesundheitssysteme im Wandel, Österreich. Kopenhagen, WHO.

Tab. 17: Ärzte und Ärztinnen seit 1960 absolut und auf 100.000 Einwohner

Jahr	Berufsausübende Ärzte/Ärztinnen				Zahnärzte	Berufsausübende Ärzte/Ärztinnen				Zahnärzte
	Insg.	Allg. Medizin[1])	Fachärzte[2])	in Ausbildung[3])		Insg.	Allg. Medizin[1])	Fachärzte[2])	in Ausbildung[3])	
	absolut					auf 100.000 d. Bevölkerung				
1960	11.232	6.135	3.476	1.621	1.322	159,3	87,0	49,3	23,0	18,8
1965	11.272	5.860	4.220	1.192	1.450	155,0	80,6	58,0	16,4	19,9
1970	12.438	5.284	4.865	2.289	1.423	166,6	70,8	65,2	30,7	19,1
1975	14.290	5.506	5.639	3.145	1.563	188,6	72,7	74,4	41,5	20,6
1980	16.885	5.941	6.813	4.131	1.622	223,7	78,7	90,2	54,7	21,5
1985	19.492	6.781	7.442	5.269	2.229	257,7	89,6	98,4	69,6	29,5
1990	23.097	8.312	8.756	6.029	2.771	300,8	108,3	114,0	78,5	36,1
1995	27.923	10.032	11.378	6.513	3.379	351,3	126,2	143,2	82,0	42,5
2000	30.871	10.939	14.347	5.585	3.722	385,3	136,5	179,1	69,7	46,5
2001	31.859	11.228	14.984	5.647	3.879	396,7	139,8	186,6	70,3	48,3
2002	32.575	11.335	15.376	5.864	3.956	404,5	140,7	190,9	72,8	49,1
2003	33.410	11.488	15.925	5.997	4.037	411,6	141,5	196,2	73,9	49,7
2004	34.334	11.757	16.466	6.111	4.113	420,0	143,8	201,4	74,8	50,3
2005	35.518	12.065	17.099	6.354	4232	431,4	146,5	207,7	77,2	51,4
2006	36.792	12.488	17.807	6.497	4.467	444,2	150,8	215,0	78,4	53,9
2007	37.643	12.725	18.450	6.468	4.490	452,7	153,0	221,9	77,8	54,0
2008	38.313	12.735	18.832	6.746	4.544	459,6	152,8	225,9	80,9	54,5
2009	39.123	12.979	19.219	6.925	4.619	467,8	155,2	229,8	82,8	55,2
2010	40.103	13.219	19.825	7.059	4.683	478,1	157,6	236,4	84,2	55,8
2011	40.634	13.403	20.253	6.978	4.743	481,3	158,7	239,9	82,6	56,2
2012	41.268	13.657	20.834	6.777	4.797	488,3	161,6	246,5	80,2	56,8

1) Bis Berichtsjahr 1993 „Praktische Ärzte/Ärztinnen", Stand jeweils Dezember des Berichtsjahres. Ab Berichtsjahr 2002 sind approbierte Ärzte/Ärztinnen und approb. AllgemeinmedizinerInnen inkludiert.

2) Bis 2001 sind Ärzte/Ärztinnen für Allgemeinmedizin mit Fachrichtung inkludiert, ab 2002 ausschließlich Fachärzte/Fac härztinnen.

3) Turnusärzte/Turnusärztinnen.

Quellen: Österreichische Ärztekammer (Stand: 2. 1. 2013). Österreichische Zahnärztekammer (Stand: 2. 1. 2013). Erstellt am 17. 9. 2013.

Tab. 18: Ärzte und Ärztinnen seit 1960 absolut und auf 100.000 Einwohner nach Bundesländern

Jahr	Berufsausübende Ärzte/Ärztinnen				Zahnärzte	Berufsausübende Ärzte/Ärztinnen				Zahnärzte
	Insg.	Allg. Medizin[1])	Fachärzte[2])	in Ausbildung[3])		Insg.	Allg. Medizin[1])	Fachärzte[2])	in Ausbildung[3])	
	absolut					auf 100.000 d. Bevölkerung				
Österreich	**41.268**	**13.657**	**20.834**	**6.777**	**4.797**	**488,3**	**161,6**	**246,5**	**80,2**	**56,8**
Burgenland	1.072	409	529	134	111	373,9	142,7	184,5	46,7	38,7
Kärnten	2.376	947	1.148	281	313	427,7	170,5	206,7	50,6	56,3
Niederösterreich	7.188	2.742	3.537	909	697	444,1	169,4	218,5	56,2	43,1
Oberösterreich	5.735	2.264	2.635	836	639	404,3	159,6	185,8	58,9	45,0
Salzburg	2.768	916	1.381	471	329	520,4	172,2	259,6	88,6	61,9
Steiermark	5.715	2.084	2.761	870	649	471,9	172,1	228,0	71,8	53,6
Tirol	3.563	900	1.877	786	473	497,7	125,7	262,2	109,8	66,1
Vorarlberg	1.366	413	715	238	198	366,6	110,8	191,9	63,9	53,1
Wien	11.485	2.982	6.251	2.252	1.388	659,6	171,3	359,0	129,3	79,7

[1]) Bis Berichtsjahr 1993 „Praktische Ärzte/Ärztinnen", Stand jeweils Dezember des Berichtsjahres. Ab Berichtsjahr 2002 sind approbierte Ärzte/Ärztinnen und approb. AllgemeinmedizinerInnen inkludiert.

[2]) Bis 2001 sind Ärzte/Ärztinnen für Allgemeinmedizin mit Fachrichtung inkludiert, ab 2002 ausschließlich Fachärzte/Fachärztinnen.

[3]) Turnusärzte/Turnusärztinnen.

Quellen: Österreichische Ärztekammer (Stand: 2. 1. 2013). Österreichische Zahnärztekammer (Stand: 2. 1. 2013). Erstellt am 17. 9. 2013.

Neu seit der Gesundheitsreform ist die Tatsache, dass die Österreichische Ärztekammer eine Gesellschaft für Qualitätssicherung als GmbH zu errichten hat. Die ÖQMed hat neben den nach dem GmbHG verpflichtend vorzusehenden Organen auch einen Wissenschaftlichen Beirat einzurichten. Dieser hat die Organe der ÖQMed und der Österreichischen Ärztekammer in der Wahrnehmung ihrer gesetzlichen Aufgaben in der Qualitätssicherung zu beraten. Er hat eine Geschäftsordnung zu beschließen, die die Erfüllung der ihm übertragenen Aufgaben sicherstellt.

Die Österreichische Ärztekammer hat nach Befassung des Wissenschaftlichen Beirats und auf Grundlage seiner Empfehlung sowie nach Befassung der Bundeskurie der niedergelassenen Ärzte durch Verordnung

1. die zu evaluierenden Kriterien,

2. das Verfahren zur Evaluierung und Kontrolle durch die ÖQMed unter Beachtung der Verfahrensgrundsätze des § 118e sowie

3. das von der ÖQMed zu führende Qualitätsregister

für eine Geltungsdauer von fünf Jahren zu regeln.

Die ÖQMed hat neben den nach dem GmbHG verpflichtend vorzusehenden Organen auch einen Evaluierungsbeirat einzurichten. Dieser unterstützt auf der Grundlage der Verordnung zur Qualitätssicherung der ärztlichen Verordnung die Organe der ÖQMed bei der Planung, Durchführung und praxisgerechten Umsetzung der Evaluierung und Kontrolle, gegebenenfalls auch bei der Beurteilung individueller Evaluierungsergebnisse. Die ÖQMed hat, wie schon erwähnt, zumindest alle fünf Jahre und darüber hinaus im Anlassfall unter Einbindung des Evaluierungsbeirats eine Evaluierung der niedergelassenen Ärzte einschließlich Gruppenpraxen mittels fachspezifischer Evaluierungsbögen unter Nutzung der elektronischen Datenübertragung nach Maßgabe der technischen Ausstattung durchzuführen. Sie hat auch die Ergebnisse der Selbstevaluierung stichprobenartig durch Besuche der Ordinationsstätten sowie Sitze und Standorte von Gruppenpraxen zu überprüfen. Wenn im Rahmen der Evaluierung ein Mangel in der Prozess- und/oder Strukturqualität festgestellt wird, hat die ÖQMed – erforderlichenfalls unter Setzung einer angemessenen Frist – den Arzt oder die Gruppenpraxis zur Behebung des Mangels aufzufordern. Damit wurde die gesetzliche Möglichkeit geschaffen, sogenannte „schwarze Schafe“ unter den Ärzten dingfest zu machen.

Organe der Österreichischen Ärztekammer sind

1. die Vollversammlung (§§ 121 und 122),
2. der Vorstand (§ 123),
3. der Präsident und drei Vizepräsidenten (§ 125),
4. die Bundeskurien (§ 126),
5. die Bundeskurienobmänner und ihre Stellvertreter (§ 127),
6. das Präsidium (§ 128),
7. die Ausbildungskommission (§ 128a),
8. der Verwaltungsausschuss eines gemeinsamen Wohlfahrtsfonds (§ 134) sowie
9. der Disziplinarrat (§ 140).

Neben der Bundesärztekammer gibt es noch neun Landesärztekammern. Die Ärztekammern in den Bundesländern unterstehen der Aufsicht der örtlich zuständigen Landesregierung. Sie sind verpflichtet, der Aufsichtsbehörde die zur Wahrnehmung der Aufsicht erforderlichen Auskünfte zu erteilen. Die Aufsichtsbehörde kann im Einzelfall von den Ärztekammern in den Bundesländern gefasste Beschlüsse zur Vorlage anfordern. Die Ärztekammern in den Bundesländern sind verpflichtet, diese Beschlüsse der Aufsichtsbehörde vorzulegen.

Neben der Österreichischen Ärztekammer gibt es noch die Österreichische Apothekerkammer, die gesetzliche Interessensvertretung der Apotheker, die ebenso auf Pflichtmitgliedschaft beruht. Auch sie ist eine Körperschaft öffentlichen Rechts.

In öffentlichen Apotheken arbeiteten im Jahr 2012 insgesamt 14.600 Personen. Die Anzahl der in Apotheken Beschäftigten (inkl. der Apothekenleiter) steigt stetig an. Insgesamt haben in den letzten 10 Jahren 162 öffentliche Apotheken neu eröffnet. In kleineren Orten, bisher ohne Apotheke, gab es mit 64 Neueröffnungen den größten Zuwachs. In Orten mit Apotheken (ausgenommen Landeshauptstädte) wurden 53 Apotheken neugegründet. In den Landeshauptstädten wurden in den letzten 10 Jahren 45 öffentliche Apotheken neu eröffnet. In öffentlichen Apotheken arbeiteten im Jahr 2011 insgesamt 15.423 Personen. Die Anzahl der in Apotheken Beschäftigten (inkl. der Apothekenleiter) steigt stetig an. Insgesamt wurden von den österreichischen Apotheken in den letzten 10 Jahren rund 3.200 neue Arbeitsplätze geschaffen. Das ist ein Zuwachs von 25,8%. Von den 5.502 Apothekerinnen und Apothekern (Stand 31. 12. 2012) in öffentlichen Apotheken sind 25,7% selbstständige Apotheker und 74,3% angestellte Pharmazeuten. Durchschnittlich sind rd. 4 Apotheker in einer Apotheke tätig.

Tab. 19: Apotheken 2012 nach Bundesländern

Bundesland	Apotheken insgesamt	Öffentliche Apotheken	Krankenhaus-apotheken	Hausapotheken bei Ärztinnen u. Ärzten	Filial-apotheken
Insgesamt 1)	**2.252**	**1.303**	**46**	**877**	**26**
Burgenland	94	38	2	50	4
Kärnten	159	91	3	63	2
Niederösterreich	482	228	8	240	6
Oberösterreich	430	192	11	226	1
Salzburg	127	87	2	35	3
Steiermark	367	190	5	169	3
Tirol	189	112	1	70	6
Vorarlberg	76	50	1	24	1
Wien	328	315	13	0	0

1) Fünf Apotheken sind sowohl öffentliche Apotheken als auch Krankenhausapotheken und bei beiden Gruppen angeführt.

Quelle: Österreichische Apothekerkammer (Stand: 31. 12. 2012). Erstellt am 18. 9. 2013.

Als Körperschaft des öffentlichen Rechts garantiert die Apothekerkammer eine wirksame Selbstverwaltung, gleichzeitig übernimmt sie hoheitliche Aufgaben. Bei uneinheitlicher Mitgliedschaft wäre eine Selbstverwaltung nicht mehr möglich, sodass der Staat die übertragenen Bereiche des Gesundheitswesens zurücknehmen und wieder in eigener Zuständigkeit selbst verwalten müsste. Kammern sichern ihren Mitgliedern also einen Freiraum gegenüber dem Staat, indem sie ihre Interessen in eigener Verantwortung wahrnehmen. Das erfolgt praxisnäher und wirtschaftlicher als bei staatlicher Zuständigkeit. Im Gegensatz zu Verbänden haben Kammern eine Rechtssetzungs- und Aufsichtsfunktion über ihre Mitglieder.

Aufgaben und Dienstleistungen der Apothekerkammer sind u.a.:

- Moderne Aus-, Fort- und Weiterbildung
- Überwachung der Erfüllung der Berufspflichten (Disziplinarrecht)
- Pressearbeit, Öffentlichkeitsarbeit (PR)
- Beratung in allen rechtlichen Fragen
- Krankenhauspharmazieangelegenheiten
- Arzneimittelinformation
- Wirtschaftsberatung
- Datensammlung und Aufbereitung
- „Apotheke in Zahlen“
- Bekämpfung unlauteren Wettbewerbs
- Nacht- und Bereitschaftsdienstregelung
- Gespräche mit den unterschiedlichsten Organisationen und Gruppen im Gesundheitswesen
- Begutachtung von Gesetzes- und Verordnungsentwürfen
- Aspirantenausbildung und Prüfung
- Ausstellung von Bestätigungen und Ausweisen
- Qualitätskontrollen im eigenen Labor[81]

Zwischen der Österreichischen Apothekerkammer und dem Hauptverband der österreichischen Sozialversicherungsträger werden in Analogie zur Ärztekammer auch Verträge abgeschlossen. Diese betreffen beispielsweise die Versorgung mit Heilmitteln. Zudem können darüber hinaus auch noch mit anderen Vertragspartnern (z.B. Optikern) Gesamtverträge vereinbart werden. Diese werden im Allgemeinen zwischen dem Hauptverband und den dafür zuständigen Vertretungen der Bundeswirtschaftskammer abgeschlossen.

In Analogie zu den Ärzten gibt es auch bei den Apotheken neun Landesapothekerkammern sowie eine Bundesapothekerkammer.

Bestimmte Berufsgruppen wurden wie gesagt in Österreich in einer gesetzlichen Vertretung zusammengeschlossen. „Die Bedeutung der gesetzlichen Vertretungen liegt darin, dass Leistungsmengen und Honorierungen mit Hilfe von Gesamtverträgen festgelegt und ausverhandelt werden.“[82] Beispielsweise zählen die Hebammen mit dem Österreichischen Hebammengremium dazu. Andere Gesundheitsberufe sind in freiwilligen Verbänden organisiert (Psychologen, Psychotherapeuten). Wohlfahrtsorganisationen und zahlreiche andere soziale Einrichtungen bieten Dienste für soziale Randgruppen an. Fünf große Trägerorganisationen haben sich in der Bundesarbeitsgemeinschaft Freie Wohlfahrt organisiert. Darunter fallen das Österreichische Rote Kreuz, die Caritas Österreich, die Diakonie Österreich, die Volkshilfe und das Österreichische Hilfswerk.

Zusammenfassend können nach Darstellung der Bundesebene, der Landesebene, des Bereiches der Sozialversicherung und der Berufs- und gesetzlichen Vertretungen folgende Steuerungs- und Planungselemente im österreichischen Gesundheitssystem genannt werden (siehe Tabelle).

---

81 Vgl. dazu Homepage der Österreichischen Apothekerkammer, www.apotheker.or.at;

82 Hofmarcher, Maria; Rack, Herta: Gesundheitssysteme im Wandel, Österreich. Kopenhagen, WHO.

Tab. 20: Steuerungs- und Planungselemente im Gesundheitssystem

Gesetze	Sozialgesetzgebung, Beitragssatz Krankenanstaltengesetze, Selbstbehalte Ärztegesetz usw.
Richtlinien Satzungen	RÖV (Röntgenverordnung), Heilmittelverzeichnis, RÖK (Berücksichtigung ökonomischer Grundsätze) usw. Leistungsumfang, Selbstbehalte
Aufsicht	Sanitäre Aufsicht usw. Aufsicht über SV-Träger, Ärztekammern
Verträge	Bund/Länder Art. 15a B-VG Gesamtverträge mit Interessenvertretungen Einzelverträge
Planung	Österreichischer Strukturplan Gesundheit (Ablösung ÖKAP inkl. Großgeräteplan) Rehabilitations-Plan Stellenplan
Interessenausgleichs-mechanismus	Konsultationsmechanismus Sanktionsmechanismus Schiedsgerichte
Leistungserbringer	„Angebotsinduzierte" Nachfrage
PatientInnen	Wahlfreiheit ÄrztInnen/Spital

Quelle: Eigene Darstellung.

Der Regulierungsrahmen im österreichischen Gesundheitswesen beruht im Wesentlichen auf Regionalisierung im Rahmen der politischen föderalen Strukturen und einer Übertragung von hoheitlichen Aufgaben an gesetzlich legitimierte Akteure der Zivilgesellschaft. Verfassungsrechtlich sind den Ländern bestimmte Aufgaben übertragen. Auch die Sozialversicherungsträger übernehmen bestimmte Funktionen.

Das Gesundheitswesen in Österreich entwickelte sich innerhalb der letzten Jahre vollständig zu einem Versorgungsmodell, das in der Hauptsache auf dezentral organisierten Vertragsbeziehungen mit den Leistungserbringern beruht, wobei diese heutzutage im ambulanten/extramuralen Bereich fast ausschließlich durch Krankenversicherungsträger und privat tätige Leistungserbringer gestaltet werden. Der stationäre Sektor wird durch Artikel 15a B-VG und die dazugehörenden Gesetze und daher nicht auf Vertragsbasis geregelt.[83]

Die in Österreich existierende Kompetenzlage zieht eine Zersplitterung der Gesetzgebungs- und Vollziehungskompetenzen im Bereich Gesundheit nach sich. Da – wie dargestellt – die Gesundheitsmaterien in drei Kompetenztatbeständen geregelt sind (Artikel 10 B-VG: Gesetzgebung und Vollziehung: Bund – Beispiel: Gesundheitswesen, sanitäre Aufsicht; Artikel 12 B-VG: Grundsatzgesetzgebung: Bund, Ausführungsgesetzgebung und Vollziehung: Länder

[83] Vgl. dazu: Hofmarcher, Maria; Rack, Herta: Gesundheitssysteme im Wandel (2006), S. 69.

Beispiel: Krankenanstaltenwesen; und Artikel 15 B-VG: Gesetzgebung und Vollziehung: Länder – Beispiel: Leichen-, Bestattungs- und Rettungswesen), führt dies zu einer Erhöhung des gemeinsamen Abstimmungsbedarfes, zu komplexen Organisations- und Finanzierungsstrukturen, zu erschwerter Vergleichbarkeit der Leistungsangebote und nur schwer möglichen länderübergreifenden Kooperationen. Ebenso sind uneinheitlicher Vollzug der Gesetze (durch neun unterschiedliche Landeskrankenanstaltengesetze sowie das KAKuG des Bundes) und unterschiedliche Leistungsansprüche die Folge. Daher gehört in diesen Bereichen seitens der Gesetzgebungs- und Vollzugsorgane unbedingt daran gedacht, eine Vereinfachung der verflochtenen Strukturen durchzuführen. Diese Vereinfachung ist jedoch auch leider durch die neue Gesundheitsreform nicht durchgeführt worden. Wobei durchaus anzumerken sei, dass hierzu Bund und Länder sehr intensiv an einem Strang hätten ziehen müssen. Schließlich hätte man einen Teil des B-VG ändern müssen und dies wäre nur äußerst schwer durchzusetzen gewesen. Summa summarum ist davon auszugehen, dass noch einige Gesundheitsreformen folgen werden müssen, so gesehen bleibt die Hoffnung auf eine Lösung im Kompetenzdschungel ja bestehen.

3.9 Patientenanwaltschaften

In allen neun Bundesländern sind **Patientenanwaltschaften** (Patientenvertretungen) tätig. Sie sind durch Landesgesetze eingerichtet und sind bis auf Tirol (hier sind die Patientenanwaltschaften für eine oder mehrere Krankenanstalten zuständig) für alle Krankenanstalten im Landesgebiet und für alle Patienten in diesen Krankenanstalten zuständig. Ihre wichtigste Aufgabe ist die Vertretung der Interessen und Rechte der Patienten.

Davon zu unterscheiden (obwohl die Bezeichnung gleich ist) sind die Patientenanwälte, die ausschließlich in psychiatrischen Krankenanstalten (auf psychiatrischen Abteilungen) die Patienten vertreten und unterstützen. Diese sind beim Verein für Sachwalterschaft und Patientenanwaltschaft angestellt. Sie vertreten aufgrund des Unterbringungsgesetzes die Patienten im Unterbringungsverfahren und informieren und beraten auch Patienten, die sich freiwillig im psychiatrischen Krankenhaus (psychiatrische Abteilung) aufhalten.

Von den Landes-Patientenanwaltschaften sind auch die Bewohnervertretungen, die aufgrund des Heimaufenthaltsgesetzes zur gesetzlichen Vertretung von Heimbewohnern in Angelegenheiten von Freiheitsbeschränkungen eingerichtet sind, zu unterscheiden.

Schlichtungsstellen (Schiedsstellen) werden in den meisten Bundesländern von den Landesärztekammern bzw. unter Mitwirkung und Einbindung der Landesärztekammern betrieben. Ihre Hauptaufgabe ist die außergerichtliche Herbeiführung einer Einigung bei Konflikten zwischen Patient und Arzt, wenn eine medizinische Fehlbehandlung behauptet wird. Darüber hinaus sind im zahnärztlichen Bereich Schlichtungsstellen für Honorarstreitigkeiten eingerichtet.

Als neue Unterstützung und Ergänzung der bestehenden Möglichkeiten der außergerichtlichen Streitbeilegung sind **Patienten-Entschädigungsfonds** geschaffen worden.

Die jahrzehntelang geführte Diskussion um die Verbesserung der Rechtsstellung der Patienten hat dazu geführt, dass schrittweise die gesetzlichen Vorschriften und die Rechtssprechung eine nach und nach patientenfreundlichere Einstellung eingenommen haben.

Die Patientenrechte wurden als eigene Rechtsmaterie ausgebaut, wobei dieser Prozess noch im Gange ist. Als Beispiel seien die zwischen dem Bund und den meisten Bundesländern bereits abgeschlossenen Patientenchartas genannt. Diese haben durch die Zusammenfassung in einem Stück eine leichtere Zugänglichkeit und bessere Verständlichkeit der wichtigsten bereits bestehenden Patientenrechte gebracht. Neben dem Auf- und Ausbau der Patientenrechte wurden auch eigene Einrichtungen zur Unterstützung der Patienten geschaffen. Sie sollen eine professionelle und kostenlose Rechtsverfolgung und Wahrung der Patienteninteressen ermöglichen. In einigen Bundesländern werden diese Einrichtungen Patientenanwaltschaften genannt, in anderen Bundesländern Patientenvertretungen. Dies sind allerdings nur unterschiedliche Bezeichnungen für Einrichtungen mit dem gleichen Ziel und Zweck. Die zeitliche Entwicklung:

- Kärntner Patientenanwaltschaft und die Oberösterreichische Patientenvertretung 1991
- Wiener Patientenanwaltschaft und die Steiermärkische Patientenvertretung 1992
- NÖ Patienten- und Pflegeanwaltschaft 1994
- Salzburger Patientenvertretung 1995
- Patientenvertretungen der Tiroler Landes- und Bezirkskrankenanstalten 1996
- Patientenanwaltschaft von Vorarlberg 1999
- Gesundheits- und Patientenanwaltschaft von Burgenland 2001
- Tiroler Patientenvertretung 2005

Die Patientenanwaltschaften sind **keine Behörden**, die rechtlichen Zwang ausüben können. Anzeigen sind bei den zuständigen Behörden einzubringen. Bei den Patientenanwaltschaften handelt es sich um Serviceeinrichtungen, die mit schlüssigen und nachvollziehbaren Argumenten überzeugen müssen. Der Aufgabenkern der Patientenanwaltschaften wird im KAKuG umschrieben:

„Zur Prüfung allfälliger Beschwerden und auf Wunsch zur Wahrnehmung der Patienteninteressen müssen unabhängige Patientenvertretungen (Patientensprecher, Ombudseinrichtungen oder ähnliche Vertretungen) zur Verfügung stehen." Weitere Aufgaben sind länderspezifisch unterschiedlich z.B.:

- Beratung und Erteilung von Auskünften,
- Hilfe bei Meinungsverschiedenheiten und Auseinandersetzungen über Fragen und Unterbringung, Versorgung, Betreuung und Pflege,
- Begutachtung von und Anregung zu Gesetzesbestimmungen, Verordnungen und sonstigen Rechtsvorschriften aus der Sicht der Patientenanwaltschaft,
- Vermittlung bei Streitfällen sowie Versuch der außergerichtlichen Schadensregulierung nach Behandlungsfehlern.

- Partizipation in Kommissionen bzw. Gremien, die sich mit patientenrechtsrelevanten Fragen beschäftigen (z.B. Ethikkommissionen, Landesfonds, Qualitätssicherungskommissionen, etc.)

Die Patientenanwaltschaften haben einen sachlichen und örtlichen Aufgabenbereich. Der Sachliche umschreibt die Aufgaben, die der Patientenanwaltschaft zugewiesen sind. Der Örtliche gibt das Gebiet, für das die Patientenanwaltschaft tätig wird, an.

Einige Patientenanwaltschaften haben einen umfassenden **sachlichen** Aufgabenbereich über das gesamte Gesundheits- und Sozialwesen; so etwa Krankenanstalten, Apotheken, Rettungsdienste, Kuranstalten, Pflegeheime, Hauskrankenpflege. Dies sind die Patientenanwaltschaften von Burgenland, Niederösterreich und Wien. Der **örtliche** Aufgabenbereich einer Patientenanwaltschaft richtet sich nach der Lage der Gesundheits- oder Sozialeinrichtung, die von einer Beschwerde betroffen ist. Es kommt nicht darauf an, wo der Wohnsitz des beschwerdeführenden Patienten liegt. Alle Patientenanwaltschaften sind **zentral für das gesamte Landesgebiet** eingerichtet.

Alle Patientenanwaltschaften sind aufgrund der landesgesetzlichen Bestimmungen weisungsfrei gestellt und können damit unabhängig agieren. Mit dieser (**verfassungsrechtlich abgesicherten**) Weisungsfreiheit ist garantiert, dass die Patientenanwaltschaften keiner wie auch immer gestalteten Einflussnahme unterliegen.

Die Anliegen der Patienten können einen weiten Bogen umfassen:

- Anfragen, Informationen und Beratungen in Angelegenheiten des Gesundheits- oder Sozialwesens
- Beschwerden, denen im weitesten Sinn Kommunikationsmängel oder zwischenmenschliche Konflikte zugrunde liegen
- Beschwerden, die das Vorliegen von medizinischen Behandlungsfehlern behaupten

Die Arbeitsstile der Patientenanwaltschaften sind unterschiedlich, doch sind die folgenden Vorgangsweisen grundsätzlich gleich:

Anfragen

- Bei Anfragen oder Informationsbedarf (hier liegt im eigentlichen Sinn keine Beschwerde vor) wird eine Beratung durchgeführt und zumindest an die zuständigen Stellen weiterverwiesen; z.B. Anfragen zu den Patientenrechten, Patientenverfügung, soziale Unterstützungen, Pflegegeld, Behandlungsbeitrag-Ambulanz, etc.

Allgemeine Beschwerden

- Allgemeine Beschwerden werden mit dem Patienten gemeinsam aufgearbeitet. Es handelt sich hier um Erlebnisse der Patienten in Hinblick auf Umgang und menschliche Behandlung, Wahrung der Würde, etc. Die verantwortlichen Stellen werden mit der Beschwerde konfrontiert und um Stellungnahme ersucht. Hier geht es darum,

Konflikte, die entstanden sind, zu lösen oder zumindest zu mildern. Zu betonen ist aber, dass nicht, wie in einem Gerichtsverfahren, die objektive Wahrheit ans Licht zu bringen und „Recht zu sprechen" ist. Ziel ist, den Verantwortlichen die subjektive Sicht eines Patienten in einer bestimmten Situation begreiflich und akzeptabel zu machen. Dieses von den Patientenanwaltschaften/Vertretungen aufbereitete Feedback soll eine Bewusstseinsbildung und Sensibilität für die Sichtweisen der Patienten ermöglichen. Das Feedback soll ein Anstoß für zukünftige, patientenorientierte Verhaltensweisen der betroffenen verantwortlichen Stellen sein. Umgekehrt kann auch bei den Patienten das Verständnis für ein aus fachlichen/medizinischen Gründen erfolgtes (vordergründig für einen Laien unverständliches) ärztliches Verhalten erwirkt werden.

Verdacht auf medizinische Behandlungsfehler

- Wenn von Patienten ein Beschwerdefall herangetragen wird, dem ein medizinischer Behandlungsfehler zugrunde liegen könnte, wird eine rechtliche bzw. medizinische Prüfung (auch unter Einschaltung gerichtlich beeideter medizinischer Sachverständiger) durchgeführt. Grundlage für diese Überprüfungen sind die Angaben des Patienten, die angeforderten Dokumentationsunterlagen (Krankengeschichte, etc.), die Stellungnahme der Krankenanstalt bzw. des betroffenen niedergelassenen Arztes.

Vorgehensweise der Patientenanwaltschaften

- Wenn aus rechtlichen oder medizinischen Gründen ein Behandlungsfehler auszuschließen ist, wird der Patient ausführlich informiert und beraten (z.B. vollständig und richtig aufgeklärte Komplikation). Oft liegen diesen Beschwerden „schlichte" Kommunikations- und Informationsmängel zugrunde. Eine ausführliche rechtliche und vor allem medizinische Erklärung löst die Beschwerde meist auf. Die oft bestehenden Unsicherheiten des Patienten, die dann Anlass zu Vermutungen in Hinblick auf vorgefallene Fehler sind, können mit einer ausführlichen Beratung ausgeräumt werden.
- Beschwerden bei offenkundigen Behandlungsfehlern und guter Beweislage können meist in Direktverhandlungen mit den Haftpflichtversicherungen gelöst werden. Die Patientenanwaltschaften leisten die notwendige Vorarbeit für den Abschluss von Vergleichen (= Abfindungserklärungen). Die schadenersatzrechtlichen Regelungen kommen zur Gänze und vollständig zur Anwendung. Das Ziel ist selbstverständlich eine vollständige Schadensabgeltung und keinesfalls ein „fauler" Kompromiss. Der Patient kommt ohne großen Zeitaufwand und ohne finanzielles Risiko zu seinem Recht.
- Wenn keine Direktlösung mit der Haftpflichtversicherung (z.B. wegen Auffassungsunterschieden oder widersprüchlicher Gutachten) möglich ist, werden im Auftrag des Patienten die Schiedsstellen angerufen. Von den Schiedsstellen wird ein Erledigungsvorschlag erstellt (Beurteilung des Falles dem Grunde nach und Höhe des Schmerzensgeldes). Oft werden dann noch weitere Verhandlungen von den Patientenanwalt-

schaften geführt z.B. wegen zusätzlicher finanzieller Auslagen, Verdienstentgang, Pflegebedarf etc. Weder der Patient noch der Rechtsträger der Krankenanstalt (Haftpflichtversicherung) ist an diesen Vorschlag gebunden. Der Patient hat also stets die Möglichkeit, wenn er mit dem Vorschlag nicht einverstanden ist, eine Klage bei Gericht einzubringen. Erfahrungsgemäß erfolgt dies allerdings nur in sehr wenigen Fällen, sodass die oben skizzierten Vorgangsweisen viele Gerichtsprozesse ersparen.

Das gemeinsame Ziel dieser Schlichtungsstellen (auch als Schiedsstellen oder Schiedskommission bezeichnet) ist die Erreichung einer außergerichtlichen Einigung durch ein Schlichtungsverfahren. Zivilgerichtliche Verfahren haben Nachteile für Arzt und Patient; unter anderem die lange Dauer, das finanzielle Risiko, die mögliche Schädigung des „Ansehens" und des „Rufes" des Arztes, die Beeinträchtigung des Vertrauensverhältnisses zwischen Arzt und Patient und die Notwendigkeit, kausales und schuldhaftes Verhalten des Arztes nachzuweisen. Diese Nachteile werden im Schlichtungsverfahren im Interesse beider Seiten vermieden. Hintergrund für die Schaffung von Schlichtungsstellen war es, den Patienten und Ärzten langwierige und kostenintensive Prozesse zu ersparen. Ziel der Ärztekammern ist es, durch diese Form der Streitbeilegung das Vertrauen in die Ärzteschaft zu erhalten und zu stärken. Schlichtungsstellen werden in den meisten Bundesländern entweder direkt von den Landesärztekammern oder unter Mitwirkung und Einbindung der Landesärztekammern betrieben. Ihre Hauptaufgabe ist die außergerichtliche Herbeiführung einer Einigung bei Konflikten zwischen Patient und Arzt, wenn eine medizinische Fehlbehandlung behauptet wird.

Für Schadensfälle im Verlaufe von medizinischen (z.B. pflegerischen) Untersuchungen und Behandlungen gelten die Schadenersatzregeln des Zivilrechtes. Der Patient kann seine zivilrechtlichen Ansprüche (z.B. Schmerzensgeld) bei einem Zivilgericht einklagen; die verschiedenen Formen der außergerichtlichen Streitschlichtung ergänzen die gerichtlichen Möglichkeiten.

In der Praxis gab und gibt es aber besondere Schadensfälle, in denen eine befriedigende gerichtliche oder außergerichtliche Schadensregulierung nicht erzielt werden konnte.

Es handelt sich um:

- Schadensfälle mit Beweisschwierigkeiten und
- Schadensfälle, die nach den Bestimmungen des Schadenersatzrechtes nicht entschädigungsfähig sind, aber zu einem seltenen und außergewöhnlich hohen Schaden für den Patienten geführt haben.

Als Ergänzung und weiteres Instrument der außergerichtlichen Streitbeilegung wurden ab dem Jahr 2001 die Patienten-Entschädigungsfonds gewissermaßen als „Fangnetz" bzw. zur Optimierung des zivilrechtlichen Haftungsrechtes eingerichtet.

Die Dotation der Entschädigungsfonds erfolgt durch die Solidargemeinschaft der Patienten. Die Patienten-Entschädigungsfonds sind also eine Art „Schadenversicherung". Grundsätzlich zahlt jeder in einer gemeinnützigen Krankenanstalt stationär aufgenommene Patienten einen Betrag von € 73,– pro Tag ein. Die Verpflichtung zur Zahlung ist auf höchstens 28 Tage pro Jahr beschränkt, bei sozialer Bedürftigkeit bestehen Ausnahmen von der Zahlungsverpflichtung.

Aus der unterschiedlichen Zahl der Pflegetage pro Bundesland ergeben sich auch unterschiedlich hohe Fondsmittel, die den Fonds pro Jahr für Entschädigungsleistungen zur Verfügung stehen. Die Fonds in Niederösterreich und Wien werden ca. eine Mio. Euro pro Jahr zur Verfügung haben, der Fonds in Vorarlberg etwa € 200.000,-.

Mit den neuen Patienten-Entschädigungsfonds soll eine (wenigstens teilweise) Abgeltung eines Schadens erreicht werden, wenn die Haftung des Rechtsträgers einer Krankenanstalt nicht eindeutig gegeben ist. Die Landesgesetze und auch die Geschäftsordnungen der Entschädigungskommissionen sind allgemein gehalten (um flexibel und auf den Einzelfall bezogen vorgehen zu können) und definieren nicht detailliert, was unter „die Haftung ist nicht eindeutig gegeben" zu verstehen ist.

Das neue Modell ist auf die außergerichtliche Schadensabwicklung maßgeschneidert, weil es auf den bestehenden außergerichtlichen Wegen zur Schadensabwicklung durch die Patientenanwaltschaften und die Schlichtungsstellen aufgebaut ist und sie ergänzt.

Die Haftpflichtversicherungen sollen durch die Leistungen der Entschädigungsfonds nicht entlastet werden. Wenn eindeutige haftungsrechtliche Aspekte gegeben sind, wird, wie bisher von den Patientenanwaltschaften, der Schadenersatz (außergerichtlich) nach den bestehenden zivilgerichtlichen Regelungen abgehandelt, z.B. durch die Anrufung der Schlichtungsstellen der Ärztekammern bzw. in direkten Verhandlungen mit den Haftpflichtversicherungen.

Das KAKuG enthält nur wenige bundesgesetzliche Vorgaben, sodass sich unterschiedliche Systeme und Vorgangsweisen in den Ländern entwickeln.

Folgende Eckpunkte sind in den Landesgesetzen grundsätzlich vorgegeben:

- das bestehende zivilrechtliche Schadenersatzrecht wird nicht ersetzt, sondern ergänzt;
- es muss sich um Schäden handeln, die durch medizinische (z.B. pflegerische) Behandlungen, Untersuchungen bzw. Unterlassungen entstanden sind;
- der Entschädigungsfonds ist zuständig, in dessen örtlichem Bereich (Landesgebiet) die Krankenanstalt liegt, in der der Schaden entstanden ist; es kommt nicht auf den Wohnsitz des Patienten an;
- die Patientenanwälte sind eingebunden;
- die Mitglieder der Entschädigungskommissionen sind weisungsfrei gestellt (Ausnahme Burgenland);
- das Verfahren ist für den Patienten kostenlos;
- die Sitzungen sind nicht öffentlich;
- Entschädigungsleistungen können nur gewährt werden, wenn noch keine Verjährung eingetreten ist;
- wenn ein Verfahren vor einem Zivilgericht anhängig ist, ist eine Befassung des Fonds nicht möglich (Doppelgleisigkeiten sollen vermieden werden);
- es besteht kein Rechtsanspruch auf eine Entschädigungsleistung;
- die Zuerkennung bzw. Nichtzuerkennung einer Leistung aus dem Fonds unterliegt keiner Überprüfung im Verwaltungs- oder Gerichtsweg;
- es besteht eine Rückzahlungsverpflichtung.

Da es sich um eine zusätzliche, bisher nicht mögliche Ersatzleistung handelt, damit aber ein späterer Gerichtsprozess nicht ausgeschlossen ist, sind in den Landesgesetzen auch Regelungen über die Rückzahlung von erfolgten Entschädigungsleistungen enthalten. Damit wird eine „Doppelleistung" wegen desselben Schadensfalles verhindert. Für den Fall, dass nachfolgend im Rechtsweg oder außergerichtlich (z.B. von der Haftpflichtversicherung oder vom Rechtsträger der Krankenanstalt) eine Schadenersatzleistung wegen desselben Schadensfalles bezahlt wird, besteht eine Rückzahlungsverpflichtung.

Die vom Fonds geleistete Entschädigung ist allerdings nur in der Höhe zurückzuzahlen soweit sie von der vom Gericht zuerkannten bzw. von der Haftpflichtversicherung oder dem Rechtsträger der Krankenanstalt geleisteten Höhe abgedeckt ist. Bei Vorliegen von sozialen Härten kann im Einzelfall von der Entschädigungskommission von der Rückzahlung ganz oder teilweise abgesehen werden (im Burgenland nicht vorgesehen).

4. Personal im Gesundheitswesen

Im österreichischen Gesundheitswesen gibt es eine große Zahl an unterschiedlichen Professionen. Ihnen allen ist gemein, dass der Patient im Mittelpunkt ihrer Tätigkeit zu stehen hat und dass sie dadurch zur Einhaltung der wesentlichen Patientenrechte verpflichtet sind.

Grundlegende Bedeutung für eine umfassende Beschreibung der wichtigsten Patientenrechte hat das in Amsterdam beschlossene Dokument des Regionalbüros der WHO „Declaration on the Promotion of Patients` Rights in Europe“. Diese WHO-Charta der Patientenrechte formuliert und beschreibt folgende Individualrechte:

Grundlegende Patientenrechte

- Recht als menschliches Wesen betreut zu werden
- Recht auf Selbstbestimmung
- Recht auf Privatheit
- Recht auf Respekt in Hinblick auf kulturelle oder religiöse Einstellung

Informationsrechte

- Information über Gesundheitseinrichtungen
- Information über Gesundheitszustand und medizinische Tatsachen
- Recht auf Zweitmeinung
- Recht auf schriftliche Zusammenfassung von Diagnose, Therapie, etc.

Zustimmungsrechte

- „Informed consent“ als Voraussetzung für medizinische Intervention
- Recht auf Willenserklärungen im Vorhinein (Patientenverfügungen/living will)
- Zustimmung zu medizinischer Forschung
- Zustimmung zu Einbeziehung bei Lehrtätigkeiten

Vertraulichkeit und Verschwiegenheit

Ausreichende Versorgung und Behandlung

Unterstützung und Hilfe für Patienten

- Recht über Patientenrechte informiert zu werden
- Beschwerderechte

Die wesentlichen in Österreich akzeptierten **Patientenrechte** und deren gesetzliche Grundlagen ersieht man aus der folgenden Tabelle.

Tab. 21: Patientenrechte (Auszug)

Recht	Gesetzesgrundlage
informiert zu werden	Ärztegesetz
gewissenhaft betreut zu werden	Ärztegesetz
vor einer Heilbehandlung bzw. vor operativen Eingriffen (auch „kleinen" operativen Eingriffen) gefragt zu werden, ob man damit einverstanden ist (Zustimmungserklärung)	Strafgesetzbuch, Krankenanstaltengesetz
auf menschliche Würde und Anerkennung der Mündigkeit	Staatsgrundgesetz, Allgemeines Bürgerliches Gesetzbuch
dass die behandelnden Personen bzw. die Verwalter der Krankendaten anderen gegenüber verschwiegen bleiben	Datenschutzgesetz, Ärztegesetz
auf soziale Hilfeleistung	diverse Sozialhilfegesetze der Bundesländer
medizinische Fehlleistungen anzuzeigen bzw. anzuklagen	Menschenrechtskonvention, Staatsgrundgesetz
Körperverletzungen, Quälereien, Vernachlässigungen usw. anzuzeigen	Allgemeines Bürgerliches Gesetzbuch, Menschenrechtskonvention, Ärztegesetz
auf Erste Hilfe	Strafgesetz, Ärztegesetz, Krankenanstaltengesetz
auf soziale Hilfestellung vor Entlassung aus dem Krankenhaus	Krankenanstaltengesetz
auf Hilfe bzw. Rat durch den Ombudsmann/die Ombudsfrau	diverse Sozialhilfegesetze der Bundesländer

Quelle: Eigene Darstellung.

Daneben gibt es Patientenrechte als einfachgesetzliche Ausgestaltung der Grund- und Freiheitsrechte, die sich im Krankenanstaltenbereich in den jeweiligen Krankenanstaltengesetzen finden, im niedergelassenen Bereich Teil des Behandlungsvertrages sind.

- Recht auf rücksichtsvolle Behandlung
- Recht auf Wahrung der Privatsphäre
- Recht auf Vertraulichkeit
- Recht auf fachgerechte und möglichst schmerzarme Behandlung und Pflege
- Recht auf umfassende Information über Behandlungsmöglichkeiten und Risiken
- Recht auf Zustimmung zur Behandlung oder Verweigerung der Behandlung
- Recht auf Einsicht in die Krankengeschichte bzw. Ausfertigung einer Kopie
- Recht des Patienten oder einer Vertrauensperson auf medizinische Information durch einen zur selbstständigen Berufsausübung berechtigten Arzt in möglichst verständlicher und schonungsvoller Art
- Recht auf ausreichend Besuchs- und Kontaktmöglichkeiten mit der Außenwelt
- Recht auf Kontakt mit Vertrauenspersonen auch außerhalb der Besuchszeiten im Fall nachhaltiger Verschlechterung des Gesundheitszustandes des Patienten

- Recht der zur stationären Versorgung aufgenommenen Kinder auf eine möglichst kindergerechte Ausstattung der Krankenräume
- Recht auf religiöse Betreuung und psychische Unterstützung
- Recht auf vorzeitige Entlassung
- Recht auf Ausstellung eines Patientenbriefes
- Recht auf Einbringung von Anregungen und Beschwerden
- Recht auf Sterbebegleitung
- Recht auf würdevolles Sterben und Kontakt mit Vertrauenspersonen

Die wichtigsten Berufsgruppen sollen nachfolgend kurz zusammengefasst werden. Im österreichischen Gesundheitswesen gibt es:

1. Ärzte
2. Zahnärzte und Dentisten
3. Pflegedienste
4. Hebammen
5. Medizinisch-technische Dienste
6. Psychologen
7. Psychotherapeuten
8. Sanitäter
9. Medizinische Assistenzberufe
10. Masseure
11. Kardiotechniker
12. Weitere gewerbliche Berufe

Da es kein eigenes Apothekergesetz, sondern nur ein Apothekengesetz gibt, wird die Berufsgruppe der Apotheker in diesem Abschnitt nicht behandelt, sondern werden die Apotheken als selbstständige Leistungseinheit erst im nächsten Kapitel „Einrichtungen“ besprochen und genau thematisiert.

Tab. 22: Vergleichender Wirtschafts-Jahresdurchschnitt 2012

Bezeichnung	Jahresdurchschnitt 2012				
	insgesamt	Arbeiter		Angestellte und Beamte	
		Männer	Frauen	Männer	Frauen
Insgesamt	**3.465.463**	**909.136**	**428.252**	**937.407**	**1.190.668**
Davon in Wirtschaftsklassen eingereiht	**3.370.485**	**901.631**	**407.417**	**934.491**	**1.126.946**
A Land- und Forstwirtschaft, Fischerei	20.577	11.368	5.776	1.911	1.522
B Bergbau und Gewinnung von Steinen und Erden	5.665	3.548	136	1.371	610
C Verarbeitendes Gewerbe/Herstellung von Waren	583.293	282.110	74.117	154.195	72.871
D Energieversorgung	26.670	4.218	295	17.926	4.231
E Wasserversorgung; Abwasser- und Abfallentsorgung und Beseitigung von Umweltverschmutzungen	14.532	8.567	1.101	2.925	1.939
F Baugewerbe/Bau	248.063	179.955	5.113	37.871	25.124
G Handel; Instandhaltung und Reparatur von Kraftfahrzeugen	525.227	94.603	38.943	142.358	249.323
H Verkehr und Lagerei	182.791	75.548	7.677	69.701	29.865
I Gastgewerbe/Beherbergung und Gastronomie	191.607	69.023	95.733	9.324	17.527
J Information und Kommunikation	77.962	1.604	1.113	50.200	25.045
K Erbringung von Finanz- und Versicherungsdienstleistungen	117.986	901	2.938	57.670	56.477
L Grundstücks- und Wohnungswesen	40.788	6.315	11.958	9.563	12.952
M Erbringung von freiberuflichen, wissenschaftlichen und technischen Dienstleistungen	155.332	8.131	4.814	64.880	77.507
N Erbringung von sonstigen wirtschaftlichen Dienstleistungen	184.735	76.494	47.581	28.298	32.362
O Öffentliche Verwaltung, Verteidigung; Sozialversicherung	540.813	43.506	47.335	178.318	271.654
P Erziehung und Unterricht	96.498	4.260	4.458	37.686	50.094
Q Gesundheits- und Sozialwesen	230.968	16.976	21.811	37.945	154.236
R Kunst, Unterhaltung und Erholung	34.926	6.540	5.228	12.490	10.668
S Erbringung von sonstigen Dienstleistungen	87.302	7.653	29.370	18.871	31.408
T Private Haushalte mit Hauspersonal; Herstellung von Waren und Erbringung von Dienstleistungen durch private Haushalte für den Eigenbedarf ohne ausgeprägten Schwerpunkt	3.019	231	1.859	173	756
U Exterritoriale Organisationen und Körperschaften	646	28	24	227	367
Wirtschaftsklasse unbekannt	1.085	52	37	588	408
Präsenzdiener	7.086	5.813	12	1.252	9
KBG- bzw. KRG-Bezieher	87.892	1.692	20.823	1.664	63.713

Quelle: Statistisches Handbuch der Österreichischen Sozialversicherung, 2013.

Gesamtbeschäftigte im Gesundheits- und Sozialwesen, wie in der obigen Grafik ersichtlich, waren im Jahr 2012 230.968 Personen. Die Zahl des im Gesundheits- und Sozialwesen tätigen Personals ist in den vergangenen Jahrzehnten vor allem in den Krankenanstalten kontinuierlich gestiegen. Größte Personalgruppe in den Krankenanstalten sind die diplomierten Gesundheits- und Krankenpfleger, Ende 2012 waren mehr als 56.000 Personen in diesem Beruf beschäftigt, um 22,2% mehr als noch vor zehn Jahren. Die Zahl der Pflegehelfer ist jedoch mit 14.627 Personen nahezu konstant geblieben. Der Frauenanteil im Bereich der diplomierten Gesundheits- und Krankheitspflege lag bei 86,0%. Den höchsten Männeranteil gab es im Bereich der psychiatrischen Pflege (35,2% des psychiatrischen Pflegepersonals waren Männer). Den stärksten Zuwachs beim Krankenanstaltspersonal hatte im vergangenen Jahrzehnt der Ärztestand zu verzeichnen, nämlich um 28,0% von 18.409 Personen im Jahr 2002 auf 23.562 Personen im Jahr 2012. Von den etwa 4.500 Beschäftigen, die in Zukunft schätzungsweise pro Jahr zum Gesundheits- und Sozialsektor hinzukommen, werden mindestens zwei Drittel Frauen sein. Daraus geht hervor, dass dieser Sektor ein wichtiger Arbeitsmarkt für Frauen ist. Mehr als drei Viertel der Beschäftigten im Gesundheitssektor sind Frauen, in der gesamten Wirtschaft sind jedoch nur zwei von fünf Beschäftigten Frauen.

Tab. 23: Personal im Gesundheitswesen 2002 und 2012

	2002	2012	Veränderung 2002–2012 (%)
Studenten an den Medizinischen Universitäten			
Studienanfänger/innen	2.182	1.211	–44,5
Studierende	19.925	13.077	–34,4
Absolventenen/innen	1.749	1.782	1,9
Berufsausübenden Ärzte/innen			
Alle berufsausübenden Ärzte/innen[1])	32.575	41.268	26,7
Allgemeinmediziner/innen	11.335	13.382	18,1
Facharzt/ärztin	15.376	20.834	35,5
Ärzte/innen in Krankenanstalten	18.409	23.000	24,9
Nichtärztliches Personal in Krankenanstalten	**71.257**	**85.449**	**19,9**
Diplomierte Gesundheits- und Krankenpfleger, -innen	44.916	55.594	23,8
Allgemeine GKP	38.530	48.050	24,7
Kinder- und Jugendlichenpfleger/innen	3.616	4.003	10,7
Psychiatrische GKP	2.770	3.453	24,7
Kardiotechnischer Dienst[2])	–	88	–
Medizinisch-technische Assistenten/innen	10.910	14.055	28,8
Pflegehelfer/innen, Sanitäts-Hilfsdiener/innen	14.330	14.462	0,9
Hebammen	1.101	1.338	21,5

[1]) Ohne Zahnärzte/innen, einschließlich Ärzte/innen in Ausbildung. 2) Neu ab dem Jahr 2004.

Quelle: Statistik Austria, Jahrbuch der Gesundheitsstatistik 2012.;

2012 betrug die Gesamtanzahl der in ausgewählten Berufsgruppen alleine im Gesundheitswesen Beschäftigten 155.200 Personen. In den letzten 40 Jahren stieg die Anzahl der Beschäftigten in diesem Berufssegment um unglaubliche 225 Prozent. Die Gesamtzahl der berufstätigen ÄrztInnen stieg in diesem Zeitraum um 198 Prozent. Die Zahl der in Krankenanstalten Angestellten erhöhte sich um 164 Prozent. Innerhalb der berufsausübenden ÄrztInnen verzeichneten die FachärztInnen die stärksten Zuwächse. In Bezug auf die Angestellten in Krankenanstalten war der Beschäftigtenstand 2012 viereinhalbmal höher als vor 40 Jahren. Die stärkste Steigerungsrate innerhalb der in Spitälern angestellten Personen erfuhren in der Beobachtungsperiode die medizinisch-technischen Fachdienste (Verachtfachung).

„Wenn eine hohe Versorgungsdichte an Ärztinnen/Ärzten mit einer geringen Dichte an Krankenpflegepersonen einhergeht, dann ließe sich generell der Schluss ziehen, dass Ärztinnen/Ärzte vergleichsweise in Bereichen tätig sind, die in anderen Ländern bereits von Krankenpflegepersonen übernommen werden. Tatsache ist jedoch, dass kein Zusammenhang zwischen hoher (geringer) Ärztedichte und geringer (hoher) Versorgungsdichte mit Krankenpflegepersonen besteht. Damit lassen sich auch keine Aussagen über Substitutionseffekte treffen bzw. die Effizienz des Personaleinsatzes“ [84]

Wenn man die Grafik „Personal im Gesundheitswesen 2002 und 2012“ genau betrachtet, wird man feststellen, dass es hinsichtlich der Studienanfänger der Medizin im Studienjahr 2006/2007 aufgrund der Einführung von Zugangsbeschränkungen und Aufnahmeverfahren einen starken Rückgang, aber seit 2007/2008 wieder einen Anstieg (Studienjahr 2005/2006: 3.160, 2006/2007: 931, 2007/2008: 1.066) gab. Im Studienjahr 2009/2010 gab es 1.095 Neuzugänge in der Studienrichtung Medizin, 2010/2011 waren es 1.086, 2011/2012 gab es mit 1.211 Studienanfängern ein Plus von 11,5% im Vergleich zum Vorjahr. Im Zehn-Jahres-Vergleich der Studienjahre 2001/2002 und 2011/2012 ist die Zahl der Studienanfänger der Medizin um –44,5%, die Zahl der Studierenden um –34,4% verringert; die Zahl der Absolventinnen und Absolventen im Studienjahr 2011/2012 war um 1,9% höher als 2001/2002.[85]

Die Zahl der berufsausübenden Ärztinnen und Ärzte insgesamt ist im vergangenen Jahrzehnt von 32.575 im Jahr 2002 auf 41.268 im Jahr 2012 um 26,7% gestiegen. Hinsichtlich der medizinischen Fachbereiche gab es in diesem Zeitraum im Bereich der Fachdisziplinen einen stärkeren Zuwachs als in der Allgemeinmedizin (35,5% vs. 18,1%). Im Jahr 2001 kamen in Österreich auf 1.000 Personen der Bevölkerung 4,8 praktizierende Ärztinnen und Ärzte, verglichen mit 4,0 auf 1.000 im Durchschnitt der OECD-Länder. Damit hatte Österreich hinter Griechenland die zweithöchste Ärztedichte im Vergleich der OECD-Länder. Bereits im Jahr 2011 betrug die Ärztedichte in Österreich 4,1 auf 1.000, damals lag die durchschnittliche Rate der OECD-Länder bei 2,5. In den Jahren 1980 bzw. 1990 rangierte Österreich mit Ärztedichten von 1,6 bzw. 2,2 pro 1000 EinwohnerInnen noch um 31 bzw. 25 Prozent unter dem EU-Durchschnittswert. Im Bereich der Pflegekräfte konnte in der Beobachtungsperiode ebenfalls eine Verdoppelung des Personalstandes gegenüber 1980 be-

[84] Hofmarcher, Maria; Rack, Herta: Gesundheitssysteme im Wandel, Österreich. Kopenhagen, WHO.
[85] Statistik Austria, Jahrbuch der Gesundheitsstatistik 2012, S. 78.

obachtet werden. Im Unterschied zu den Ärztinnen/Ärzten lag 2009 aber die Zahl der PflegerInnen (6,8 pro 1000 Einwohner) noch etwas unter dem EU-Durchschnittswert (7,1).[86]

4.1 Ärzte

Rechtsgrundlage für die Ausübung des Arztberufes ist das Ärztegesetz aus dem Jahr 1998[87]. Es hat das Disziplinarrecht, die Berufsordnung sowie die Standesvertretung der Ärzte zum Inhalt. § 2 regelt die Ausübung des Arztberufes wie folgt:

„Der Arzt ist zur Ausübung der Medizin berufen. Die Ausübung des ärztlichen Berufes umfasst jede auf medizinisch-wissenschaftlichen Erkenntnissen begründete Tätigkeit, die unmittelbar am Menschen oder mittelbar für den Menschen ausgeführt wird, insbesondere

- die Untersuchung auf das Vorliegen oder Nichtvorliegen von körperlichen und psychischen Krankheiten oder Störungen, von Behinderungen oder Missbildungen und Anomalien, die krankhafter Natur sind
- die Beurteilung von in Z 1 angeführten Zuständen bei Verwendung medizinisch-diagnostischer Hilfsmittel und die Behandlung solcher Zustände
- die Vornahme operativer Eingriffe einschließlich der Entnahme oder Infusion von Blut
- die Vorbeugung von Erkrankungen
- die Geburtshilfe sowie die Anwendung von Maßnahmen der medizinischen Fortpflanzungshilfe
- die Verordnung von Heilmitteln, Heilbehelfen und medizinisch diagnostischen Hilfsmitteln
- die Vornahme von Leichenöffnungen."

Jeder zur selbstständigen Ausübung des Berufes berechtigte Arzt ist befugt, ärztliche Zeugnisse auszustellen und ärztliche Gutachten zu erstellen. Bei der Berufsausübung gibt es drei verschiedene Arten von Ärzten. Ärzte, die eine allgemeinmedizinische Tätigkeit ausüben (Arzt für Allgemeinmedizin, praktischer Arzt) und Ärzte, die in einem speziellen Fachgebiet tätig sind (Facharzt). Ärzte, die noch in Ausbildung stehen, nennt man Turnusärzte.

Personen, die die Erfordernisse für die unselbstständige Ausübung des ärztlichen Berufes als Turnusarzt erfüllen und beabsichtigen, sich einer selbstständigen ärztlichen Betätigung als Arzt für Allgemeinmedizin zuzuwenden, haben sich einer mindestens dreijährigen praktischen Ausbildung zum Arzt für Allgemeinmedizin (Turnus zum Arzt für Allgemeinmedizin) in anerkannten Ausbildungsstätten, Lehrpraxen, Lehrgruppenpraxen und Lehrambulatorien im Rahmen von Arbeitsverhältnissen sowie der Prüfung zum Arzt für Allgemeinmedizin zu unterziehen und den Erfolg der Ausbildung und Prüfung nachzuweisen

[86] Statistik Austria, Jahrbuch der Gesundheitsstatistik 2012, S. 79 ff.

[87] Bundesgesetz, mit dem ein Bundesgesetz über die Ausübung des ärztlichen Berufes und die Standesvertretung der Ärzte (Ärztegesetz 1998 – ÄrzteG 1998) erlassen und das Ausbildungsvorbehaltsgesetz geändert wird, BGBl. I Nr. 169/1998 in der aktuellen Fassung BGBL. I Nr. 81/2013.

Abb. 14: Struktur des österreichischen Ärztestandes 2010

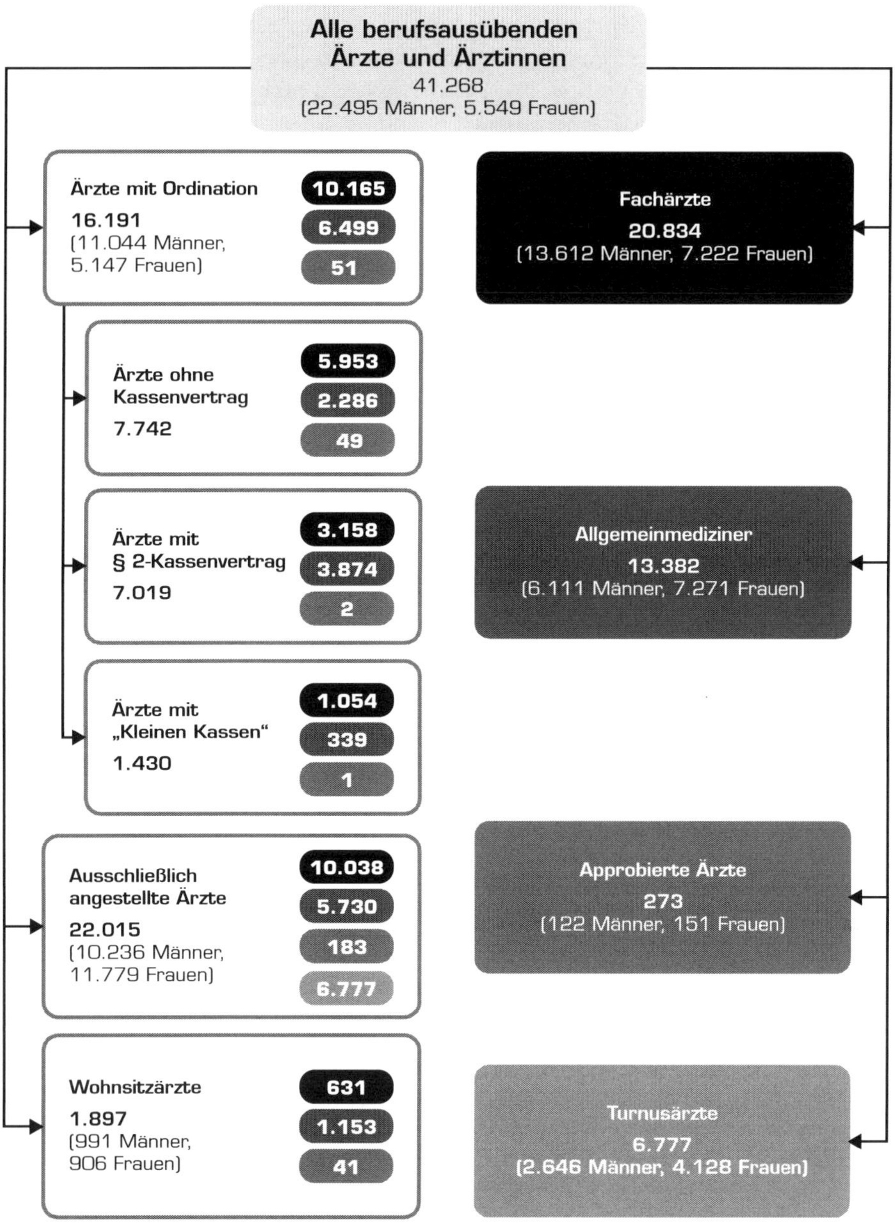

Quelle: Statistik Austria, Jahrbuch der Gesundheitsstatistik 2012.

(§ 7). Die Ausbildungsstätten sind genauestens in den §§ 8–11 geregelt. Fachärzte sind dabei zur selbstständigen Berufsausübung in einem speziellen Fachgebiet der Heilkunde berechtigt und haben ihre Tätigkeit auf dieses Fach zu beschränken. Turnusärzte wiederum dürfen ihre ärztliche Tätigkeit nur unselbstständig im Rahmen eines Arbeitsverhältnisses und unter Anleitung und Aufsicht eines ausgebildeten Arztes ausüben. Bei der Ausbildung zum Arzt für Allgemeinmedizin muss der Turnus zumindest sechs Monate in Einrichtungen der medizinischen Erstversorgung absolviert werden, weitere sechs Monate in Lehrpraxen oder Lehrambulatorien (§ 12 f). Lehrpraxen und -ambulatorien sind Ordinationsstätten jener Ärzte für Allgemeinmedizin und Fachärzte, denen von der Österreichischen Ärztekammer unter Wahrung der Qualität die Bewilligung zur Ausbildung von Ärzten zum Arzt für Allgemeinmedizin oder zum Facharzt erteilt worden ist.

Die Berufspflichten der Ärzte werden im Ärztegesetz in den §§ 48 ff geregelt. Hierbei geht es um:

- Leistung Erster Hilfe, d.h. der Arzt darf die Erste Hilfe im Falle drohender Lebensgefahr nicht verweigern
- gewissenhafte Betreuung der vom Arzt in ärztliche Beratung oder Betreuung übernommenen Patienten
- Der Arzt hat seinen Beruf persönlich und unmittelbar, allenfalls in Zusammenarbeit mit anderen Ärzten auszuüben. Zur Mithilfe kann er sich jedoch Hilfspersonen bedienen, wenn diese nach seinen genauen Anordnungen und unter seiner ständigen Aufsicht handeln. Der Arzt kann im Einzelfall an Angehörige anderer Gesundheitsberufe oder in Ausbildung zu einem Gesundheitsberuf stehende Personen ärztliche Tätigkeiten übertragen, sofern diese vom Tätigkeitsbereich des entsprechenden Gesundheitsberufes umfasst sind. Er trägt die Verantwortung für seine Anordnung. Die ärztliche Aufsicht entfällt, sofern die Regelungen der entsprechenden Gesundheitsberufe bei der Durchführung übertragener ärztlicher Tätigkeiten keine ärztliche Aufsicht vorsehen.
- Rücktritt von einer Krankenbehandlung: Beabsichtigt ein Arzt von einer Behandlung zurückzutreten, so hat er seinen Rücktritt dem Kranken oder den für dessen Pflege verantwortlichen Personen (erforderlichenfalls auch der Aufenthaltsgemeinde des Kranken) wegen Vorsorge für anderweitigen ärztlichen Beistand rechtzeitig anzuzeigen;
- Dokumentationspflicht und Auskunftserteilung: Der Arzt ist verpflichtet, Aufzeichnungen über jede zur Beratung oder Behandlung übernommene Person zu führen; insbesondere über den Zustand der Person bei Übernahme der Beratung oder Behandlung, die Vorgeschichte einer Erkrankung, die Diagnose, den Krankheitsverlauf sowie über Art und Umfang der beratenden, diagnostischen oder therapeutischen Leistungen einschließlich der Anwendung von Arzneispezialitäten und der zur Identifizierung dieser Arzneispezialitäten und der jeweiligen Chargen erforderlichen Daten. Er muss hierüber der beratenen oder behandelten oder zu ihrer gesetzlichen Vertretung befugten Person alle Auskünfte erteilen.
- Werbebeschränkung: Werbung für die eigene Person ist untersagt
- Provisionsverbot

- Verschwiegenheitspflicht: Dem Grund nach ist der Arzt zur Verschwiegenheit verpflichtet. In Ausnahmefällen (Entbindung durch die betroffene Person, bei gesetzlich vorgeschriebenen Meldungen, bei Mitteilungen an den Sozialversicherungsträger) ist er davon entbunden.
- Anzeigepflicht bei Verdacht des Vorliegens einer gerichtlich strafbaren Handlung.
- Ärzte und Gruppenpraxen haben regelmäßig eine umfassende Evaluierung der Qualität durchzuführen und die jeweiligen Ergebnisse der Österreichischen Gesellschaft für Qualitätssicherung und Qualitätsmanagement in der Medizin GmbH nach Maßgabe der technischen Ausstattung im Wege der elektronischen Datenfernübertragung zu übermitteln.
- Darüber hinaus haben Ärzte, die zur selbstständigen Berufsausübung berechtigt sind, ihre absolvierte Fortbildung zumindest alle drei Jahre gegenüber der Österreichischen Ärztekammer glaubhaft zu machen und muss die Ärztekammer von sich aus dies überprüfen und bestätigen.

Neben Allgemeinmedizinern, Fachärzten und Turnusärzten gibt es noch Amtsärzte, Notärzte wie auch Arbeitsmediziner, die qua ihrer Profession auch fachüberschreitende Tätigkeiten ausüben dürfen.

Was die Struktur des österreichischen Ärztestandes im Jahr 2012 betrifft, war der überwiegende Teil der 41.268 berufsausübenden Ärztinnen und Ärzte (+634 Personen im Vergleich zu 2011) ausschließlich angestellt (22.728 Ärztinnen und Ärzte – einschließlich 6.777 Turnusärzten), 16.715 Ärztinnen und Ärzte verfügten über Ordinationen. Jeweils rund die Hälfte der 13.382 Allgemeinmediziner und 20.834 Fachärzte verfügten über eine Ordination, – demnach gab es 10.165 fachärztliche und 6.499 allgemeinmedizinische Ordinationen. Etwas mehr als die Hälfte der Ärztinnen und Ärzte mit Ordination hatten einen Kassenvertrag (8.428 Ärztinnen und Ärzte), darunter 7.034 § 2-Kassenverträge sowie 1.394 Verträge mit „Kleinen Kassen". Neben den Ärztinnen und Ärzten mit Ordination oder Anstellung gab es im Jahr 2011 1.825 Wohnsitzärzte (ohne Ordination oder Anstellung, z.B. Vertretungs- oder Gutachtertätigkeiten).[88]

4.2 Zahnärzte und Dentisten

Rechtsgrundlage für die Ausübung dieses Berufes ist das Zahnärztegesetz aus dem Jahr 2005.[89] Der Dentistenberuf konnte bis Ende 1975 erlernt werden, ab diesem Zeitpunkt konnte dieser Beruf nicht mehr erlernt werden. Seit Anfang 2006 werden sie durch die österreichische Zahnärztekammer vertreten. Sie sind zur Ausübung der Zahnmedizin berufen (§ 4). Der zahnärztliche Beruf umfasst jede auf zahnmedizinisch-wissenschaftlichen Er-

[88] Siehe dazu: Statistik Austria, Jahrbuch der Gesundheitsstatistik 2012.

[89] BGBl.I Nr. 126/2005 in der Fassung BGBl.I Nr. 80/2013.

kenntnissen begründete Tätigkeit einschließlich komplementär- und alternativmedizinischer Heilverfahren, die unmittelbar am Menschen oder mittelbar für den Menschen ausgeführt wird. Dazu gehören:

- Untersuchung auf das Vorliegen oder Nichtvorliegen von Krankheiten,
- Beurteilung des Zustandes von Patienten wie auch deren Behandlung,
- Vornahme operativer Eingriffe und Vorbeugung von Krankheiten,
- Verordnung von Heilmitteln, Heilbehelfen und zahnmedizinisch-diagnostischen Hilfsmitteln,
- Ausstellung von zahnärztlichen Bestätigungen und die Erstellung von zahnärztlichen Gutachten,
- die Herstellung von Zahnersatzstücken für den Gebrauch im Mund, die Durchführung von technisch-mechanischen Arbeiten zwecks Ausbesserung von Zahnersatzstücken und die Herstellung von künstlichen Zähnen und sonstigen Bestandteilen von Zahnersatzstücken.

Zur selbstständigen Ausübung des zahnärztlichen Berufs sind Personen berechtigt, die folgende Erfordernisse erfüllen:

- die Eigenberechtigung,
- die zur Ausübung des zahnärztlichen Berufs erforderliche Vertrauenswürdigkeit,
- die zur Ausübung des zahnärztlichen Berufs erforderliche gesundheitliche Eignung,
- die zur Ausübung des zahnärztlichen Berufs erforderlichen Kenntnisse der deutschen Sprache,
- Qualifikationsnachweis des Doktorats zur Zahnheilkunde und
- die Eintragung in die Zahnärzteliste.

Die Berufspflichten der Zahnärzte sind denen der Ärzte sehr ähnlich und sind in den §§ 16 ff geregelt. Primär geht es um allgemeine Berufspflichten, Fortbildungs-, Aufklärungs-, Dokumentations-, Auskunfts-, Verschwiegenheitspflicht sowie die Pflicht, regelmäßig eine umfassende Evaluierung der Qualität durchzuführen und die Ergebnisse der Österreichischen Zahnärztekammer zu übermitteln. Dazu existiert das Verbot des standeswidrigen Verhaltens, der Werbebeschränkung und das Provisionsverbot.

Ihre Tätigkeit kann im Rahmen eines Dienstverhältnisses wie aber auch freiberuflich ausgeübt werden. Zahnärzte, die in Ausbildung stehen, sind wiederum nur zur unselbstständigen Tätigkeit unter Anleitung und Aufsicht ausbildender Zahnärzte berechtigt. Die Zusammenarbeit von freiberuflich tätigen Angehörigen des zahnärztlichen Berufs, insbesondere zum Zweck der **ambulanten öffentlichen Gesundheitsversorgung**, kann weiters auch als selbstständig berufsbefugte Gruppenpraxis in der Rechtsform einer

1. offenen Gesellschaft im Sinne des § 105 Unternehmensgesetzbuch (UGB), BGBl. I Nr. 120/2005, oder
2. Gesellschaft mit beschränkter Haftung (GmbH) im Sinne des GmbH-Gesetzes (GmbHG), RGBl. Nr. 58/1906,

erfolgen.

Daneben gibt es noch den Beruf der Zahnärztlichen Assistenz. Dieser umfasst die Unterstützung von Angehörigen des zahnärztlichen Berufs und des Dentistenberufs sowie von

Fachärzten/Fachärztinnen für Mund-, Kiefer- und Gesichtschirurgie[90] bei der Behandlung und Betreuung der Patienten/Patientinnen einschließlich der Durchführung von organisatorischen und Verwaltungstätigkeiten in der zahnärztlichen Ordination. Ihr Tätigkeitsbereich im Rahmen der Behandlung und Betreuung der Patienten/Patientinnen umfasst insbesondere

- die Assistenz bei der konservierenden Behandlung einschließlich Polieren von Füllungen und Desensibilisierung von Zahnhälsen,
- die Assistenz bei der chirurgischen Behandlung sowie der prothetischen Behandlung sowie einfache Labortätigkeiten, der parodontologischen Behandlung und der kieferorthopädischen Behandlung,
- die Assistenz bei prophylaktischen Maßnahmen einschließlich Statuserhebung, Information und Demonstration von Mundhygiene, Anfärben, Putzübungen, zahnbezogene Ernährungsberatung und Fluoridierung,
- die Anfertigung, Entwicklung und Archivierung von Röntgenaufnahmen,
- die Praxishygiene, Reinigung, Desinfektion, Sterilisation und Wartung der Medizinprodukte und sonstiger Geräte und Behelfe sowie die Abfallentsorgung.

Angehörige der Zahnärztlichen Assistenz dürfen Tätigkeiten gemäß Abs. 1 nur nach Anordnung und unter Aufsicht von Angehörigen des zahnärztlichen Berufs oder Dentistenberufs oder von Fachärzten/Fachärztinnen für Mund-, Kiefer- und Gesichtschirurgie durchführen. Auch die Berufsausübung der Zahnärztlichen Assistenz darf nur im Rahmen eines Dienstverhältnisses durchgeführt werden.

4.3 Pflegedienste

Rechtsgrundlage ist das Gesundheits- und Krankenpflegegesetz aus dem Jahr 1997.[91] Es regelt gemäß § 1 den gehobenen Dienst für Gesundheits- und Krankenpflege sowie auch die Pflegehilfe. Der gehobene Dienst für Gesundheits- und Krankenpflege ist der pflegerische Teil der gesundheitsfördernden, präventiven, diagnostischen, therapeutischen und rehabilitativen Maßnahmen zur Erhaltung oder Wiederherstellung der Gesundheit und zur Verhütung von Krankheiten. Er umfasst die Pflege und Betreuung von Menschen aller Altersstufen bei körperlichen und psychischen Erkrankungen, die Pflege und Betreuung behinderter Menschen, Schwerkranker und Sterbender sowie die pflegerische Mitwirkung an der Rehabilitation, der primären Gesundheitsversorgung, der Förderung der Gesundheit und der Verhütung von Krankheiten im intra- und extramuralen Bereich und die Mitarbeit bei diagnostischen und therapeutischen Verrichtungen auf ärztliche Anordnung (§ 11).

Die Tätigkeitsbereiche des gehobenen Dienstes für Gesundheits- und Krankenpflege umfassen eigenverantwortliche, mitverantwortliche und interdisziplinäre Tätigkeiten. Ersterer umfasst alle eigenverantwortliche Diagnostik, Planung, Organisation, Durchführung

[90] Diese gelten gemäß §§ 52 ff ZÄG auch als Zahnärzte.

[91] BGBl.I Nr. 108/1997, zuletzt geändert durch das BGBl.I Nr. 185/2013.

und Kontrolle aller pflegerischen Maßnahmen im intra- und extramuralen Bereich (Pflegeprozess), die Gesundheitsförderung und -beratung im Rahmen der Pflege, die Pflegeforschung sowie die Durchführung administrativer Aufgaben im Rahmen der Pflege (§ 14). Dabei insbesondere Pflegeanamnese, Pflegediagnose, Pflegeplanung, Durchführung von Pflegemaßnahmen, Pflegeevaluation, psychosoziale Betreuung, Dokumentation des Pflegeprozesses wie auch Organisation der Pflege, weiters Anleitung und Überwachung des Hilfspersonals wie auch Ausbildungsanleitung und -begleitung, sowie auch lebensrettende Sofortmaßnahmen, sofern ein Arzt nicht unmittelbar zur Verfügung steht (manuelle Herzmassage, Verabreichung von Sauerstoff, Defibrillation – § 14a).

Völlig neu ist dabei aufgrund der GuKG-Novelle 2013 die Ermöglichung der Einschulung und Unterweisung von sowie der Weiterdelegation an pflegende Angehörige von ärztlich angeordneten Tätigkeiten durch diplomierte Pflegepersonen. Sie haben sich dabei zu vergewissern, dass diese über die erforderlichen Fähigkeiten zur Durchführung der Tätigkeiten verfügen, und auf die Möglichkeit der Ablehnung der Übertragung der entsprechenden ärztlichen Tätigkeiten gesondert hinzuweisen. Hierbei geht es primär um die §§ 50a und 50b des ÄrzteG „Übertragung einzelner ärztlicher Tätigkeiten an Laien", die künftig auch von Pflegekräften angeordnet werden können. Dabei geht es primär um die Verabreichung von Arzneimitteln, das Anlegen von Bandagen und Verbänden, die Verabreichung von subkutanen Insulininjektionen und subkutanen Injektionen von blutgerinnungshemmenden Arzneimitteln, die Blutentnahme aus der Kapillare zur Bestimmung des Blutzuckerspiegels mittels Teststreifens, einfache Wärme- und Lichtanwendungen sowie weitere einzelne ärztliche Tätigkeiten mit ähnlichem Schwierigkeitsgrad. Darüber hinaus sind im Rahmen des mitverantwortlichen Tätigkeitsbereiches Angehörige des gehobenen Dienstes für Gesundheits- und Krankenpflege berechtigt, nach Maßgabe ärztlicher Anordnungen bestimmte Tätigkeiten an Angehörige der Pflegehilfe, an Schüler einer gesundheits- und Krankenpflegeschule, an Rettungs- wie auch Notfallsanitäter sowie an Angehörige der Operationsassistenz und der Ordinationsassistenz oder in Ausbildung zu diesen medizinischen Assistenzberufen stehende Personen weiter zu übertragen und die Aufsicht über deren Durchführung wahrzunehmen.

Der interdisziplinäre Tätigkeitsbereich (§ 16) umfasst jene Bereiche, die sowohl die Gesundheits- und Krankenpflege als auch andere Berufe des Gesundheitswesens betreffen. Im interdisziplinären Tätigkeitsbereich haben Angehörige des gehobenen Dienstes für Gesundheits- und Krankenpflege das Vorschlags- und Mitentscheidungsrecht. Sie tragen die Durchführungsverantwortung für alle von ihnen in diesen Bereichen gesetzten pflegerischen Maßnahmen. Der interdisziplinäre Tätigkeitsbereich umfasst insbesondere die Mitwirkung bei Maßnahmen zur Verhütung von Krankheiten und Unfällen sowie zur Erhaltung und Förderung der Gesundheit, die Vorbereitung der Patienten oder pflegebedürftigen

Menschen und ihrer Angehörigen auf die Entlassung aus einer Krankenanstalt oder Einrichtung, die der Betreuung pflegebedürftiger Menschen dient, und Hilfestellung bei der Weiterbetreuung, die Gesundheitsberatung und die Beratung und Sorge für die Betreuung während und nach einer physischen oder psychischen Erkrankung.

Die Berufspflichten sind in den §§ 4 ff genau geregelt. Dazu gehören allgemeine Berufspflichten, wie gewissenhafte Ausübung und Wahrung des Wohls und der Gesundheit der Patienten, Klienten und pflegebedürftigen Menschen unter Einhaltung der hierfür geltenden Vorschriften. Des Weiteren regelmäßige Fortbildungen und rasche Hilfstätigkeiten im Fall drohender Gefahr des Todes. Darüber hinaus sind die gesetzten pflegerischen Maßnahmen genau zu dokumentieren und notwendige Auskünfte an Patienten, deren gesetzlichen Vertreter oder an von ihnen genannte Personen zu erteilen. Auch sind sie mit entsprechenden Ausnahmen zur Verschwiegenheit verpflichtet. Dazu kommen Anzeige- und Meldepflichten bei Verdacht auf strafbare Handlungen.

Neben dem Basisberuf der allgemeinen Gesundheits- und Krankenpflege gibt es noch erweiterte und spezielle Tätigkeitsbereiche der Pflege. Diese sind im Anschluss an die allgemeine Ausbildung im Rahmen von Sonderausbildungen zu erlernen. Dazu gehören die Kinder- und Jugendlichenpflege, die psychiatrische Gesundheits- und Krankenpflege, die Anästhesie- und Intensivausbildung, die OP-Pflege, die Krankenhaushygiene sowie Lehr- und Führungstätigkeiten (§§ 17 ff).

Die Ausbildung in der allgemeinen Gesundheits- und Krankenpflege dauert drei Jahre und dient der Vermittlung der zur Ausübung des Berufes erforderlichen theoretischen und praktischen Kenntnisse und Fertigkeiten. Sie hat mindestens 4.600 Stunden in Theorie und Praxis zu enthalten, wobei mindestens die Hälfte auf die praktische Ausbildung und mindestens ein Drittel auf die theoretische Ausbildung zu entfallen hat. Die Pflegeausbildung war im letzten Jahrzehnt ein heftig diskutiertes Thema, da die demografische Entwicklung und rückläufige Anmeldungen bei Gesundheits- und Krankenpflegeschulen für einen Mangel an Pflegekräften (speziell im Bereich der Pflegeheime) sorgten. Mit der Installierung von Pflegewissenschaftsstudien an verschiedenen Universitäten und Fachhochschulen in ganz Österreich und der damit verbundenen akademischen Ausbildung soll dieser Mangel gebremst und die Zahl der Interessenten für den Pflegeberuf wieder erhöht werden.

Auch dahingehend schaffte die GukG-Novelle eine Klarstellung. Es erfolgte eine Bereinigung der Regelungen betreffend die Gleichhaltung von Universitäts- und Fachhochschulausbildungen mit Sonderausbildungen für Lehr- und Führungsaufgaben in der Gesundheits- und Krankenpflege.

Das Berufsbild des/der Pflegehelfers/Pflegehelferin wurde 1990 neu geschaffen und löste den/die Stationsgehilfen/Stationsgehilfin, der/die seine/ihre Berufsberechtigung mit Ende 1997 verloren hat, ab. Die einschlägigen Regelungen finden sich in den §§ 82 ff des GuKG. Die Pflegehilfe umfasst die Betreuung pflegebedürftiger Menschen zur Unterstützung von Angehörigen des gehobenen Dienstes für Gesundheits- und Krankenpflege sowie von Ärzten. Der Tätigkeitsbereich der Pflegehilfe umfasst die Durchführung von pflegerischen Maßnahmen, insbesondere die Durchführung der Grundtechniken der Pflege und der Mobilisation, die Körperpflege, Krankenbeobachtung und prophylaktische Pflegemaßnahmen und Ernährung und Mitarbeit bei therapeutischen und diagnostischen Verrichtungen einschließlich der sozialen Betreuung der Patienten oder Klienten und der Durchführung hauswirtschaftlicher Tätigkeiten. Die Durchführung von pflegerischen Maßnahmen darf nur nach Anordnung und unter Aufsicht von Angehörigen des gehobenen Dienstes für Gesundheits- und Krankenpflege erfolgen. Im extramuralen Bereich haben Anordnungen schriftlich zu erfolgen. Eine Übermittlung der schriftlichen Anordnung per Telefax oder im Wege automationsunterstützter Datenübertragung ist zulässig, sofern die Dokumentation gewährleistet ist. Im Einzelfall dürfen nach schriftlicher ärztlicher Anordnung und unter Aufsicht von Angehörigen des gehobenen Dienstes für Gesundheits- und Krankenpflege oder von Ärzten die Verabreichung von Arzneimitteln, das Anlegen von Bandagen und Verbänden, einfache Wärme- und Lichtanwendungen, bestimmte Maßnahmen der Krankenbeobachtung aus medizinischer Indikation und die Durchführung von Sondenernährung bei liegenden Magensonden durchgeführt werden. Ebenso sind die PflegehelferInnen verpflichtet, lebensrettende Sofortmaßnahmen, solange und soweit ein Arzt nicht zur Verfügung steht, einzuleiten. Die Verständigung eines Arztes ist unverzüglich zu veranlassen.

Das Berufsbild der Pflegehilfe kann in einer Krankenanstalt, bei sonstigen fachspezifischen, unter ärztlicher oder pflegerischer Leitung oder Aufsicht stehender Einrichtungen, bei freiberuflichen Ärzten, Gruppenpraxen und Angehörigen des gehobenen Dienstes für Gesundheits- und Krankenpflege sowie bei Einrichtungen oder Gebietskörperschaften, die Hauskrankenpflege anbieten, ausgeübt werden. Die §§ 92 ff regeln darüber hinaus im Detail die Ausbildungsvoraussetzungen für die Pflegehilfe. Sie dauert als Vollzeitausbildung ein Jahr und umfasst eine theoretische und praktische Ausbildung in der Dauer von insgesamt 1.600 Stunden, wobei jeweils die Hälfte auf die theoretische und praktische Ausbildung zu entfallen hat. In berufsbegleitender Form kann sie sich dementsprechend verlängern.

Die Bedeutung der Pflegehelfer in den letzten Jahren in den Krankenanstalten ist in etwa gleichbleibend bis leicht rückläufig. Besonderen Zuwachs hat diese Berufsgruppe aufgrund ihres „Sozialcharakters“ speziell in der Alten- und Behindertenbetreuung erfahren. Dazu nimmt auch die Art. 15a B-VG-Vereinbarung zwischen Bund und Ländern Stellung. Sollte die Ausbildung jedoch in einem Sozialbetreuungsberuf erworben worden sein, so sind diese im Gegensatz zu den Gesundheitsberufen nicht bundesgesetzlich, sondern landesgesetzlich geregelt.

4.4 Hebammen

Rechtsgrundlage ist das Hebammengesetz aus dem Jahr 1994.[92] Der Hebammenberuf umfasst die Betreuung, Beratung und Pflege der Schwangeren, Gebärenden und Wöchnerin, die Beistandsleistung bei der Geburt sowie die Mitwirkung bei der Mutterschafts- und Säuglingsfürsorge. Bei der Ausübung des Hebammenberufes sind eigenverantwortlich (§ 2) insbesondere die Information über grundlegende Methoden der Familienplanung, die Feststellung der Schwangerschaft, Beobachtung der normal verlaufenden Schwangerschaft inklusive der dafür notwendigen Untersuchungen, die Veranlassung von Untersuchungen, die für eine möglichst frühzeitige Feststellung einer regelwidrigen Schwangerschaft notwendig sind, oder Aufklärung über diese Untersuchungen, Betreuung der Gebärenden, Beurteilung der Vitalzeichen und -funktionen des Neugeborenen wie auch Pflege der Wöchnerin und des Neugeborenen. Jede Schwangere hat zur Geburt und zur Versorgung des Kindes eine Hebamme beizuziehen. Ist die Beiziehung einer Hebamme bei der Geburt selbst nicht möglich, so hat die Wöchnerin jedenfalls zu ihrer weiteren Pflege und der Pflege des Säuglings unverzüglich eine Hebamme beizuziehen (§ 3).

Tab. 24: Hebammen 2012 in Berufsausübung

Bundesland	ausschließlich Freipraktizierende	nur in Krankenanstalten tätig	in Freipraxis und Krankenanstalten tätig	Hebammen insgesamt[1]	
				Anzahl	auf 100.000 der Bevölkerung
Österreich	**307**	**659**	**1.009**	**1.975**	**23,4**
Burgenland	7	12	34	53	18,5
Kärnten	25	24	109	158	28,4
Niederösterreich	46	72	219	337	20,8
Oberösterreich	34	135	170	339	23,9
Salzburg	23	39	71	133	25,0
Steiermark	46	85	121	252	20,8
Tirol	28	89	82	199	27,8
Vorarlberg	21	36	44	101	27,1
Wien	77	167	159	403	23,1

[1] Inklusive karenzierter und teilzeitbeschäftigter Hebammen.

Quelle: Statistik Austria, 2013.

Die eigenverantwortliche Tätigkeit der Hebammen sieht Grenzen vor. Bei Verdacht oder Auftreten von für die Frau oder das Kind regelwidrigen und gefahrdrohenden Zuständen während der Schwangerschaft, der Geburt und des Wochenbetts, darf die Hebamme ihren

[92] Bundesgesetz über den Hebammenberuf, BGBl. Nr. 310/1994 in der Fassung BGBl.I Nr. 197/2013.

Beruf nur nach ärztlicher Anordnung und in Zusammenarbeit mit einer Ärztin/einem Arzt ausüben. Regelwidrige und gefahrdrohende Zustände während der Schwangerschaft liegen bei jeder belastenden Vorgeschichte, bei plötzlich auftretenden gefahrdrohenden Symptomen und bei Mehrlingsschwangerschaften vor. Regelwidrige und gefahrdrohende Zustände während der Geburt sind insbesondere:

- regelwidrige Lagen des Kindes,
- Verdacht auf Schädel-Becken-Missverhältnis,
- Störungen der Wehentätigkeit,
- unregelmäßige Herzschläge des Kindes,
- Fehl-, Früh- oder Mehrlingsgeburten und starke Blutungen der Schwangeren.

Regelwidrige und gefahrdrohende Zustände während des Wochenbetts liegen u.a. bei Frühgeburten, bei Verletzungen, Erkrankungen oder übermäßigem Gewichtsverlust des Kindes vor (§ 4). Hebammen dürfen bei gegebener Indikation in der Eröffnungsperiode ein krampflösendes oder schmerzstillendes Arzneimittel, das für die Geburtshilfe nach Maßgabe der Wissenschaft und Erfahrung angezeigt ist, ohne ärztliche Anordnung verwenden. Darüber hinaus ist die intramuskuläre und subkutane Anwendung von Wehenmitteln oder wehenhemmenden Mitteln bei Gefahr im Verzug ohne ärztliche Anordnung erlaubt, wenn ärztliche Hilfe nicht rechtzeitig erreichbar ist oder die rechtzeitige Einweisung in eine Krankenanstalt nicht möglich ist (§ 5).

§§ 6 ff regeln die Berufspflichten der Hebammen. Sie haben ihren Beruf ohne Unterschied der Person gewissenhaft auszuüben. Sie haben das Wohl und die Gesundheit der Schwangeren, Gebärenden, Wöchnerinnen und Mütter sowie der Neugeborenen und Säuglinge unter Einhaltung der hierfür geltenden Vorschriften und nach Maßgabe der fachlichen und wissenschaftlichen Erkenntnisse und Erfahrungen zu wahren und dürfen im Notfall ihre fachkundige Hilfe nicht verweigern. Sie sind zur Verschwiegenheit über alle ihnen in Ausübung ihres Berufes anvertrauten oder bekanntgewordenen Tatsachen und Geheimnisse verpflichtet. Ausnahmen bestehen bei Entbindung durch die betreffende Person, bei gesetzlich vorgeschriebenen Meldungen wie Auskünfte an den Sozialversicherungsträger und bei öffentlichem Interesse. Sie haben darüber hinaus ihre Tätigkeit persönlich und unmittelbar auszuüben und jede Lebend- und Totgeburt innerhalb einer Woche der zuständigen Personenstandsbehörde anzuzeigen. Fehlgeburten sind nicht anzuzeigen. Freipraktizierende Hebammen haben bei Ausübung ihres Berufes ihre wesentlichen Feststellungen und Maßnahmen vor, während und nach der Geburt fortlaufend umfassend zu dokumentieren. Der zur Betreuung oder Beratung übernommenen Frau oder der zu ihrer gesetzlichen Vertretung befugten Person sind darüber alle Auskünfte zu erteilen. Die Dokumentation ist mindestens zehn Jahre aufzubewahren. Des Weiteren ist ihnen im Rahmen der freiberuflichen Ausübung jede dem Ansehen abträgliche, vergleichende, diskriminierende, unsachliche oder marktschreierische Werbung verboten. Die Berufsausübung kann gemäß § 18, wie schon erwähnt, entweder freiberuflich, oder im Dienstverhältnis in einer Krankenanstalt, in Einrichtungen der Geburtsvorbereitung oder -nachbetreuung, bei freiberuflich tätigen Ärzten oder bei Gruppenpraxen erfolgen.

Zur Ausübung des Hebammenberufes sind Personen berechtigt, die eigenberechtigt sind, die für die Erfüllung der Berufspflichten erforderliche gesundheitliche Eignung und Vertrauenswürdigkeit besitzen, einen Qualifikationsnachweis (§§ 11 bis 13) erbringen, über die für die Berufsausübung notwendigen Sprachkenntnisse verfügen und in das Hebammenregister eingetragen sind.

Seit dem Wintersemester 2010/2011 sind alle Hebammenausbildungen auf Fachhochschul-Bachelorstudiengänge übertragen, deren Ausbildung drei Jahre umfasst. Neu ist, dass die Träger der gesetzlichen Krankenversicherung Schwangeren eine einstündige Beratung mit einer Hebamme zu ermöglichen haben. Die Kosten für die Beratung sind zu zwei Drittel vom Familienlastenausgleichsfonds und zu einem Drittel von den Trägern der gesetzlichen Krankenversicherung zu tragen. Die vom Familienlastenausgleichsfonds zu tragenden Kosten sind dem Hauptverband der österreichischen Sozialversicherungsträger gegen Rechnungslegung zu überweisen. Durch diese im Rahmen des Mutter-Kind-Pass-Untersuchungsprogramms NEU geschaffene Möglichkeit können Hebammen durch ihre fachkundige Hilfe und Beratung den normalen Verlauf der Schwangerschaft unterstützen und somit z.B. einen wichtigen Beitrag zur Senkung der steigenden Kaiserschnittrate leisten. Einzelfälle in der Vergangenheit haben gezeigt, dass auch Hebammen durch nicht fachgerechte Betreuung von Schwangeren eine Gefahr für Frauen und Neugeborene darstellen können. Die bestehenden Regelungen über die Zurücknahme der Berufsberechtigung von Hebammen wurden diesem Umstand nicht gerecht.

In Anlehnung an das Zahnärzte- und Ärzterecht wurde auch für Hebammen die Möglichkeit einer vorläufigen Untersagung der Berufsausübung geschaffen, um ein rasches Reagieren bei gravierenden Verstößen sicherstellen zu können. Diese Aufgabe soll in mittelbarer Bundesverwaltung durch die Landeshauptleute wahrgenommen werden.

4.5 Medizinisch-technische Dienste

Im Bereich der medizinisch-technischen Dienste unterscheidet man ähnlich wie bei der Pflege den gehobenen medizinisch-technischen Dienst sowie den medizinisch-technischen Fachdienst. Rechtsgrundlage bei Ersterem ist das MTD-Gesetz.[93] Bei Letzterem bildet die Rechtsgrundlage das frühere Krankenpflegegesetz, das 1997 abgeändert und in MTF-SHD-Gesetz unbenannt wurde.[94] Letzteres wurde neu strukturiert. Zum Teil werden die bisherigen Sanitätshilfsdienste nach dem MTF-SHD-Gesetz in das neue MAB-Gesetz[95] überge-

93 Bundesgesetz über die Regelung der gehobenen medizinisch-technischen Dienste, BGBl. Nr. 460/1992 in der Fassung BGBl.I Nr. 185/2013.

94 Bundesgesetz über die Regelung des medizinisch-technischen Fachdienstes und der Sanitätshilfsdienste, BGBl. Nr. 102/1961 in der Fassung BGBl.I Nr. 61/2010.

95 Bundesgesetz über medizinische Assistenzberufe und die Ausübung der Trainingstherapie (Medizinische Assistenzberufe-Gesetz – MABG) StF: BGBl. I Nr. 89/2012 in der Fassung von BGBl. I Nr. 80/2013.

führt, zum Teil werden neue Berufsbilder geschaffen und zum Teil laufen die alten Berufsbilder aus (z.B. MTF). Damit ist das alte MTF-SHD-Gesetz mit Ende 2012 ausgelaufen.

Die gehobenen medizinisch-technischen Dienste sind:

- der physiotherapeutische Dienst
- der medizinisch-technische Laboratoriumsdienst
- der radiologisch-technische Dienst
- der Diätdienst und ernährungsmedizinische Beratungsdienst
- der ergotherapeutische Dienst
- der logopädisch-phoniatrisch-audiologische Dienst
- der orthoptische Dienst.

Die gehobenen medizinisch -technischen Dienste werden im Rahmen ihrer Tätigkeit grundsätzlich nach ärztlicher Anordnung tätig. Das heißt, dass der den Patienten behandelnde Arzt die Notwendigkeit eines medizinisch-technischen Dienstes als geeignete Maßnahme anordnet (Anordnungsverantwortung). Die einzelnen gehobenen medizinisch-technischen Dienste handeln im Rahmen ihrer Tätigkeit immer eigenverantwortlich und sind für die korrekte Durchführung der vom Arzt angeordneten Maßnahmen verantwortlich (Durchführungsverantwortung). In manchen Fällen, z.B. bei gesunden Menschen, werden sie auch ohne ärztliche Anordnung tätig.

Der physiotherapeutische Dienst umfasst die eigenverantwortliche Anwendung aller physiotherapeutischen Maßnahmen nach ärztlicher Anordnung im intra- und extramuralen Bereich, unter besonderer Berücksichtigung funktioneller Zusammenhänge auf den Gebieten der Gesundheitserziehung, Prophylaxe, Therapie und Rehabilitation. Hierzu gehören insbesondere mechanotherapeutische Maßnahmen, wie alle Arten von Bewegungstherapie, Perzeption, manuelle Therapie der Gelenke, Atemtherapie, alle Arten von Heilmassagen, Reflexzonentherapien, Lymphdrainagen, Ultraschalltherapie, weiters alle elektro-, thermo-, photo-, hydro- und balneotherapeutischen Maßnahmen sowie berufsspezifische Befundungsverfahren und die Mitwirkung bei elektrodiagnostischen Untersuchungen. Weiters umfasst er ohne ärztliche Anordnung die Beratung und Erziehung Gesunder in den genannten Gebieten.

Der medizinisch-technische Laboratoriumsdienst umfasst die eigenverantwortliche Ausführung aller Laboratoriumsmethoden nach ärztlicher Anordnung, die im Rahmen des medizinischen Untersuchungs-, Behandlungs- und Forschungsbetriebes erforderlich sind. Hierzu gehören insbesondere klinisch-chemische, hämatologische, immunhämatologische, histologische, zytologische, mikrobiologische, parasitologische, mykologische, serologische und nuklearmedizinische Untersuchungen sowie die Mitwirkung bei Untersuchungen auf dem Gebiet der Elektro-Neuro-Funktionsdiagnostik und der kardio-pulmonalen Funktionsdiagnostik.

Zum radiologisch-technischen Dienst zählen die eigenverantwortliche Ausführung aller radiologisch-technischen Methoden nach ärztlicher Anordnung bei der Anwendung von ionisierenden Strahlen wie diagnostische Radiologie, Strahlentherapie, Nuklearmedizin und anderer bildgebender Verfahren wie Ultraschall und Kernspinresonanztomografie zur Untersuchung und Behandlung von Menschen sowie zur Forschung auf dem Gebiet des Gesundheitswesens. Weiters umfasst der radiologisch-technische Dienst die Anwendung von Kontrastmitteln und Radiopharmazeutika nach ärztlicher Anordnung und nur in Zusammenarbeit mit ÄrztInnen.

Der Diätdienst und ernährungsmedizinische Beratungsdienst inkludiert die eigenverantwortliche Auswahl, Zusammenstellung und Berechnung sowie die Anleitung und Überwachung der Zubereitung besonderer Kostformen zur Ernährung Kranker oder krankheitsverdächtiger Personen nach ärztlicher Anordnung einschließlich der Beratung der Kranken oder ihrer Angehörigen über die praktische Durchführung ärztlicher Diätverordnungen innerhalb und außerhalb einer Krankenanstalt; ohne ärztliche Anordnung die Auswahl, Zusammenstellung und Berechnung der Kost für gesunde Personen und Personengruppen oder Personen und Personengruppen unter besonderen Belastungen (z.B. Schwangerschaft, Sport) einschließlich der Beratung dieser Personenkreise über Ernährung.

Der ergotherapeutische Dienst ist für die Behandlung von Kranken und Behinderten nach ärztlicher Anordnung durch handwerkliche und gestalterische Tätigkeiten, das Training der Selbsthilfe und die Herstellung, den Einsatz und die Unterweisung im Gebrauch von Hilfsmitteln einschließlich Schienen zu Zwecken der Prophylaxe, Therapie und Rehabilitation verantwortlich; ohne ärztliche Anordnung für die Beratungs- und Schulungstätigkeit sowohl auf dem Gebiet der Ergonomie als auch auf dem Gebiet des allgemeinen Gelenkschutzes an Gesunden.

Der logopädisch-phoniatrisch-audiologische Dienst umfasst die eigenverantwortliche logopädische Befunderhebung und Behandlung von Sprach-, Sprech-, Stimm- und Hörstörungen sowie audiometrische Untersuchungen nach ärztlicher und zahnärztlicher Anordnung.

Der orthoptische Dienst beinhaltet die eigenverantwortliche Ausführung von vorbeugenden Maßnahmen sowie die Untersuchung, Befunderhebung und Behandlung von Sehstörungen, Schielen, Schwachsichtigkeit und Bewegungsstörungen der Augen nach ärztlicher Anordnung (§ 2).

Eine Berufsausübung darf freiberuflich oder im Dienstverhältnis zum Träger einer Krankenanstalt oder im Dienstverhältnis zum Träger sonstiger unter ärztlicher Leitung bzw. ärztlicher Aufsicht stehender Einrichtungen, im Dienstverhältnis zu freiberuflich tätigen Ärzten/Ärztinnen oder im Dienstverhältnis zu Gruppenpraxen gemäß § 52a ÄrzteG 1998 erfolgen. Teilweise können manche der medizinisch-technischen Dienste noch in anderen Dienstverhältnissen tätig sein wie bspw. in Einrichtungen der Forschung, Wissenschaft und Industrie. Eine freiberufliche Berufsausübung hat jedenfalls immer persönlich und unmittelbar zu erfolgen.

Angehörige der gehobenen medizinisch-technischen Dienste haben ihren Beruf ohne Unterschied der Person gewissenhaft auszuüben. Sie haben das Wohl und die Gesundheit der Patienten und Klienten unter Einhaltung der hierfür geltenden Vorschriften und nach Maßgabe der fachlichen und wissenschaftlichen Erkenntnisse und Erfahrungen zu wahren und sich über die neuesten Entwicklungen und Erkenntnisse des jeweiligen gehobenen medizinisch-technischen Dienstes sowie der medizinischen Wissenschaft, soweit diese für den jeweiligen gehobenen medizinisch-technischen Dienst relevant ist, regelmäßig fortzubilden. Im Zusammenhang mit der freiberuflichen Berufsausübung ist eine dem beruflichen

Ansehen abträgliche, insbesondere jede vergleichende, diskriminierende oder unsachliche Anpreisung oder Werbung verboten. Sie haben bei Ausübung ihres Berufes die von ihnen gesetzten Maßnahmen zu dokumentieren. Den betroffenen Patienten oder Klienten oder deren gesetzlichen Vertretern ist auf Verlangen Einsicht in die Dokumentation zu gewähren. Bei freiberuflicher Berufsausübung sowie nach deren Beendigung sind die Aufzeichnungen sowie die sonstigen der Dokumentation dienlichen Unterlagen mindestens zehn Jahre aufzubewahren. Darüber hinaus haben sie den betroffenen Patienten oder Klienten oder deren gesetzlichen Vertretern alle Auskünfte über die von ihnen gesetzten Maßnahmen zu erteilen. Sie haben anderen Angehörigen der Gesundheitsberufe, die die betroffenen Patienten oder Klienten behandeln oder pflegen, die für die Behandlung oder Pflege erforderlichen Auskünfte über Maßnahmen zu erteilen. Ebenso sind sie zur Verschwiegenheit über alle ihnen in Ausübung ihres Berufes anvertrauten oder bekannt gewordenen Geheimnisse verpflichtet. Verschwiegenheitspflicht besteht nicht bei Entbindung durch die betreffende Person, bei öffentlichen Interessen sowie bei Mitteilungen an Träger der Sozialversicherung zum Zweck der Honorarabrechnung.

Zur Ausbildung in den gehobenen medizinisch-technischen Diensten sind medizinisch-technische Akademien für die jeweilige Fachrichtung einzurichten, wobei diese dürfen nur in Verbindung mit Krankenanstalten errichtet werden dürfen, welche die zur praktischen Ausbildung erforderlichen einschlägigen Fachabteilungen besitzen und mit den zur Erreichung des Ausbildungszweckes notwendigen LehrerInnen und sonstigem Personal sowie Lehrmitteln ausgestattet sind. Was die Ausbildung der medizinisch-technischen Dienste betrifft, so darf in diesem Zusammenhang auf die §§ 18–24 MTD-Gesetz verwiesen werden.

4.6 Psychologen

Rechtsgrundlage war bis 30. 6. 2014 das Psychologengesetz aus dem Jahr 1990.[96] Am 3. Juli 2013 wurde die Neufassung des Psychologengesetzes im Nationalrat beschlossen. Das Gesetz ist mit 1. Juli 2014 in Kraft getreten. Mit dem neuen Psychologengesetz wird unter anderem die Ausbildung von Klinischen Psychologen und Gesundheitspsychologen neu geregelt und verbessert. Nach einem mindestens fünfjährigen Studium der Psychologie wird die anschließende und verpflichtende praktische Fachausbildung um ein weiteres Jahr auf zwei Jahre erhöht. Weiters wird im neuen Gesetz die Tätigkeitsbeschreibung von Klinischen Psychologen und Gesundheitspsychologen präzisiert. Damit soll Patienten besser verständlich gemacht werden, bei welcher Fragestellung man sich an welche PsychologIn wenden kann. Mit der Neuregelung der Dokumentationspflicht wird Patienten auch eine verbesserte Einsichtnahme in ihre Unterlagen garantiert. Bestehen bleibt eine sehr strenge Ver-

[96] Bundesgesetz vom 7. Juni 1990 über die Führung der Berufsbezeichnung „Psychologe" oder „Psychologin" und über die Ausübung des psychologischen Berufes im Bereich des Gesundheitswesens, BGBl. Nr. 360/1990 in der Fassung vom 30. 10. 2011.

schwiegenheitspflicht für PsychologInnen, denen es nicht erlaubt ist, ihnen anvertraute Geheimnisse von Patienten weiterzugeben. Gerade in dem so sensiblen Bereich der klinisch-psychologischen Behandlung von psychisch kranken Menschen ist es wichtig, dass die praktischen Erfahrungen der letzten Jahre in ein neues Gesetz einfließen, um so die Qualität psychologischer Arbeit weiter zu verbessern.

Die Ausübung der Gesundheitspsychologie und der Klinischen Psychologie umfasst die durch den Erwerb fachlicher Kompetenz erlernte Anwendung von gesundheitspsychologischen und klinisch-psychologischen Erkenntnissen und Methoden bei der Untersuchung, Behandlung, Auslegung, Änderung und Vorhersage des Erlebens und Verhaltens von Menschen und ihrer Lebensbedingungen einschließlich der Prävention, Gesundheitsförderung, Rehabilitation und Evaluation. Die Ausübung der Gesundheitspsychologie und der Klinischen Psychologie besteht in der eigenverantwortlichen Ausübung der in diesem Bundesgesetz umschriebenen Tätigkeiten, unabhängig davon, ob diese Tätigkeiten freiberuflich oder im Rahmen eines Arbeitsverhältnisses ausgeführt wird. Die Ausübung des psychologischen Berufes umfasst insbesonders

- die klinisch-psychologische Diagnostik hinsichtlich der Leistungsfähigkeit, Persönlichkeitsmerkmale, Verhaltensstörungen, psychischen Veränderungen und Leidenszustände sowie sich darauf gründende Beratungen, Prognosen, Zeugnisse und Gutachten,
- die Anwendung psychologischer Behandlungsmethoden zur Prävention, Behandlung und Rehabilitation von Einzelpersonen und Gruppen oder die Beratung von juristischen Personen sowie die Forschungs- und Lehrtätigkeit auf den genannten Gebieten und
- die Entwicklung gesundheitsfördernder Maßnahmen und Projekte.

Die selbstständige Ausübung des psychologischen Berufes besteht nach dem Erwerb fachlicher Kompetenz in der eigenverantwortlichen Ausführung der oben umschriebenen Tätigkeiten, unabhängig davon, ob diese Tätigkeiten freiberuflich oder im Rahmen eines Arbeitsverhältnisses ausgeführt werden. Wer zur selbstständigen Ausübung des psychologischen Berufes berechtigt ist, hat im Zusammenhang mit der Ausübung seines Berufes entsprechend den nachweislich erworbenen ausreichenden Kenntnissen und Erfahrungen folgende Berufsbezeichnung:

- „Gesundheitspsychologe" oder „Gesundheitspsychologin" oder auch
- „klinischer Psychologe" oder „klinische Psychologin", soweit eine psychologische Tätigkeit von zumindest mehr als 800 Stunden im Rahmen einer facheinschlägigen Einrichtung des Gesundheitswesens absolviert worden ist.

Die §§ 13–30 regeln die einschlägigen Berufspflichten für Gesundheitspsychologen (§§ 13–22) und Klinische Psychologen (§§ 23–30).

Die Berufsausübung der Gesundheitspsychologie unter Einsatz gesundheitspsychologischer Mittel umfasst Aufgaben zur Entwicklung gesundheitsfördernder Maßnahmen und Projekte. Diese beruhen auf Grundlage der psychologischen Wissenschaft, deren Erkenntnissen, Theorien, Methoden und Techniken sowie des Erwerbs der fachlichen Kompetenz im Sinne dieses Bundesgesetzes. Sie hängen mit der Förderung und Erhaltung von Gesundheit zusammen, mit den verschiedenen Aspekten gesundheitsbezogenen Verhaltens einzelner Personen und Gruppen und mit allen Maßnahmen, die der Verbesserung der Rahmenbedingungen von Gesundheitsförderung und Krankheitsverhütung und der Verbesserung des Systems gesundheitlicher Versorgung dienen. Der Tätigkeitsbereich umfasst:

- die mit gesundheitspsychologischen Mitteln durchgeführte Analyse von Personen aller Altersstufen und von Gruppen, insbesondere in Bezug auf die verschiedenen Aspekte des Gesundheitsverhaltens und dessen Ursachen,
- die Erstellung von gesundheitspsychologischen Befunden und Gutachten, insbesondere in Bezug auf gesundheitsbezogenes Risikoverhalten und dessen Ursachen,
- gesundheitspsychologische Maßnahmen bei Personen aller Altersstufen und Gruppen in Bezug auf Gesundheitsverhalten, insbesondere im Hinblick auf gesundheitsbezogenes Risikoverhalten wie Ernährung, Bewegung, Rauchen, einschließlich Beratung in Bezug auf die Förderung und Aufrechterhaltung der Gesundheit sowie die Vermeidung von Gesundheitsrisiken unter Berücksichtigung der Lebens-, Freizeit- und Arbeitswelt,
- gesundheitspsychologische Analyse und Beratung von Organisationen, Institutionen und Systemen in Bezug auf gesundheitsbezogene Rahmenbedingungen und Maßnahmen der Gesundheitsförderung, Gesundheitsvorsorge und Rehabilitation sowie
- die gesundheitspsychologische Entwicklung, Durchführung und Evaluation von Maßnahmen und Projekten, insbesondere im Bereich der Gesundheitsförderung.

Die Berufsausübung der Klinischen Psychologie umfasst unter Einsatz klinisch-psychologischer Mittel auf Grundlage der psychologischen Wissenschaft, deren Erkenntnissen, Theorien, Methoden und Techniken sowie des Erwerbs der fachlichen Kompetenz die Untersuchung, Auslegung und Prognose des menschlichen Erlebens und Verhaltens sowie die gesundheitsbezogenen und störungsbedingten und störungsbedingenden Einflüssen darauf, weiters die klinisch-psychologische Behandlung von Verhaltensstörungen, psychischen Veränderungen und Leidenszuständen. Der den Klinischen Psychologinnen und Klinischen Psychologen vorbehaltene Tätigkeitsbereich umfasst

- die klinisch-psychologische Diagnostik in Bezug auf gesundheitsbezogenes und gesundheitsbedingtes Verhalten und Erleben sowie auf Krankheitsbilder und deren Einfluss auf das menschliche Erleben und Verhalten sowie
- die Erstellung von klinisch-psychologischen Befunden und Gutachten hinsichtlich der Leistungsfähigkeit, Persönlichkeitsmerkmale oder Verhaltensformen in Bezug auf psychische Störungen sowie in Bezug auf Krankheitsbilder, die das menschliches Erleben und Verhalten beeinflussen sowie in Bezug auf Krankheitsbilder, die durch menschliches Erleben und Verhalten beeinflusst werden,
- die Anwendung klinisch-psychologischer Behandlungsmethoden bei Personen aller Altersstufen und Gruppen, die aufbauend auf klinisch-psychologische Diagnostik fokussiert, ziel- und lösungsorientiert ist,
- klinisch-psychologische Begleitung von Betroffenen und Angehörigen in Krisensituationen,

- klinisch-psychologische Beratung in Bezug auf verschiedene Aspekte gesundheitlicher Beeinträchtigungen, ihrer Bedingungen und Veränderungsmöglichkeiten sowie
- die klinisch-psychologische Evaluation.

Sie haben ihren Beruf nach bestem Wissen und Gewissen und unter Beachtung der Entwicklung der Erkenntnisse der Wissenschaft auszuüben. Diesem Erfordernis ist insbesondere durch den regelmäßigen Besuch von in- oder ausländischen Fortbildungsveranstaltungen zu entsprechen. Darüber hinaus haben sie ihren Beruf persönlich und unmittelbar, allenfalls in Zusammenarbeit mit Vertretern ihrer oder einer anderen Wissenschaft auszuüben. Zur Mithilfe können sie sich jedoch Hilfspersonen bedienen, wenn diese nach ihren genauen Anordnungen und unter ihrer ständigen Aufsicht handeln.

Sie dürfen psychologische Tätigkeiten nur mit der Zustimmung des Behandelten oder seines gesetzlichen Vertreters anwenden und sind verpflichtet, dem Behandelten oder seinem gesetzlichen Vertreter alle Auskünfte über die Behandlung, insbesondere über Art, Umfang und Entgelt, zu erteilen. Des Weiteren haben sie sich bei der Ausübung ihres Berufes auf jene psychologischen Arbeitsgebiete und Behandlungsmethoden zu beschränken, auf denen sie nachweislich ausreichende Kenntnisse und Erfahrungen erworben haben. Sollten sie von der Ausübung ihres Berufes zurücktreten wollen, haben sie diese ihre Absicht dem Behandelten oder seinem gesetzlichen Vertreter so rechtzeitig mitzuteilen, dass dieser die weitere psychologische Versorgung sicherstellen kann.

Klinische Psychologen und Gesundheitspsychologen sowie ihre Hilfspersonen sind zur Verschwiegenheit über alle ihnen in Ausübung ihres Berufes anvertrauten oder bekannt gewordenen Geheimnisse verpflichtet und haben sich jeder unsachlichen oder unwahren Information im Zusammenhang mit der Ausübung ihres Berufes zu enthalten. Auch bei ihnen ist jedwede unsachliche oder das Standesansehen beeinträchtigende Werbung für die eigene Person, für bestimmte Heilungserfolge oder bestimmte Behandlungsformen untersagt. Sie dürfen auch keine Vergütungen für die Zuweisung von Personen zur Ausübung des psychologischen Berufes an sie oder durch sie sich oder einem anderen versprechen, geben, nehmen oder zusichern lassen. Rechtsgeschäfte, die gegen dieses Verbot verstoßen, sind nichtig. Leistungen aus solchen Rechtsgeschäften können zurückgefordert werden.

Wie bereits erwähnt, können klinische Psychologen oder Gesundheitspsychologen ihre Tätigkeit entweder freiberuflich oder im Rahmen eines Dienstverhältnisses ausüben.

4.7 Psychotherapeuten

Rechtsgrundlage ist das Psychotherapiegesetz aus dem Jahr 1990.[97] § 1 regelt im Detail den Inhalt der psychotherapeutischen Tätigkeit. Die Ausübung der Psychotherapie ist dabei die nach einer allgemeinen und besonderen Ausbildung erlernte, umfassende, bewusste und

---

[97] Bundesgesetz vom 7. Juni 1990 über die Ausübung der Psychotherapie (Psychotherapiegesetz), BGBl. Nr. 361/1990 in der Fassung von BGBl. I. Nr. 182/2013.

geplante Behandlung von psychosozial oder auch psychosomatisch bedingten Verhaltensstörungen und Leidenszuständen mit wissenschaftlich-psychotherapeutischen Methoden in einer Interaktion zwischen einem oder mehreren Behandelten und einem oder mehreren Psychotherapeuten mit dem Ziel, bestehende Symptome zu mildern oder zu beseitigen, gestörte Verhaltensweisen und Einstellungen zu ändern und die Reifung, Entwicklung und Gesundheit des Behandelten zu fördern. Die selbstständige Ausübung der Psychotherapie besteht in der eigenverantwortlichen Ausführung der oben beschriebenen Tätigkeiten, unabhängig davon, ob diese Tätigkeiten freiberuflich oder im Rahmen eines Arbeitsverhältnisses ausgeübt werden. Die selbstständige Ausübung der Psychotherapie setzt die Absolvierung einer allgemeinen und einer besonderen Ausbildung voraus. Sowohl der allgemeine Teil (psychotherapeutisches Propädeutikum) als auch der besondere Teil (psychotherapeutisches Fachspezifikum) wird durch eine theoretische und praktische Ausbildung vermittelt (§§ 3–6). Die Berufspflichten der Psychotherapeuten sind denen der Psychologen sehr ähnlich (§§ 13 ff). Auch Psychotherapeuten haben den Beruf nach bestem Wissen und Gewissen und unter Beachtung der Entwicklung der Erkenntnisse der Wissenschaft d.h. durch regelmäßige Fortbildung auszuüben. Sie haben ihren Beruf persönlich und unmittelbar, allenfalls in Zusammenarbeit mit Vertretern auszuüben. Zur Mithilfe können sie sich jedoch Hilfspersonen bedienen, wenn diese nach ihren genauen Anordnungen und unter deren ständiger Aufsicht handeln. Des Weiteren dürfen sie nur mit Zustimmung des Behandelten oder seines gesetzlichen Vertreters Psychotherapie ausüben und sind verpflichtet, dem Behandelten oder seinem gesetzlichen Vertreter alle Auskünfte über die Behandlung, insbesondere über Art, Umfang und Entgelt, zu erteilen. Sie sind zur Verschwiegenheit über alle ihnen in Ausübung ihres Berufes anvertrauten oder bekannt gewordenen Geheimnisse verpflichtet und haben sich jeder unsachlichen oder unwahren Information im Zusammenhang mit der Ausübung seines Berufes zu enthalten. Ebenso unterliegen sie dem Verbot der Werbebeschränkung. Darüber hinaus dürfen auch sie keine Vergütungen für die Zuweisung von Personen zur Ausübung der Psychotherapie an sich oder durch sie sich selbst oder einem anderen versprechen, geben, nehmen oder zusichern lassen. Rechtsgeschäfte, die gegen dieses Verbot verstoßen, sind nichtig. Leistungen aus solchen Rechtsgeschäften können zurückgefordert werden.

4.8 Sanitäter

Rechtsgrundlage für die Ausübung der Tätigkeit als Sanitäter ist das Sanitätergesetz aus dem Jahr 2002.[98] Durch die Schaffung dieses neuen Gesetzes, lösten die Sanitäter die Sanitätsgehilfen, die im nächsten Punkt behandelt werden und ihre rechtliche Grundlage im neuen MAB-Gesetz finden, ab. Sanitäter im Sinne dieses Bundesgesetzes sind Rettungssa-

[98] Bundesgesetz über Ausbildung, Tätigkeiten und Beruf der Sanitäter, BGBl. I Nr. 30/2002 in der Fassung BGBl. I Nr. 80/2013.

nitäter und Notfallsanitäter. Ihnen beiden ist gemeinsam die eigenverantwortliche Anwendung von Maßnahmen

- der qualifizierten Ersten Hilfe,
- der Sanitätshilfe und
- der Rettungstechnik

einschließlich diagnostischer und therapeutischer Verrichtungen.

Tätigkeiten im Rahmen der Nachbarschafts-, Familien- und Haushaltshilfe, Hilfeleistungen durch Angehörige von Sozialberufen, sofern die Erbringung der Tätigkeiten nicht medizinisch-wissenschaftliche Kenntnisse voraussetzt, die einer entsprechenden Ausbildung bedürfen, und Hilfeleistungen durch Angehörige der Berg-, Wasser-, Höhlen- und Pistenrettung sowie der Feuerwehr, sofern die technische Verbringung von Personen aus Gefahrenzonen samt allfälliger anschließender Übergabe zur sanitätsdienstlichen Versorgung im Zentrum der Tätigkeit steht, werden durch das Sanitätergesetz nicht berührt (§ 3).

Der Tätigkeitsbereich des Rettungssanitäters umfasst:

- die selbstständige und eigenverantwortliche Versorgung und Betreuung kranker, verletzter und sonstiger hilfsbedürftiger Personen, die medizinischer Betreuung bedürfen, vor und während des Transports, einschließlich der fachgerechten Aufrechterhaltung und Beendigung liegender Infusionen nach ärztlicher Anordnung sowie der Blutentnahme aus der Kapillare zur Notfalldiagnostik,
- die Übernahme sowie die Übergabe des Patienten oder der betreuten Person im Zusammenhang mit einem Transport,
- Hilfestellung bei auftretenden Akutsituationen einschließlich der Verabreichung von Sauerstoff,
- eine qualifizierte Durchführung von lebensrettenden Sofortmaßnahmen,
- die sanitätsdienstliche Durchführung von Sondertransporten.

Lebensrettende Sofortmaßnahmen sind u.a. die Beurteilung, Wiederherstellung bzw. Aufrechterhaltung der lebenswichtigen Körperfunktionen, die Defibrillation mit halbautomatischen Geräten und die Herstellung der Transportfähigkeit sowie die sanitätsdienstliche Durchführung des Transports, solange und soweit ein zur selbstständigen Berufsausübung berechtigter Arzt nicht zur Verfügung steht. Eine unverzügliche Anforderung des Notarztes ist zu veranlassen.

Der Tätigkeitsbereich des Notfallsanitäters umfasst zusätzlich zu den Tätigkeiten des Rettungssanitäters noch:

- die Unterstützung des Arztes bei allen notfall- und katastrophenmedizinischen Maßnahmen einschließlich der Betreuung und des sanitätsdienstlichen Transports von Notfallpatienten, das sind Patienten, bei denen im Rahmen einer akuten Erkrankung, einer Vergiftung oder eines Traumas eine lebensbedrohliche Störung einer vitalen Funktion eingetreten ist, einzutreten droht oder nicht sicher auszuschließen ist,
- die Verabreichung von für die Tätigkeit als Notfallsanitäter erforderlichen Arzneimitteln,
- die eigenverantwortliche Betreuung der berufsspezifischen Geräte, Materialien und Arzneimittel,

- die Mitarbeit in der Forschung.

Notfallsanitäter können die Berechtigung zur Durchführung zusätzlicher allgemeiner Notfallkompetenzen erwerben wie z.B. Arzneimittellehre (die Verabreichung spezieller Arzneimittel), Venenzugang und Infusion (die Punktion peripherer Venen und Infusion kristalloider Lösungen), jeweils im Rahmen von Maßnahmen zur unmittelbaren Abwehr von Gefahren für das Leben oder die Gesundheit eines Notfallpatienten, soweit das gleiche Ziel durch weniger invasive (= eingreifende) Maßnahmen nicht erreicht werden kann. Voraussetzung hierfür ist zum einen die dafür vorgesehene Ausbildung und zum zweiten die Anweisung eines anwesenden Arztes oder, sofern ein Arzt nicht anwesend ist, die vorangehende Verständigung des Notarztes.

Zusätzlich können Notfallsanitäter noch besondere Notfallkompetenzen, insbesondere die Durchführung der endotrachealen Intubation ohne Prämedikation und endotrachealen Vasokonstriktorapplikation (Beatmung und Intubation), erwerben. Voraussetzung für die Berechtigung sind die Qualifikationen der allgemeinen Notfallkompetenzen und zusätzliche Ausbildungen in diesen Bereichen. Voraussetzung für die Durchführung der Tätigkeiten ist eine schriftliche Ermächtigung durch den für die ärztliche Versorgung zuständigen Vertreter der jeweiligen Einrichtung, erneut eine entsprechende Anweisung eines anwesenden Arztes oder bei Nichtanwesenheit eines solchen, die vorangehende Verständigung des Notarztes.

Die Berufspflichten der Sanitäter decken sich mit denen schon behandelter Berufsgruppen. Sie haben ihre Tätigkeit gewissenhaft auszuüben, sich ständig weiterzubilden und das Wohl der Patienten und der betreuten Personen nach Maßgabe der fachlichen und wissenschaftlichen Erkenntnisse und Erfahrungen zu wahren. Nötigenfalls ist ein Notarzt oder, wenn ein solcher nicht zur Verfügung steht, ein sonstiger zur selbstständigen Berufsausübung berechtigter Arzt anzufordern. Sie haben die von ihnen gesetzten sanitätsdienstlichen Maßnahmen zu dokumentieren, ggf. Einsicht in die Dokumentation zu gewähren und Aufzeichnungen zehn Jahre aufzubewahren. Darüber hinaus sind sie zur Verschwiegenheit über alle ihnen in Ausübung ihrer Tätigkeit anvertrauten oder bekannt gewordenen Geheimnisse verpflichtet, es sei denn bei notwendigen Mitteilungen an die Sozialversicherungsträger, bei notwendigen Meldungen über den Gesundheitszustand von PatientInnen aufgrund gesetzlicher Vorschrift oder bei Entbindung von Geheimnissen durch die Betroffenen. Schließlich sind sie den betroffenen Personen/PatientInnen, deren gesetzlichen Vertretern sowie Personen, die von den betroffenen Patienten oder betreuten Personen als auskunftsberechtigt benannt wurden, zur Auskunft verpflichtet (§§ 4 ff).

Sanitäter können ihre Tätigkeit ehrenamtlich, berufsmäßig im Bereich des Gesundheitswesens im engeren Sinn oder als Soldat im Bundesheer, als Organ des öffentlichen Sicherheitsdienstes, Zollorgan, Strafvollzugsbediensteter, Angehöriger eines sonstigen Wachkörpers oder als Zivildienstleistender ausüben. Die Berechtigung ist auf jeweils zwei Jahre befristet und bedarf zu ihrer Verlängerung der Absolvierung von entsprechenden Fortbildungen sowie einer Überprüfung durch einen qualifizierten Arzt.

Die Ausbildung zum Rettungssanitäter erfolgt in Modul 1 und umfasst eine theoretische Ausbildung im Umfang von 100 Stunden und eine praktische Ausbildung im Umfang von

160 Stunden im Rettungs- und Krankentransportsystem. Dazu erfolgt eine praktische Ausbildung im Rettungs- und Krankentransportsystem. Personen, die ein Studium der Medizin, eine Ausbildung im gehobenen Dienst der Gesundheits- und Krankenpflege sowie in der Pflegehilfe erfolgreich abgeschlossen haben, sind berechtigt, eine verkürzte Ausbildung zum Rettungssanitäter zu absolvieren. Nach erfolgreicher Absolvierung der Ausbildung zum Rettungssanitäter kann aufbauend die Ausbildung zum Notfallsanitäter erfolgen.

4.9 Medizinische Assistenzberufe

Mit 1. 1. 2013 tritt das sogenannte MAB-Gesetz[99] in Kraft. Neu geregelt werden damit folgende Assistenzberufe:

- Desinfektionsassistenz
- Gipsassistenz
- Laborassistenz
- Obduktionsassistenz
- Operationsassistenz
- Ordinationsassistenz
- Röntgenassistenz
- Medizinische Fachassistenz sowie die
- Trainingstherapie durch Sportwissenschafter

Zum Teil werden die bisherigen Sanitätshilfsdienste nach dem MTF-SHD-Gesetz in das neue MAB-Gesetz übergeführt, zum Teil werden neue Berufsbilder geschaffen und zum Teil laufen die alten Berufsbilder aus (zB. MTF). Das alte MTF-SHD-Gesetz stammt in seinen Grundzügen aus dem Jahr 1961 und entsprach nicht mehr den Erfordernissen der Praxis. So durfte zB. die Ordinationsgehilfin nur „einfache Hilfsdienste in ärztlichen Ordinationen bei ärztlichen Verrichtungen" machen. Eine Neuregelung des Berufsbildes und der Befugnisse war dringend notwendig.

Zu den Berufsbildern im Einzelnen:

Die **Desinfektionsassistenz** umfasst die Reduktion und Beseitigung von Mikroorganismen und parasitären makroskopischen Organismen nach ärztlicher Anordnung und ärztlicher Aufsicht, insbesondere

- die Übernahme von kontaminiertem Instrumentarium sowie die Vorbereitung und Durchführung der weiteren manuellen und maschinellen Reinigung,
- die Durchführung von Sicht- und Funktionskontrollen am gereinigten Instrumentarium,
- die Vorbereitung des gereinigten Instrumentariums für und die Durchführung der Desinfektion und Sterilisation mittels Dampfsterilisatoren,

[99] Bundesgesetz über medizinische Assistenzberufe und die Ausübung der Trainingstherapie (MAB-Gesetz), BGBl. I. Nr. 89/2012 in der Fassung BGBl. I. Nr. 80/2013.

- das Reinigen, Warten und Vorbereiten der im Rahmen der Desinfektion, Sterilisation und Entwesung eingesetzten Geräte sowie die Beseitigung einfacher Ablaufstörungen,
- die Überwachung, Kontrolle und Dokumentation des Desinfektions- und Sterilisationsprozesses,
- die Lagerung des Sterilguts und Kontrolle des Haltbarkeitsdatums sowie die Aufbereitung und Entsorgung von Ver- und Gebrauchsgütern,
- die Durchführung der Desinfektion von Medizinprodukten sowie der Flächendesinfektion,
- die Reduktion und Beseitigung (Entwesung, Entlausung) parasitärer makroskopischer Organismen von Menschen, Objekten und Räumen mittels chemischer Substanzen und die Einhaltung der Sicherheits- und Qualitätsstandards im Rahmen der Desinfektion, Sterilisation und Entwesung.

Die Desinfektionsassistenz ersetzt die bisherige Desinfektionsgehilfin gem. § 44 lit. k MTF-SHD-Gesetz. Die Ausbildung umfasst mindestens 650 Stunden (mindestens die Hälfte Praxis, mindestens ein Drittel Theorie).

Die **Gipsassistenz** umfasst die Assistenz beim Anlegen ruhigstellender und starrer Wundverbände, insbesondere von Gips-, Kunstharz- und thermoplastischen Verbänden sowie das Anwenden von einfachen Gipstechniken aus therapeutischen Gründen nach ärztlicher Anordnung und unter ärztlicher Aufsicht, insbesondere

- die Assistenz beim Anlegen von Gips-, Kunstharz- und thermoplastischen Verbänden im Rahmen der Erstversorgung und Nachbehandlung von Frakturen sowie Muskel- und Bänderverletzungen,
- die Assistenz bei Repositionen und anschließender Ruhigstellung,
- das Anwenden, einfacher Gipstechniken, insbesondere bei stabilen Frakturen in achsengerechter Stellung sowie Muskel- und Bandverletzungen,
- die Korrektur von in der Stabilität beeinträchtigten starren Verbänden,
- die Abnahme starrer Verbände,
- die Auf- und Nachbereitung des Behandlungs- bzw. Gipsraums und
- das Organisieren und Verwalten der erforderlichen Materialien.

Die Ausbildung umfasst mindestens 650 Stunden (mindestens die Hälfte Praxis, mindestens ein Drittel Theorie).

Die **Laborassistenz** umfasst die Durchführung automatisierter und einfacher manueller Routineparameter im Rahmen von standardisierten Laboruntersuchungen nach ärztlicher Anordnung und unter Aufsicht. Die Aufsicht und Delegation kann aber auch durch einen Biomedizinischen Analytiker erfolgen.

Der Tätigkeitsbereich umfasst Tätigkeiten in der Präanalytik, insbesondere

- die Mitwirkung an der Gewinnung von Untersuchungsmaterialien einschließlich der Blutentnahme aus der Vene und den Kapillaren,
- die Vorbereitung der Geräte, Reagenzien und Proben und
- die Überprüfung der Geräte auf Funktionstüchtigkeit einschließlich deren Qualitätskontrolle, weiters Tätigkeiten in der Analytik, nämlich die Durchführung einfacher

automatisierter und einfacher manueller Analysen von Routineparametern sowie die Tätigkeiten in der Postanalytik, insbesondere

- die Überprüfung der Funktionstüchtigkeit des Gerätes hinsichtlich der konkreten Probe, die Dokumentation der Analyseergebnisse, die Archivierung bzw. Entsorgung des Probenmaterials und die Wartung der Geräte.

Die bisherige Laborgehilfin im Sinne des § 44 lit. d MTF-SHD-Gesetz wird nicht in die Laborassistenz übergeführt, sondern das Berufsbild der Laborgehilfin läuft aus. Hingegen können Angehörige des bisherigen medizinisch-technischen Fachdienstes nunmehr die Tätigkeiten der Laborassistenz durchführen. Die Ausbildung umfasst mindestens 1.300 Stunden (mindestens die Hälfte Praxis, mindestens ein Drittel Theorie).

Die **Obduktionsassistenz** umfasst die Assistenz bei Leichenöffnungen im Rahmen der Anatomie, der Histopathologie, der Zytopathologie sowie der Gerichtsmedizin nach ärztlicher Anordnung und unter ärztlicher Aufsicht, insbesondere

- die Wartung und Aufbereitung der für die Obduktion erforderlichen Instrumente sowie des Obduktionstisches,
- die Assistenz bei der Leichenöffnung und bei der Organ- oder Probenentnahme,
- die Mitwirkung bei anatomischen Präparationen,
- die Durchführung von Konservierungsverfahren,
- die Assistenz bei der Umsetzung der Hygienerichtlinien hinsichtlich des Obduktionsraums, der Gerätschaften und der Instrumente,
- die Assistenz bei der Dokumentation der Leichenöffnung, insbesondere der Fotodokumentation und
- die Versorgung und Vorbereitung der Verstorbenen für die Bestattung.

Die Obduktionsassistenz ersetzt die bisherige Prosekturgehilfin gem. § 44 lit. e MTF-SHD-Gesetz. Die Ausbildung umfasst mindestens 650 Stunden (mindestens die Hälfte Praxis, mindestens ein Drittel Theorie).

Die **Operationsassistenz** umfasst die Assistenz bei der Durchführung operativer Eingriffe nach ärztlicher Anordnung und unter Aufsicht. Die Aufsicht und Delegation kann auch durch Angehörige des gehobenen Dienstes für Gesundheits- und Krankenpflege (DGKS/P) erfolgen. Der Tätigkeitsbereich umfasst insbesondere

- die Annahme, Identifikation und Vorbereitung der zu operierenden Patienten/-innen einschließlich des An- und Abtransports,
- die Vorbereitung des Operationsraums hinsichtlich der erforderlichen unsterilen Geräte und Lagerungsbehelfe, einschließlich deren Überprüfung auf Funktionstüchtigkeit, sowie deren Wartung,
- die Assistenz bei der Lagerung der Patienten/-innen,
- die perioperative Bedienung der unsterilen Geräte,
- die Assistenz bei der Sterilisation der Geräte und Instrumente,
- die Aufbereitung und Funktionskontrolle der unsterilen Geräte und
- die Assistenz bei der Umsetzung der Hygienerichtlinien hinsichtlich des Operationsraums, der Geräte und der Instrumente.

Die Operationsassistenz ersetzt die bisherige Operationsgehilfin gem. § 44 lit. c MTF-SHD-Gesetz. Die Ausbildung umfasst mindestens 1.100 Stunden (mindestens die Hälfte Praxis, mindestens ein Drittel Theorie).

Die **Ordinationsassistenz** umfasst die Assistenz bei medizinischen Maßnahmen in ärztlichen Ordinationen, ärztlichen Gruppenpraxen, selbstständigen Ambulatorien und Sanitätsbehörden nach ärztlicher Anordnung und Aufsicht. Die Aufsicht und Delegation kann auch durch Angehörige des gehobenen Dienstes für Gesundheits- und Krankenpflege (DGKS/P) erfolgen. Der Tätigkeitsbereich umfasst

- die Durchführung einfacher Assistenztätigkeiten bei ärztlichen Maßnahmen,
- die Durchführung von standardisierten diagnostischen Programmen und standardisierten Blut-, Harn- und Stuhluntersuchungen mittels Schnelltestverfahren (Point-of-Care-Testing) einschließlich der Blutentnahme aus den Kapillaren im Rahmen der patientennahen Labordiagnostik,
- die Blutentnahme aus der Vene, ausgenommen bei Kindern,
- die Betreuung der Patienten/-innen,
- die Praxishygiene, Reinigung, Desinfektion, Sterilisation und Wartung der Medizinprodukte und sonstiger Geräte und Behelfe sowie die Abfallentsorgung und
- die Durchführung organisatorischer und administrativer Tätigkeiten.

Die Ordinationsassistenz ersetzt die bisherige Ordinationsgehilfin gem. § 44 lit. f MTF-SHD-Gesetz. Die Ausbildung umfasst mindestens 650 Stunden (mindestens die Hälfte Praxis, mindestens ein Drittel Theorie).

Die **Röntgenassistenz** beinhaltet die Durchführung von einfachen standardisierten Röntgenuntersuchungen sowie die Assistenz bei radiologischen Untersuchungen nach ärztlicher Anordnung und Aufsicht. Die Aufsicht und Delegation kann auch durch einen Radiologietechnologen erfolgen. Der Tätigkeitsbereich umfasst

- die Durchführung von standardisierten Thoraxröntgen,
- die Durchführung von standardisierten Röntgenuntersuchungen des Skelettsystems,
- die Durchführung von standardisierten Knochendichtemessungen,
- die Durchführung von standardisierten Mammografien,
- die Vornahme einfacher standardisierter Tätigkeiten bei Schnittbilduntersuchungen mittels Computertomografie im Rahmen der Assistenz bei radiologischen Untersuchungen,
- die Vornahme einfacher standardisierte Tätigkeiten bei Schnittbilduntersuchungen mittels Magnetresonanztomografie im Rahmen der Assistenz bei radiologischen Untersuchungen,
- die Assistenz bei Röntgenuntersuchungen des Respirations-, Gastrointestinal- und des Urogenital-Traktes,
- die Transferierung und die Assistenz bei der Lagerung von Patienten/-innen bei Röntgenuntersuchungen und radiologischen Untersuchungen,
- die Auf- und Nachbereitung der Geräte und Untersuchungsräume und
- das Organisieren, Verwalten und Zureichen der erforderlichen Materialien.

Das Berufsbild der Röntgenassistenz wurde neu geschaffen. Angehörige des bisherigen medizinisch-technischen Fachdienstes dürfen diese Tätigkeiten ausüben.

Die Ausbildung umfasst mindestens 1.300 Stunden (mindestens die Hälfte Praxis, mindestens ein Drittel Theorie).

Die **Medizinische Fachassistenz** umfasst die vorher genannten Berufsbilder bzw. das Berufsbild der Pflegehilfe oder des medizinischen Masseurs. In der medizinischen Fachassistenz müssen entweder drei der vorgenannten Assistenzberufe ausgebildet werden bzw. eine Ausbildung in der Pflegehilfe oder als medizinischer Masseur und mindestens eine Ausbildung in einem medizinischen Assistenzberuf. Die Ausbildung umfasst mindestens 2.500 Stunden und erfordert weiters das Erstellen einer Fachbereichsarbeit.

Angehörige des bisherigen Berufsbildes des **medizinisch-technischen Fachdienstes** dürfen die Tätigkeiten der Laborassistenz und der Röntgenassistenz ausüben. Weiters gibt es Übergangsbestimmungen für Angehörige des medizinisch-technischen Fachdienstes, wenn sie Tätigkeiten des medizinisch-technischen Laboratoriumsdienstes oder des radiologisch-technischen Dienstes nach dem MTD-Gesetz oder dem medizinisch-technischen Fachdienst ohne Aufsicht ausgeübt haben. Sofern sie diese Tätigkeiten in den letzten acht Jahren mindestens 30 bzw. 36 Monate ausgeübt haben, behalten sie diese Befugnis vorläufig bei bzw. dürfen in der Folge mit Bewilligung des Landeshauptmannes bzw. nach Absolvierung einer kommissionellen Prüfung diese einzelnen Tätigkeiten weiterhin ausüben. Weiters sind Angehörige des medizinisch-technischen Fachdienstes befugt, als medizinische Masseure tätig zu sein.

Die Angehörigen der medizinisch technischen Assistenzberufe haben ihren Beruf ohne Unterschied der Person gewissenhaft auszuüben, sie haben das Wohl der Patienten unter Einhaltung der geltenden Vorschriften, nach Maßgabe der fachlichen und wissenschaftlichen Erkenntnisse und Erfahrungen zu wahren, eigenmächtige Heilbehandlungen sind zu unterlassen. Sie haben sich regelmäßig fortzubilden, sie haben die von ihnen durchgeführten Maßnahmen zu dokumentieren, sie haben den betroffenen Patienten und deren gesetzlichen Vertretern alle Auskünfte über die von ihnen gesetzten Maßnahmen zu erteilen. Ebenso haben sie anderen Angehörigen der Gesundheitsberufe, die die betroffenen Patienten behandeln oder pflegen, die erforderlichen Auskünfte zu erteilen. Sie sind zur Verschwiegenheit verpflichtet.

Die Ausübung der medizinischen Assistenzberufe darf nur im Dienstverhältnis erfolgen und zwar zum Rechtsträger einer Krankenanstalt, zum Rechtsträger einer sonstigen unter ärztlicher oder pflegerischer Leitung oder Aufsicht stehenden Einrichtung, die der Vorbeugung, Feststellung oder Heilung von Krankheiten oder der Nachsorge der Betreuung pflegebedürftiger Menschen oder der Gewinnung von Blut- oder Blutbestandteilen dient, oder bei einem freiberuflich tätigen Arzt oder einer ärztlichen Gruppenpraxis oder einem freiberuflich tätigen Biomedizinischen Analytiker oder Radiologietechnologen oder in einer Sanitätsbehörde oder einer Einrichtung der Forschung, Wissenschaft, Industrie und Veterinärmedizin entsprechend dem jeweiligen Berufsbild.

Die Ausbildungen haben an Schulen für medizinische Assistenzberufe zu erfolgen oder auch in Lehrgängen. Bei beruflicher Erstausbildung darf nur eine Ausbildung in der medizinischen Fachassistenz begonnen werden, d.h. also, dass in mindestens drei der medizinischen Assistenzberufe eine Ausbildung erfolgen muss. Eine Ausbildung in einem einzelnen Beruf ist nur in begründeten Einzelfällen möglich sowie bei der Ordinationsassistenz. Die Ausbildung in der **Ordinationsassistenz** kann auch im Rahmen eines Dienstverhältnisses zu einem niedergelassenen Arzt, einer Gruppenpraxis, einem selbstständigen Ambulatorium oder einer Sanitätsbehörde erfolgen, sofern dort alle Kenntnisse und Fertigkeiten vermittelt werden. Die theoretische Ausbildung dazu muss dann, wie erwähnt, an einer Schule für medizinische Assistenzberufe oder in einem Lehrgang für Ordinationsassistenz erfolgen. Also besteht für die Ordinationsassistenz die Ausnahme, dass dann, wenn die Ordinationsassistentin bereits in einer Praxis arbeitet, dann eben nur den Beruf der Ordinationsassistentin erlernen muss und nicht noch zwei weitere medizinische Assistenzberufe dazu. Außerdem darf die Ordinationsassistentin die erlaubten Tätigkeiten schon vor Abschluss der Ausbildung ausüben, wobei die Ausbildung innerhalb von drei Jahren ab Beginn der Tätigkeit abgeschlossen werden muss. Die genauen Ausbildungsinhalte werden in einer eigenen Ausbildungsverordnung geregelt.

Die **Trainingstherapie durch Sportwissenschafter** beinhaltet die strukturelle Verbesserung der Bewegungsabläufe und der Organsysteme mit dem Ziel, die Koordination, Kraft, Ausdauer und das Gleichgewicht durch systematisches Training, aufbauend auf der Stabilisierung der Primärerkrankung und zur ergänzenden Behandlung von Sekundärerkrankungen, zu stärken. Übergeordnetes Ziel ist die Vermeidung des Wiedereintritts von Krankheiten sowie des Entstehens von Folgekrankheiten, Maladaptionen und Chronifizierungen. Die Trainingstherapie durch Sportwissenschafter hat nach ärztlicher Anordnung und unter ärztlicher Aufsicht zu erfolgen. Die Aufsicht und Delegation kann jedoch auch durch einen Physiotherapeuten erfolgen. Sportwissenschafter, die zur Ausübung der Trainingstherapie berechtigt sind, dürfen Blut aus der Kapillare zur Laktatmessung abnehmen. Für die Ausübung der Trainingstherapie gibt es weitere Vorschriften (beim Bundesministerium für Gesundheit wird eine Liste der zur Ausübung der Trainingstherapie berechtigten Sportwissenschafter geführt, weiters wird ein Trainingstherapiebeirat eingerichtet, u.a.m).

Für Desinfektionsassistenz, Obduktionsassistenz, Operationsassistenz und Ordinationsassistenz gilt, dass bis 31. 12. 2013 noch Ausbildungen nach dem alten MTF-SHD-Gesetz begonnen werden dürfen, diese müssen bis spätestens 30. Juni 2014 abgeschlossen werden. Ausbildungen zur MTF, die vor 1. 1. 2013 begonnen wurden, sind bis spätestens 31. 12. 2016 abzuschließen, danach ist eine Ausbildung zur MTF nicht mehr möglich.

4.10 Masseure

Rechtsgrundlage ist das „Medizinischer Masseur- und Heilmasseurgesetz – MMHmG" aus dem Jahr 2002.[100] Es werden die Berufe und die Ausbildungen des medizinischen Masseurs

[100] Bundesgesetz über die Berufe und die Ausbildungen zum medizinischen Masseur und zum Heilmasseur, BGBl. I Nr. 169/2002 in der Fassung BGBl. I Nr. 80/2013.

und des Heilmasseurs geregelt. Hilfeleistungen im Rahmen der Nachbarschafts-, Familien- und Haushaltshilfe werden durch dieses Bundesgesetz nicht berührt. Erleichterte Zugänge zur Berufsausübung erlangten damit auch gewerbliche Masseure.

Der Beruf des medizinischen Masseurs umfasst die Durchführung von klassischer Massage, Packungsanwendungen, Thermotherapie, Ultraschalltherapie und Spezialmassagen zu Heilzwecken nach ärztlicher Anordnung unter Anleitung und Aufsicht eines Arztes oder eines Angehörigen des physiotherapeutischen Dienstes, bei Blindheit nur die Durchführung von klassischer Massage und Spezialmassagen. Die klassische Massage zu Heilzwecken umfasst Heilmassagen manueller und apparativer Art. Packungsanwendungen umfassen insbesondere Kataplasmen (Munari, Italienische Packung), Wärmepackungen und Kältepackungen. Die Thermotherapie umfasst die Anwendung von Wärme oder Kälte zu Heilzwecken, wie insbesondere durch Wärmeleitung, Wärmestrahlung, Energietransformation und Wärmeentzug. Die Ultraschalltherapie ist die Anwendung von Schwingungen mit einer Frequenz von 20 kHz bis 10 GHz zu Heilzwecken. Spezialmassagen zu Heilzwecken umfassen insbesondere Lymphdrainage, Reflexzonenmassage und Akupunktmassage.

Der Beruf des Heilmasseurs umfasst die eigenverantwortliche Durchführung von klassischer Massage, Packungsanwendungen, Thermotherapie, Ultraschalltherapie und Spezialmassagen zu Heilzwecken nach ärztlicher Anordnung, bei Blindheit nur die eigenverantwortliche Durchführung von klassischer Massage und Spezialmassagen. Der anordnende Arzt trägt die Verantwortung für die Anordnung (Anordnungsverantwortung), der Heilmasseur trägt die Verantwortung für die Durchführung der angeordneten Tätigkeit (Durchführungsverantwortung). Die ärztliche Anordnung hat schriftlich zu erfolgen. Die erfolgte Durchführung der angeordneten Tätigkeit ist durch den Heilmasseur durch Datum und Unterschrift zu bestätigen. Eine Übermittlung der schriftlichen Anordnung per Telefax oder im Wege automationsunterstützter Datenübertragung ist zulässig, sofern die Dokumentation gewährleistet ist. Heilmasseure können die Berechtigung zur Ausübung von Lehraufgaben, wie z.B. Lehrtätigkeiten im Rahmen der Ausbildung zum medizinischen Masseur, des Aufschulungsmoduls zum Heilmasseur, der Spezialqualifikationsausbildungen und der Ausbildungen für Lehraufgaben erwerben. Die Lehrtätigkeit umfasst die Planung, Durchführung und Auswertung des theoretischen und praktischen Unterrichts.

Medizinische Masseure und Heilmasseure haben ihren Beruf persönlich und unmittelbar auszuüben und dabei das Wohl der Patienten unter Einhaltung der hierfür geltenden Vorschriften und nach Maßgabe der fachlichen und wissenschaftlichen Erkenntnisse und Erfahrungen zu wahren. Jede eigenmächtige Heilbehandlung ist zu unterlassen. Darüber hinaus haben sie sich regelmäßig fortzubilden. Des Weiteren sind sie verpflichtet, Aufzeichnungen über jede in Behandlung übernommene Person, insbesondere über den tätigkeitsrelevanten Zustand der Person bei Aufnahme der Behandlung, die ärztlichen Anordnungen, den Behandlungsverlauf sowie über Art und Umfang der angewandten Tätigkeiten, zu führen und hierüber bestimmten Personen Auskünfte zu erteilen. Die Dokumentation ist zehn Jahre lang aufzubewahren. Medizinische Masseure und Heilmasseure haben anderen Angehörigen der Gesundheitsberufe, die die betroffenen Patienten behandeln oder pflegen, die für die Behandlung und Pflege erforderlichen Auskünfte zu erteilen. Auch sind sie zur

Verschwiegenheit über alle ihnen in Ausübung ihres Berufs anvertrauten oder bekannt gewordenen Geheimnisse verpflichtet. Ausnahmen bei vorgeschriebenen Meldungen aufgrund gesetzlicher Vorschriften, bei Mitteilungen an die Sozialversicherungsträger, bei Entbindung von der Geheimhaltung durch die betroffene Person und zum Schutz höherwertiger Interessen. Ergibt sich für den medizinischen Masseur in Ausübung seines Berufs der Verdacht, dass durch eine gerichtlich strafbare Handlung der Tod oder eine schwere Körperverletzung herbeigeführt wurde, eine volljährige Person, die ihre Interessen nicht selbst wahrzunehmen vermag, misshandelt, gequält, vernachlässigt oder sexuell missbraucht worden ist oder ein Minderjähriger misshandelt, gequält, vernachlässigt oder sexuell missbraucht worden ist, so hat der medizinische Masseur unverzüglich Meldung an den Dienstgeber zu erstatten (§ 2 ff).

Zusätzlich ist dem Heilmasseur jede vergleichende, diskriminierende oder unsachliche Anpreisung oder Werbung verboten. Auch darf er keine Geschenke annehmen. Auch sind Heilmasseure verpflichtet, den anordnenden Arzt unverzüglich über nicht dem Therapieverlauf entsprechende sowie für die weitere Behandlung bedeutsame gesundheitliche Auffälligkeiten zu informieren und die dafür notwendigen Daten zu übermitteln. Die Verschwiegenheitspflicht eines freiberuflich tätigen Heilmasseurs besteht auch insoweit nicht, als die für die Honorarabrechnung gegenüber den Krankenversicherungsträgern, Krankenanstalten, sonstigen Kostenträgern oder Patienten erforderlichen Unterlagen zum Zweck der Abrechnung, auch im automationsunterstützten Verfahren, Dienstleistungsunternehmen überlassen werden. Bei Verdacht, dass durch eine gerichtlich strafbare Handlung der Tod oder die schwere Körperverletzung herbeigeführt wurde, so hat der Heilmasseur der Sicherheitsbehörde selbst unverzüglich Anzeige zu erstatten. Gleiches gilt im Fall des Verdachts, dass eine volljährige Person, die ihre Interessen nicht selbst wahrzunehmen vermag, misshandelt, gequält, vernachlässigt oder sexuell missbraucht worden ist (§ 33 ff).

Voraussetzungen für die Aufnahme zur Ausbildung zum Heilmasseur ist eine Berufsberechtigung als „medizinischer Masseur/medizinische Masseurin". Die Ausbildung zum Heilmasseur besteht aus einem Aufschulungsmodul, das eine theoretische Ausbildung einschließlich praktischer Übungen im Gesamtumfang von 800 Stunden umfasst. Die theoretische Ausbildung umfasst einen theoretischen Unterricht in der Dauer von 720 Stunden in den Fächern Recht und Ethik, Anatomie und Physiologie, Pathologie, Hygiene und Umweltschutz, Erste Hilfe, Allgemeine Physik, Kommunikation, Dokumentation und Massagetechniken zu Heilzwecken. Im Rahmen der theoretischen Ausbildung sind praktische Übungen ohne Patientenkontakt im Ausmaß von 80 Stunden durchzuführen. Das Aufschulungsmodul kann entweder im Rahmen eines Dienst- oder Ausbildungsverhältnisses absolviert werden. Eine Teilzeitausbildung ist zulässig.

Das MMHmG präzisiert einige Übergangsregelungen für spezielle Berufsgruppen. § 79 regelt, dass Personen, die einen Qualifikationsnachweis als Heilmasseur oder im physiotherapeutischen Dienst erworben haben, nach Ablegung der Unternehmerprüfung den Befähigungsnachweis für das reglementierte Gewerbe der Massage erbringen. Bei Nachweis einer ununterbrochenen dreijährigen freiberuflichen Tätigkeit als diplomierter Physiotherapeut oder als Heilmasseur entfällt die Unternehmerprüfung.

Gemäß § 80 sind Personen, die zum Zeitpunkt des In-kraft-tretens dieses Bundesgesetzes eine Berufsberechtigung als „Heilbademeister und Heilmasseur" gemäß dem MTF-SHD-G, BGBl. Nr. 102/1961, neu entsprechend des MAB-Gesetzes, besitzen, zur Ausübung des Berufs des medizinischen Masseurs und zur Führung der Berufsbezeichnung „Medizinischer Masseur/Medizinische Masseurin" berechtigt. Personen, die zum Zeitpunkt des In-kraft-tretens dieses Bundesgesetzes eine Berufsberechtigung als „diplomierte medizinisch-technische Fachkraft" gemäß dem MTF-SHD-G besitzen, sind auch zur Ausübung des Berufs des medizinischen Masseurs und zur Führung der Berufsbezeichnung „Medizinischer Masseur/Medizinische Masseurin" berechtigt. Blinde, die eine Berufsberechtigung als „Heilmasseur" gemäß dem MTF-SHD-G besitzen, sind ebenso zur Ausübung des Berufs des medizinischen Masseurs (§ 82). Auch hier zählt nun das MAB-Gesetz analog.

Personen, die zum Zeitpunkt des In-kraft-tretens dieses Bundesgesetzes die Befähigung für das reglementierte Gewerbe der Massage gemäß der Verordnung über den Befähigungsnachweis für das gebundene Gewerbe der Masseure, BGBl. Nr. 618/1993, aufgrund einer erfolgreich abgelegten Prüfung nach dem 1. Oktober 1986 nachgewiesen haben und das reglementierte Gewerbe der Massage tatsächlich und rechtmäßig selbstständig über einen Zeitraum von mindestens sechs Jahren ausgeübt haben, waren berechtigt, bis zum Ablauf des 31. Dezember 2009 eine Aufschulung zum Heilmasseur zu absolvieren. Personen, die vor dem In-kraft-Treten dieses Bundesgesetzes das reglementierte Gewerbe der Massage tatsächlich und rechtmäßig selbstständig über einen Zeitraum von mindestens sechs Jahren ausgeübt haben und die Befähigung für das reglementierte Gewerbe der Massage ohne Absolvierung einer entsprechenden fachlichen Prüfung rechtmäßig erlangt haben und die Befähigungsprüfung erfolgreich absolvieren, sind ebenso berechtigt, bis zum Ablauf des 31. Dezember 2009 eine Aufschulung zum Heilmasseur, die sich aus theoretischen und praktischen Zusatzausbildungen zusammensetzt, zu absolvieren.

4.11 Kardiotechniker

Rechtsgrundlage hierfür ist das Kardiotechnikergesetz aus dem Jahr 1998.[101] Der Beruf des diplomierten Kardiotechnikers umfasst die eigenverantwortliche Durchführung der extrakorporalen Zirkulation zur Herz-Kreislaufunterstützung sowie die Durchführung der Perfusion und damit zusammenhängende Tätigkeiten. Die Tätigkeitsbereiche des diplomierten Kardiotechnikers umfassen insbesondere die Organisation, Vorbereitung und Durchführung der extrakorporalen Zirkulation, die Organisation, Vorbereitung und Durchführung von Perfusionen, die eigenverantwortliche Betreuung der berufsspezifischen Geräte, die Dokumentation, die Mitarbeit in der Forschung und die Unterweisung von Auszubildenden. Teilbereiche der in Abs. 1 und 2 genannten Tätigkeiten, nämlich die mechanische

[101] Bundesgesetz über den kardiotechnischen Dienst – KTG, BGBl. I Nr. 96/2008 in der Fassung BGBl. I Nr. 57/2008.

Kreislaufunterstützung und die extrakorporale Oxygenierung, können insbesondere bei Anwendung außerhalb des Bereiches von Operationssälen, Erstversorgungsmaßnahmen und Langzeitanwendungen auch von anderen fachkundigen Personen durchgeführt werden. Kardiotechniker haben ihren Beruf unmittelbar und persönlich auszuüben und das Wohl der Patienten zu wahren, wobei jede eigenmächtige Heilbehandlung zu unterlassen ist. Auch die regelmäßige Fortbildungspflicht ist zwingend vorgeschrieben. Sie sind verpflichtet, während der extrakorporalen Zirkulation und während der Perfusion laufend die medizinischen und technischen Daten zu überwachen und haben den für die Operation und die Anästhesie verantwortlichen Ärzten laufend, bei allen regelwidrigen und gefahrdrohenden Zuständen unverzüglich, diese Daten zu melden. Des Weiteren haben sie die von ihnen gesetzten Maßnahmen, die medizinischen und technischen Daten und sonstige in Zusammenhang mit der Durchführung der extrakorporalen Zirkulation stehende Daten zu dokumentieren. Auch sind sie zur Verschwiegenheit über alle ihnen in Ausübung ihres Berufes anvertrauten oder bekannt gewordenen Geheimnisse verpflichtet, wobei sie durch die betroffene Person oder, wenn es bestimmte öffentliche Interessen für notwendig erachten, von der Verschwiegenheitspflicht entbunden werden können. Die Ausbildung im kardiotechnischen Dienst ist eine berufsbegleitende Ausbildung mitder Dauer von 18 Monaten im Rahmen eines vollbeschäftigten Dienstverhältnisses zu einer Krankenanstalt, bei Teilzeitbeschäftigung entsprechend länger. Sie können nur im Rahmen eines Dienstverhältnisses in einer Krankenanstalt, nicht jedoch freiberuflich beschäftigt sein.

4.12 Weitere gewerbliche Berufe

Die Gewerbeordnung aus dem Jahr 1994[102] gilt für alle gewerbsmäßig ausgeübten und nicht gesetzlich verbotenen Tätigkeiten. Eine Tätigkeit wird gewerbsmäßig ausgeübt, wenn sie selbstständig, regelmäßig und in der Absicht betrieben wird, einen Ertrag oder sonstigen wirtschaftlichen Vorteil zu erzielen, gleichgültig für welche Zwecke dieser bestimmt ist; hierbei macht es keinen Unterschied, ob der durch die Tätigkeit beabsichtigte Ertrag oder sonstige wirtschaftliche Vorteil im Zusammenhang mit einer in den Anwendungsbereich dieses Bundesgesetzes fallenden Tätigkeit oder im Zusammenhang mit einer nicht diesem Bundesgesetz unterliegenden Tätigkeit erzielt werden soll. Selbstständigkeit liegt vor, wenn die Tätigkeit auf eigene Rechnung und Gefahr ausgeübt wird. Auch eine einmalige Handlung gilt als regelmäßige Tätigkeit, wenn nach den Umständen des Falles auf die Absicht der Wiederholung geschlossen werden kann, oder wenn sie längere Zeit erfordert. Das Anbieten oder die Ausschreibung einer den Gegenstand eines Gewerbes bildenden Tätigkeit an einen größeren Kreis von Personen wird der Ausübung des Gewerbes gleichgehalten. Die Absicht, einen Ertrag oder sonstigen wirtschaftlichen Vorteil zu erzielen, liegt auch dann

[102] Gewerbeordnung 1994, BGBl. Nr. 194/1994 in der Fassung BGBl. I. Nr. 212/2013.

vor, wenn der Ertrag oder sonstige wirtschaftliche Vorteil den Mitgliedern einer Personenvereinigung zufließen soll.

Die Gewerbeordnung (GewO) unterscheidet seit der Gewerbeordnungsnovelle 2002 nunmehr folgende Arten von Gewerben:

- Freie Gewerbe
- Reglementierte Gewerbe
- Teilgewerbe

Für freie Gewerbe ist kein Befähigungsnachweis vorgeschrieben. Sie dürfen bei Erfüllung der allgemeinen Voraussetzungen nur aufgrund der Anmeldung des betreffenden Gewerbes ausgeübt werden. Es gibt keine abschließende Liste aller freien Gewerbe. Es muss stets darauf geachtet werden, dass nicht in die Befugnisse reglementierter Gewerbe eingegriffen wird. Freie Gewerbe müssen daher bei ihrer Anmeldung so genau bezeichnet werden, dass eine klare Abgrenzung zu reglementierten Gewerben, freien Gewerben und Tätigkeiten, die nicht der Gewerbeordnung unterliegen, möglich ist. Beispiele dafür sind Fitnesscenter oder Tennisschule. Bei reglementierten Gewerben muss bei der Gewerbeanmeldung der für dieses Gewerbe vorgeschriebene Befähigungsnachweis erbracht werden. Diese Gewerbe sind in der Gewerbeordnung in einer alphabetisch geordneten Liste der reglementierten Gewerbe (derzeit 80 Gewerbe) festgelegt. Handelt es sich bei einem reglementierten Gewerbe um ein Handwerk, so ist dieses in dieser Liste mit dem Klammerausdruck „Handwerk" besonders gekennzeichnet. Handelt es sich um ein verbundenes Gewerbe oder verbundenes Handwerk, so ist eine entsprechende Kennzeichnung in der Liste ebenfalls mit einem Klammerausdruck vorgesehen. Verbundenes Gewerbe und verbundenes Handwerk sind keine eigenen Arten von Gewerben, sondern Gewerbegruppen, die sich aus zwei oder mehreren reglementierten Gewerben, die aber für sich vollkommen eigenständig sind, zusammensetzen. Welche Gewerbe verbunden sind, ist in der Liste der reglementierten Gewerbe ersichtlich gemacht. Beispiele dafür sind Drogisten, Lebens- und Sozialberater, Gewerblicher Masseur, Bandagist, Kosmetiker, Fusspfleger (verbundene Gewerbe), aber auch Orthopädie- und Zahntechniker, Augenoptiker oder Hörgeräteakustiker (Handwerke) sowie Schädlingsbekämpfer. Bei Teilgewerben handelt es sich um Tätigkeiten reglementierter Gewerbe, deren selbstständige Ausführung auch von Personen erwartet werden kann, die die Befähigung dafür auf vereinfachte Art nachweisen.

5. Einrichtungen des Gesundheitswesens

Die Gesundheitsversorgung der österreichischen Bevölkerung wird im extramuralen Bereich durch die niedergelassenen Ärzte und Apotheken, im intramuralen Bereich durch Krankenanstalten unterschiedlicher Art, Rehabilitationseinrichtungen sowie darüber hinaus durch Rettungs- und Krankenbeförderungsdienste, Alten- und Pflegeheime bzw. -einrichtungen und Kuranstalten getragen.

5.1 Niedergelassene Ärzte

Wurde im Kapitel 3.8 der Schwerpunkt auf die gesetzliche Vertretung der ÄrztInnen (= die Ärztekammer) gelegt und in Kapitel 4.1 die ÄrztInnen als Teil des Gesundheitspersonals näher beleuchtet, so sollen die niedergelassenen Ärzte als Teil der Einrichtungen im Gesundheitswesen nun kurz thematisiert werden.

Wie in der Grafik ersichtlich, tragen die niedergelassenen Ärzte aufgrund der hohen Zahl wesentlich zur Gesundheitsversorgung im extramuralen Bereich bei. Um den PatientInnen in diesem Bereich noch mehr Service und Sicherheit bieten zu können, schließen sich immer mehr Ärzte zu Gruppenpraxen zusammen. Die Zusammenarbeit von freiberuflich tätigen Ärzten im Sinne des § 49 Abs. 2 kann bei Wahrung der Eigenverantwortlichkeit eines jeden Arztes auch in der gemeinsamen Nutzung von Ordinationsräumen (Ordinationsgemeinschaft) und/oder von medizinischen Geräten (Apparategemeinschaft) bestehen. Die Tätigkeit der Gemeinschaft muss ausschließlich als freiberufliche Tätigkeit anzusehen sein, und es muss jeder einzelne Arzt im Rahmen der Gemeinschaft freiberuflich tätig werden. Eine Gruppenpraxis darf als offene Gesellschaft oder als GmbH errichtet werden. Die Frage, ob eine Gruppenpraxis oder ein selbstständiges Ambulatorium vorliegt, ist nicht immer ganz einfach zu beantworten. Vor allem die Art der räumlichen und apparativen Einrichtung einer Gruppenpraxis kann jener eines selbstständigen Ambulatoriums stark ähneln. Die Kriterien zur Abgrenzung einer Gruppenpraxis von einem selbstständigen Ambulatorium wurden nunmehr zur Stärkung der ambulanten öffentlichen Gesundheitsversorgung ergänzt. Es wurden in dem Zusammenhang u.a. sowohl das KAKuG als auch das ÄrzteG geändert.

Selbstständige Ambulatorien sind im KAKuG bzw. in den Landeskrankenanstaltengesetzen definiert: Sie sind organisatorisch selbstständige Einrichtungen, die der Untersuchung oder Behandlung von Personen dienen, die einer Aufnahme in Anstaltspflege nicht bedürfen.

Um von einem selbstständigen Ambulatorium unterschieden werden zu können, darf eine Gruppenpraxis nicht die Organisationsdichte und -struktur einer Krankenanstalt in der Betriebsform eines selbstständigen Ambulatoriums aufweisen. Das Ärztegesetz definiert klare rechtliche Rahmenbedingungen, die für das Vorliegen einer Gruppenpraxis not-

Tab. 25: Niedergelassenen Ärzte und Ärztinnen 2012 nach Alter, Geschlecht und Bundesländern

Alter	Österreich	Burgenland	Kärnten	Niederösterreich	Oberösterreich	Salzburg	Steiermark	Tirol	Vorarlberg	Wien
					Zusammen					
Insgesamt[1]**)**	**18.540**	**565**	**1.177**	**3.780**	**2.495**	**1.268**	**2.331**	**1.438**	**638**	**4.848**
bis unter 30 Jahre	17	2	1	4	8	1	–	1	–	–
30 bis unter 35 Jahre	309	12	14	59	67	25	36	29	9	58
35 bis unter 40 Jahre	1.365	37	53	290	211	104	167	102	44	357
40 bis unter 45 Jahre	1.789	47	79	401	263	139	201	149	57	453
45 bis unter 50 Jahre	3.172	93	189	674	416	205	358	257	116	864
50 bis unter 55 Jahre	4.290	147	299	904	567	247	527	302	151	1.146
55 bis unter 60 Jahre	3.631	124	252	629	537	234	479	252	120	1.004
60 bis unter 65 Jahre	2.103	52	177	333	290	160	260	196	88	547
65 bis unter 70 Jahre	1.078	23	81	217	90	89	176	93	36	273
70 Jahre und älter	786	28	32	269	46	64	127	57	17	146
					Männlich					
Zusammen	**12.136**	**379**	**790**	**2.378**	**1.739**	**870**	**1.578**	**1.026**	**476**	**2.900**
bis unter 30 Jahre	5	1	–	–	3	–	–	1	–	–
30 bis unter 35 Jahre	149	7	9	22	30	10	22	19	3	27
35 bis unter 40 Jahre	699	16	28	136	99	62	81	61	26	190
40 bis unter 45 Jahre	941	22	30	205	160	84	90	98	33	219
45 bis unter 50 Jahre	1.796	52	111	359	242	126	208	169	76	453
50 bis unter 55 Jahre	2.707	95	178	554	419	162	343	198	114	644
55 bis unter 60 Jahre	2.557	98	181	441	409	161	354	191	97	625
60 bis unter 65 Jahre	1.708	44	150	267	254	133	214	154	80	412
65 bis unter 70 Jahre	900	17	73	173	82	78	151	83	30	213
70 Jahre und älter	674	27	30	221	41	54	115	52	17	117
					Weiblich					
Zusammen	**6.404**	**186**	**387**	**1.402**	**756**	**398**	**753**	**412**	**162**	**1.948**
bis unter 30 Jahre	12	1	1	4	5	1	–	–	–	–
30 bis unter 35 Jahre	160	5	5	37	37	15	14	10	6	31
35 bis unter 40 Jahre	666	21	25	154	112	42	86	41	18	167
40 bis unter 45 Jahre	848	25	49	196	103	55	111	51	24	234
45 bis unter 50 Jahre	1.376	41	78	315	174	79	150	88	40	411
50 bis unter 55 Jahre	1.583	52	121	350	148	85	184	104	37	502
55 bis unter 60 Jahre	1.074	26	71	188	128	73	125	61	23	379
60 bis unter 65 Jahre	395	8	27	66	36	27	46	42	8	135
65 bis unter 70 Jahre	178	6	8	44	8	11	25	10	6	60
70 Jahre und älter	112	1	2	48	5	10	12	5	–	29

[1]) In niedergelassene Ärzt/Ärztinnen sind inkludiert: Ärzte/Ärztinnen für Allgemeinmedizin, Fachärzte/Fachärztinnen sowie Ärzte/Ärztinnen in Ausbildung.

Quelle: Statistik Austria, 2013.

wendig sind. Werden diese nicht eingehalten, wird das Vorliegen eines selbstständigen Ambulatoriums vermutet, was dazu führt, dass andere rechtliche Bestimmungen anzuwenden und einzuhalten sind.

Eine Gruppenpraxis darf als offene Gesellschaft oder auch seit Beginn des Jahres 2011 als GmbH errichtet werden. Der Gruppenpraxis dürfen als Gesellschafter nur zur selbstständigen Berufsausübung berechtigte Ärzte angehören, andere natürliche und juristische Personen dürfen hingegen nicht Teil der Gruppenpraxis werden. Eine Beteiligung am Umsatz oder Gewinn ist dementsprechend für alle Nicht-Ärzte ausgeschlossen. Da sich die Berufsbefugnis der Gruppenpraxis aus der Berufsberechtigung der beteiligten Ärzte ergibt, ist auch jeder zur persönlichen Berufsausübung in der Gesellschaft verpflichtet. Die Anstellung anderer Ärzte in Gruppenpraxen ist im Gegensatz zu Ambulatorien weiterhin unzulässig. Das heißt, dass nur an der Gruppenpraxis gesellschaftsrechtlich beteiligte Ärzte in dieser auch beruflich tätig werden dürfen. Die Berufsausübung der Ärzte darf bei einer Gruppenpraxis nicht an eine Weisung oder Zustimmung der anderen beteiligten Ärzte gebunden werden. Über Fragen der Berufsausübung entscheidet bei einer Gruppenpraxis ausschließlich der entsprechend berufsberechtigte Arzt. Eine Anstellung von Angehörigen anderer Gesundheitsberufe ist in einer Gruppenpraxis nur in einem Ausmaß zulässig, das keine Regelung in einer Anstaltsordnung erfordert. Wenn das Verhältnis zwischen den Ärzten und den angestellten Angehörigen anderer Gesundheitsberufe, mit Ausnahme von Ordinationsgehilfen, die Verhältniszahl 1:5 oder die Anzahl von 30 übersteigt, wird das Vorliegen eines selbstständigen Ambulatoriums vermutet (mehr dazu in Kapitel 6.1).

Bei Sonderfächern mit hohem Technisierungsgrad wie Medizinische und Chemische Labordiagnostik, Physikalische Medizin und Allgemeine Rehabilitation sowie Radiologie gelten aufgrund des hohen Bedarfs an nichtärztlichem Personal großzügigere Regelungen. Das Vorliegen eines selbstständigen Ambulatoriums wird hier nicht sofort bei Überschreiten der genannten Zahlen vermutet. Für die Patienten ist in jedem Fall die freie Arztwahl unter den Gesellschaftern derselben Fachrichtung zu gewährleisten.

Ein sehr wichtiges Thema wird es in Zukunft sein, dass Bund, Länder und Sozialversicherungen ihren Auftrag ernst nehmen und für die Sicherung und den Ausbau der wohnortnahen medizinischen Versorgung sorgen müssen, da es ohne wirksame Gegenmaßnahmen in Österreich schon bald zu ernsten Engpässen bei der medizinischen Versorgung auf dem Land kommen wird, weil der ärztliche Nachwuchs fehlt und leere Arztpraxen nicht nachbesetzt werden können. Heute gibt es in Österreich 18.540 niedergelassene ÄrztInnen. In den kommenden zehn Jahren werden etwa 40% davon in Pension gehen, in den kommenden fünfzehn Jahren bereits 60%. Ob es möglich sein wird, diese Abgänge durch Nachbesetzungen auch wirklich zu ersetzen, ist allerdings mehr als fraglich.

„Mehr Ärzte, nicht nur in ländlichen Regionen, ist eine Kernforderung der Österreichischen Ärztekammer: Überfällig ist österreichweit ein errechnetes Plus von 1.300 Kassenärztinnen und -ärzten, welches nötig ist, zukünftig die Versorgung optimal und wohnortnah zu sichern."[1]) Das umso mehr, als ein zentrales Element der aktuellen Gesundheitsreform eine Verlagerung von Gesundheitsleistungen vom Spital in den niedergelassenen Bereich sein soll.

In Österreich hat sich die Zahl der Kassenärzte reduziert: Von etwa 8.500 im Jahr 2000 auf 7.600 im Jahr 2010, und das bei einer konstant steigenden Bevölkerungszahl. Gab es im Jahr 2000 pro 943 Bewohner einen Arzt mit Kassenvertrag, so sind es heute schon über 1.100 Menschen. Solche Zahlen machen den Bedarf an mehr Ärzten mehr als deutlich. Der Beruf des Landarztes sei zwar befriedigend, aber oft sehr hart. Ein Landarzt hat durchschnittlich jedes zweite Wochenende und jede zweite Nacht Bereitschaftsdienst. Dieser Dienst mündet in aller Regel direkt in die normale Ordinationszeit am nächsten Tag. Wochenarbeitszeiten von 70 Stunden und mehr sind deshalb keine Seltenheit, das kann mit der Zeit an die Substanz gehen. Dazu kommen aufgrund der großen Einzugsgebiete die größeren Distanzen in ländlichen Regionen, oft müssen für Hausbesuche viele Kilometer zurückgelegt werden.

Doch wie schafft man es, dass sich junge Ärztinnen und Ärzte wieder verstärkt für den landärztlichen Beruf interessieren? Abhilfe schaffen können unter anderem eine bessere Finanzierung längerer Öffnungszeiten, die Klärung mit der Apothekerkammer bezüglich Hausapotheken und familienfreundliche Arbeitsbedingungen für Hausärztinnen und Hausärzte. Beispielsweise bei der Ermöglichung ärztlicher Kooperationsformen: Der Gesetzgeber hat zwar grundsätzlich Gruppenpraxen ermöglicht, diese sind aber in aller Regel gerade für landärztliche Ordinationen ungeeignet. Gebraucht werden schlanke, unkomplizierte und bedarfsorientierte Modelle des gemeinsamen Arbeitens mehrerer Ärzte, damit auch Stoßzeiten wie beispielsweise Grippewellen oder auch Visiten und Nachtdienste besser abgewickelt werden können. Wesentlich dabei ist aber auch die Ausbildung der Ärzte, die in manchen Spitälern sehr zu wünschen übrig lässt. Dieser Fehler ist hausgemacht und da wäre die Ärztekammer dringend angeraten, nicht permanent gegen Reformen zu sein, sondern ihre hausinternen Probleme zu lösen und eine vernünftige Ausbildung zum Arzt für Allgemeinmedizin anzudenken. Klar muss sein, dass, wenn hier nichts passiert, bereits in naher Zukunft eine massive medizinische Versorgungskrise in den ländlichen Regionen droht. Das wäre für viele PatientInnen ein medizinisch, ethisch und gesundheitspolitisch unhaltbarer Zustand und würde trotz Gesundheitsreform weiterhin die PatientInnen in die Spitäler lotsen.

[1]) Vgl. dazu: http://cms.arztnoe.at/cms/beitrag/1013877/362395/

5.2 Apotheken

Wurde in Kapitel 3.8 im Detail auf die Österreichische Apothekerkammer eingegangen, so sollen nun die verschiedenen Arten von Apotheken näher beleuchtet werden. Rechtsgrundlagen dafür sind zum einen das Apothekengesetz[103], zum zweiten die Apothekenbetriebsordnung[104] sowie die jeweils geltende Abgrenzungsverordnung[105].

Der Apothekerberuf ist ein Gesundheitsberuf, Apotheken sind Einrichtungen der öffentlichen Sanitätspflege, die öffentliche Apotheke kann jedoch auch ein privates, kaufmännisches Unternehmen mit öffentlicher Versorgungsaufgabe sein. Wesentliche Rechtsgrundlage ist das Apothekengesetz. Es unterscheidet drei Arten von Apotheken:

- Öffentliche Apotheken
- Hausapotheken
- Anstaltsapotheken

Es regelt insbesondere die persönlichen und sachlichen Voraussetzungen für den Betrieb einer Apotheke bzw. für die Neuerrichtung einer Apotheke, die Zulässigkeit des Betriebes in der Rechtsform einer Personengesellschaft unter bestimmten Voraussetzungen, die Leitung einer Apotheke, Betriebszeiten und Bereitschaftsdienst, Verwendung von Fachkräften etc.

Zur Erlangung der Berechtigung zum selbstständigen Betrieb einer öffentlichen Apotheke ist nach dem Apothekengesetz die persönliche Eignung (abgeschlossenes Studium der Pharmazie, praktische Ausbildung, Berufsberechtigung, Verlässlichkeit, volle Geschäftsfähigkeit, Leitungsberechtigung, gesundheitliche Eignung, Kenntnis der deutschen Sprache etc.) erforderlich. Der Betrieb einer neuen öffentlichen Apotheke bedarf der behördlichen Bewilligung – nämlich der Verleihung der „Konzession". Die Konzession ist bei der Bezirksverwaltungsbehörde, in deren Gebiet der Standort der Apotheke geplant ist, zu beantragen. Für die sachlichen Voraussetzungen gilt: für den Betrieb einer neuen Apotheke muss ein Arzt seinen Berufssitz in der Gemeinde haben, außerdem muss Bedarf gegeben sein. Ein Bedarf besteht nicht (d.h. eine neue Apotheke wird nicht bewilligt), wenn

- die Entfernung zwischen der künftigen Betriebsstätte der neuen Apotheke und der Betriebsstätte der nächstgelegenen Apotheke weniger als 500 m beträgt oder
- sich die Zahl der von einer der umliegenden bestehenden öffentlichen Apotheken weiterhin zu versorgenden Personen (Einwohner und „Verkehrspublikum") infolge der Neuerrichtung verringert und weniger als 5.500 betragen wird.

---

[103] Gesetz vom 18. Dezember 1906, betreffend die Regelung des Apothekenwesens (Apothekengesetz), RGBl. Nr. 5/1907 in der Fassung BGBl. I Nr. 80/2013.

[104] Verordnung der Bundesministerin für Gesundheit und Frauen über den Betrieb von Apotheken und ärztlichen und tierärztlichen Hausapotheken (Apothekenbetriebsordnung 2005 – ABO 2005), BGBl. II Nr. 65/2005 in der Fassung BGBl. II Nr. 474/2010.

[105] Verordnung der Bundesministerin für Gesundheit und Frauen und des Bundesministers für Wirtschaft und Arbeit betreffend die Abgabe und Kennzeichnung bestimmter Arzneimittel im Kleinverkauf (Abgrenzungsverordnung 2004), BGBl. II Nr. 122/2004.

Befindet sich allerdings in einer Gemeinde eine ärztliche Hausapotheke, ist eine neu zu errichtende öffentliche Apotheke nur möglich, wenn in dieser Gemeinde mindestens zwei Ärzte für Allgemeinmedizin (mit Krankenkassenvertrag) vorhanden sind.

Die wesentlichen persönlichen Voraussetzungen für eine Konzession finden sich in den §§ 3 ff des Apothekengesetzes. Diese sind insbesondere:

- die österreichische Staatsbürgerschaft oder die Staatsbürgerschaft eines EWR-Mitgliedsstaates oder der Schweiz,
- abgeschlossenes Studium der Pharmazie,
- volle Geschäftsfähigkeit,
- Verlässlichkeit in Beziehung auf den Betrieb einer Apotheke,
- gesundheitliche Eignung, die durch ein amtsärztliches Zeugnis nachzuweisen ist,
- eine fünfjährige pharmazeutische Tätigkeit in einer öffentlichen Apotheke oder Anstaltsapotheke in einer Vertragspartei des EWR-Abkommens oder in der Schweiz,
- die für die Leitung einer Apotheke erforderlichen Kenntnisse der deutschen Sprache.

Eine öffentliche Apotheke ist durch den Konzessionsinhaber zu führen. Die Leitung ist persönlich auszuüben und ist nicht übertragbar. Sie kann jedoch unter gewissen Umständen auf Kinder oder Ehegatten weitervererbt werden. Sie sind verpflichtet, ihren Betrieb permanent aufrechtzuerhalten. Die Zeiten, während derer die öffentlichen Apotheken für den Kundenverkehr an Werktagen offen zu halten haben (Betriebszeiten), sind von der Bezirksverwaltungsbehörde unter Bedachtnahme auf die örtlichen Verhältnisse so festzusetzen, dass die wöchentliche Betriebszeit 48 Stunden nicht überschreitet und eine tägliche Mittagssperre von ungefähr zwei Stunden eingehalten wird.[106] Befinden sich in einem Ort mehrere öffentliche Apotheken, so sind für sie gleiche Betriebszeiten festzulegen. Für die Sperrzeiten ist von der Bezirksverwaltungsbehörde in Orten mit mehreren öffentlichen Apotheken ein Bereitschaftsdienst festzusetzen, wobei die Zahl und Auswahl der Apotheken, die gleichzeitig Bereitschaftsdienst zu versehen haben, dem Bedarf der Bevölkerung anzupassen ist. Die Bereitschaftsdienst haltenden Apotheken haben ständig dienstbereit zu sein. In Orten mit nur einer öffentlichen Apotheke muss der Apothekenleiter oder ein anderer allgemein berufsberechtigter Apotheker auch außerhalb der Betriebszeiten zur Abgabe von Arzneimitteln in dringenden Fällen rasch erreichbar sein. An Sonntagen und gesetzlichen Feiertagen sowie an jenen Tagen, die im betreffenden Bundesland wie Feiertage behandelt werden, haben in Orten mit mehreren öffentlichen Apotheken jene Apotheken bis 12 Uhr für den Kundenverkehr offenzuhalten, die in der folgenden Nacht Bereitschaftsdienst versehen. Die Bezirksverwaltungsbehörde kann anstelle des Offenhaltens einen Bereitschaftsdienst bewilligen, wenn dies die Bedarfslage gestattet.

Die Bewilligung zur Haltung einer ärztlichen Hausapotheke (§§ 28 ff) berechtigt einen praktischen Arzt zur Verabreichung von Arzneimitteln an die in seiner Behandlung stehenden Personen. Sie ist dann gestattet, wenn in dem Ort, in dem der Arzt seine Praxis hat, keine öffentliche Apotheke ihre Betriebsstätte vorhält bzw. der Berufssitz des Arztes von der Betriebsstätte der öffentlichen Apotheke mehr als sechs Straßenkilometer entfernt ist.

[106] Anmerkung: Das ist jedoch oftmals, speziell in Städten, nicht der Fall.

Ist in einer Gemeinde eine Konzession für eine öffentliche Apotheke rechtskräftig erteilt worden, so kann eine Bewilligung zur Haltung einer ärztlichen Hausapotheke nicht erteilt werden bzw. muss diese aufgehoben werden. Gleiches gilt, wenn der Arzt seinen Berufssitz in einen anderen Ort wechselt.

Der Inhaber einer neu zu errichtenden öffentlichen Apotheke ist verpflichtet, den Zeitpunkt der Inbetriebnahme der Apotheke der Behörde mitzuteilen. Die Behörde hat die Zurücknahme der Hausapothekenbewilligung auf Antrag des Inhabers der öffentlichen Apotheke mit Bescheid rechtzeitig auszusprechen. Der Inhaber der neu errichteten öffentlichen Apotheke ist bei Einstellung des Hausapothekenbetriebes verpflichtet, die nach den jeweils geltenden arzneimittelrechtlichen Vorschriften verwendungsfähigen Vorräte der Hausapotheke auf Begehren des Arztes abzulösen, wobei sich diese Verpflichtung zur Ablösung nur auf solche Mittel, welche der Apotheker zufolge behördlicher Verfügung vorrätig halten muss, und nur auf solche Mengen, welche dem voraussichtlichen Betriebsumfang der neu errichteten Apotheke entsprechen, erstreckt.

Die Hausapotheke muss vom Arzt selbst geführt und darf daher nicht durch einen Dritten betrieben oder verpachtet werden. In der Hausapotheke dürfen Hilfskräfte zum selbstständigen Dispensieren von Arzneien nicht eingesetzt werden. Der Arzt darf die zur Einrichtung und Ergänzung seiner Hausapotheke erforderlichen Drogen, chemischen und pharmazeutischen Präparate sowie sonstige arzneiliche Zubereitungen nur aus einer öffentlichen Apotheke im Europäischen Wirtschaftsraum beziehen.

Somit ist nachvollziehbar, dass in Großstädten aufgrund dieser gesetzlichen Vorschriften keine ärztlichen Hausapotheken eingerichtet sind. Zur Leistung der Ersten Hilfe mittels Heilmittel durch den Arzt bedarf es jedoch keiner Bewilligung einer Hausapotheke und ist dies qua Berufsbild zwingend notwendig.

Öffentlichen und gemeinnützigen nichtöffentlichen Krankenanstalten kann der Betrieb eigener Anstaltsapotheken bewilligt werden (§§ 35 ff), wobei die Bewilligung zum Betrieb einer Anstaltsapotheke auf andere nicht übertragen werden kann. Von Anstaltsapotheken dürfen Arzneimittel nur an

- Krankenanstalten,
- Anstaltsapotheken und
- die in der Pflege der Anstalt befindlichen oder in der Anstalt wohnhaften Personen

abgegeben werden. An andere Personen dürfen Arzneimittel nur dann abgegeben werden, wenn die Beschaffung des Arzneimittels dringend geboten ist und aus einer öffentlichen Apotheke nicht rechtzeitig erfolgen kann, worüber die Bestätigung eines Arztes beizubringen ist. In einem solchen Falle darf die Abgabe des Arzneimittels nicht verweigert werden.

Der Betrieb einer Anstaltsapotheke darf nur durch einen verantwortlichen Leiter ausgeübt werden, dessen Bestellung der behördlichen Genehmigung unterliegt. Die Verpachtung einer Anstaltsapotheke ist unzulässig. Ist für eine im Betrieb befindliche Anstaltsapotheke kein verantwortlicher Leiter oder – im Falle der Verhinderung desselben – kein Stellvertreter bestellt, so ist der Betrieb der Apotheke bis zur Behebung dieses Mangels einzustellen. Wenn die Anstalt, die Krankenkassa oder der Krankenkassenverband die erhaltene Bewilligung zum Betriebe einer Anstaltsapotheke missbraucht, so ist dieselbe von der Behörde zurückzunehmen.

Die Apothekenbetriebsordnung 2005 (ABO 2005) wurde aufgrund der Verordnungsermächtigungen des Apotheken- und Arzneimittelgesetzes durch das Gesundheitsministerium erlassen. Sie enthält im Wesentlichen Betriebsvorschriften für öffentliche Apotheken und Krankenhausapotheken sowie für ärztliche und tierärztliche Hausapotheken. Sie legt die Aufgaben der öffentlichen Apotheken und Krankenhausapotheken fest und regelt vor allem die

- Apothekenleitung und Aufgaben der Apothekenmitarbeiter,
- räumlichen Anforderungen und Mindestausmaße der Betriebsräume,
- apparative Ausstattung und apothekenrelevante Literatur,
- Verpflichtung zur Vorratshaltung von Arzneimitteln,
- Lagerung, Prüfung und Abgabe von Arzneimitteln,
- Herstellung von Arzneimitteln in der Apotheke, insbesondere die magistrale Zubereitung,
- behördliche Genehmigung der Betriebsanlage der Apotheken,
- laufende behördliche Überprüfung von Apotheken.

Eine öffentliche Apotheke muss als solche für den Kundenverkehr nach außen bei Tag und Nacht deutlich erkennbar sein. Die Betriebsräume müssen nach Art, Größe, Zahl, Lage und Einrichtung geeignet sein, einen ordnungsgemäßen Apothekenbetrieb, insbesondere die ordnungsgemäße Abgabe der Arzneimittel und die Information und Beratung über Arzneimittel, die einwandfreie Entwicklung, Herstellung, Prüfung, Lagerung, Verpackung von Arzneimitteln einschließlich apothekeneigener Arzneispezialitäten sowie alle anderen dem Apothekenbetrieb zugehörigen Tätigkeiten zu gewährleisten. Die Betriebsräume haben mindestens aus einer Offizin (= Verkaufs- bzw. Abgaberaum), einem Lagerraum, einem Laboratorium, einem Dienstzimmer und einer sanitären Anlage (Toilette, Waschgelegenheit) und Dusche zu bestehen. Bei der Gestaltung der Offizin muss darauf geachtet werden, dass der Eindruck einer Apotheke gegeben ist.

Das Österreichische Arzneimittelgesetz (AMG) regelt die Herstellung und das In-verkehrbringen von Arzneimitteln in Österreich. Über 30 Verordnungen des Gesundheitsministers sehen zusätzlich zum AMG nähere Regelungen vor. Es enthält die Definitionen und die Anforderungen an Arzneimittel in Hinblick auf Unbedenklichkeit, Qualität und Wirksamkeit. Ein Hauptabschnitt regelt die klinische Prüfung und die behördliche Zulassung der Arzneispezialitäten. Weitere wichtige Abschnitte behandeln die Kennzeichnung, Gebrauchsinformation und Fachinformation, die Werbung, den Vertrieb und die Abgabe von Arzneimitteln. Wichtig sind auch die Betriebsvorschriften für Hersteller und Großhändler, die Betriebsüberprüfung und die Arzneimittelüberwachung.[107]

In Österreich gibt es 1.303 öffentliche Apotheken (31. 12. 2012), die alle privatwirtschaftlich als unabhängige Betriebe aufgrund einer Konzession von einer Apothekerin oder einem Apotheker geführt werden. Weitere 26 Filialapotheken (jede öffentliche Apotheke darf maximal 1 Filialapotheke betreiben) versorgen die Bevölkerung. Den Krankenhausbereich versorgen 46 Krankenhausapotheken. Durch die stetige Zunahme der Zahl der Apo-

[107] Nähere Details: Homepage der Österreichischen Apothekerkammer, www.apotheker.or.at;

theken wird die Arzneimittelversorgung der Österreicherinnen und Österreicher verbessert. Insgesamt haben in den letzten 10 Jahren 162 öffentliche Apotheken neu eröffnet.

Tab. 26: Anzahl Apotheken 2003–2012

	öffentliche Apotheken	Filialapotheken
2003	1.162	20
2004	1.172	19
2005	1.184	19
2006	1.200	17
2007	1.217	18
2008	1.233	18
2009	1.252	23
2010	1.276	23
2011	1.292	24
2012	1.303	26

Quelle: Österreichische Apothekerkammer, Stand: Ende 2012.

Tab. 27: Neueröffnungen 2003-2012

	Anzahl	in %
in Orten mit Apotheken	53	32,7
in Landeshauptstädten	45	27,8
in Orten ohne Apotheke	64	39,5
Gesamt	**162**	**100,0**

Quelle: Österreichische Apothekerkammer, Stand: Ende 2012.

In Österreich gibt es derzeit 277 Krankenhäuser. Lediglich in 46 davon werden derzeit Krankenhausapotheken (31. 12. 2012) betrieben, wobei 5 von diesen auch gleichzeitig eine öffentliche Apotheke führen. Das bedeutet, dass nur 16,5% der Spitäler (darunter vorwiegend größere Krankenhäuser) über eine eigene Apotheke verfügen. Ziel der Gesundheitspolitik sollte es sein, in allen Krankenhäusern eine Krankenhausapotheke zu etablieren.

Die wesentlichen Leistungen der Krankenhausapotheker sind die Versorgung mit Arzneimitteln, Diagnostika und Medizinprodukten, die Herstellung spezieller Arzneimittel und die pharmazeutische Unterstützung der medizinischen und pflegerischen Therapie („Patientenorientierte Pharmazie“) sowie die Mitarbeit in Arzneimittelkommissionen.

Tab. 28: Verteilung der Apotheken nach Bundesländern

Jahr	Bgld.	Ktn.	NÖ	OÖ	Slbg.	Stmk.	Tirol	Vlbg.	Wien
2003	36	80	199	162	75	164	104	48	294
2004	36	82	202	164	75	166	104	48	295
2005	36	85	204	166	75	168	106	48	296
2006	37	85	207	170	77	172	106	49	297
2007	38	87	211	174	77	174	108	49	299
2008	38	87	215	175	78	177	109	49	305
2009	38	87	218	180	79	181	112	49	308
2010	38	90	223	186	79	187	112	49	312
2011	38	90	224	192	82	190	112	50	314
2012	38	91	228	192	87	190	112	50	315

Quelle: Österreichische Apothekerkammer, Stand: Ende 2012.

Tab. 29: Krankenhausapotheken nach Bundesländern

	Krankenhaus-apotheken	Krankenhaus-apotheken in % der KH	Krankenhäuser	Betten
Burgenland	2	18,2	11	1.537
Kärnten	3	10,7	28	4.972
Niederösterreich	8	18,2	44	11.255
Oberösterreich	11	32,4	34	10.323
Salzburg	2	6,1	33	4.889
Steiermark	5	9,4	53	10.388
Tirol	1	5,6	18	4.904
Vorarlberg	1	7,7	13	2.214
Wien	13	28,9	45	13.725
Österreich	46	16,5	279	64.207

Quelle: Österreichische Apothekerkammer, Bundesministerium für Gesundheit, Stand: Ende 2012.

5.3 Krankenanstalten (Heil- und Pflegeanstalten), Sonderkrankenanstalten

Rechtsgrundlage für Errichtung, Betrieb und Finanzierung von Krankenanstalten ist das Kranken- und Kuranstaltengesetz.[108] Weitergehend regelt § 65 KAKuG, dass jedes österreichische Bundesland verpflichtet ist, dieses Grundsatzgesetz näher auszuführen und Ausführungsgesetze entsprechend Artikel 12 B-VG zu erlassen. Somit gibt es ein Tiroler, ein Salzburger, ein Oberösterreichisches, ein Niederösterreichisches, ein Steiermärkisches, ein Wiener und ein Burgenländisches Krankenanstaltengesetz sowie eine Kärntner Krankenanstaltenordnung und ein Vorarlberger Spitalsgesetz. Unabhängig davon sind die Bestimmungen für öffentliche Universitätskliniken (AKH Wien, LKH Graz und LKH Innsbruck), für die sanitäre Aufsicht und die Organentnahme unmittelbar anwendbares Bundesrecht und sind in der gesetzten Form zu übernehmen.

§§ 1 ff regeln den Begriff sowie die Einteilung der Krankenanstalten. Unter Krankenanstalten (Heil- und Pflegeanstalten) sind folgende Einrichtungen zu verstehen: Einrichtungen

- zur Feststellung und Überwachung des Gesundheitszustands durch Untersuchung,
- zur Vornahme operativer Eingriffe,
- zur Vorbeugung, Besserung und Heilung von Krankheiten durch Behandlung,
- zur Entbindung oder
- für Maßnahmen medizinischer Fortpflanzungshilfe.

Zu den Krankenanstalten zählen darüber hinaus auch Einrichtungen, die zur ärztlichen Betreuung und besonderen Pflege von chronisch Kranken bestimmt sind (Letzte werden jedoch in der Sozialversicherung verschieden behandelt). Diese Regelung impliziert, dass Pflege- und Altersheime keine Krankenanstalten sind, sondern Einrichtungen der Sozialhilfe.

Nach dem Anstaltszweck kann man Krankenanstalten unterscheiden in:

- Allgemeine Krankenanstalten: das sind Krankenanstalten für Personen ohne Unterschied des Geschlechts, des Alters oder der Art der ärztlichen Betreuung.
- Sonderkrankenanstalten: das sind Krankenanstalten für die Untersuchung und Behandlung von Personen mit bestimmten Krankheiten oder von Personen bestimmter Altersstufen oder für bestimmte Zwecke. Dazu gehören bspw. auch Rehabilitationszentren.
- Pflegeanstalten für chronisch Kranke, die ärztlicher Betreuung und besonderer Pflege bedürfen.
- Sanatorien: das sind Krankenanstalten, die durch ihre besondere Ausstattung höheren Ansprüchen hinsichtlich Verpflegung und Unterbringung entsprechen.

[108] Bundesgesetz über Krankenanstalten und Kuranstalten (KAKuG), BGBl. Nr. 1/1957 in der Fassung BGBl. I Nr. 81/2013.

- Selbstständige Ambulatorien: das sind organisatorisch selbstständige Einrichtungen, die der Untersuchung oder Behandlung von Personen dienen, die einer Aufnahme in Anstaltspflege nicht bedürfen. Der Verwendungszweck eines selbstständigen Ambulatoriums erfährt dann keine Änderung, wenn dieses Ambulatorium über eine angemessene Zahl von Betten verfügt, die für eine kurzfristige Unterbringung zur Durchführung ambulanter diagnostischer und therapeutischer Maßnahmen unentbehrlich ist (Röntgeninstitute, Zahnambulatorien).

Als Krankenanstalten gelten nicht:
- Anstalten, die für die Unterbringung geistig abnormer oder entwöhnungsbedürftiger Rechtsbrecher bestimmt sind, sowie Krankenabteilungen in Justizanstalten,
- Einrichtungen, die von Betrieben für die Leistung Erster Hilfe bereitgehalten werden, und arbeitsmedizinische Zentren,
- Einrichtungen zur Anwendung von medizinischen Behandlungsmethoden, die sich aus einem ortsgebundenen Heilvorkommen oder dessen Produkten ergeben,
- die Österreichische Agentur für Gesundheit und Ernährungssicherheit GmbH,
- Gruppenpraxen.

Einrichtungen, die eine gleichzeitige Behandlung von mehreren Personen ermöglichen und durch die Anstellung insbesondere von Angehörigen von Gesundheitsberufen eine Organisationdichte und -struktur aufweisen, die insbesondere im Hinblick auf das arbeitsteilige Zusammenwirken und das Leistungsvolumen eine Anstaltsordnung erfordern, sind nicht als Ordinationsstätten von Ärzten oder Zahnärzten anzusehen. Sie unterliegen den krankenanstaltenrechtlichen Vorschriften.

Nach der Art der Versorgung sind Allgemeine Krankenanstalten einzurichten als
- Standardkrankenanstalten mit bettenführenden Abteilungen zumindest für:
  1. Chirurgie[109]
  2. Innere Medizin

Ferner müssen Einrichtungen für Anästhesiologie, für Röntgendiagnostik und für die Vornahme von Obduktionen vorhanden sein und durch Fachärzte des betreffenden Sonderfaches betreut werden. (Dieser Bereich kann durch die Länder durch ihre Landeskrankenanstaltengesetze näher ausgestaltet werden, bspw. kann in Landesgesetzen in Standardkrankenanstalten zwingend auch die Frauenheilkunde vorgesehen sein).
- Schwerpunktkrankenanstalten mit bettenführenden Abteilungen zumindest für:
  1. Augenheilkunde
  2. Chirurgie
  3. Frauenheilkunde und Geburtshilfe einschließlich Perinatologie
  4. Hals-, Nasen- und Ohrenkrankheiten
  5. Haut- und Geschlechtskrankheiten
  6. Innere Medizin
  7. Kinderheilkunde einschließlich Neonatologie

[109] Vgl. dazu Kapitel 9.7. bzgl. der neuen Novelle zum KAKuG.

8. Neurologie und Psychiatrie
9. Orthopädie
10. Unfallchirurgie und
11. Urologie

Ferner müssen Einrichtungen für Anästhesiologie, für Hämodialyse, für Strahlendiagnostik und -therapie sowie Nuklearmedizin, für Physikalische Medizin, und für Intensivpflege vorhanden sein und durch Fachärzte des entsprechenden Sonderfaches betreut werden; entsprechend dem Bedarf hat die Betreuung auf dem Sonderfach Mund-, Kiefer- und Gesichtschirurgie durch eigene Einrichtungen oder durch Fachärzte als Konsiliarärzte zu erfolgen. Auf den nach dem Anstaltszweck und dem Leistungsangebot in Betracht kommenden weiteren medizinischen Sonderfächern muss eine ärztliche Betreuung durch Fachärzte als Konsiliarärzte gesichert sein; schließlich müssen eine Anstaltsapotheke, ein Pathologisches Institut sowie ein Institut für medizinische und chemische Labordiagnostik geführt werden.

- Zentralkrankenanstalten mit grundsätzlich allen dem jeweiligen Stand der medizinischen Wissenschaft entsprechenden spezialisierten Einrichtungen.
- Universitätskliniken benötigen denselben Ausstattungsstandard wie Zentralkrankenanstalten, widmen sich jedoch neben der Patientenbetreuung und -versorgung auch der medizinischen Forschung und Lehre.

Die Landesgesetzgebung kann bestimmen, dass die Voraussetzungen für das Vorliegen von Schwerpunkt- und Zentralkrankenanstalten auch dann erfüllt sind, wenn die dort vorgesehenen Abteilungen oder sonstigen Organisationseinheiten örtlich getrennt untergebracht sind, sofern diese Abteilungen oder sonstigen Organisationseinheiten funktionell organisatorisch verbunden sind (Beispiel dafür sind Landeskrankenhaus Salzburg und Christian-Doppler-Klinik Salzburg, beide unter dem Träger SALK – Gemeinnützige Salzburger Landeskliniken Betriebsges.m.b.H).

Ende 2012 gab es 277 Krankenanstalten in Österreich. Von diesen waren 127 landesgesundheitsfondsfinanzierte Krankenanstalten (45,9%). Insgesamt standen im Jahr 2012 in den Krankenanstalten 64.703 tatsächlich aufgestellte Betten zur Verfügung. Das entspricht einer Bettenzahl von 761 pro 100.000 Einwohner. Seit Anfang der 1980er-Jahre ist bei der Zahl der Spitalsbetten generell ein rückläufiger Trend zu beobachten. Etwa knapp zwei Drittel (62,3%) der tatsächlich aufgestellten Spitalsbetten befanden sich in Allgemeinen Krankenanstalten, des Weiteren 26,2% in Sonderkrankenanstalten und Genesungsheimen, 7,6% in Sanatorien und 4,3% in Pflegeanstalten für chronisch Kranke.

Als Rechtsträger von Krankenanstalten kommen in Betracht:

- Bund (z.B. Heeresspitäler, Militärspitäler)
- Länder (z.B. GESPAG-, SALK-, TILAG- und KAGES-Häuser)
- Gemeinden (z.B. AKH Wien, Hallein, Zell am See)
- Sozialversicherungsträger (z.B. Unfallkrankenhäuser – AUVA)
- Konfessionelle Einrichtungen (z.B. Barmherzige Brüder und Schwestern, Diakonie)
- Natürliche und juristische Personen (z.B. Privatklinik Döbling)
- Vereine (z.B. Rudolfinerhaus Privatklinik GmbH)

Tab. 30: Krankenanstalten seit 1985

Jahr	Zusammen		Allgemeine Krankenanstalten		Sonderkrankenanstalten und Genesungsheime		Sanatorien		Pflegeanstalten für chronisch Kranke	
	Anstalten	Betten	Anstalten	Betten	Anstalten	Betten	Anstalten	Betten	Anstalten	Betten
1985	300	75.168	115	47.281	127	21.903	46	2.944	12	3.040
1986	311	75.032	115	47.175	130	21.472	54	3.285	12	3.100
1987	308	74.156	115	47.010	128	20.742	53	3.327	12	3.077
1988	297	73.214	115	46.876	118	19.835	52	3.462	12	3.041
1989	298	72.494	115	46.195	118	19.723	53	3.643	12	2.933
1990	297	71.324	114	45.268	116	19.268	55	3.945	12	2.843
1991	293	70.143	114	44.718	113	18.631	54	3.994	12	2.800
1992	294	69.268	115	44.577	111	17.832	55	4.058	13	2.801
1993	293	68.729	114	44.035	110	17.782	56	4.120	13	2.792
1994	288	68.218	113	44.297	110	17.475	53	3.994	12	2.452
1995	290	67.853	112	44.194	109	16.973	57	4.272	12	2.414
1996	288	67.173	112	43.886	109	16.717	56	4.179	11	2.391
1997	284	66.480	112	43.714	106	16.254	55	4.166	11	2.346
1998	283	65.373	110	43.182	109	15.839	53	4.039	11	2.313
1999	278	64.594	109	42.883	105	15.380	51	3.982	13	2.349
2000	269	63.674	109	42.479	98	14.935	49	3.909	13	2.351
2001	264	63.114	109	42.206	96	14.821	46	3.839	13	2.248
2002	267	63.092	108	41.887	99	14.937	47	3.952	13	2.316
2003	261	62.806	108	41.954	95	14.613	46	3.940	12	2.299
2004	263	63.206	107	41.681	97	15.288	49	4.175	10	2.062
2005	264	63.248	106	41.531	99	15.413	48	4.292	11	2.012
2006	264	63.354	103	41.770	101	15.121	49	4.516	11	1.947
2007	270	64.307	103	41.818	102	15.579	52	4.697	13	2.213
2008	267	64.018	102	41.529	102	15.739	52	4.685	11	2.065
2009	267	64.069	102	41.294	102	15.891	51	4.659	12	2.225
2010	268	64.008	101	40.919	103	16.041	52	4.840	12	2.208
2011	273	64.417	100	40.869	107	16.134	52	4.803	14	2.611
2012	277	64.703	99	40.290	112	16.975	51	4.640	15	2.798

[1]) Tatsächlich aufgestellte Betten.

[2]) Gemäß § 2 Abs. 1 Z 1 KAKuG, ohne Sanatorien.

[3]) Gemäß § 2 Abs. 2 Z 2,3 und 5 KAKuG; Rehabilitationszentren sind Sonderkrankenanstalten, soweit sie nicht den Sanatorien zugerechnet sind.

[4]) In Anlehnung an § 2 Abs.1 Z 6 KAKuG; Sanatorien können Kurzzeit-, Rehabilitations-, Genesungs- oder Langzeiteinrichtungen sein und allgemeine oder Spezialversorgung leisten.

[5]) Gemäß § 2 Abs. 1 Z 4 KAKuG; ohne Pflegeeinrichtungen für Senioren/ innen bzw. Geriatriezentren, sofern diese nicht im gesamten Darstellungszeitraum dem Krankenanstaltenrecht unterlagen.

Quelle: Statistik Austria und Bundesministerium für Gesundheit (Stand: 31. 12. 2011). Erstellt am 18. 9. 2013.

Tab. 31: Krankenanstalten mit ausgewählten Kennzahlen nach Rechtsträgertypen 2012

Standort	Anzahl Krankena-nstalten	Systemisierte Betten	Tatsächlich aufgestellte Betten	Belagstage	Stationäre Aufenthalte (KJ)	darunter: 0-Tagesauf-enthalte	Personal (VZÄ)
Alle Krankenanstalten							
Öffentliche Träger	154	47.193	45.107	12.765.524	2.050.174	403.545	106.833
Bund	7	502	425	52.856	4.271	114	580
Land	94	37.441	35.505	10.027.720	1.700.544	351.070	91.087
Gemeinde	12	3.240	3.194	873.784	203.891	34.593	6.920
Krankenkassen und Fürsorgeverbände	9	1.437	1.249	367.259	50.458	16.271	2.281
Unfall- und Pensionsversicherungsanstalten	32	4.573	4.734	1.443.905	91.010	1.497	5.965
private Träger	123	19.934	19.584	5.632.296	765.394	131.556	28.227
Geistliche Orden und Glaubensgemeinschaften/Gesellschaften	39	11.045	10.623	3.003.918	574.545	114.380	20.097
Vereine/Stiftungen	7	713	716	222.966	7.092	624	652
Privatgesellschaften	77	8.176	8.245	2.405.412	183.757	16.552	7.478
gesamt	**277**	**67.127**	**64.691**	**18.397.820**	**2.815.568**	**535.101**	**135.061**
Landesgesundheitsfondsfinanzierte Krankenanstalten (LGF)							
Öffentliche Träger	91	39.566	37.478	10.467.271	1.933.925	400.696	97.550
Land	80	35.813	33.839	9.477.524	1.695.723	351.052	89.334
Gemeinde	10	3.210	3.137	866.497	203.548	34.591	6.894
Krankenkassen und Fürsorgeverbände	1	543	422	123.250	34.654	15.053	1.322
private Träger	36	9.959	9.580	2.715.202	579.856	120.757	19.240
Geistliche Orden und Glaubensgemeinschaften/Gesellschaften	30	9.131	8.752	2.457.102	546.043	112.046	17.903
Vereine/Stiftungen	1	200	200	68.512	4.214	619	264
Privatgesellschaften	5	628	628	189.588	29.599	8.092	1.073
gesamt	**127**	**49.525**	**47.058**	**13.182.473**	**2.513.781**	**521.453**	**116.790**
Nichtlandesgesundheitsfondsfinanzierte Krankenanstalten (NLGF)							
Öffentliche Träger	63	7.627	7.629	2.298.253	116.249	2.849	9.283
Bund	7	502	425	52.856	4.271	114	580
Land	14	1.628	1.616	550.196	4.821	18	1.753
Gemeinde	2	30	27	7.287	343	2	26
Krankenkassen und Fürsorgeverbände	8	894	827	244.009	15.804	1.218	959
Unfall- und Pensionsversicherungsanstalten	32	4.573	4.734	1.443.905	91.010	1.497	5.965
private Träger	87	9.975	10.004	2.917.094	185.538	10.799	8.987
Geistliche Orden und Glaubensgemeinschaften/Gesellschaften	9	1.914	1.871	546.816	28.502	2.334	2.194
Vereine/Stiftungen	6	513	516	154.454	2.878	5	388
Privatgesellschaften	72	7.548	7.617	2.215.824	154.158	8.460	6.405
gesamt	**150**	**17.602**	**17.633**	**5.215.347**	**301.787**	**13.648**	**18.270**

Quelle: Bundesministerium für Gesundheit, 2013.

Bettenführende Krankenanstalten bedürfen sowohl zu ihrer Errichtung wie auch zu ihrem Betrieb einer Bewilligung der Landesregierung. Anträge auf Erteilung der Bewilligung zur Errichtung haben den Anstaltszweck und das in Aussicht gestellte Leistungsangebot (Leistungsspektrum, Leistungsvolumen einschließlich vorgesehener Personalausstattung) genau zu bezeichnen. Eine Vorabfeststellung zur Frage des Bedarfs ist zulässig. Die Bewilligung zur Errichtung einer Krankenanstalt darf nur erteilt werden, wenn insbesondere

- nach dem angegebenen Anstaltszweck und dem in Aussicht genommenen Leistungsangebot im Hinblick auf das bereits bestehende Versorgungsangebot öffentlicher, privater gemeinnütziger und sonstiger bettenführender Krankenanstalten mit Kassenverträgen zur Aufrechterhaltung einer qualitativ hochwertigen, ausgewogenen und allgemein zugänglichen Gesundheitsversorgung und zur Wahrung des finanziellen Gleichgewichts des Systems der sozialen Sicherheit ein Bedarf gegeben ist,
- das Eigentumsrecht oder sonstige Rechte zur Benützung der für die Anstalt in Aussicht genommenen Betriebsanlage nachgewiesen sind,
- das für die Unterbringung der Anstalt geplante oder bereits vorhandene Gebäude den hinsichtlich der Aufführung oder Verwendung solcher Gebäude vorgesehenen bau-, feuer- und gesundheitspolizeilichen Vorschriften entspricht und
- gegen den Bewerber keine Bedenken bestehen.

Für Krankenanstalten, die über Landesgesundheitsfonds abgerechnet werden (im Folgenden: Fondskrankenanstalten), ist ein Bedarf gegeben, wenn die Errichtung nach dem Anstaltszweck und in Aussicht genommenen Leistungsangebot dem jeweiligen mit dem Regionalen Strukturplan Gesundheit (RSG) abgestimmten Landeskrankenanstaltenplan entspricht.

§ 5a KAKuG definiert die Patientenrechte in Krankenanstalten im Detail (Allgemeine Patientenrechte wurden in Kapitel 4 behandelt). Dabei sind die Träger von Krankenanstalten unter Beachtung des Anstaltszwecks und des Leistungsangebotes zu verpflichten, dass

- Pfleglinge Informationen über die ihnen zustehenden Rechte erhalten sowie ihr Recht auf Einsicht in die Krankengeschichte ausüben können,
- Pfleglinge ihr Recht auf Aufklärung und Information über die Behandlungsmöglichkeiten samt Risken ausüben können,
- auf Wunsch des Pfleglings ihm oder Vertrauenspersonen medizinische Informationen durch einen zur selbstständigen Berufsausübung berechtigten Arzt in möglichst verständlicher und schonungsvoller Art gegeben werden,
- ausreichend Besuchs- und Kontaktmöglichkeiten mit der Außenwelt bestehen,
- eine seelsorgerische Betreuung und eine psychologische Unterstützung möglich ist,
- auch in Mehrbetträumen eine ausreichende Wahrung der Intimsphäre gewährleistet ist,
- ein würdevolles Sterben sichergestellt ist und Vertrauenspersonen Kontakt mit dem Sterbenden pflegen können,
- Pfleglinge darauf vertrauen können, fachgerecht und möglichst schmerzarm behandelt und gepflegt zu werden und von Personal behandelt zu werden, dass sich regelmäßig entsprechend dem aktuellen Stand der Wissenschaft (lege artis) weiter- und fortbildet.

Auch sind die Träger von Krankenanstalten verpflichtet, im Rahmen der Organisation Maßnahmen der **Qualitätssicherung** vorzusehen und dabei auch ausreichend überregionale Belange zu wahren. Die Maßnahmen sind so zu gestalten, dass vergleichende Prüfungen mit anderen Krankenanstalten ermöglicht werden. Sie haben die Voraussetzungen für interne Maßnahmen der Qualitätssicherung zu schaffen, die die Struktur-, Prozess- und Ergebnisqualität zu umfassen hat. In jeder bettenführenden Krankenanstalt ist eine Kommission für Qualitätssicherung einzusetzen, die unter der Leitung einer fachlich geeigneten Person steht und deren Aufgabe es ist, Qualitätssicherungsmaßnahmen zu initiieren, zu koordinieren, zu unterstützen sowie die Umsetzung der Qualitätssicherung zu fördern und die Anstaltsleitungen über alle erforderlichen Maßnahmen zu beraten.

Der innere Betrieb der Krankenanstalt wird durch die **Anstaltsordnung** geregelt. Die jeweilige Landesgesetzgebung hat nähere Vorschriften über den Inhalt der Anstaltsordnung zu erlassen, die insbesondere zu enthalten hat:

- die Aufgaben und Einrichtungen der Krankenanstalt, bei Allgemeinen Krankenanstalten und Sonderkrankenanstalten auch eine allfällige Gliederung in Abteilungen für Akutkranke und, neben diesen Abteilungen, auch in zusätzliche Abteilungen für Langzeitbehandlung oder in Pflegegruppen für die Behandlung Akutkranker und für Langzeitbehandlung innerhalb von Abteilungen
- die Grundzüge ihrer Verwaltung und ihrer Betriebsform, insbesondere, ob anstatt oder neben der herkömmlichen Art der Betriebsform anstaltsbedürftige Personen nur einmalig über Tag (Tagesklinik) oder über Nacht (Nachtklinik) oder längerfristig im halbstationären Bereich, wo sie nur über Tag oder nur über Nacht verweilen, aufgenommen werden
- die Dienstobliegenheiten der in der Krankenanstalt beschäftigten Personen sowie Bestimmungen über die regelmäßige Abhaltung von Dienstbesprechungen zwischen den dafür in Betracht kommenden Berufsgruppen
- das von Pfleglingen und Besuchern in der Krankenanstalt zu beachtende Verhalten
- die Festlegung von Räumen, in denen das Rauchen gestattet ist.

Die einzelnen Abteilungen und Pflegegruppen sind hinsichtlich ihrer Bettenanzahl unter Berücksichtigung des Faches und des Fortschrittes der Medizin in einer überschaubaren Größe zu halten. Sofern Betten für Pfleglinge verschiedener Abteilungen zur Verfügung stehen (interdisziplinäre Belegung), ist durch geeignete Maßnahmen sicherzustellen, dass die Pfleglinge jederzeit zweifelsfrei einer bestimmten Abteilung zugeordnet werden können. Die Anstaltsordnung für eine Krankenanstalt, die ganz oder teilweise der Forschung und Lehre einer Medizinischen Universität dient, hat die Bedürfnisse der Forschung und Lehre zu berücksichtigen. Vor ihrer Genehmigung hat der Träger der Krankenanstalt das Rektorat der Medizinischen Universität zu hören. Die Anstaltsordnungen und jede Änderung derselben bedürfen der Genehmigung durch die Landesregierung.

Für die Leitung von Krankenanstalten sind **geeignete Personen** zu bestellen. Gemäß § 7 KAKuG ist ein/e geeignete/r Arzt/Ärztin als verantwortliche/r Leiter/in des ärztlichen Dienstes und für die mit der ärztlichen Behandlung der Pfleglinge zusammenhängenden Aufgaben zu nennen. Dazu fällt die gesamte Organisation des medizinischen Betriebs. Ihr/

ihm ist das gesamte ärztliche Personal, die Apotheker, die Hebammen, der medizinisch-technische Dienst und ein Großteil der medizinischen Assistenzberufe unterstellt. Bei Verhinderung des ärztlichen Leiters muss dieser durch einen geeigneten Arzt vertreten werden. In Krankenanstalten, deren Größe dies erfordert, ist die Leitung des ärztlichen Dienstes hauptberuflich auszuüben. Der ärztliche Dienst in Krankenanstalten darf nur von Ärzten versehen werden, die nach den Vorschriften des Ärztegesetzes zur Ausübung des ärztlichen Berufes berechtigt sind.

Mit der Führung von Abteilungen, Departments oder Fachschwerpunkten für die Behandlung bestimmter Krankheiten, von Laboratorien, Ambulatorien oder Prosekturen von Krankenanstalten dürfen nur Fachärzte des einschlägigen medizinischen Sonderfaches, wenn aber ein Sonderfach nicht besteht, fachlich qualifizierte Ärzte betraut werden. Für den Fall der Verhinderung ist die Vertretung durch einen in gleicher Weise qualifizierten Arzt sicherzustellen. Der ärztliche bzw. zahnärztliche Dienst muss so eingerichtet sein, dass

- ärztliche Hilfe in der Anstalt jederzeit sofort erreichbar ist,
- in Zentralkrankenanstalten uneingeschränkt eine Anwesenheit von Fachärzten aller in Betracht kommenden Sonderfächer gegeben ist,
- in Schwerpunktkrankenanstalten jedenfalls in bestimmten Abteilungen und Organisationseinheiten ein Facharzt des betreffenden Sonderfaches in der Anstalt dauernd anwesend ist. Im Übrigen kann im Nacht- sowie vorübergehend im Wochenend- und Feiertagsdienst von einer ständigen Anwesenheit von Fachärzten der sonst in Betracht kommenden Sonderfächer abgesehen werden, wenn statt dessen eine Rufbereitschaft eingerichtet ist,
- in Standardkrankenanstalten im Nacht-, Wochenend- und Feiertagsdienst jederzeit eine sofortige notfallmedizinische Versorgung durch einen in der Krankenanstalt anwesenden Facharzt aus den Sonderfächern Anästhesiologie und Intensivmedizin oder Chirurgie oder Innere Medizin oder Unfallchirurgie gewährleistet ist sowie eine Rufbereitschaft von Fachärzten der jeweiligen sonst in Betracht kommenden Sonderfächer gegeben ist,
- in Krankenanstalten in der Betriebsform selbstständiger Ambulatorien für physikalische Therapie, in denen keine Turnusärzte ausgebildet werden, kann an Stelle einer dauernden ärztlichen Anwesenheit der ärztliche Dienst so organisiert sein, dass ärztliche Hilfe jederzeit erreichbar ist.

Entsprechend § 11 KAKuG ist für jede Krankenanstalt eine hierfür geeignete Person als verantwortlicher Leiter der wirtschaftlichen, administrativen und technischen Angelegenheiten (Letzteres nur bei Krankenanstalten bis zu 800 Betten) und das erforderliche Verwaltungspersonal zu bestellen. Für die Ausbildung und Weiterbildung der in der Krankenanstaltenverwaltung und -leitung tätigen Personen ist Vorsorge zu treffen.

Ebenso ist ein geeigneter Angehöriger der gehobenen Dienste für Gesundheits- und Krankenpflege als verantwortlicher Leiter des Pflegedienstes zu bestellen. Bei Verhinderung des verantwortlichen Leiters muss dieser von einem geeigneten Angehörigen des gehobenen Dienstes für Gesundheits- und Krankenpflege vertreten werden (§ 11a KAKuG).

Tab. 32: Ärztinnen und Ärzte in Krankenanstalten 2012

Ärztliche Qualifikation	Österreich	B	K	NÖ	OÖ	SB	StM	T	V	W
Ärztinnen und Ärzte zusammen	**23.562**	**528**	**1.363**	**3.736**	**3.407**	**1.553**	**3.545**	**2.111**	**761**	**6.558**
Fachärztinnen und Fachärzte	12.676	272	719	1.901	1.754	841	2.013	1.121	413	3.642
Ärztinnen und Ärzte für Allgemeinmedizin	2.051	50	126	419	346	131	382	102	63	432
Fachärztinnen und Fachärzte in Ausbildung	5.388	106	293	636	717	345	759	677	161	1.694
Ärztinnen und Ärzte für Allgemeinmedizin in Ausbildung	3.447	100	225	780	590	236	391	211	124	790

Quelle: Statistik Austria, 2013.

In Krankenanstalten mit mehr als 800 Betten ist für die technischen Angelegenheiten eine geeignete Person zu benennen. In einem solchen Fall ist der wirtschaftliche Leiter nur für die administrativen und wirtschaftlichen Angelegenheiten zuständig.

Die obgenannten Personen bilden zusammen die Kollegiale Führung.

Die einzelnen Personen der **Kollegialen Führung** agieren in ihren Aufgabenbereichen eigenverantwortlich. Bei grundsätzlichen fachüberschneidenden Fragen einer Krankenanstalt haben sie diese gemeinsam zu beraten und danach eine Entscheidung zu treffen. Dabei werden sie von zahlreichen weiteren Einrichtungen, die zwingend in Krankenanstalten vorzusehen sind und auch in der jeweiligen Anstaltsordnung geregelt sein müssen, unterstützt.

Tab. 33: Personalstand in den Krankenanstalten Österreichs seit 1980

Dienstsparte	1980	1985	1990	1995	2000	2005	2010	2011	2012
Nichtärztliches Personal insgesamt	**40.481**	**47.387**	**55.802**	**68.859**	**74.601**	**77.187**	**83.815**	**85.449**	**86.445**
Gehobene Dienste für Gesundheits- u. Krankenpflege[1])	22.186	26.596	30.842	40.756	46.219	49.294	54.601	55.594	56.085
Pflegehilfe[2])	–	–	–	–	11.148	9.773	9.784	9.654	9.916
Gehobene med.-techn. Dienste	3.445	4.613	5.896	7.563	8.893	10.704	11.959	12.217	12.598
Med.-technische Fachdienste	910	1.211	1.260	1.769	1.920	2.109	1.864	1.838	1.806
Sanitätshifsdienste	13.114	14.186	17.003	17.741	5.348	4.109	4.294	4.808	4.711
Hebammen	826	781	801	1.030	1.073	1.198	1.313	1.338	1.329
Ärzte und Ärztinnen		**–**	**–**	**–**	**17.445**	**19.295**	**22.406**	**22.916**	**23.562**

[1]) Ab 2004 inklusive kardiotechnischer Dienst. [2]) Pflegehilfe können lt. Statistikmeldungen des BMG erst ab 1998 gesondert ausgewiesen werden (vorher bei Sanitätshilfsdiensten inkludiert).

Quellen: Statistik Austria, 2013; Bundesministerium für Gesundheit (Stand: 31. 12. 2011). Erstellt am 17. 9. 2013.

- **Qualitätssicherungskommission:** Sie wurde oben schon erwähnt und berät die Kollegiale Führung. In weiterer Folge hat die kollegiale Führung die Durchführung umfassender Qualitätssicherungsmaßnahmen sicherzustellen. In Krankenanstalten ohne kollegiale Führung hat der Träger der Krankenanstalt für jeden Bereich dafür zu sorgen, dass die jeweiligen Verantwortlichen die Durchführung von Maßnahmen der Qualitätssicherung sicherstellen.
- **Krankenhaushygiene** (§ 8b KAKuG)**:** Für jede Krankenanstalt ist ein Facharzt für Hygiene und Mikrobiologie oder ein sonst fachlich geeigneter, zur selbstständigen Berufsausübung berechtigter Arzt (Hygienebeauftragter) zur Wahrung der Belange der Hygiene zu bestellen. Das zeitliche Ausmaß der Beschäftigung hat sich nach der Größe und dem Leistungsangebot der Krankenanstalt zu richten. In bettenführenden Krankenanstalten ist zur Unterstützung des Krankenhaushygienikers oder Hygienebeauftragten mindestens eine qualifizierte Person des gehobenen Dienstes für Gesundheits- und Krankenpflege als Hygienefachkraft zu bestellen. Darüber hinaus ist ein Hygieneteam zu bilden, dem der Krankenhaushygieniker bzw. der Hygienebeauftragte, die Hygienefachkraft und weitere für Belange der Hygiene bestellte Angehörige des ärztlichen und des nichtärztlichen Dienstes der Krankenanstalt angehören. Zu den Aufgaben des Hygieneteams gehören alle Maßnahmen, die der Erkennung, Überwachung, Verhütung und Bekämpfung von Infektionen und der Gesunderhaltung dienen. Zur Durchführung dieser Aufgaben hat das Hygieneteam einen Hygieneplan zu erstellen. Das Hygieneteam ist auch bei allen Planungen für Neu-, Zu- und Umbauten und bei der Anschaffung von Geräten und Gütern, durch die eine Infektionsgefahr entstehen kann, beizuziehen und hat darüber hinaus alle für die Wahrung der Hygiene wichtigen Angelegenheiten zu beraten und entsprechende Vorschläge zu beschließen. Diese sind schriftlich an die für die jeweilige Umsetzung Verantwortlichen der Krankenanstalt weiterzuleiten.
- **Sicherheitstechnischer Dienst:** Ebenso ist eine fachlich geeignete Person zur Wahrnehmung der technischen Sicherheit und des einwandfreien Funktionierens der in der Krankenanstalt verwendeten medizinisch-technischen Geräte und technischen Einrichtungen zu bestellen (Technischer Sicherheitsbeauftragter). Er hat die medizinisch-technischen Geräte und die technischen Einrichtungen der Krankenanstalt zum Schutz der in Behandlung stehenden Personen regelmäßig zu überprüfen bzw. für solche Überprüfungen Sorge zu tragen und hat ferner für die Beseitigung von Gefahren, die sich aus festgestellten Mängeln ergeben, sowie für die Behebung der Mängel zu sorgen. Darüber hinaus hat er den ärztlichen Leiter und den Verwalter in allen Fragen der Betriebssicherheit und des einwandfreien Funktionierens der medizinisch-technischen Geräte und der technischen Einrichtungen zu beraten. Auch er ist bei allen Planungen für Neu-, Zu- und Umbauten der Krankenanstalt sowie bei der Anschaffung von medizinisch-technischen Geräten und technischen Einrichtungen zuzuziehen (§ 8b KAKuG).
- **Arzneimittelkommission:** Sie ist in Krankenanstalten verpflichtend einzurichten und mit folgenden Aufgaben zu versehen: Erstellen und Adaptierung von Arzneimittellisten der Krankenanstalt und Erarbeitung von Richtlinien über die Beschaffung

von und den Umgang mit Arzneimitteln. Bei der Erfüllung ihrer Aufgaben hat die Arzneimittelkommission insbesondere zu berücksichtigen, dass für die Anwendung der Arzneimittel ausschließlich der Gesundheitszustand der Pfleglinge maßgeblich ist, dass die Auswahl und Anwendung der Arzneimittel nur nach den Grundsätzen und anerkannten Methoden der medizinischen und pharmazeutischen Wissenschaft erfolgen darf und die Erstellung der Arzneimittelliste unter Bedachtnahme auf den Anstaltszweck und das Leistungsangebot so zu erfolgen hat, dass die gebotene Versorgung der Pfleglinge mit Arzneimitteln sichergestellt ist. Es muss weiters sichergestellt sein, dass von mehreren therapeutisch gleichwertigen Arzneimitteln das ökonomisch günstigste gewählt wird. Die Mitglieder der Arzneimittelkommissionen unterliegen im Rahmen ihrer Tätigkeit keinen Weisungen, jedoch gilt auch für sie die Verschwiegenheitspflicht.

- **Strahlenschutz:** Rechtsgrundlage hierbei ist das Strahlenschutzgesetz, auf deren Grundlage eine Strahlenschutzverordnung erlassen wurde. Dabei dürfen die Errichtung und der Betrieb von Strahlenschutzeinrichtungen sowie der Umgang mit radioaktiven Stoffen einer behördlichen Bewilligung. Wesentlich für die Bewilligung ist die Bestellung eines Strahlenschutzbeauftragten mit besonderen Kenntnissen im Strahlenschutz.

Zur Beurteilung klinischer Prüfungen von Arzneimitteln und Medizinprodukten, der Anwendung neuer medizinischer Methoden einschließlich nichtinterventioneller Studien, angewandter medizinischer Forschung und der Durchführung von Pflegeforschungsprojekten sowie der Anwendung neuer Pflege- und Behandlungskonzepte und -methoden ist in der Krankenanstalt mindestens eine **Ethikkommission** einzurichten. Dabei geht es um

- mitwirkende Personen und vorhandene Einrichtungen (personelle und strukturelle Rahmenbedingungen),
- den Prüfplan im Hinblick auf die Zielsetzung und die wissenschaftliche Aussagekraft sowie die Beurteilung des Nutzen/Risiko-Verhältnisses,
- die Art und Weise, in der die Auswahl der Pfleglinge durchgeführt wird und in der Aufklärung und Zustimmung zur Teilnahme erfolgt,
- die Vorkehrungen, die für den Eintritt eines Schadensfalls im Zusammenhang mit der Anwendung einer neuen medizinischen Methode getroffen werden.

Die Ethikkommission hat sich in einem ausgewogenen Verhältnis aus Frauen und Männern zusammenzusetzen und mindestens zu bestehen aus zwei Ärzten, einem Angehörigen des gehobenen Dienstes für Gesundheits- und Krankenpflege, einem Juristen, einem Pharmazeuten, einem Patientenvertreter, einer Person, die über biometrische Expertise verfügt, einem Vertreter einer repräsentativen Behindertenorganisation und einer weiteren Person, die mit der Wahrnehmung seelsorgerischer Angelegenheiten in der Krankenanstalt betraut ist oder sonst über die entsprechende ethische Kompetenz verfügt. Alle Mitglieder der Ethikkommission agieren im Rahmen ihrer Tätigkeit weisungsfrei, unterliegen jedoch der Verschwiegenheitspflicht (§ 8c KAKuG).

Für alle bei Trägern von Krankenanstalten und in Krankenanstalten beschäftigten Personen besteht **Verschwiegenheitspflicht** (§ 9 KAKuG), sofern ihnen nicht schon nach anderen gesetzlichen oder dienstrechtlichen Vorschriften eine solche Verschwiegenheitspflicht auferlegt ist. Die Verpflichtung zur Verschwiegenheit erstreckt sich auf alle den Gesundheitszustand betreffenden Umstände sowie auf die persönlichen, wirtschaftlichen und sonstigen Verhältnisse der Pfleglinge, bei Organentnahmen und Transplantationen auch auf die Person des Spenders und des Empfängers. Durchbrechungen der Verschwiegenheitspflicht bestimmen sich nach den dienst- oder berufsrechtlichen Vorschriften. Im Übrigen besteht die Verschwiegenheitspflicht nicht, wenn die Offenbarung des Geheimnisses nach Art und Inhalt durch ein öffentliches Interesse, insbesondere durch Interessen der öffentlichen Gesundheitspflege oder der Rechtspflege, gerechtfertigt ist.

Krankenanstalten sind verpflichtet, neben Personaldaten, der Bezeichnung der Krankheit, dem Aufnahme- und Entlassungstag sowie ggf. dem Todestag und der Todesursache im Rahmen der Krankengeschichte Folgendes darzustellen:

- die Vorgeschichte der Erkrankung (Anamnese),
- den Zustand des Pfleglings zur Zeit der Aufnahme (status praesens),
- den Krankheitsverlauf (decursus morbi),
- die angeordneten Maßnahmen,
- die erbrachten ärztlichen und gegebenenfalls zahnärztlichen Leistungen einschließlich Medikation (insbesondere hinsichtlich Name, Dosis und Darreichungsform),
- Aufklärung des Pfleglings,
- sonstige angeordnete sowie erbrachte wesentliche Leistungen, insbesondere der pflegerischen, einer allfälligen psychologischen bzw. psychotherapeutischen Betreuung sowie Leistungen der medizinisch-technischen Dienste.
- Immer beizulegen ist die Pflegedokumentation, wenn gefordert und auch durchgeführt wurde, können Röntgenbilder, Operationsberichte und Obduktionsprotokolle beigelegt werden.

Krankengeschichten sind mindestens 30 Jahre, allenfalls in Mikrofilmen in doppelter Ausfertigung oder auf anderen gleichwertigen Informationsträgern, deren Lesbarkeit für den Aufbewahrungszeitraum gesichert sein muss, aufzubewahren. Für Röntgenbilder und andere Bestandteile von Krankengeschichten, deren Beweiskraft nicht 30 Jahre hindurch gegeben ist, sowie bei ambulanter Behandlung kann eine kürzere Aufbewahrungsfrist vorgesehen werden.

PatientInnen haben das Recht auf Einsichtnahme in die Krankengeschichte. Dieses kann aus medizinischen Gründen vorübergehend während laufender Behandlung (nicht jedoch nach abgeschlossener Behandlung) verweigert werden.

Gerichten und Verwaltungsbehörden in Angelegenheiten des öffentlichen Interesses, ferner den Sozialversicherungsträgern und Organen von Landesgesundheitsfonds, Patientenvertretungen sowie einweisenden oder weiterbehandelnden Ärzten, Zahnärzten oder Krankenanstalten sind kostenlos Kopien von Krankengeschichten und ärztlichen Äußerungen über den Gesundheitszustand von Pfleglingen zu übermitteln. Die Führung der Krankengeschichte obliegt hinsichtlich der Aufzeichnungen dem für die ärztliche Behandlung verantwortlichen Arzt und der jeweils für die erbrachten sonstigen Leistungen verantwortlichen Person. Aufzeichnungen, die Geheimnisse betreffen, die Angehörigen des klinisch psychologischen, gesundheitspsychologischen und psychotherapeutischen Berufes und ihren Hilfspersonen in Ausübung ihres Berufes anvertraut oder bekannt geworden sind, dürfen im Rahmen der Krankengeschichte oder der sonstigen Vermerke nicht geführt werden.

Pfleglinge können nur durch die Anstaltsleitung aufgrund der Untersuchung durch den hierzu bestimmten Anstaltsarzt aufgenommen werden. Die **Aufnahme** von Pfleglingen ist auf anstaltsbedürftige Personen und auf Personen, die sich einem operativen Eingriff unterziehen, beschränkt. Bei der Aufnahme ist auf den Zweck der Krankenanstalt und auf den Umfang der Anstaltseinrichtungen Bedacht zu nehmen. Unabweisbare Kranke müssen in Anstaltspflege genommen werden. Unbedingt notwendige erste ärztliche Hilfe darf in öffentlichen Krankenanstalten niemandem verweigert werden. Öffentliche Krankenanstalten sind weiters verpflichtet, Personen, für die Leistungsansprüche aus der sozialen Krankenversicherung bestehen, als Pfleglinge aufzunehmen. Anstaltsbedürftig sind

- Personen, deren aufgrund ärztlicher Untersuchung festgestellter geistiger oder körperlicher Zustand die Aufnahme in Krankenanstaltspflege erfordert,
- Personen, die ein Sozialversicherungsträger oder ein Gericht im Zusammenhang mit einem Verfahren über Leistungssachen zum Zweck einer Befundung oder einer Begutachtung in die Krankenanstalt einweist,
- gesunde Personen zur Vornahme einer klinischen Prüfung eines Arzneimittels oder eines Medizinproduktes und
- Personen, die der Aufnahme in die Krankenanstalt zur Vornahme von Maßnahmen der Fortpflanzungsmedizin bedürfen.

Unabweisbar sind

- Personen, deren geistiger oder körperlicher Zustand wegen Lebensgefahr oder wegen Gefahr einer sonst nicht vermeidbaren schweren Gesundheitsschädigung sofortige Anstaltsbehandlung erfordert,
- Frauen, wenn die Entbindung unmittelbar bevorsteht und
- Personen, die aufgrund besonderer Vorschriften von einer Behörde eingewiesen werden

Kann ein Säugling nur gemeinsam mit der nicht anstaltsbedürftigen Mutter oder einer anderen Begleitperson oder eine anstaltsbedürftige Mutter nur gemeinsam mit ihrem Säugling aufgenommen werden, so sind Mutter (Begleitperson) und Säugling gemeinsam in Krankenanstaltspflege zu nehmen. Grundsätzlich hat eine Begleitperson eine Gebühr zu entrichten. Dies ist jedoch von Bundesland zu Bundesland unterschiedlich geregelt.

Pfleglinge, die aufgrund des durch anstaltsärztliche Untersuchung festgestellten Behandlungserfolges der Anstaltspflege nicht mehr bedürfen, sind aus der Anstaltspflege zu entlassen. Noch anstaltsbedürftige Pfleglinge sind dann zu entlassen, wenn ihre Überstellung in eine andere Krankenanstalt notwendig wird und sichergestellt ist. Die von der Anstaltsleitung bestimmten Anstaltsärzte haben vor jeder **Entlassung** durch Untersuchung festzustellen, ob der Pflegling geheilt, gebessert oder ungeheilt entlassen wird. Bei der Entlassung eines Pfleglings ist neben dem Entlassungsschein unverzüglich ein Entlassungsbrief anzufertigen, der die für eine allfällige weitere ärztliche, psychologische, psychotherapeutische und pflegerische Betreuung oder Betreuung durch Hebammen notwendigen

Angaben und Empfehlungen sowie allfällige notwendige Anordnungen für die Angehörigen der Gesundheits- und Krankenpflegeberufe, Angehörige der gehobenen medizinisch-technischen Dienste oder Heilmasseure zur unerlässlich gebotenen Betreuungskontinuität zu enthalten hat. In diesem sind die Angaben und Empfehlungen bzw. Anordnungen übersichtlich und zusammengefasst darzustellen.

Kann der Pflegling nicht sich selbst überlassen werden, so ist der Träger der öffentlichen Fürsorge vor der Entlassung rechtzeitig zu verständigen. Wünschen der Pflegling, seine Angehörigen oder sein gesetzlicher Vertreter die vorzeitige Entlassung, so hat der behandelnde Arzt auf allfällige für die Gesundheit nachteilige Folgen aufmerksam zu machen und darüber eine Niederschrift aufzunehmen (Revers). Eine vorzeitige Entlassung ist nicht zulässig, wenn der Pflegling aufgrund besonderer Vorschriften von einer Behörde in Krankenanstaltspflege eingewiesen worden ist.

Abb. 15: Die Krankenhauslandschaft im Überblick

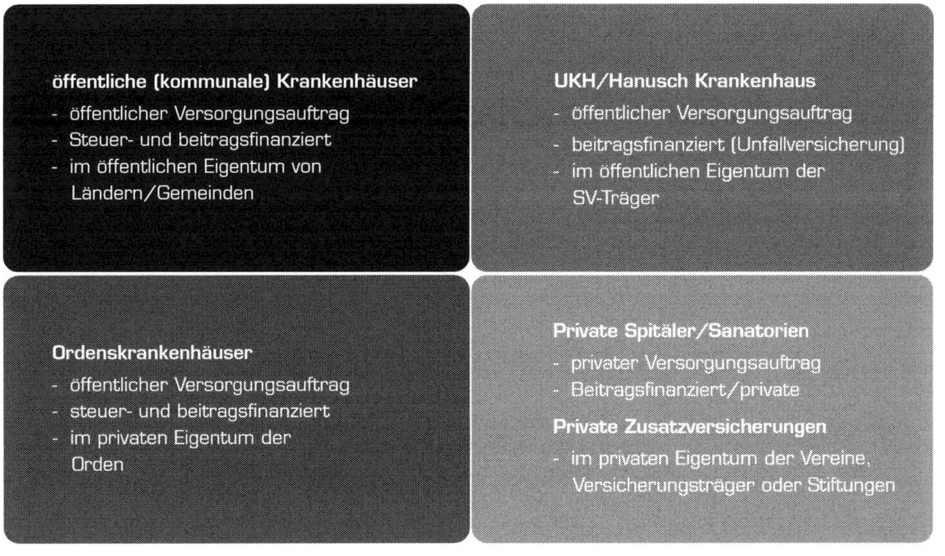

Quelle: eigene Darstellung.

Unter öffentlichen Krankenanstalten sind Krankenanstalten zu verstehen (§§ 14 ff), denen das Öffentlichkeitsrecht verliehen worden ist. Das Öffentlichkeitsrecht kann einer Krankenanstalt dann verliehen werden, wenn

- sie den Vorgaben des jeweiligen Landeskrankenanstaltenplanes entspricht,
- sie gemeinnützig ist,
- die Erfüllung der ihr auferlegten Pflichten sowie ihr gesicherter Bestand und zweckmäßiger Betrieb gewährleistet sind,

- sie vom Bund, einem Bundesland, einer Gemeinde, einer sonstigen Körperschaft öffentlichen Rechtes, einer Stiftung, einem öffentlichen Fonds, einer anderen juristischen Person oder einer Vereinigung von juristischen Personen verwaltet und betrieben wird,
- unabhängig von der Trägerschaft öffentlich zugänglich ist,
- die allgemeine Versorgungsfunktion im öffentlichen Interesse ist.

Wenn der Rechtsträger der Krankenanstalt keine Gebietskörperschaft ist, so ist ferner nachzuweisen, dass ihr Rechtsträger über die für den gesicherten Betrieb der Krankenanstalt nötigen Mittel verfügt. Ein Anspruch auf die Verleihung besteht nicht.

Als gemeinnützig ist eine Krankenanstalt zu betrachten, wenn

- ihr Betrieb nicht auf die Erzielung eines Gewinnes abzielt,
- jeder Aufnahmebedürftige nach Maßgabe der Anstaltseinrichtungen aufgenommen wird,
- die Pfleglinge so lange in der Krankenanstalt untergebracht, ärztlich behandelt, gepflegt und verköstigt werden, wie es ihr Gesundheitszustand nach dem Ermessen des behandelnden Arztes erfordert,
- für die ärztliche Behandlung einschließlich der Pflege sowie, unbeschadet einer Aufnahme in die Sonderklasse, für Verpflegung und Unterbringung ausschließlich der Gesundheitszustand der Pfleglinge maßgeblich ist,
- die Pflegegebühren für alle Pfleglinge derselben Gebührenklasse die gleiche Höhe aufweisen,
- die Zahl der für die Sonderklasse bestimmten Betten ein Viertel der für die Anstaltspflege bereitstehenden Bettenzahl nicht übersteigt.

Durch die Landesgesetzgebung wird bestimmt, unter welchen Voraussetzungen neben der allgemeinen Gebührenklasse eine Sonderklasse eingerichtet werden darf und unter welchen Bedingungen ein Pflegling in die Sonderklasse aufzunehmen ist. Die Sonderklasse hat durch ihre besondere Ausstattung höheren Ansprüchen hinsichtlich Verpflegung und Unterbringung zu entsprechen. Das Öffentlichkeitsrecht wird von der Landesregierung verliehen. Es ist zu entziehen, wenn eine für die Verleihung des Öffentlichkeitsrechtes vorgeschriebene Voraussetzung (siehe oben) weggefallen ist oder ein ursprünglich bestandener und noch fortdauernder Mangel nachträglich hervorkommt (§ 36 KAKuG).

Private Krankenanstalten sind Krankenanstalten, die das Öffentlichkeitsrecht nicht besitzen. Sie können auch von physischen Personen errichtet und betrieben werden. Die Rechte und Pflichten, die sich aus der Aufnahme in eine private Krankenanstalt ergeben, sind nach den Bestimmungen des bürgerlichen Rechtes zu beurteilen. Wesentliche Kennzeichen von privaten Krankenanstalten sind (§§ 39f KAKuG):

- Die Rechtsträgerschaft ist durch eine private juristische Person möglich.
- Keine Verpflichtung, eine allgemeine Gebührenklasse vorzuhalten, sondern es können alle systemisierten Betten Sonderklassebetten sein.
- Die Finanzierung erfolgt über kostendeckende Pflegegebühren, die mit der Sozialversicherung verrechnet werden, und über Sondergebühren, die von den Zusatzversicherungen getragen werden.

- Es besteht keine Rund-um-die-Uhr-Versorgung eines ärztlichen Dienstes, sondern nur eine sofortige Erreichbarkeit desselben.
- Sie sind Belegspitäler, d.h. niedergelassene Ärzte können deren Patienten ins Spital mitnehmen bzw. können umgekehrt auch Patienten deren Ärzte aus anderen Spitälern ins private Belegspital mitnehmen und dort von diesen operiert oder konservativ behandelt werden.
- Sie haben keine allgemeine Aufnahmepflicht, müssen aber ebenso Erste Hilfe leisten, wenn dies nötig ist.

Abteilungen und Sonderkrankenanstalten für Psychiatrie sind zur Aufnahme psychisch Kranker bestimmt (§§ 37 ff KAKuG). Zweck der Aufnahme ist

- die Feststellung des Gesundheitszustandes durch Untersuchung,
- die Behandlung zur Heilung, Besserung oder Rehabilitation,
- die Behandlung zur Hintanhaltung einer Verschlechterung,
- die erforderliche Betreuung und besondere Pflege, sofern diese nur in der Krankenanstalt gewährleistet werden können,
- die allenfalls nötige Abwehr von ernstlichen und erheblichen Gefahren für das Leben oder die Gesundheit des Kranken oder anderer Personen, wenn diese Gefahren im Zusammenhang mit der psychischen Krankheit stehen.

Abteilungen und Sonderkrankenanstalten für Psychiatrie sind grundsätzlich offen zu führen. Es dürfen aber auch geschlossene Bereiche geführt werden. Diese müssen von den übrigen Bereichen unterscheidbar sein. Geschlossene Bereiche dienen der Anhaltung von psychisch Kranken, auf die das Unterbringungsgesetz [110] Anwendung findet. Geschlossene Bereiche von Sonderkrankenanstalten für Psychiatrie dienen auch der Anhaltung von Personen, deren Anhaltung oder vorläufige Anhaltung bspw. gemäß Strafgesetzbuch in einer Krankenanstalt oder Abteilung für Psychiatrie angeordnet wurde. Die Anstaltsordnung hat insbesondere die organisatorischen Besonderheiten der Betreuung psychisch Kranker zu berücksichtigen und hat sicherzustellen, dass Patientenanwälte und Gerichte die ihnen gesetzlich übertragenen Aufgaben in der Krankenanstalt wahrnehmen können. Für die Durchführung mündlicher Verhandlungen und für die Tätigkeit der Patientenanwälte sind geeignete Räumlichkeiten zur Verfügung zu stellen. Für die Passagen Dokumentation und Aufbewahrung sowie die Aufnahme und Entlassung von Patienten gilt das bei öffentlichen Spitälern Gesagte. Eine freiwillige Aufnahme und freiwillige Entlassung erfolgt nach denselben Grundsätzen wie in allen anderen Krankenanstalten. Bei der Unterbringung ist zu unterscheiden, ob es sich um eine freiwillige Unterbringung (mit Zustimmung des Patienten) oder eine zwangsweise Unterbringung (gegen den Willen des Patienten) handelt. Bei Ersterer kann der Patient oder sein gesetzlicher Vertreter die Zustimmung permanent widerrufen und ist danach sofort zu entlassen, bei Letzterer ist er nur dann zu entlassen, wenn die Voraussetzungen, die die zwangsweise Unterbringung gerechtfertigt haben, weggefallen sind. Eine frühzeitige Entlassung ist nicht möglich.

---

[110] Unterbringungsgesetz: BGBl. Nr. 155/1990 in der Fassung: BGBl. I Nr. 12/1997.

Mit Beginn des Jahres 2012 wurde der Darstellung des ÖSG 2010 Rechnung getragen, sowohl patientenorientierte als auch effizienzfördernde Flexibilisierungsmöglichkeiten in Spitälern und an den Nahtstellen zwischen Krankenanstalten und dem niedergelassenen Bereich anzubieten. Damit konnte das Leistungsangebot und die Versorgung der Bevölkerung in den Regionen besser an den tatsächlichen wohnortnahen Bedarf angepasst und die Effizienz der Spitäler gesteigert werden. Die im ÖSG 2010 dargestellte abgestufte Versorgung durch Akut-Krankenanstalten bis hin zur Definition von Leistungsbündeln, die den Versorgungsstufen jeweils zugeordnet sind, fanden mit dieser Novelle 2012 Eingang in das Krankenanstaltenrecht. Die entscheidenden Neuerungen der Novelle waren:

- Standardkrankenanstalten der Basisversorgung sind nun erlaubt und zugelassen, wenn sie über einen natürlichen Einzugsbereich von weniger als 50.000 Einwohnern verfügen und ein bisher geltendes Standard- oder höherstufiges Krankenhaus rasch erreichbar ist. Die notwendigen strukturellen Voraussetzungen finden sich in § 2a Abs. 4. Damit ergibt sich eine bessere Flexibilität bei der Gestaltung der Krankenhausversorgung.
- Neben der bisher bestehenden Abteilungsstruktur gibt es künftig verschiedene fachrichtungsbezogene Organisationsformen (Departments, Fachschwerpunkte, dislozierte Wochenkliniken und Tageskliniken) in Kombination mit verschiedenen Betriebsformen von Organisationseinheiten in Krankenhäusern (§ 2a Abs. 5 in Verbindung mit § 2b und § 6 Abs. 7).
- § 2c sagt, dass als Referenzzentren spezialisierte Strukturen im Rahmen der bettenführenden Organisationsstrukturen bezeichnet werden, die grundsätzlich in Schwerpunkt- oder Zentralkrankenanstalten zur Bündelung der Erbringung komplexer Leistungen für folgende Bereiche eingerichtet werden können. Als Beispiele können Herz-, Thorax- und Gefäßchirurgie oder onkologische Versorgung genannt werden, die damit nur mehr an entsprechend ausgestatteten Standorten erbracht werden, wo ausreichende Erfahrung und Routine vorhanden sind.
- Neu ist, dass die Länder die Träger der Krankenanstalten verpflichten, gemäß Bundesqualitätsgesetz an einer regelmäßigen Qualitätsberichterstattung teilzunehmen und personenbezogene Daten dem Bundesministerium zu melden.
- Ebenso sind nunmehr seitens der Landesgesetzgeber nähere Vorschriften den Inhalt der Anstaltsordnungen betreffend zu erlassen und von den Krankenanstalten umzusetzen.
- ÄrztInnen haben die Möglichkeit, an verschiedenen Standorten und damit auch auf unterschiedlichen Versorgungsebenen zu arbeiten, durch höhere Patientenzahlen mit unterschiedlichen Bedürfnissen bessere Erfahrungen zu sammeln und diese in die Basisversorgung einfließen zu lassen.
- Die Prozessabläufe innerhalb der Krankenhäuser und unter den Spitälern sowie eine flexibel zu gestaltende Bettenbelegung sollen helfen, PatientInnen die Aufenthalte einfacher zu gestalten, und für den Fall, dass sie eine andere Versorgung brauchen, als gerade in dem Spital, in dem sie sich befinden, geleistet werden kann, auf kurzem Weg in das für ihren Fall „richtige“ Krankenhaus zugewiesen zu werden.

- Schließlich müssen auf der Homepage des Bundesministeriums für Gesundheit das aktuelle LKF-Modell, die aktuellen Grundlagen für die Dokumentation im Gesundheitswesen sowie der als objektiviertes Sachverständigengutachten anzusehende aktuelle Österreichischen Strukturplan Gesundheit veröffentlicht werden (§ 59j).

Die KAKuG-Novelle bietet die Voraussetzungen, Krankenhausstandorte aufrecht zu erhalten, und ermöglicht mittels Darstellung der Mindeststandards sogenannte „Basis-Spitäler“. Alles unter den Mindeststandards ist ambulant abzuarbeiten. Damit erfüllt die Novelle auf den ersten Blick die Forderung zahlreicher Experten, eine sinnvoll abgestufte Versorgung zu errichten. Jedoch nur auf den ersten Blick.

Zwar haben Länder und Krankenhäuser nun zahlreiche flexible strukturelle und organisatorische Möglichkeiten zur Gestaltung der Krankenhausversorgung entsprechend ihrer regionalen und örtlichen Bedürfnisse. Ziel sollte es dabei sein, Lösungen zu schaffen, die eine „Win-win-Situation für alle Beteiligten, insbesondere die PatientInnen, darstellen. Aus meiner Sicht ist „jedem Patienten alles“ keine Zukunftsorientiertheit, sondern „jedem Patienten all das, was er braucht“. Es ist unabdingbar, dass sich Spitäler an wissenschaftlich-medizinischen Erkenntnissen und gesellschaftlichen sowie demografischen Veränderungen orientieren. In manchen Spitälern wird daher Spezialisierung und Konzentration von medizinischer Kompetenz notwendig sein, in anderen die Ausrichtung am tatsächlichen Bedarf. Wesentlich sollte es sein, das Schnittstellenmanagement zwischen intra- und extramuralem Bereich zu verbessern. Bei genauer Betrachtung sind diese Basis-Spitäler ambulante Versorgungszentren, die mit der Möglichkeit ausgestattet sind, Patienten mit allgemeinen Problemen stationär aufzunehmen. In anderen Staaten würden diese PatientInnen vermutlich nicht im Spital aufgenommen, sondern ggf. vom Hausarzt betreut werden.

Ein paar wesentliche Fragestellungen bleiben jedoch noch. Diese gehören meines Erachtens nach unbedingt geklärt.

Es bleibt nämlich abzuwarten, wie sehr die Bundesländer die ihnen ermöglichte Flexibilisierung nutzen, um ihre Spitäler umzustrukturieren. Es stellt sich bspw. die Frage, ob jedes Spital eine chirurgische Abteilung benötigt. Ob dann wirklich Abteilungsschließungen stattfinden, bleibt abzuwarten. Was kann das Motiv für eine solche Gesetzesänderung sein?

Durch die Festlegung von Mindeststandards kann vermutet werden, dass auch die medizinischen Leistungen in den Spitälern heruntergefahren werden. Der Bevölkerung würde aber gesagt, dass es zu keinen Standortschließungen kommt. Patientinnen und Patienten würden in diesen Fällen nicht mehr das gleiche Leistungsangebot wie vorher bekommen. Einer Standardkrankenanstalt mit Basisversorgung reicht laut der Novelle eine Abteilung für Innere Medizin und eine als dislozierte Tages- oder Wochenklinik geführte chirurgische Abteilung. Gewährleistet muss lediglich eine Erstversorgung sein, danach ist der Patient in eine „geeignete Krankenanstalt" zu transferieren.

Aber es gibt auch positive Beispiele: die Gesundheitsreform in Oberösterreich mit einer deutlichen Bettenreduktion, die Spitalsreform in Wien, bei der bis 2030 fünf der derzeit zwölf Spitäler geschlossen (Sophienspital), in größere Spitäler verlegt (KH Floridsdorf, Semmelweis-Klinik, Orthopädie Gersthof) oder in eine Pflegeeinrichtung umgewandelt werden (Kaiserin-Elisabeth-Spital).

Durch die zahlreichen neuen Organisationsformen kann es durchaus vorkommen, dass keine klaren Zuständigkeiten vorliegen, was auch unklare Verantwortlichkeiten und Haftungskonstellationen zur Folge hätte. Es muss situationsbedingt klar gezeigt werden, welche Vorteile eine neue abteilungsübergreifende Struktur im Vergleich zum bestehenden Abteilungssystem, bei dem es in jeder Abteilung fix einen Leiter vor Ort gibt, hätte. Auch das Qualitätsthema ist ein wesentlich zu Klärendes. In den zahlreichen kleinen Spitälern erreichen die angebotenen Fächer teilweise bei Weitem nicht die Mindestfallzahlen, die Ärzte auch für deren Ausbildung und praktische Übung benötigen. Für die Ärztekammer ist naturgemäß auch die Ausbildung der Ärzte ein sehr wichtiger Bestandteil. Hier mehren sich die Befürchtungen, dass für auszubildende Ärzte die Möglichkeiten für qualitativ hochwertige Ausbildungen durch „reduzierte Spitäler" verringert werden und dass für Spitalsärzte eine Tätigkeit in einem „Basis-Spital" in eine berufliche Sackgasse führt, da sie dann nicht mehr interessant für den Arbeitsmarkt in einem größeren Spital wären.

Und damit sind wir wieder bei einem der gravierendsten Probleme des Gesundheitssystems angelangt: dem Mangel an Kassenstellen im extramuralen Bereich, einer Sozialversicherung, die mangels Zusatzkosten nicht mehr Kassenstellen zur Verfügung stellen will und Krankenanstalten, die auch aufgrund ihrer Kosten nicht mehr ÄrztInnen anstellen wollen. Diese Probleme könnte die KAKuG-Novelle noch verstärken, da die Versorgung nun vom niedergelassenen Bereich in neue Organisationsformen wie z.B. „zentrale Aufnahme- und Erstversorgungseinheiten" verlagert werden sollte. Da seit der neuen Gesundheitsreform die Finanzierung der Spitäler und des extramuralen Bereichs in den Händen der Sozialversicherung und der Länder liegt, wäre dies nun eine geeignete Möglichkeit, diese Probleme rasch und einfach zu lösen. Man darf gespannt sein, auf welche Weise die Verantwortlichen an Veränderungen herangehen.

Viele Rehabilitationszentren und -einrichtungen werden ebenfalls als Sonderkrankenanstalten gemäß dem KAKuG geführt (näheres dazu in Kapitel 5.5).

Durch die unterschiedliche Rechtsträgerschaft in den Spitälern (Bund, Länder, Gemeinden u.a.) und der Tatsache, dass bspw. in Universitätsspitälern die Personalhoheit sowohl von Bund (zuständig für Lehre und Forschung) als auch Ländern (zuständig für Patientenbehandlung) ausgeübt wird, kommt es zu doppelten Verwaltungsstrukturen, zu erschwertem Vollzug, unterschiedlichen Dienstrechten und somit zu schwierigen Entscheidungsprozessen und mangelnder Transparenz. Durch Standortgarantien ohne strukturelle Veränderungen bleiben Kostendämpfungs- oder Einsparungspotentiale ebenfalls in Spitälern ungenutzt. Dazu kommt eine nur sehr restriktiv gelebte Abstimmung der Spitäler untereinander, was ebenso zu höherem Ressourceneinsatz und damit unweigerlich zu Mehrkosten führt. Hier ist zu denken an gemeinsame Absprache von Spitälern bzgl. Erbringung von Laborleistungen, gemeinsamem Einkauf und bei Neuplanungen von Spitälern von vornherein an ausreichende künftige Kooperationsmöglichkeiten. Schließlich führen noch weitere Kostentreiber und Organisationsdefizite innerhalb der einzelnen Spitäler zu Mehrkosten und ineffizienter Leistungserbringung. Dazu zählen bspw. unterschiedliche Aufnahmekriterien in verschiedenen Stationen, mangelnde Leistungsangebote im tagesklinischen Bereich, unterschiedlich große und somit teilweise unwirtschaftlich agierende Stationen sowie auch das Fehlen von interdisziplinär genutzten Stationen. Hier sind insbesondere die Krankenhausmanager gefordert, entsprechend ihrer Rahmenbedingungen die Spitäler nach wirtschaftlichen und trotzdem qualitativ hochwertigen Grundsätzen zu führen.

5.4 Rettungs- und Krankenbeförderungsdienste

Artikel 15 Abs. 1 B-VG besagt, dass eine Angelegenheit, soweit sie nicht ausdrücklich durch die Bundesverfassung der Gesetzgebung oder auch der Vollziehung des Bundes übertragen ist, im selbstständigen Wirkungsbereich der Länder verbleibt. Damit ist auch das Rettungswesen in Gesetzgebung und Vollziehung Ländersache und in allen Bundesländern ein wenig unterschiedlich geregelt. Grundsätzliche Aufgaben des Rettungsdienstes sind:

- Personen, die eine erhebliche Gesundheitsstörung erlitten haben, Erste Hilfe zu leisten, sie transportfähig zu machen und sie unter sachgerechter Betreuung mit geeigneten Verkehrsmitteln in eine Krankenanstalt und dgl. zu befördern oder ärztlicher Versorgung zuzuführen

- Personen, die wegen ihres Gesundheitszustandes kein gewöhnliches Transportmittel benützen können, unter sachgerechter Betreuung mit geeigneten Verkehrsmitteln zu befördern
- bei Veranstaltungen in der Gemeinde die Leistung der nach der Art der Veranstaltung in Betracht kommenden Ersten Hilfe an Ort und Stelle bereitzustellen
- die Einwohner der Gemeinde in Erster Hilfe zu schulen
- Mitwirkung im zivilen Katastrophenschutz
- Schulung der Bevölkerung in Erster Hilfe
- Durchführung von Blut- und Organtransporten

Wichtig dabei ist die Leistung Erster Hilfe an Ort und Stelle.

Unter Krankenbeförderung ist allgemein zu verstehen, bestimmte Personen, die einer Betreuung eines Sanitäters bedürfen und kein anderweitiges Verkehrsmitteln verwenden können, unter sachgerechter medizinischer Betreuung mit entsprechenden Transportmitteln zu befördern. Die Gemeinde hat die Leistungen des allgemeinen Hilfs- und Rettungsdienstes für ihr Gemeindegebiet sicherzustellen. Diese hat durch die vertragliche Verpflichtung einer anerkannten Rettungsorganisation zur Bereitstellung und Erbringung der Leistungen des allgemeinen Hilfs- und Rettungsdienstes zu erfolgen. Hierfür darf je Gemeinde jeweils nur eine Rettungsorganisation in Vertrag genommen werden. Neben öffentlich anerkannten Rettungs- und Beförderungsdiensten gibt es private Dienste, die zur Errichtung einer Bewilligung der jeweiligen Landesregierung bedürfen. Voraussetzung für die Anerkennung als Rettungsorganisation ist, dass sie

- ihren Sitz im jeweiligen Bundesland hat,
- gemeinnützig tätig ist und ihre Aufgaben mit überwiegend ehrenamtlich tätigen Mitgliedern besorgt,
- zu keinen Bedenken gegen die Verlässlichkeit der für sie handelnden Organe Anlass gibt,
- über genügend ausgebildetes Fach- und Begleitpersonal, eine ausreichende Zahl von geeigneten Krankentransportmitteln sowie über eine geeignete Einsatzstelle und die erforderlichen sonstigen Einrichtungen verfügt.

Für die Inanspruchnahme eines Beförderungsdienstes ist eine Gebühr zu entrichten, die von der jeweiligen Landesregierung abgesegnet sein muss. Diese wird grundsätzlich für sozialversicherte Personen von der gesetzlichen Krankenversicherung übernommen. Ist diese nicht zur Leistung verpflichtet, ist die Gebühr vom Betroffenen selbst zu entrichten. Missbräuchliche Verwendung zieht eine Verwaltungsstrafe nach sich. Zusätzlich sind die auflaufenden Transportgebühren sowie zusätzlich anfallender Schaden zu ersetzen. Die Rettungsorganisation kann bei Vorliegen von besonders berücksichtigungswürdigen Gründen von der Einhebung der Kosten zur Gänze oder zum Teil absehen. Folgende Arten von Krankentransporten mit Kraftfahrzeugen oder Luftfahrzeugen sind zu unterscheiden:

- Behindertentransport: der Transport von nicht erkrankten Personen, die durch körperliche oder geistige Behinderung nicht in der Lage sind, ein öffentliches Verkehrsmittel oder Taxi zu benützen, und zwar im Sitzen oder im Rollstuhl mit einem Behindertentransportwagen

- Ambulanztransport: zum einen der Transport von erkrankten Personen, die nicht in der Lage sind, selbstständig von und zum Fahrzeug zu gehen oder ein öffentliches Verkehrsmittel oder Taxi zu benutzen, zum anderen der Transport von Organen und Transplantaten sowie der dazu notwendigen Ärzte, Geräte und Mittel
- qualifizierter Krankentransport: der Transport von kranken, verletzten und anderen hilfsbedürftigen Personen, die keine Notfallpatienten, aber auf eine Beförderung unter sachgerechter Betreuung angewiesen sind
- Rettungstransport: der Transport von verletzten, erkrankten oder vergifteten Personen
- Notfalltransport: die notärztliche Versorgung am Notfallort und der Transport von verletzten, erkrankten oder vergifteten Personen, bei denen lebensbedrohliche Störungen der lebenswichtigen Funktionen eingetreten sind
- Rettungsflug (Primäreinsatz): der Einsatz von Luftfahrzeugen zum Transport von Rettungspersonal, zur Mitwirkung an der Rettung selbst oder zum Transport des Notfallpatienten in die medizinisch zuständige Krankenanstalt oder der gefährdeten Person aus dem Gefahrenbereich
- Verlegungsflug

Treten in einem Bereich des allgemeinen oder besonderen Hilfs- und Rettungsdienstes in der Gemeinde oder im Bereiche des überörtlichen Hilfs- und Rettungsdienstes Schwierigkeiten dadurch auf, dass Leistungen der genannten Art unkoordiniert und konkurrierend durch verschiedene Rettungsträger angeboten oder erbracht werden, so hat die Landesregierung durch Bescheid die erforderlichen Verfügungen zur Abstellung dieser Unzukömmlichkeiten zu treffen. Diese liegen bspw. vor, wenn sich wiederholt mehrere Rettungsträger an Ort und Stelle zur Hilfeleistung einfinden, ohne dass eine sachliche Notwendigkeit besteht, durch das konkurrierende Angebot von Hilfeleistungen die Organisationshöhe oder -dichte eines landesweit tätigen Rettungsträgers zu leiden oder die Qualität seines Leistungsangebotes abzusinken droht, für den Empfänger der Hilfeleistung Nachteile hinsichtlich der Qualität der Hilfe zu besorgen sind oder sich die Belastung der öffentlichen Hand erhöht. Wesentliche Kranken- und Beförderungsdienste in Österreich sind der **Arbeiter-Samariter-Bund Österreichs,** der **Internationale Flugrettungsdienst Austria,** die **Johanniter-Unfall-Hilfe in Österreich,** der **Malteser Hospitaldienst Austria,** die **Mobile Intensivmedizin,** die **ÖAMTC Flugrettung**, das **Österreichische Rote Kreuz, redair Luftfahrt, Tyrol Air Ambulance** sowie die **Wiener Berufsrettung.**

5.5 Rehabilitationseinrichtungen

Wie in Kapitel 5.3 erklärt, fungieren einige Rehabilitationseinrichtungen auch als Krankenanstalten, sofern die Voraussetzungen dafür vorliegen. Die Fragestellung, ob eine Rehabilitationseinrichtung automatisch eine Krankenanstalt ist, lässt sich nicht so einfach beantworten. Entscheidend dabei ist der Wille des Trägers und dieser ist von Einrichtung zu Einrichtung separat zu betrachten.

Da in Österreich ambulante Rehabilitationsangebote Mangelware sind, wird der Schwerpunkt der Rehabilitation stationär erbracht. Im Jahr 2012 gab es in Österreich 67 Rehabilitationseinrichtungen und es standen rund 10.000 Betten zur Verfügung. Die Verdoppelung der Bettenzahl seit 1999 (5.000 Betten), die Steigerung der stationären Aufenthalte und Belagstage zeigt ganz deutlich die Nachfrage der Menschen nach Rehabilitationsmöglichkeiten. Da die Zahl der Arbeitsunfälle und Berufskrankheiten deutlich zurückgegangen ist, kann diese Nachfrage nicht aus dem Bereich der Unfallversicherung, sondern nur aus dem Bereich der Krankenversicherung kommen. Dies kann durchaus auch von Angehörigen der Versicherten sowie PensionistInnen kommen. In diesem Zusammenhang ist eingehend auf die Bedeutung der Rehabilitation als tertiärpräventive[111] Maßnahme vor allem für ältere Bevölkerungsgruppen hinzuweisen.

5.6 Alten- und Pflegeheime bzw. -einrichtungen

Mit zunehmendem Alter steigt für alle Menschen die Wahrscheinlichkeit, betreuungs- und pflegebedürftig zu werden. Wenn der persönliche Pflegebedarf dann auch durch mobile soziale Dienste nicht mehr abgedeckt werden kann, ist es möglich in ein Alten- oder Pflegeheim zu übersiedeln. Bei der Aufnahme in ein Pflegeheim gilt das Prinzip der Freiwilligkeit, d.h. dass Sie nur mit Ihrer ausdrücklichen Zustimmung aufgenommen werden können. Je nach Träger müssen Sie einen schriftlichen Antrag stellen, dem Sie neben Ihren Personaldokumenten auch Unterlagen über die Pflegebedürftigkeit (ärztliche Atteste etc.) und Ihre finanziellen Verhältnisse beilegen sollten.

Die Zuständigkeit für die Errichtung, den Betrieb, die Aufsicht und die Finanzierung von Alten- und Pflegeheimen fällt den Ländern zu. So gesehen ist die detaillierte Rechtslage in den neun Bundesländern unterschiedlich geregelt und reicht von Pflegegesetzen über Pflegeheimgesetze bis hin zu Alten- und Pflegeheimverordnungen. Die vertraglichen Beziehungen zwischen Heimträgern sowie den Heimbewohnern sind privatrechtlicher Natur und im Rahmen des Konsumentenschutzgesetzes durch das Heimvertragsgesetz[112] (§§ 27b ff) näher ausgeführt. Der Schutz der persönlichen Freiheit für die Dauer des Aufenthaltes in Alten- und Pflegeheimen wird durch das Heimaufenthaltsgesetz[113] geregelt.

---

111 Mehr dazu im Kapitel: Prävention und Gesundheitsförderung

112 Bundesgesetz, mit dem im Konsumentenschutzgesetz Bestimmungen über den Heimvertrag eingeführt werden (Heimvertragsgesetz – HVerG), BGBl. Nr. 140/1979, zuletzt geändert durch das Bundesgesetz BGBl. I Nr. 1 12/2004.

113 Bundesgesetz über den Schutz der persönlichen Freiheit während des Aufenthalts in Heimen und anderen Pflege- und Betreuungseinrichtungen (Heimaufenthaltsgesetz – HeimAufG), BGBl. I Nr. 11/2004 in der Fassung BGBl. I. Nr. 18/2010.

Abb. 16: Standorte der Rehabilitationseinrichtungen 2012

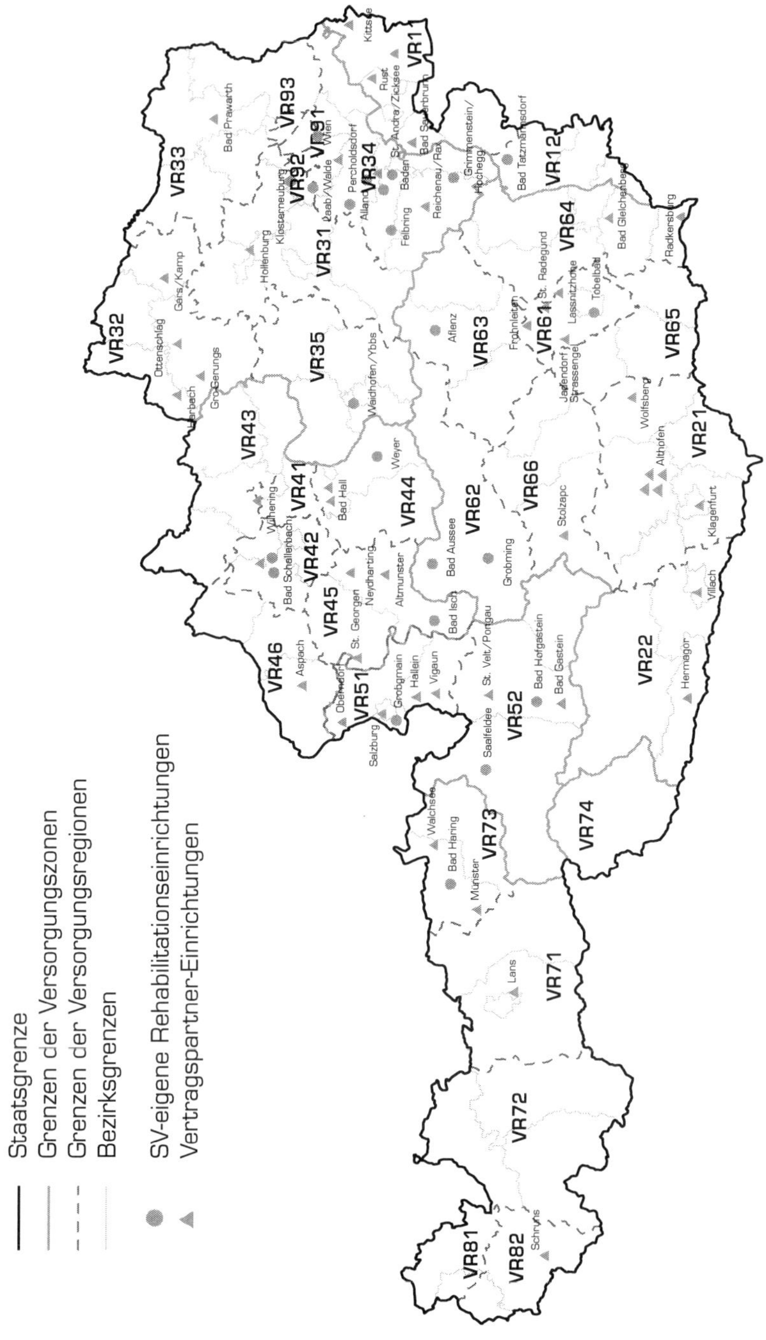

Quelle: BMG-Zentralverzeichnis der Krankenanstalten (Stand Dezember 2011) Darstellung: GÖG/ÖBIG.

Tab. 34: Rehabilitationseinrichtungen/Krankenanstalten/Indikationen

Name	BL	Träger	BSB	HME	STW	ONK	NEU	PUL	UCNC	FSY	Kind
Gesundheitszentrum Bad Sauerbrunn, inkl. Der Sonnberghof	B	Privat	●	●	●	●					
SKA RZ Bad Tatzmannsdorf	B	PVA		●	●						
SKA Zicksee	B	Privat	●						●		
Therapiezentrum Rosalienhof	B	BVA	●	●	●	●					
Gailtalklinik Hermagor	K	Land					●				
Gesundheitsresort Agathenhof	K	Privat	●		●			●			
Reha-Klinik f. Seelische Gesundheit	K	Privat								●	
SKA Althofen	K	Privat	●	●	●						
SKA f. med. Rehabilitation – Thermenhof Warmbad-Villach	K	Privat	●			●	●		●		
Zentrum f. Lymphologie – LKH Wolfsberg	K	Land		●		●					
Gesundheitsresort Raxblick	NÖ	Privat	●					●			
Herz-Kreislauf-Zentrum Groß Gerungs	NÖ	Privat		●							
Klinikum im Kurpark Baden	NÖ	SVB	●								
Klinikum Malcherhof Baden	NÖ	SVGW	●								
Kur- und Rehabilitationszentrum Klinik Pirawarth	NÖ	Privat	●				●				
Rehabilitationszentrum Gars am Kamp	NÖ	Privat								●	
Rheuma SKA Baden	NÖ	GKK	●								
RZ Engelsbad	NÖ	BVA	●		●						
RZ Weißer Hof	NO	AUVA	●				●		●		
SKA Alland	NÖ	PVA	●		●						
SKA Falbring	MÖ	PVA		●							
SKA Hochegg	NÖ	PVA		●				●			
SKA Laab im Walde	NÖ	PVA	●				●				
SKA Moorheilbad Harbach	NÖ	Privat	●						●		
Therapiezentrum Buchenberg	NÖ	BVA					●				
Waldsanatorium Perchtoldsdorf	NÖ	Privat	●				●				
KA Schallerbacherhof	OÖ	SVB	●						●		
Klinik Windhering	OÖ	Privat	●				●				●
Neurologisches Therapiezentrum Gmundnerberg	OÖ	Privat					●				
Reha-Klinik Heydharing	OÖ	Privat			●						
Revital Aspach	OÖ	Privat	●								
RZ Ausuria	OÖ	EVA		●							
RZ Bad Hall	OÖ	SBV		●			●				
RZ Bad Ischl	OÖ	SVGW		●							
Sanatorium Rupp	OÖ	Privat	●								

Tab. 34: Rehabilitationseinrichtungen/Krankenanstalten/Indikationen

Name	BL	Träger	BSB	HME	STW	ONK	NEU	PUL	UCNC	FSY	Kind
SKA Bad Ischl	OÖ	PVA	●					●			
SKA Bad Schallerbach	OÖ	PVA	●				●				
SKA Weyer	OÖ	Privat	●					●			
Sonnenpark Bad Hall	OÖ	Privat								●	
Med. Zentrum Bad Vigaun	S	Privat	●						●		
Psychiatrische Reha St. Veit	S	Land								●	
Rehabilitationszentrum Hallein	S	Privat			●						
RZ Oberndorf	S	Privat	●	●		●			●		
Rheuma-SKA Bad Gastein	S	SVB	●								
SKA Bad Hofgastein	S	PVA	●				●				
SKA Großgmain	S	PVA		●			●				
SKA Saalfelden	S	PVA	●	●							
Klinik Jedendorf-Straßengel	St	Privat	●				●				●
Klinikum Bad Gleichenberg	St	SVB			●			●			
Neurologisches Therapiezentrum Kapfenberg	St	Privat					●		●		
Privatklinik Laßnitzhöhe	St	Privat	●				●				
Privatklinik St. Radegund	St	Privat								●	
REHA Radkersburg, Klinik Maria Theresia	St	Privat	●				●		●		
Rehabilitationsklinik Stolzalpe	St	Privat	●								
Rehabilitationsklinik Tobelbad	St	AUVA	●				●	●	●		
SKA Aflenz	St	PVA			●						
SKA Bad Aussee	St	PVA	●		●						
SKA Gröbming	St	PVA	●				●				
SKA St. Radegund	St	PVA		●							
Theresienhof	St	Privat	●								
RZ Häring	T	AUVA	●				●		●		
SKA Ederhof	T	Privat									●
Wittlinger Therapiezentrum	T	Privat				●					
Reha-Klinik Montafon	V	Privat	●	●			●				
Neurologischen Rehabilitationszentrum Rosenhügel	W	SVGW Privat					●		●		
RZ Wien-Meidling	W	AUVA					●		●		
Therme Wien Med	W	Privat	●						●		

Quelle: Das Österreichische Gesundheitswesen: ÖKZ, 2012

Allen Landesgesetzen gemeinsam ist, dass Alten- und Pflegeheime als Einrichtungen angesehen werden, in denen mindestens drei Menschen dauerhaft oder vorübergehend zur Unterkunft, Betreuung und Pflege aufgenommen werden. Auch Seniorenheime sind von dieser Begriffserklärung umfasst, wobei in diesen Einrichtungen Bewohner üblicherweise einigermaßen gesund und damit geringfügig pflegebedürftig sind, wogegen in Erstgenannten der Pflegeaufwand ein deutlich höherer ist. Auf Verträge über die Übernahme der Pflege und Erziehung von Minderjährigen in Heimen oder anderen Einrichtungen sowie auf Verträge über die Aufnahme, Pflege und Betreuung von Pfleglingen in Krankenanstalten und stationären Einrichtungen für medizinische Rehabilitationsmaßnahmen sind diese Bestimmungen nicht anzuwenden.

Tab. 35: Wohn- und Pflegeheimplätze 2010

Bundesland	Wohn- und Pflegeheime				Wohn- und Pflegeplätze			
	insgesamt	öffentlich	privat	konfessionell	insgesamt	öffentlich	privat	konfessionell
Österreich	**851**	**403**	**369**	**79**	**75.038**	**35.994**	**32.491**	**6.553**
Burgenland	42	7	30	5	1.969	444	1.106	419
Kärnten	70	25	39	6	4.743	1.635	2.748	360
Niederösterreich	111	58	39	14	11.705	6.820	3.613	1.272
Oberösterreich	129	99	13	17	12.696	10.415	841	1.440
Salzburg	79	66	12	1	5.558	4.546	877	135
Steiermark	199	40	141	18	11.575	3.884	6.736	955
Tirol	82	66	13	3	5.500	4.063	1.151	286
Vorarlberg	54	33	19	2	2.264	1.175	944	145
Wien	85	9	63	13	19.028	3.012	14.475	1.541

Quelle: BMASK – Bundesministerium für Arbeit, Soziales und Konsumentenschutz, www.infoservice.bmask.gv.at (Stand: 3.8.2010).

Der Heimträger hat Interessenten, die er in seine Einrichtung aufnehmen kann, auf deren Verlangen schriftlich über alle für den Vertragsabschluss sowie die Unterkunft, die Betreuung und die Pflege im Heim wesentlichen Belange zu informieren. Er hat in jeder Werbung für seine Einrichtung anzugeben, wo diese Informationen angefordert werden können. Der Heimvertrag hat zumindest Angaben zu enthalten über

- den Namen (die Firma) und die Anschrift der Vertragsteile,
- die Dauer des Vertragsverhältnisses,
- die Räumlichkeiten (Wohnräume, in denen der Bewohner untergebracht wird, sowie Gemeinschaftsräume und -einrichtungen), deren Ausstattung, die Wäscheversorgung und die Reinigung der Wohnräume,
- die allgemeine Verpflegung der Heimbewohner,
- die Leistungen im Rahmen der Grundbetreuung, wie etwa die Pflege bei kurzen Erkrankungen, die Einrichtung eines Bereitschaftsdienstes und die Unterstützung des Bewohners in persönlichen Angelegenheiten,

- die Fälligkeit und die Höhe des Entgelts sowie eine Aufschlüsselung des Entgelts für Unterkunft, Verpflegung und Grundbetreuung, für besondere Pflegeleistungen und für zusätzliche Leistungen,
- die Vorgangsweise des Heimträgers bei Beendigung des Vertragsverhältnisses.

Sofern und soweit der Heimträger solche Leistungen erbringt, vermittelt oder verlangt, hat der Heimvertrag zudem Angaben zu enthalten über

- die besonderen Verpflegungsleistungen, wie etwa Diätkostangebote,
- die Art und das Ausmaß der besonderen Pflegeleistungen,
- die medizinischen und therapeutischen Leistungen, wie etwa die Anwesenheit und Erreichbarkeit von Ärzten, anderen Therapeuten und Sozialarbeitern, sowie die Ausstattung für die Erbringung solcher Leistungen,
- die sonstigen Dienstleistungen, die von dritten Personen erbracht werden,
- die soziale und kulturelle Betreuung der Heimbewohner, wie etwa Bildungs-, Beschäftigungs- und Kulturveranstaltungen, und
- die vom Heimbewohner zu erlegende Kaution.

Wenn und soweit der Heimträger solche Leistungen nicht erbringt, vermittelt oder verlangt, hat er darauf im Heimvertrag hinzuweisen.

Der Heimbewohner hat das Recht, dem Träger jederzeit eine Vertrauensperson namhaft zu machen. Sofern der Bewohner nichts anderes bestimmt, hat sich der Heimträger in wichtigen zivilrechtlichen Angelegenheiten auch an die Vertrauensperson zu wenden. Wenn ein Heimbewohner seine Pflichten aus dem Vertrag gröblich verletzt oder den Betrieb des Heimes schwerwiegend gestört hat, hat ihn der Träger unter Beiziehung seines Vertreters und der Vertrauensperson zu ermahnen und auf die möglichen Folgen der Fortsetzung seines Verhaltens hinzuweisen. Bei Mängeln der Leistungen des Heimträgers mindert sich das Entgelt entsprechend der Dauer und Schwere des Mangels. Gleiches gilt für Leistungen, die sich der Heimträger während einer Abwesenheit des Heimbewohners von mehr als drei Tagen erspart.

Der Heimbewohner kann das Vertragsverhältnis – vorbehaltlich der sofortigen Kündigung aus einem wichtigen Grund – jederzeit unter Einhaltung einer einmonatigen Kündigungsfrist zum jeweiligen Monatsende kündigen. Der Heimträger hat dem Bewohner, dessen Vertreter und der Vertrauensperson unverzüglich schriftlich den Erhalt der Kündigung zu bestätigen. Der Heimvertrag wird durch den Tod des Heimbewohners aufgehoben. Der Heimträger hat dem Rechtsnachfolger des Heimbewohners ein bereits im Voraus gezahltes Entgelt anteilig zu erstatten.

Der Heimträger kann das Vertragsverhältnis nur aus wichtigen Gründen schriftlich unter Angabe der Gründe und unter Einhaltung einer ein- oder dreimonatigen Kündigungsfrist kündigen. Ein wichtiger Grund liegt insbesondere dann vor, wenn

- der Betrieb des Heimes eingestellt oder wesentlich eingeschränkt wird,
- der Gesundheitszustand des Heimbewohners sich so verändert hat, dass die sachgerechte und medizinisch gebotene Betreuung und Pflege im Heim nicht mehr durchgeführt werden können,

- der Heimbewohner den Heimbetrieb trotz einer Ermahnung des Trägers und trotz der von diesem dagegen ergriffenen zumutbaren Maßnahmen zur Abhilfe fortgesetzt derart schwer stört, dass dem Träger oder den anderen Bewohnern sein weiterer Aufenthalt im Heim nicht mehr zugemutet werden kann, oder
- der Heimbewohner trotz einer nach Eintritt der Fälligkeit erfolgten Ermahnung mit der Zahlung des Entgelts mindestens zwei Monate in Verzug ist.

Das Heimaufenthaltsgesetz, das auch für Alten- und Pflegeheime, Behindertenheime sowie andere Einrichtungen, in denen wenigstens drei psychisch kranke oder geistig behinderte Menschen ständig betreut oder gepflegt werden können, gilt, stellt den Schutz der persönlichen Freiheit von Menschen, die aufgrund des Alters, einer Behinderung oder einer Krankheit der Pflege oder Betreuung bedürfen, in den Vordergrund. Ihre Menschenwürde ist unter allen Umständen zu achten und zu wahren. In Krankenanstalten ist es nur auf Personen anzuwenden, die dort wegen ihrer psychischen Krankheit oder geistigen Behinderung der ständigen Pflege oder Betreuung bedürfen. Darüber hinaus ist es auf Heime und andere Einrichtungen zur Pflege und Erziehung Minderjähriger, auf Krankenanstalten oder Abteilungen für Psychiatrie sowie auf Anstalten für geistig abnorme und entwöhnungsbedürftige Rechtsbrecher nicht anzuwenden.

Eine Freiheitsbeschränkung liegt dann vor, wenn eine Ortsveränderung einer betreuten oder gepflegten Person (Bewohner) gegen oder ohne ihren Willen mit physischen Mitteln, insbesondere durch mechanische, elektronische oder medikamentöse Maßnahmen, oder durch deren Androhung unterbunden wird. Eine Freiheitsbeschränkung liegt nicht vor, wenn der einsichts- und urteilsfähige Bewohner einer Unterbindung der Ortsveränderung, insbesondere im Rahmen eines Vertrages über die ärztliche Behandlung, zugestimmt hat.

Eine Freiheitsbeschränkung darf nur vorgenommen werden, wenn

- der Bewohner psychisch krank oder geistig behindert ist und im Zusammenhang damit sein Leben oder seine Gesundheit oder das Leben oder die Gesundheit anderer ernstlich und erheblich gefährdet,
- sie zur Abwehr dieser Gefahr unerlässlich und geeignet sowie in ihrer Dauer und Intensität im Verhältnis zur Gefahr angemessen ist,
- diese Gefahr nicht durch andere Maßnahmen, insbesondere schonendere Betreuungs- oder Pflegemaßnahmen, abgewendet werden kann.

Eine Freiheitsbeschränkung darf nur aufgrund der Anordnung einer dazu befugten Person vorgenommen werden. Anordnungsbefugt sind

- für Freiheitsbeschränkungen durch medikamentöse oder sonstige dem Arzt gesetzlich vorbehaltene Maßnahmen und alle damit in unmittelbarem Zusammenhang erforderlichen Freiheitsbeschränkungen ein Arzt,
- für Freiheitsbeschränkungen durch Maßnahmen im Rahmen der Pflege ein mit der Anordnung derartiger freiheitsbeschränkender Maßnahmen von der Einrichtung betrauter Angehöriger des gehobenen Dienstes für Gesundheits- und Krankenpflege,
- für Freiheitsbeschränkungen durch Maßnahmen im Rahmen der Betreuung in Einrichtungen der Behindertenhilfe die mit der pädagogischen Leitung betraute Person und deren Vertreter.

Sofern der Bewohner länger als 48 Stunden dauernd oder über diesen Zeitraum hinaus wiederholt in seiner Freiheit beschränkt wird, hat der Leiter der Einrichtung unverzüglich ein ärztliches Gutachten, ein ärztliches Zeugnis oder sonstige ärztliche Aufzeichnungen darüber einzuholen, dass der Bewohner psychisch krank oder geistig behindert ist und im Zusammenhang damit sein Leben oder seine Gesundheit oder das Leben oder die Gesundheit anderer ernstlich und erheblich gefährdet. Diese ärztlichen Dokumente müssen im Zeitpunkt der Vornahme der Freiheitsbeschränkung aktuell sein. Der Grund, die Art, der Beginn und die Dauer der Freiheitsbeschränkung sind schriftlich zu dokumentieren. Ärztliche Zeugnisse und der Nachweis über die notwendigen Verständigungen sind diesen Aufzeichnungen anzuschließen. Ebenso sind der Grund, die Art, der Beginn und die Dauer einer mit dem Willen des Bewohners vorgenommenen Einschränkung seiner persönlichen Freiheit festzuhalten. Die anordnungsbefugte Person hat den Bewohner über den Grund, die Art, den Beginn und die voraussichtliche Dauer der Freiheitsbeschränkung auf geeignete, seinem Zustand entsprechende Weise aufzuklären. Zudem hat sie von der Freiheitsbeschränkung, von deren Aufhebung und von einer mit dem Willen des Bewohners vorgenommenen Einschränkung seiner persönlichen Freiheit unverzüglich den Leiter der Einrichtung zu verständigen.

Exkurs: Pflegegeld

Rund 500.000 Menschen in Österreich brauchen ständig Pflege. Allein diese Zahl belegt die Bedeutung des Problems: Pflegebedürftigkeit hat sich von einem eher individuellen Randphänomen zu einem Risiko für alle Mitglieder der Gesellschaft entwickelt. Österreich hat sich – als eines der ersten Länder – dieser Herausforderung gestellt und ein einheitliches Pflegevorsorgesystem geschaffen. Das Bundespflegegeldgesetz[114] und die entsprechenden Gesetze der Bundesländer, die mit Wirkung vom 1. Juli 1993 in Kraft getreten sind, brachten eine völlige Neuordnung der Pflegevorsorge in Österreich. Aufgrund des Pflegegeldreformgesetzes 2012 wurde die Gesetzgebungs- und Vollziehungskompetenz von den Bundesländern auf den Bund übertragen. Dies hatte zur Folge, dass rund 67.000 Bezieherinnen/Bezieher eines Landespflegegeldes ab 1. Jänner 2012 in den Zuständigkeitsbereich der Pensionsversicherungsanstalt bzw. der Versicherungsanstalt öffentlich Bediensteter wechselten. Wer Pflege braucht, soll sich diese möglichst nach seinen Bedürfnissen selbst organisieren können. Dazu trägt das Pflegegeld bei. Das Pflegegeld stellt eine zweckgebundene Leistung zur teilweisen Abdeckung der pflegebedingten Mehraufwendungen und daher keine Einkommenserhöhung dar. Da die tatsächlichen Kosten für die Pflege das gebührende Pflegegeld in den meisten Fällen übersteigen, kann das Pflegegeld nur als pauschalierter Beitrag zu den Kosten der erforderlichen Pflege verstanden werden. Es ermöglicht den pflegebedürftigen Menschen eine gewisse Unabhängigkeit und einen (längeren) Verbleib in der gewohnten Umgebung (zu Hause). Es hat den Zweck, in Form eines Beitrages pflegebeding-

[114] Bundesgesetz, mit dem ein Pflegegeld eingeführt wird (Bundespflegegeldgesetz – BPGG) StF: BGBl. Nr. 110/1993 in der Fassung BGBl. I Nr. 138/2013 und BGBl. II Nr. 59/2014.

te Mehraufwendungen pauschaliert abzugelten, um pflegebedürftigen Personen soweit wie möglich die notwendige Betreuung und Hilfe zu sichern sowie die Möglichkeit zu verbessern, ein selbstbestimmtes, bedürfnisorientiertes Leben zu führen. Anspruch auf Pflegegeld besteht u.a. für nachstehende Personen, sofern sie ihren gewöhnlichen Aufenthalt im Inland haben:

- Bezieher einer Vollrente, deren Pflegebedarf durch den Arbeits-/Dienstunfall oder die Berufskrankheit verursacht wurde, oder einer Pension (ausgenommen die Knappschaftspension) nach dem ASVG[115], GSVG[116], FSVG[117], BSVG[118], NVG[119] und dem B-KUVG[120]
- Personen, deren Rente nach den sozialversicherungsrechtlichen Vorschriften abgefunden worden ist, wenn deren Pflegebedarf durch den Arbeits-/Dienstunfall oder die Berufskrankheit verursacht wurde
- Bezieher eines Ruhe- oder Versorgungsgenusses, Übergangsbeitrages, Versorgungsgeldes, Unterhaltsbeitrages oder Emeritierungsbezuges

Das Pflegegeld gebührt bei Zutreffen der übrigen Anspruchsvoraussetzungen, wenn aufgrund einer körperlichen, geistigen oder psychischen Behinderung oder einer Sinnesbehinderung der ständige Betreuungs- und Hilfsbedarf (Pflegebedarf) voraussichtlich mindestens sechs Monate andauern wird oder würde und ständiger Pflegebedarf von zumindest mehr als 60 Stunden pro Monat vorliegt. Pflegebedarf im Sinne der Pflegegeldgesetze liegt dann vor, wenn sowohl bei Betreuungsmaßnahmen als auch bei Hilfsverrichtungen Unterstützung nötig ist. Betreuungsmaßnahmen sind all jene, die den persönlichen Bereich betreffen: z.B. Kochen, Essen, Medikamenteneinnahme, An- und Auskleiden, Körperpflege, Verrichtung der Notdurft oder Fortbewegung innerhalb der Wohnung. Hilfsverrichtungen sind solche, die den sachlichen Lebensbereich betreffen. Für die Beurteilung des Pflegebedarfs können ausschließlich folgende fünf Hilfsverrichtungen berücksichtigt werden:

- Herbeischaffen von Nahrungsmitteln, Medikamenten und Bedarfsgütern des täglichen Lebens
- Reinigung der Wohnung und der persönlichen Gebrauchsgegenstände
- Pflege der Leib- und Bettwäsche
- Beheizung des Wohnraumes einschließlich der Herbeischaffung des Heizmaterials
- Mobilitätshilfe im weiteren Sinn (z.B. Begleitung bei Amtswegen oder Arztbesuchen)

Bei der Beurteilung des Pflegebedarfs werden Zeitwerte für die erforderlichen Betreuungsmaßnahmen und Hilfsverrichtungen berücksichtigt und zu einer Gesamtbeurteilung zusammengefasst. Während eines Spital- oder Kuraufenthalts ruht das Pflegegeld ab dem zweiten Tag, wenn die überwiegenden Kosten des Aufenthalts ein Sozialversicherungsträger (in- oder ausländisch), der Bund, ein Landesgesundheitsfonds oder eine Krankenfür-

115 Allgemeines Sozialversicherungsgesetz (ASVG), BGBl. Nr. 189/1955;
116 Gewerbliches Sozialversicherungsgesetz (GSVG), BGBl. Nr. 560/1978,
117 Freiberufliches Sozialversicherungsgesetz (FSVG), BGBl. Nr. 624/1978;
118 Bauern-Sozialversicherungsgesetz (BSVG), BGBl. Nr. 559/1978;
119 Notarversicherungsgesetz 1972 (NVG 1972), BGBl. Nr. 66;
120 Beamten-Kranken- und Unfallversicherungsgesetz (B-KUVG), BGBl. Nr. 200/1967;

sorgeanstalt trägt. In bestimmten Fällen kann das Pflegegeld auf Antrag weiter bezogen werden. Das Pflegegeld wird zwölf Mal pro Jahr monatlich im Nachhinein ausbezahlt. Vom Pflegegeld werden keine Lohnsteuer und kein Krankenversicherungsbeitrag abgezogen. Es handelt sich primär immer um eine Geldleistung. Wird jedoch der angedachte Zweck durch das Pflegegeld nicht erreicht, so können stattdessen auch Sachleistungen erbracht werden. Die Ablehnung einer Umwandlung von Geld- zur Sachleistung und vice versa kann beim Arbeits- und Sozialgericht mittels Klage beeinsprucht werden.

Antragsberechtigt sind der Anspruchswerber selbst, sein gesetzlicher Vertreter oder sein Sachwalter, wenn er mit der Besorgung dieser Angelegenheit betraut worden ist. Überdies kann ein Antrag auf Zuerkennung oder Erhöhung des Pflegegeldes auch durch Familienmitglieder oder Haushaltsangehörige ohne Nachweis der Bevollmächtigung gestellt werden, wenn kein Zweifel über Bestand und Umfang der Vertretungsbefugnis besteht. Einzubringen ist der Antrag bei den sogenannten Entscheidungsträgern (Sozialversicherung: Pensions- und Unfallversicherung, Bundessozialamt; Bezirksverwaltungsbehörden: Magistrate und Bezirkshauptmannschaften). Er kann formlos eingebracht werden. Sofern ärztliche Atteste oder Befunde eines Krankenhauses über den aktuellen Gesundheitszustand vorliegen, sollten diese dem Antrag beigelegt werden. Die Betroffenen erhalten ein Formular zugeschickt, in dem angegeben werden sollte, welche Tätigkeiten nicht mehr selbstständig durchgeführt werden können und ob bereits eine pflegebezogene Leistung in Anspruch genommen wird (z.B. erhöhte Familienbeihilfe). In weiterer Folge werden die Betroffenen zu einer ärztlichen Untersuchung eingeladen oder, wenn diese nicht reisefähig sind, zu Hause von einer Ärztin/einem Arzt oder in manchen Fällen durch eine diplomierte Pflegefachkraft aufgesucht. Dieser Hausbesuch ist zuvor anzukündigen. Die/der Sachverständige nimmt den Befund auf und stellt den Pflegebedarf fest. Aufgrund des Gutachtens entscheidet der zuständige Entscheidungsträger, ob und gegebenenfalls in welcher Höhe das Pflegegeld zuerkannt wird. Dies wird in Form eines Bescheides mitgeteilt. Pensions- oder RentenbezieherInnen bringen den Antrag auf Pflegegeld beim zuständigen Versicherungsträger ein. Das ist jene Stelle, die auch die Pension bzw. Rente auszahlt, z.B.

- bei einer Vollrente aus der Unfallversicherung der Unfallversicherungsträger, ausgenommen: in jenem Bereich, in dem die Allgemeine Unfallversicherungsanstalt für die Gewährung der Vollrente zuständig ist, die Pensionsversicherungsanstalt,
- bei ASVG-Pensionistinnen/ASVG-Pensionisten, bei Bezieherinnen/Beziehern von Renten aus der Kriegsopferversorgung, der Heeresversorgung sowie nach dem Impfschadengesetz, die Pensionsversicherungsanstalt,
- bei Bundespensionistinnen/Bundespensionisten, Bezieherinnen/Beziehern eines Beamtenruhe- oder Versorgungsgenusses, einer Beamtenpension eines Bundeslandes oder einer Gemeinde, unkündbaren Post-, Telekom-, Postbusbediensteten sowie Mitgliedern des Verfassungsgerichtshofes das BVA-Pensionsservice,
- Berufstätige Personen, mitversicherte Angehörige (z.B. als Hausfrau oder Kind) und Bezieherinnen/Bezieher einer Mindestsicherung oder eines Rehabilitationsgeldes können das Pflegegeld bei der Pensionsversicherungsanstalt beantragen.

An diese Stellen sind auch die Anträge auf Erhöhung des Pflegegeldes bei Verschlechterung des Gesundheitszustandes zu richten.

Es besteht die Möglichkeit für betroffene Personen, bei abgewiesenen Anträgen auf Pflegegeld oder bei zu niedriger Einstufung die getroffene Entscheidung überprüfen zu lassen. Voraussetzung dafür ist ein Bescheid. Sollten die jeweiligen Personen mit der getroffenen Entscheidung nicht einverstanden sein, haben diese die Möglichkeit, gegen den Bescheid eine Klage einzubringen. Das Einbringen der Klage kann entweder beim Arbeits- und Sozialgericht Wien, beim Landesgericht als Arbeits- und Sozialgericht oder beim Entscheidungsträger erfolgen. Wichtig ist, dass die Klage innerhalb von drei Monaten ab Zustellung des Bescheides eingebracht wird.

Anspruch auf Pflegegeld besteht in Höhe der **Stufe 1** (Werte aus 2014): für Personen, deren Pflegebedarf durchschnittlich mehr als 60 Stunden monatlich beträgt, in der Höhe von € 154,20;

Stufe 2: für Personen, deren Pflegebedarf mehr als 85 Stunden monatlich beträgt, in der Höhe von € 284,30;

Stufe 3: für Personen, deren Pflegebedarf durchschnittlich mehr als 120 Stunden monatlich beträgt, in der Höhe von € 442,90;

Stufe 4: für Personen, deren Pflegebedarf mehr als 160 Stunden monatlich beträgt, in der Höhe von € 664,30;

Stufe 5: für Personen, deren Pflegebedarf mehr als 180 Stunden monatlich beträgt, wenn ein außergewöhnlicher Pflegeaufwand erforderlich ist, in der Höhe von € 902,30;

Stufe 6: für Personen, deren Pflegebedarf mehr als 180 Stunden monatlich beträgt, in der Höhe von € 1.260,-- wenn

1. zeitlich unkoordinierbare Betreuungsmaßnahmen erforderlich sind und diese regelmäßig während des Tages und der Nacht zu erbringen sind oder
2. die dauernde Anwesenheit einer Pflegeperson während des Tages und der Nacht erforderlich ist, weil die Wahrscheinlichkeit einer Eigen- oder Fremdgefährdung gegeben ist;

Stufe 7: für Personen, deren Pflegebedarf mehr als 180 Stunden monatlich beträgt, in der Höhe von € 1.655,80, wenn

1. keine zielgerichteten Bewegungen der vier Extremitäten mit funktioneller Umsetzung möglich sind oder
2. ein gleichzuachtender Zustand vorliegt.

Nach der Begutachtung des Pflegebedürftigen entscheidet der Entscheidungsträger – ggf. nach Einholung ärztlicher Gutachten – mittels Bescheid. Bescheide über Anträge auf Zuerkennung des Pflegegeldes sind binnen sechs Monaten nach dem Einlangen des Antrages zu erlassen.

Bei der Begutachtung von pflegebedürftigen Personen in stationären Einrichtungen sind zur Beurteilung der konkreten Pflegesituation auch Informationen des Pflegepersonals einzuholen und die Pflegedokumentation zu berücksichtigen. Bei pflegebedürftigen Personen, die durch ambulante Dienste betreut werden, sind bei der Begutachtung zur Verfügung gestellte Pflegedokumentationen zu berücksichtigen.

Um die pflegebedürftigen Personen auch korrekt einstufen zu können, wurden von den Entscheidungsträgern einheitliche Einstufungsverordnungen erlassen, die einheitliche Einstufungsrichtlinien im Bereich der Betreuung vorsehen.

Dabei sind unter Betreuung alle in relativ kurzer Folge notwendigen Verrichtungen anderer Personen zu verstehen, die vornehmlich den persönlichen Lebensbereich betreffen und ohne die der pflegebedürftige Mensch der Verwahrlosung ausgesetzt wäre. Dazu zählen insbesondere solche beim An- und Auskleiden, bei der Körperpflege, der Zubereitung und Einnahme von Mahlzeiten, der Verrichtung der Notdurft, der Einnahme von Medikamenten und der Mobilitätshilfe im engeren Sinn.

Bei der Feststellung des zeitlichen Betreuungsaufwandes ist von folgenden – auf einen Tag bezogenen – Richtwerten auszugehen:

- An- und Auskleiden: 2×20 Minuten
- Reinigung bei inkontinenten Patienten: 4×10 Minuten
- Entleerung und Reinigung des Leibstuhles: 4×5 Minuten
- Einnehmen von Medikamenten: 6 Minuten
- Anus-praeter-Pflege: 15 Minuten
- Kanülen-Pflege: 10 Minuten
- Katheter-Pflege: 10 Minuten
- Einläufe: 30 Minuten
- Mobilitätshilfe im engeren Sinn: 30 Minuten

Für die nachstehenden Verrichtungen werden folgende – auf einen Tag bezogene – zeitlichen Mindestwerte festgelegt:

- Tägliche Körperpflege: 2×25 Minuten
- Zubereitung von Mahlzeiten: 1 Stunde
- Einnehmen von Mahlzeiten: 1 Stunde
- Verrichtung der Notdurft: 4×15 Minuten

Abweichungen von diesen Zeitwerten sind nur dann zu berücksichtigen, wenn der tatsächliche Betreuungsaufwand diese Mindestwerte erheblich überschreitet.

Unter Hilfe sind aufschiebbare Verrichtungen anderer Personen zu verstehen, die den sachlichen Lebensbereich betreffen und zur Sicherung der Existenz erforderlich sind. Hilfsverrichtungen sind die Herbeischaffung von Nahrungsmitteln, Medikamenten und Bedarfsgütern des täglichen Lebens, die Reinigung der Wohnung und der persönlichen Gebrauchsgegenstände, die Pflege der Leib- und Bettwäsche, die Beheizung des Wohnraumes einschließlich der Herbeischaffung von Heizmaterial und die Mobilitätshilfe im weiteren Sinn, wobei für jede Hilfsverrichtung ein – auf einen Monat bezogener – fixer Zeitwert von zehn Stunden anzunehmen ist. Für blinde Menschen und Rollstuhlfahrer gibt es Pauschaleinstufungen, die Mindeststandards regeln. Bei Vorliegen zusätzlicher Einschränkungen, kommen höhere Pflegestufen zur Anwendung.

Pflegebedarf ist insoweit nicht anzunehmen, als die notwendigen Verrichtungen vom Anspruchswerber durch die Verwendung einfacher Hilfsmittel selbstständig vorgenommen werden können oder könnten und ihm der Gebrauch dieser Hilfsmittel mit Rücksicht auf seinen physischen und psychischen Zustand zumutbar ist.

Ständiger Pflegebedarf liegt vor, wenn dieser täglich oder zumindest mehrmals wöchentlich regelmäßig gegeben ist, ein außergewöhnlicher Pflegeaufwand dann, wenn die dauernde Bereitschaft, nicht jedoch die dauernde Anwesenheit einer Pflegeperson erforderlich ist. Unter zeitlich unkoordinierbaren Betreuungsmaßnahmen versteht man die Tatsache, dass ein Pflegeplan wegen einer körperlichen, geistigen oder psychischen Behinderung oder einer Sinnesbehinderung des pflegebedürftigen Menschen nicht eingehalten werden kann und die Betreuungsmaßnahme unverzüglich erbracht werden muss.

5.7 Kurorte

Auf den ersten Blick ist das sogenannte Kurheilverfahren dem Rehabilitations-Aufenthalt sehr ähnlich, dennoch unterscheiden sich die beiden in einem wichtigen Punkt: Rehabilitation soll die Gesundheit der Patientin/des Patienten wiederherstellen. Die Kur soll die Gesundheit der Patientin/des Patienten aufrechterhalten. Bei der Kur geht es also mehr um Vorbeugung als um „Reparatur".

Eine Kur machen zum Beispiel Menschen mit chronischen Rückenschmerzen oder Kreislaufbeschwerden. Mehrere Sozialversicherungsträger bieten auch Kuraufenthalte im Ausland an. So fahren beispielsweise Personen mit Psoriasis (Schuppenflechte) ans Tote Meer. Voraussetzung dafür ist, dass Krankenkasse oder Pensionsversicherung den Aufenthalt bewilligen. Dazu ist ein Antrag notwendig. Das dafür erforderliche Formular liegt bei Ärztinnen und Ärzten auf. Diese/r füllt den Antrag aus und sendet ihn zum zuständigen Sozialversicherungsträger (Krankenkasse, Pensions- oder Unfallversicherung). Die Träger sind nicht verpflichtet, den Kuraufenthalt zu finanzieren. Bewilligt jedoch die Sozialversicherung den Kuraufenthalt, übernimmt sie auch einen Großteil der Kosten. Die Patientin/der Patient zahlt abhängig vom Einkommen einen Selbstbehalt. Eine Kur wird in fünf Jahren maximal zweimal bewilligt.

Rechtsgrundlage für Heilvorkommen und Kurorte ist das bereits erwähnte KAKuG als Grundsatzgesetz (§§ 42a ff) und in den einzelnen Ländern diverse Ausführungsgesetze.

Heilvorkommen sind ortsgebundene und natürliche Vorkommen, die durch ihre besonderen Eigenschaften und ohne jede Veränderung ihrer natürlichen Zusammensetzung eine wissenschaftlich anerkannte Heilwirkung ausüben oder erwarten lassen. Dazu gehören Heilquellen, Heilpeloide und Heilfaktoren.

Kuranstalten sind Einrichtungen, die der stationären oder ambulanten Anwendung medizinischer Behandlungsarten dienen, die sich aus einem ortsgebundenen natürlichen Heilvorkommen oder seinen Produkten ergeben. Neben diesen Behandlungsarten ist in Kuranstalten auch die Anwendung solcher Zusatztherapien zulässig, die zur Ergänzung der Kurbehandlung nach ärztlicher Anordnung angewendet werden und bei denen nach dem Stand der medizinischen Wissenschaft davon auszugehen ist, dass die ärztliche Aufsicht über den Betrieb ausreicht, um schädliche Wirkungen auf das Leben oder die Gesundheit der behandelten Personen auszuschließen. Die Behandlung im Rahmen von Zusatztherapien hat nach den Grundsätzen und anerkannten Methoden der medizinischen Wissenschaft zu erfolgen.

Der Betrieb einer Kuranstalt bedarf einer Bewilligung der Bezirksverwaltungsbehörde. Eine Betriebsbewilligung darf nur erteilt werden, wenn insbesondere

- das Eigentumsrecht oder sonstige Nutzungsrechte des Bewerbers an der für eine Kuranstalt in Aussicht genommenen Betriebsanlage nachgewiesen sind,
- die für den unmittelbaren Betrieb der Kuranstalt erforderlichen medizinischen Apparate und technischen Einrichtungen vorhanden sind und die Betriebsanlage sowie alle medizinischen Apparate und technischen Einrichtungen den Sicherheitsvorschriften entsprechen,
- die Aufsicht über den Betrieb durch einen Arzt, der in Österreich zur selbstständigen Ausübung des ärztlichen Berufes berechtigt ist und Kenntnisse auf dem Gebiet der Balneologie und Kurortemedizin besitzt, gewährleistet ist, und auch die sonstige personelle Ausstattung gesichert ist,
- gegen den Bewerber keine Bedenken bestehen,
- allenfalls angebotene Zusatztherapien nach den Grundsätzen und anerkannten Methoden der medizinischen Wissenschaft erfolgen und
- gegen die für den inneren Betrieb der Kuranstalt vorgesehene Anstaltsordnung keine Bedenken bestehen.

Wesentliche räumliche Änderungen der Kuranstalt sowie wesentliche Änderungen im Leistungsangebot, insbesondere Zusatztherapien, bedürfen der Bewilligung der Bezirksverwaltungsbehörde. Die sanitäre Aufsicht wird durch den zustehenden Amtsarzt der Bezirksverwaltungsbehörde ausgeübt.

Der innere Betrieb einer Kuranstalt ist durch eine Kuranstaltsordnung zu regeln. Diese hat insbesondere folgende Bereiche zu überwachen:

- die Aufgaben und Einrichtungen der Kuranstalt
- die Grundzüge ihrer Verwaltung und ihrer Betriebsform
- die Dienstobliegenheiten der in der Kuranstalt beschäftigten Personen
- die dem aufsichtführenden Arzt zukommenden Aufgaben wie Erstellung des Kurplans und die damit zusammenhängenden Anfangs-, Zwischen- und Enduntersuchungen
- eine Aufstellung der sich aus dem ortsgebundenen Heilvorkommen oder dessen Produkten ergebenden Behandlungsarten und den angebotenen Zusatztherapien
- Maßnahmen der Qualitätssicherung
- die zum Schutz der Nichtraucher getroffenen Maßnahmen
- das in der Kuranstalt zu beachtende Verhalten
- Informations- und Beschwerdemöglichkeiten

Die Kuranstaltsordnung und jede wesentliche Änderung derselben ist der Bezirksverwaltungsbehörde anzuzeigen. Entspricht diese nicht, so hat die Bezirksverwaltungsbehörde deren Genehmigung zu versagen. Die Kuranstaltsordnung ist in der Kuranstalt so aufzulegen, dass sie für jedermann zugänglich ist.

Kurorte sind Orte, in denen behördlich anerkannte Heilvorkommen ortsgebunden genutzt werden und in denen die erforderlichen Kureinrichtungen vorhanden sind. Der Umfang des Gebietes eines Kurortes wird Kurbezirk genannt und ist von der Landesregierung genau festzulegen.

6. Leistungserbringung

Abb. 17: Leistungserbringer: ein Überblick

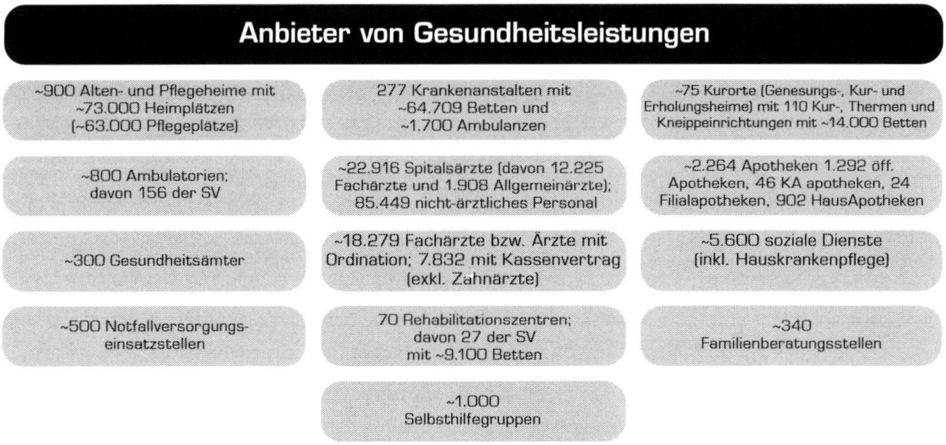

Quelle: eigene Darstellung 2012/2013.

6.1 Öffentlicher Gesundheitsdienst

Der Öffentliche Gesundheitsdienst (ÖGD) ist neben intra- und extramuralem Bereich die dritte Säule des österreichischen Gesundheitswesens. Seine gesetzlichen Wurzeln liegen im heute noch gültigen Reichssanitätsgesetz von 1872, das die wesentlichen Aufgaben im Bereich der sanitären Aufsicht und der Seuchenhygiene festlegt und die Begriffe Amtsarzt und Sanitätsdirektor normiert. Seit den 1990er-Jahren wurden im Zuge der Bestrebungen zur Verwaltungsreform die ÖGD-Agenden in den Bundesländern unterschiedlich und zum Teil neu organisiert, wodurch sich das Aufgabenspektrum des ÖGD länderspezifisch änderte (u.a. wurden unterschiedliche Aufgaben ausgelagert). Der Schritt einer Abstimmung auf Bundesebene blieb zum damaligen Zeitpunkt aus. Um die weiter voranschreitende heterogene Entwicklung des ÖGD in den Bundesländern zu harmonisieren, wurde vom ÖBIG im Auftrag des BMGF mit Frühjahr 2005 ein gemeinsamer ÖGD-Reformprozess auf Bundesebene in Angriff genommen. Das damalige BMGF präsentierte seine Vorstellungen zum ÖGD-Reformprozess in der Landessanitätsdirektorenkonferenz und im Obersten Sanitätsrat. Das Hauptaugenmerk des Reformprozesses sollte nach Auffassung des damaligen BMGF vor allem auf die Definition von Kernaufgabenbereichen und auf die Harmonisierung der Ausbildung für den ÖGD in Österreich gelegt werden.

Der Öffentliche Gesundheitsdienst wirkt in den verschiedensten Bereichen des Gesundheitssystems, wenn es darum geht, im Hinblick auf die Gesundheit der Bevölkerung gesichertes Fachwissen zur Verfügung zu stellen, Entscheidungen unabhängig von wirtschaftlichen Eigeninteressen zu treffen und zum Interessenausgleich unterschiedlicher Gruppierungen beizutragen. Der ÖGD ist aufgrund seiner Ausrichtung auf die Gesundheit der Gesamtbevölkerung, aufgrund seiner Fachkompetenz und seiner Unabhängigkeit dazu prädestiniert, eine führende Rolle bei strategischen und sektorenübergreifenden Planungen im Gesundheitswesen einzunehmen. Die Rolle der Amtsärztinnen und Amtsärzte geht über die Vollziehung behördlicher Aufgaben hinaus. Gemeinsam mit anderen ärztlichen und nichtärztlichen Berufsgruppen, deren Aus-, Fort- und Weiterbildung ebenfalls auf Public-Health-Grundlagen beruht, erfüllen sie folgende Funktionen:

- Amtssachverständige in Behördenverfahren
- Kontroll- und Aufsichtsorgane
- Planer, Berater und Entwickler, Koordinator, Organisator, Beobachter und Ärzte

Um den Herausforderungen des 21. Jahrhunderts gerecht werden zu können, muss sich der ÖGD folgender Aufgabenbereiche annehmen:[121]

- Aufsicht und Qualitätssicherung im Gesundheitswesen und in die Gesundheit möglicherweise gefährdenden Einrichtungen,
- Epidemiologie & Gesundheitsberichterstattung,
- Gesundheitsförderung und Krankheitsvermeidung,
- Gesundheitsplanung und Beratung der Politik zu gesundheitsrelevanten Entwicklungen
- Infektionsschutz
- Medizinisches Krisenmanagement
- Mitwirkung bei sozialkompensatorischen Aufgaben
- Umweltmedizin/Umwelthygiene
- Unterstützung anderer Verwaltungsbereiche, der Exekutive und der Justiz bei der Erfüllung ihrer Aufgaben

Eine typische Leistung des ÖGD ist das Impfwesen, das es seit mehr als 200 Jahren gibt. Auch in der jüngeren Vergangenheit halfen die Maßnahmen des österreichischen Impfwesens wiederholt, gefährliche Infektionskrankheiten massiv einzudämmen beziehungsweise auszurotten: Im Jahr 1960 gab es in Österreich noch 829 gemeldete Diphtheriefälle. Inzwischen gibt es seit mehreren Jahren keine Neuinfektionen mehr. Die Fälle von Keuchhusten wurden zwischen 1960 und 2006 von 2.700 auf 78 reduziert. Dies entspricht einem Rückgang von 98 Prozent. Ein weiteres Beispiel ist das Auftreten von Kinderlähmung in Österreich. In den Jahren 1954 bis 1959 waren bei der letzten Kinderlähmungsepidemie in Österreich noch 591 Todesopfer zu beklagen. Im Jahr 1960 wurden noch rund 400 Fälle gemeldet. Inzwischen ist diese Krankheit in Österreich seit mehr als 20 Jahren nicht mehr vorhanden. Auf internationaler Ebene besteht sogar das durchaus erreichbare Ziel, die Kinderlähmung weltweit auszurotten. Die genannten Zahlen zeigen einmal mehr, dass nahezu

[121] Vgl. dazu: Bundesministerium für Gesundheit: Nationale Strategie öffentliche Gesundheit.

Tab. 36: Aufgabenbereiche des ÖGD

ÖGD – Aufgabenbereiche und Rollen
Sachverständige/r in Behördenverfahren, Kontroll- und Aufsichtsorgan, Planer/in & Entwickler/in, Berater/in, Koordinator/in & Organisator/in, Beobachter/in, Arzt/Ärztin
Aufsicht und Qualitätssicherung im Gesundheitswesen und in die Gesundheit möglicherweise gefährdeten Einrichtungen
Um Prozess-, Struktur- und Ergebnisqualität aus gesundheitlicher Sicht zu sichern, zu fördern und zu entwickeln
Epidemiologie und Gesundheitsberichterstattung
Um gesundheitlich relevante Trends, Zusammenhänge, Ressourcen und Probleme in der Bevölkerung zu erkennen und wissensbasierte Empfehlungen abzuleiten
Gesundheitsförderung und Krankheitsvermeidung
Zur Erhaltung der Gesundheit der Bevölkerung im ganzheitlichen Sinn und zur Sicherstellung einer strukturierten und evaluierten Vorsorge für alle Bevölkerungsschichten jeder Altersgruppe
Gesundheitsplanung und Beratung der Politik zu gesundheitsrelevanten Entwicklungen
Zur bereichsübergreifenden Steuerung und Begleitung der bedarfsorientierten Entwicklung in Angelegenheiten der öffentlichen Gesundheit
Infektionsschutz
Zum Schutz der Bevölkerung vor Infektionskrankheiten
Medizinisches Krisenmanagement
Um rasch und koordiniert auf Bedrohungsszenarien zu reagieren (unter Verantwortung der jeweiligen Katastrophenabteilung)
Mitwirkung bei sozialkompensatorischen Aufgaben
Um darauf zu achten, dass keine Bevölkerungsgruppen aus dem Gesundheitsversorgungssystem fällt, und um die Gesundheitsvorsorge und Betreuung spezieller Bevölkerungsschichten sicherzustellen
Umweltmedizin/Umwelthygiene
Um ein gesundes Lebensumfeld sicherzustellen und zu fördern; um Interessensausgleich unter Einbindung der Bürger/innen und Einbringung von unabhängigem, kostengünstigem Sachverstand herzustellen
Unterstützung anderer Verwaltungsbereiche, der Exekutive und der Justiz zur Erfüllung ihrer Aufgaben
Um die Allgemeinheit vor möglicherweise die Gesundheit gefährdenden Tätigkeiten Einzelner und die Gesundheit von Einzelnen vor sich selbst zu schützen

Quelle: BMG: Nationale Strategie öffentliche Gesundheit

jede Maßnahme der Impfprävention, die einen einigermaßen hohen Grad an Durchimpfung erreicht, die Krankheit entweder eliminieren oder zumindest auf ein minimales Maß zurückdrängen kann.

Der erste offizielle, vom Obersten Sanitätsrat beschlossene, Impfplan für Österreich wurde im Jänner 1984 erlassen. Die Impfempfehlungen für Österreich werden seitdem entsprechend der Verfügbarkeit neuer Impfstoffe oder Impfstoffkombinationen unter Berücksichtigung der epidemiologischen Daten der zu verhütenden Infektionskrankheit jährlich überarbeitet und vom Impfausschuss des Obersten Sanitätsrats neu beschlossen. Die enthaltenen Impfempfehlungen basieren auf sorgfältigen Abwägungen von Nutzen und Risiken. Im Impfplan wird darauf hingewiesen, dass es eine ärztliche Verpflichtung ist, für einen ausreichenden Impfschutz der Patienten zu sorgen. Dazu gehört die rechtzeitige Grundimmunisierung von Säuglingen und Kleinkindern sowie die Aufrechterhaltung des Schutzes durch Auffrischungsimpfungen in jedem Lebensalter. Weiters wird empfohlen, weitestgehend Kombinationsimpfungen durchzuführen, um die Zahl der Injektionen möglichst gering zu halten. Die jeweils aktuelle Fassung des österreichischen Impfplans ist auf der Webseite des Bundesministeriums für Gesundheit abrufbar. Die derzeitige Finanzierungssituation lässt die Umsetzung von wichtigen Impfempfehlungen des Obersten Sanitätsrats in das Kinderimpfkonzept bzw. die öffentliche Finanzierung von wichtigen Impfungen für Erwachsene und Senioren nicht zu. Einige Impfleistungen werden jedoch durchaus von der Sozialen Krankenversicherung übernommen, bspw. die FSME-Impfung. Die meisten Impfkosten trägt der Bund, einen kleinen Teil die Länder und die Sozialversicherung. Primär sind Impfungen für Kinder kostenlos. Dazu gehören Impfungen gegen Masern, Mumps, Röteln, Kinderlähmung, Hämophilus, Hepatitis B, Diphterie, Tetanus, Keuchhusten, Pneumokokken und oraler Schutz gegen Rotaviren.

Dass Österreicher generell Impfmuffel sind, zeigt sich vor allem bei der Grippeimpfung trotz Werbung ohne Ende. Schätzungen zufolge waren in den letzten Jahren nur 18% der Gesamtbevölkerung gegen Grippe geimpft, beim Gesundheitspersonal waren es nur 17%.

6.2 Prävention und Gesundheitsförderung

Prävention und Gesundheitsförderung sind Themen von zentraler Bedeutung für Österreich. Ziel der öffentlichen Gesundheitsvorsorge ist die Verbesserung des Gesundheitszustandes der Bevölkerung und die Früherkennung von Krankheiten. Bereits seit knapp 15 Jahren versucht die österreichische Gesundheitspolitik die Gesundheit der österreichischen Bevölkerung zu verbessern und durch gezielte Aufklärung und Informationskampagnen das Gesundheitsbewusstsein zu fördern und zu stärken. Dabei ist es vorrangig, „den Menschen nicht nur ein längeres Leben zu ermöglichen, sondern auch zu erreichen, dass die zusätzlich gewonnenen Lebensjahre mit subjektiv höherer Lebensqualität verbracht werden können. Neben der Sicherstellung einer hochqualitativen medizinischen Krankenversorgung wird daher präventiven Leistungen und Gesundheitsförderungsaktivitäten immer mehr Bedeutung beigemessen. Aufgabe des Staates ist es, allen, unabhängig von Einkommen und Vermögen, die bestmögliche Gesundheitsversorgung anzubieten".[122] Die beiden Begriffe werden oft in gleicher Weise verwendet, jedoch gibt es deutliche Unterschiede. Die **Prävention** hat ihren Ausgangspunkt bei spezifizierten Krankheiten oder Störungen und hat das Ziel, diese Risiken zu minimieren oder gänzlich auszuschalten – Risikofakto-

[122] Bundesministerium für Gesundheit: Das Österreichische Gesundheitssystem, Zahlen – Daten – Fakten.

renmodell (bspw. Impf-, Safer Sex- oder Suchtpräventionsprogramme). Die **Gesundheitsförderung** setzt an den Schutzfaktoren (Ressourcen) an und will diese fördern (Lebenskompetenzprogramme, die das Selbstwertgefühl und die Problemlösekompetenzen von Kindern steigern). Sie hat das Ziel, die Gesundheit und das Wohlbefinden zu steigern.

Das Konzept der Gesundheitsförderung wurde am 21. November 1986 von der Weltgesundheitsorganisation (WHO) innerhalb der ersten Internationalen Konferenz in Ottawa entwickelt und in der sogenannten Ottawa-Charta zusammengefasst und im Weiteren spezifiziert. Die in der Ottawa-Charta formulierten Grundgedanken gelten noch heute als akzeptierter Orientierungsrahmen für Politik und Praxis der Gesundheitsförderung. Das Konzept enthält die wichtigsten Aktionsstrategien und Handlungsfelder der Gesundheitsförderung. Dabei wird zwischen drei grundlegenden Handlungsstrategien und fünf zentralen Handlungsfeldern unterschieden.

Die von der WHO genannten Handlungsstrategien sind:

- Anwaltschaftliches Eintreten für Gesundheit
- Befähigen und Ermöglichen
- Vermitteln und Vernetzen

Die laut WHO wichtigsten fünf Handlungsfelder sind:

- Gesundheitsfördernde Gesamtpolitik entwickeln
- Gesundheitsfördernde Lebenswelten schaffen
- Gesundheitsbezogene Gemeinschaftsaktionen unterstützen
- Persönliche Kompetenzen entwickeln
- Gesundheitsdienste neu orientieren

Durch Inkrafttreten des Gesundheitsförderungsgesetzes im Jahr 1998 wurde der Fonds Gesundes Österreich (FGÖ) Träger der Initiative Gesundheitsförderung. Dabei wurden wichtige Schritte gesetzt, um den Stellenwert der Gesundheitsförderung zu erhöhen und das Bewusstsein dafür zu schärfen. Seine Aufgabenfelder umfassen die Schwerpunkte Projektförderung, Unterstützung des Strukturaufbaus für Gesundheitsförderung, Investition in Fort- und Weiterbildung und Forcierung der Vernetzung der in der Gesundheitsförderung und Primärprävention Tätigen sowie Information, Aufklärung und begleitende öffentlichwirksame Aktivitäten. „Dabei werden Schwerpunkte in den Settings Betrieb, Gemeinde/Stadt, Krankenhäuser und Schule gesetzt. Ferner gibt es zielgruppenspezifische Initiativen für ältere Personen, Frauen, Kinder und Jugendliche, Erwerbstätige in Klein- und Mittelbetrieben, Migrantinnen und Migranten sowie themenspezifische Aktivitäten zu Ernährung, Bewegung, Herz-Kreislauf-Gesundheit und zur psychischen Gesundheit.

Österreichs Städte, Gemeinden, Krankenhäuser und Gesundheitseinrichtungen, Schulen sowie Betriebe sind in zahlreichen nationalen und internationalen Gesundheitsförderungsnetzwerken engagiert."[123]

Der Bevölkerung steht traditionell eine Vielzahl an Angeboten zur Verfügung und erstreckt sich dabei über den gesamten menschlichen Lebenszyklus. So zum Beispiel das kostenlose Mutter-Kind-Pass-Untersuchungsprogramm, das seit 1974 in Österreich lebende

---

[123] Bundesministerium für Gesundheit: Das Österreichische Gesundheitssystem, Zahlen – Daten – Fakten.

Mütter und ihre Kinder von der Schwangerschaft bis zum 62. Lebensmonat des Kindes begleitet. Seit 2002 wird das Kinderbetreuungsgeld ab dem 20. Monat auf die Hälfte gekürzt, wenn die ersten zehn vorgesehenen Untersuchungen nicht eingehalten werden. Ebenso dienen schulärztliche Versorgung und Jugendlichenuntersuchungen dazu, präventiv tätig zu werden. Weiters erhalten Eltern einen Impfpass für ihre Kinder. Seit 1998 werden auf Basis des Kinderimpfkonzeptes Kosten für ausgewählte Impfungen gemeinschaftlich von Bund, Bundesländern und Sozialversicherung übernommen.

Die Vorsorgeuntersuchung wurde im Jahr 1974 eingeführt und bis zum Jahr 2005 in unveränderter Form durchgeführt, ab 2005 wurde die „Vorsorgeuntersuchung neu" gestartet. Hinzugekommen sind mehr Beratung hinsichtlich eines gesundheitsfördernden Lebensstils, eine Erweiterung der Darmkrebsvorsorge (zusätzlich zum Hämoccult-Test wurde die Koloskopie aufgenommen), vermehrte Aufmerksamkeit auf die Hör- und Sehleistung bei Menschen über 65 Jahren sowie die Einbeziehung von Parodontalerkrankungen. Die Inanspruchnahme von Vorsorgeuntersuchungen ist im vergangenen Jahrzehnt kontinuierlich gestiegen (mit Ausnahme des Jahres 2005). Der Zuwachs von 2002 bis 2012 betrug rund ein Viertel des Ausgangswertes (von 748.332 auf 925.688). Die Zunahme der Häufigkeit der durchgeführten Vorsorgeuntersuchungen war in Wien besonders groß, wo der Wert von 2002 bis 2012 um weit mehr als die Hälfte des Ausgangswertes gestiegen ist (um 56,3% von 123.038 auf 192.317). Insgesamt nahmen Frauen Vorsorgeuntersuchungen etwas häufiger in Anspruch als Männer (Frauenanteil 2012: 54,1%).

Tab. 37: Vorsorgeuntersuchungen im Jahr 2011

Untersuchungsstelle	Untersuchungen insgesamt			davon			
				Allg. Untersuchungsprogramm			Gynäkologisches Untersuchungsprogramm
	M + F	Männer	Frauen	M + F	Männer	Frauen	
Alle Untersuchungsstellen	**1.035.836**	**408.549**	**627.287**	**884.589**	**408.549**	**476.040**	**151.247**
Vertragsärzte insgesamt	960.619	367.980	592.639	813.162	367.980	445.182	147.457
Ärzte für Allgemeinmedizin	703.701	316.658	387.043	697.417	316.658	380.759	6.284
Fachärzte insgesamt	256.918	51.322	205.596	115.745	51.322	64.423	141.173
Lungenheilkunde	291	142	149	291	142	149	–
Frauenheilkunde	141.173	–	141.173	–	–	–	141.173
Interne Medizin	115.454	51.180	64.274	115.454	51.180	64.274	–
Eigene Einrichtungen der Sozialversicherung	36.887	19.099	17.788	34.217	19.099	15.118	2.670
Sonstige Untersuchungsstellen	38.330	21.470	16.860	37.210	21.470	15.740	1.120

Quelle: Hauptverband der österreichischen Sozialversicherungsträger.

Tab. 38: Inanspruchnahme von Vorsorgeuntersuchungen 2002 und 2012 in den Bundesländern

	2002			2012			Veränderung 2002 bis 2012 in %			Frauenanteil in %	
	Insg.	Männer	Frauen	Insg.	Männer	Frauen	Insg.	Männer	Frauen	2002	2012
Österreich	**748.332**	**350.851**	**397.481**	**921.388**	**422.618**	**498.770**	**23,1**	**20,5**	**25,5**	**53,1**	**54,1**
Burgenland	39.061	17.739	21.322	49.692	22.412	27.280	27,2	26,3	27,9	54,6	54,9
Kärnten	72.112	29.772	42.340	86.033	38.111	47.922	19,3	28,0	13,2	58,7	55,7
Niederösterreich	72.299	36.756	35.543	84.030	42.186	41.844	16,2	14,8	17,7	49,2	49,8
Oberösterreich	121.155	58.141	63.014	150.631	68.444	82.187	24,3	17,7	30,4	52,0	54,6
Salzburg	53.696	23.899	29.797	60.439	27.948	32.491	12,6	16,9	9,0	55,5	53,8
Steiermark	129.184	58.824	70.360	136.306	62.607	73.699	5,5	6,4	4,7	54,5	54,1
Tirol	96.125	50.479	45.646	115.273	52.057	63.216	19,9	3,1	38,5	47,5	54,8
Vorarlberg	41.662	18.332	23.330	46.667	21.490	25.177	12,0	17,2	7,9	56,0	54,0
Wien	123.038	56.909	66.129	192.317	87.363	104.954	56,3	53,5	58,7	53,7	54,6

Quelle: Hauptverband der österreichischen Sozialversicherungsträger.

2012 nahm rund eine Million Österreicher und Österreicherinnen eine kostenlose Vorsorgeuntersuchung in Anspruch. Die Krankenversicherungsträger haben im Jahr 2011 für Vorsorgeuntersuchungen 89,9 Mio. Euro aufgewendet

Zwar ist bei den Jugendlichenuntersuchungen ein deutlicher Rückgang im letzten Jahrzehnt zu verzeichnen, jedoch gab es immerhin bei der Gesamtbevölkerung in den letzten 20 Jahren einen Anstieg von 150% und von 2000 bis 2010 einen Anstieg von mehr als 23%. Neben den schon erwähnten Schuluntersuchungen, gibt es auch noch die Stellungsuntersuchungen beim Bundesheer sowie Maßnahmen zur Kariesprophylaxe und zur Verbesserung der Versorgung chronisch Kranker.

Tab. 39: Jugendlichenuntersuchungen im Jahr 2011

Bezeichnung	Zielpersonen	davon Untersuchte	
		Zahl	Prozent
Österreich	**86.838**	**55.846**	**64,31**
Burgenland	2.605	1.615	62,00
Kärnten	6.030	4.345	72,06
Niederösterreich	11.591	5.486	47,33
Oberösterreich	19.022	13.533	71,14
Salzburg	12.027	5.805	48,27
Steiermark	11.289	10.302	91,26
Tirol	8.722	6.911	79,24
Vorarlberg	7.127	2.576	36,14
Wien	8.425	5.273	62,59

Quelle: Handbuch der Österreichischen Sozialversicherung, 2013.

Zielpersonen für die Jugendlichenuntersuchung sind die berufstätigen Jugendlichen bis zur Vollendung des 18. Lebensjahres. Die Jugendlichenuntersuchungen werden nach einem einheitlichen Untersuchungsprogramm durchgeführt. Berufsspezifische Belastungen werden besonders berücksichtigt. Die Jugendlichen werden von den Krankenversicherungsträgern schriftlich zur Teilnahme an den Untersuchungen eingeladen, wobei auf die Wichtigkeit der Untersuchung zur Vermeidung von Dauerschäden hingewiesen wird. Hierbei sollen die Zielgruppenerreichbarkeit, die Untersuchungsqualität, Vorsorgemaßnahmen und Untersuchungen, Beratung, Arbeitsweltbezug, Betreuung und Weiterverweisung berücksichtigt werden. Im Jahre 2011 war die Anzahl der Zielpersonen um 4.006 geringer als im Vorjahr. Untersucht wurden 64,31% der Zielpersonen, das ist eine Verminderung um 3,58 Prozentpunkte im Vergleich zum Vorjahr. Die Krankenversicherungsträger haben im Jahr 2011 für Jugendlichenuntersuchungen 2,54 Mio. Euro aufgewendet, wovon 1,15 Mio. Euro vom Bund ersetzt werden.

„Wie viele andere europäische Staaten steht Österreich bei der Förderung eines gesunden Lebensstils der Bevölkerung vor vielfältigen Herausforderungen. So liegt die Zahl der täglich Rauchenden gemäß einer europaweiten Umfrage im Jahr 2013 bei etwa 25 Prozent der Bevölkerung. Während die Zahl der männlichen Raucher in den vergangenen Jahrzehnten kontinuierlich abgenommen hat, verzeichneten die Gruppen der Jugendlichen und der weiblichen Raucher Anstiege. Das Bundesministerium für Gesundheit rief neben anderen Initiativen zusammen mit der österreichischen Sozialversicherung und den Ländern das „Rauchertelefon“ ins Leben, um Raucherinnen und Raucher bei der Entwöhnung zu unterstützen. Rund 16 Prozent der österreichischen Bevölkerung (21% der Männer, 10% der Frauen) konsumieren Alkohol in gesundheitsschädigendem Ausmaß oder sind an Alkoholismus erkrankt. Auch hier zeigen sich bei Jugendlichen besorgniserregende Entwicklungen. Dies wurde von der Politik erkannt und erfährt nun eine zielgerichtete Auseinandersetzung. Im Zuge der österreichischen Gesundheitsbefragung 2006/2007 gaben 49 Prozent der Männer und Frauen mit einem Alter über 15 Jahren an, zumindest einmal pro Woche eine körperliche Betätigung auszuüben. Ein Drittel aller Männer und beinahe ein Viertel aller Frauen sind zumindest dreimal pro Woche (sportlich) aktiv. Die Förderung körperlicher Betätigung ist ein aktuelles Schwerpunktthema in Österreich und findet Niederschlag in zahlreichen Aktionen.“[124] Auch Aufklärung über Ernährung spielt eine verstärkte Rolle. Zudem soll der Arzt als Berater künftig Risikoprofile von seinen Patienten erstellen und noch mehr auf die individuelle Situation der einzelnen Patienten eingehen.

[124] Bundesministerium für Gesundheit: Das Österreichische Gesundheitssystem, Zahlen – Daten – Fakten.

Da in Österreich die erfolgten Ausgaben für öffentliche Gesundheits- und Präventionsprogramme nur rd. 60% des OECD-Durchschnitts (2012) erreichen, ist es folglich klar, dass das Übergewicht der Versorgung im stationären Bereich in Österreich rund 43% der Gesundheitsausgaben vereinnahmt und damit die finanziellen Möglichkeiten für eine Forcierung der Prävention reduziert. Darüber hinaus existiert keine oder nur eine mangelhafte Koordination und Abstimmung der Gesundheitsförderungsmaßnahmen des BMG mit anderen Förderungsgebern (Länder, Gemeinden, Sozialversicherungsträger). Die finanziellen Zuwendungen wurden teils unabhängig voneinander gewährt. Evaluierung gibt es nicht. Viele Maßnahmen und Aktivitäten wurden zum Teil auf lokaler und regionaler Ebene gesetzt. Diese „Gießkannenförderung" statt themenfokussierter Förderung kann zu Effizienzverlusten führen. Hier gehört dringend eine Vereinheitlichung geschaffen. Im Rahmen der Gesundheitsreform neu wurde vereinbart, zur Förderung wesentlicher Gesundheitsförderungs- und Vorsorgeprogramme sowie Behandlungsmaßnahmen mit überregionaler Bedeutung, insbesondere mit Bezug zu den Rahmengesundheitszielen und zur Finanzierung weiterer Projekte und Planungen jährliche Mittel im maximalen Ausmaß von 3,5 Millionen Euro zur Verfügung zu stellen. Dabei haben sich die geförderten Maßnahmen an den von der Bundesgesundheitskommission beschlossenen Grundsätzen der Mittelvergabe und den Vergabe- und Qualitätskriterien der „Strategie zur Verwendung der Vorsorgemittel" zu orientieren.

6.3 Primäre Gesundheitsversorgung

Anders als im Bereich der Krankenanstalten gab es für die Dokumentation der Inanspruchnahme von ambulanten Versorgungsangeboten in Österreich lange keine gesetzliche Basis. Als Informationsquelle gab es hier bislang lediglich die Abrechnungsdaten der Krankenkassen, die aufgrund der fehlenden Diagnosen-Codierung für gesundheitsstatistische Analysen nicht geeignet waren. An der Implementierung einer gesetzlichen Grundlage und eines Dokumentationssytems im ambulanten Bereich arbeiteten seit mehreren Jahren ein Projektlenkungsausschuss unter Beteiligung des Gesundheitsministeriums, der Bundesländer und der Sozialversicherungsträger. „In der nunmehr gültigen 15a-Vereinbarung zur „Organisation und Finanzierung des Gesundheitswesens" wurde in Artikel 37 „Sicherstellung und Weiterentwicklung der Dokumentation" u.a. festgelegt, dass medizinische Leistungen über den gesamten ambulanten Bereich (d.h. Spitalsambulanzen, selbstständige Ambulatorien mit Kassenverträgen einschließlich der eigenen Einrichtungen der Versicherungsträger, niedergelassene Fachärztinnen/Fachärzten mit Kassenverträgen, Gruppenpraxen mit Kassenverträgen und sonstigen in der Gesundheitsversorgung frei praktizierenden Berufsgruppen mit Kassenverträgen) ab 1. Jänner 2014 bundesweit nach dem seit 2010 in Pilotprojekten getesteten Katalog ambulanter Leistungen (KAL) im Rahmen eines Berichtswesens in pseudonymisierter Form dem Bund zu melden sind. Der Katalog ambulanter Leistungen wird einer periodischen Wartung und Weiterentwicklung unterzogen. Bund, Länder und Sozialversicherung haben dafür zeitgerecht die notwendigen Rahmenbedingungen in fachlicher, rechtlicher, organisatorischer und technischer Hinsicht und damit ab 2014 vergleichbare Datengrundlagen über den gesamten ambulanten Bereich sicherzustellen. Die legistische Umsetzung des Gesamtvorhabens erfolgt mit dem „Gesundheitsreformgesetz 2013", mit dem unter anderem auch das „Bundesgesetz über die Dokumentation im Gesundheitswesen" (Artikel 17) novelliert wurde. Dieses Gesetzespaket wurde im Nationalrat und im Bundesrat beschlossen und am 23. Mai durch Veröffentlichung im Bundesgesetzblatt (BGBl. I Nr. 81/2013) kundgemacht.

Die Novelle des Dokumentationsgesetzes hat zwei inhaltliche Schwerpunkte: die österreichweite Verpflichtung zur Dokumentation ambulant erbrachter Leistungen unter Nutzung des vom BMG herausgegebenen Katalogs ambulanter Leistungen (KAL), der gemeinsam mit dem Katalog medizinscher Einzelleistungen (MEL-Katalog) für den stationären Bereich einen durchgehenden Gesamtkatalog mit gleicher Systematik bildet, und die Einführung der Pseudonymisierung – ab 2014 für den gesamten ambulanten und ab 2015 auch für den stationären Bereich; Daten der KAL-Pilotbundesländer werden bereits rückwirkend ab 2013 pseudonymisiert. Da die Dokumentation der ambulant erbrachten Leistungen bereits ab 1. Jänner 2014 bundesweit erfolgen wird, sind seitens der Krankenanstalten, der Träger und der Landesgesundheitsfonds Vorbereitungen zu treffen, deren Umfang und Aufwand wesentlich von der bisher gehandhabten Dokumentationspraxis in den Spitalsambulanzen abhängig sind. Dies könnten z.B. Adaptierungen in der IT-Infrastruktur bzw. dem in Verwendung stehenden KIS oder die Adaptierung bestehender bzw. der Aufbau neuer Meldeschienen sein. In jenen Ambulanzen, in denen bereits ein Dokumentationssystem besteht und entschieden wird, dieses beizubehalten, sind Überleitungstabellen auszuarbeiten. Die Verordnung des Bundesministers für Gesundheit zur Dokumentation im ambulanten Bereich, in der sämtliche Details zur Dokumentation, zur Datenübermittlung und zur Pseudonymisierung festgelegt sind, wurde am 16. Oktober 2013 durch Veröffentlichung im Bundesgesetzblatt (BGBl. II Nr. 305/2013) kundgemacht.

Für die ambulante Dokumentation ab 2014 stellt das Bundesministerium für Gesundheit den Landesgesundheitsfonds und den von ihnen finanzierten Krankenanstalten das Programmpaket ADok samt Dokumentationshandbuch, Quellcode und Stammdaten zur Verfügung. Es dient zur Unterstützung bei der Erstellung der Datenmeldung für das Berichtswesen gemäß Bundesgesetz über die Dokumentation im Gesundheitswesen (DokuG) und bei der Implementierung von Plausibilitätsprüfungen auf die zu exportierenden Daten. Die Sozialversicherung (SV) verwendet für diese Aufgabe ein eigenes EDV-Tool."[125]

Primäre Gesundheitsversorgung wird in Österreich zunächst durch frei praktizierende Ärzte wahrgenommen. Somit sind die Ärztinnen und Ärzte für Allgemeinmedizin erste Anlaufstelle im Gesundheitssystem. Laut der Österreichischen Gesundheitsbefragung 2006/2007 der Statistik Austria haben 75,6% der Männer und 81,8% der Frauen – hochgerechnet 5,5 Mio. Personen – im Jahr vor der Befragung mindestens einmal eine Ordination für All-

[125] Dazu: http://bmg.gv.at/home/Schwerpunkte/Gesundheitssystem_Qualitaetssicherung/Dokumentation/Ambulante_Dokumentation_nach_KAL_2014

gemeinmedizin aufgesucht. Sehr häufig werden auch gynäkologische Ordinationen in Anspruch genommen: Rund 83,6% der befragten Frauen haben im vorangegangenen Jahr mindestens einmal einen Facharzt oder eine Fachärztin für Gynäkologie konsultiert. Fachärztinnen und -ärzte für Zahnheilkunde sowie Augenärztinnen und -ärzte werden ebenfalls sehr häufig aufgesucht.

Darüber hinaus stehen den Patienten ca. 800 Ambulatorien, die von Privatpersonen oder der sozialen Krankenversicherung betrieben werden, sowie in eingeschränktem Ausmaß die Spitalsambulanzen zur Verfügung. Bei fachspezifischen Untersuchungen wird der Patient an einen Facharzt oder in eine Krankenhausambulanz überwiesen.

Es liegt somit eine privatrechtliche Beziehung zwischen Arzt und Patient, vertreten durch seine Krankenkasse, vor. Durch die in letzter Zeit immer größer werdende Bedeutung von Spitalsambulanzen in der Primärversorgung ist die Mischung zwischen privater und öffentlicher Produktion in Österreich speziell außerhalb der Kernbetriebszeiten stark ausgeprägt.

In Österreich gab es Ende 2013 17.362 Ärztinnen und Ärzte mit Ordinationen (Zahnärztinnen und -ärzte nicht mitgerechnet), darunter 10.785 Facharzt- und 6.529 allgemeinmedizinische Ordinationen. 7.027 dieser niedergelassenen Ärztinnen und Ärzte haben einen Gebietskrankenkassenvertrag (darunter 3.211 Fachärztinnen und -ärzte), d.h. im Umkehrschluss, dass knapp 60% aller Ärztinnen und Ärzte ohne Vertragsverhältnis tätig sind. Die Versorgungsdichte ist jedoch in Österreich völlig unterschiedlich ausgestaltet. Während beispielsweise im Burgenland 3,4 Ärzte auf 1.000 Einwohner kommen, existiert in Wien eine mehr als doppelt so hohe Ärztedichte mit 7,6 Ärzten. Neben Ärzten, die einen Kassenvertrag gemäß des ASVG mit den Sozialversicherungsträgern innehaben, gibt es auch solche Ärzte, die ohne Kassenvertrag arbeiten, sogenannte Wahlärzte.

Bei Konsultation solcher Wahlärzte bekommen die PatientInnen rund 80% des Honorars rückerstattet, wobei noch zu erwähnen ist, dass durchschnittliche Honorare von Wahlärzten deutlich höher als die von Vertragsärzten sind. In Österreich gibt es derzeit rund 11.500 e-card-Zugänge, darunter alle Kassenordinationen, ein großer Teil der Krankenanstalten und einige Apotheken.

Mehr als 99.3% der Österreicherinnen und Österreicher sind krankenversichert, das entsprach Mitte 2013 knapp 9 Mio. aktiven e-cards. Mit e-card-Zugängen ausgestattet sind bislang rund 11.000 Kassenordinationen, 140 Krankenanstalten, 72 Apotheken und 55 Pflegeheime (Stand Juli 2013). Laut Hauptverband der Sozialversicherungsträger gibt es 8,3 Mio. Anspruchsberechtigte in der sozialen Krankenversicherung. Seit der flächendeckenden Einführung der e-card im März 2005 bis Juli 2013 wurden rund 912 Mio. Patientenkontakte verzeichnet, also rund 11,2 Mio. Kontakte pro Monat. An Tagen mit hoher Patientenfrequenz, etwa bei Grippewellen, kann es zu über 700.000 Patientenkontakten kommen. Bisher stärkster Tag war der 12. 12. 2011, an dem es 727.222 Patientenkontakte gab. Fachrichtungen mit überdurchschnittlich häufigen Patientenkontakten jährlich sind die Interne Medizin, Augenheilkunde, Radiologie, Dermatologie, Kinderheilkunde und Orthopädie.[126]

[126] Vgl. dazu Statistik Austria: Gesundheitsstatistik 2012.

Tab. 40: Ärzte mit Ordination 2013

	Gesamt	Bgld	Ktn	NÖ	OÖ	Slbg	Stmk	Tirol	Vlbg	Wien
Alle Ärzte	17.362	502	1.070	3.218	2.458	1.105	2.159	1.268	597	4.985
Turnusärzte	0	0	0	0	0	0	0	0	0	0
Approbierte Ärzte	47	0	4	7	3	4	1	4	6	18
davon Wohnsitzärzte	0	0	0	0	0	0	0	0	0	0
Allgemeinmediziner	6.529	212	428	1.277	1.116	411	975	474	226	1.410
davon Wohnsitzärzte	0	0	0	0	0	0	0	0	0	0
Approbierte Allgemeinmed.	1	0	0	0	0	0	0	1	0	0
davon Wohnsitzärzte	0	0	0	0	0	0	0	0	0	0
Fachärzte	10.785	290	638	1.934	1.339	690	1.183	789	365	3.557
davon EU/EWR-Fachärzte	584	10	25	70	53	80	42	91	45	168
davon Wohnsitzärzte	0	0	0	0	0	0	0	0	0	0
Zahnärzte	0	0	0	0	0	0	0	0	0	0
davon EU/EWR-Zahnärzte	0	0	0	0	0	0	0	0	0	0
davon Wohnsitzärzte	0	0	0	0	0	0	0	0	0	0
Wohnsitzärzte	0	0	0	0	0	0	0	0	0	0
Ärzte mit 2 Fächern	1.131	16	55	158	102	108	121	98	73	400
Ärzte mit 3 Fächern	114	0	17	14	11	5	13	8	4	42
Ärzte mit 4 oder mehr Fächern	10	0	1	2	0	1	0	4	1	1
Turnusarzt mit AM	0									
Turnusarzt mit FA	0									
Turnusarzt mit AM und FA	0									
Allgemeinmediziner mit Fach	247	5	36	61	32	11	33	19	2	48
Fachärzte mit AM	4.655	176	442	951	852	302	502	283	102	1.045

Quelle: Österreichische Ärztekammer.

Niedergelassene Ärzte haben eine sogenannte „gatekeeper" – Funktion inne, das bedeutet, dass sie Überweisungen in die Spitalsambulanzen steuern können. Obwohl laut § 26 Abs. 1 KAKuG die Ambulanzen in den Krankenanstalten nur der Notfallversorgung und der Abklärung besonders schwerer Fälle dienen sollten, hat sich in den letzten Jahren, speziell in den Ballungszentren bzw. auch in ländlichen Regionen, die keine gute ambulante Versorgung haben, der Trend verstärkt, die Spitalsambulanzen den niedergelassenen Ärzten vorzuziehen, was mit ein Hauptgrund für die Kostenexplosion im Krankenanstaltenbereich war. Der letzte diesbezügliche Versuch, dieser Kostenexplosion mit der Einführung der Ambulanzgebühr im Jahr 2001 entgegenzutreten, ist unter der schwarz-blauen Regierung kläglich gescheitert: an der Administration, letztlich aber auch daran, dass vor allem im städtischen Bereich die Versorgung nicht zu jeder Zeit außerhalb des Spitals gewährleistet wäre. Das ist wohl einer der Gründe, warum nach wie vor mehr als 16 Millionen Ambulanzbesuche pro Jahr in den knapp 280 österreichischen Spitälern gezählt werden.

Tab. 41: Ärzte mit Ordination 2013 mit § 2-Kassenvertrag

	Gesamt	Bgld	Ktn	NÖ	OÖ	Slbg	Stmk	Tirol	Vlbg	Wien
Alle Ärzte	7.027	232	451	1.260	1.150	432	948	568	303	1.683
Turnusärzte	0	0	0	0	0	0	0	0	0	0
Approbierte Ärzte	0	0	0	0	0	0	0	0	0	0
davon Wohnsitzärzte	0	0	0	0	0	0	0	0	0	0
Allgemeinmediziner	3.815	142	229	744	700	225	563	306	148	758
davon Wohnsitzärzte	1	0	0	0	0	0	0	1	0	0
Approbierte Allgemeinmed.	1	0	0	0	0	0	0	1	0	0
davon Wohnsitzärzte	0	0	0	0	0	0	0	0	0	0
Fachärzte	3.211	90	222	516	450	207	385	261	155	925
davon EU/EWR-Fachärzte	73	2	2	9	5	7	4	16	11	17
davon Wohnsitzärzte	1	0	0	0	0	0	0	0	0	1
Zahnärzte	0	0	0	0	0	0	0	0	0	0
davon EU/EWR-Zahnärzte	0	0	0	0	0	0	0	0	0	0
davon Wohnsitzärzte	0	0	0	0	0	0	0	0	0	0
Wohnsitzärzte	2	0	0	0	0	0	0	1	0	1
Ärzte mit 2 Fächern	157	3	12	20	22	16	20	15	18	31
Ärzte mit Fächern	11	0	5	0	1	0	1	0	0	4
Ärzte mit 4 oder mehr Fächern	1	0	0	0	0	0	0	0	1	0
Turnusarzt mit AM	0									
Turnusarzt mit FA	0									
Turnusarzt mit AM und FA	0									
Allgemeinmediziner mit Fach	150	3	28	32	20	6	22	9	2	28
Fachärzte mit AM	1.550	54	169	269	302	117	170	116	44	309

Quelle: Österreichische Ärztekammer.

Eine Spitalsambulanz haben laut eigenen Angaben rund 19% der bei der Gesundheitsbefragung 2006/2007 Befragten bzw. 333.000 Personen im vorangegangenen Jahr mindestens einmal aufgesucht. Laut überregionaler Auswertung der Kostenrechnungsergebnisse der Fondsspitäler wurden im Jahr 2007 rund 7,1 Mio. Ambulanzfälle verzeichnet, die zu 16,3 Mio. ambulanten Kontakten führten. Hierdurch entstanden den Krankenanstaltenträgern Kosten von 1,2 Mrd. Euro (ohne Kosten für ambulante Leistungen an stationären Patienten).

Tab. 42: Ärzte mit Ordination 2013 ohne Kassenverträge

	Gesamt	Bgld	Ktn	NÖ	OÖ	Slbg	Stmk	Tirol	Vlbg	Wien
Alle Ärzte	8.968	261	531	1.919	1.175	622	840	575	292	2.753
Turnusärzte	0	0	0	0	0	0	0	0	0	0
Approbierte Ärzte	46	0	4	7	2	4	1	4	6	18
davon Wohnsitzärzte	0	0	0	0	0	0	0	0	0	0
Allgemeinmediziner	2.382	67	166	515	365	180	278	128	77	606
davon Wohnsitzärzte	0	0	0	0	0	0	0	0	0	0
Approbierte Allgemeinmed.	0	0	0	0	0	0	0	0	0	0
davon Wohnsitzärzte	0	0	0	0	0	0	0	0	0	0
Fachärzte	6.540	194	361	1.397	808	438	561	443	209	2.129
davon EU/EWR-Fachärzte	461	8	22	61	43	69	27	65	34	132
davon Wohnsitzärzte	0	0	0	0	0	0	0	0	0	0
Zahnärzte	0	0	0	0	0	0	0	0	0	0
davon EU/EWR-Zahnärzte	0	0	0	0	0	0	0	0	0	0
davon Wohnsitzärzte	0	0	0	0	0	0	0	0	0	0
Wohnsitzärzte	0	0	0	0	0	0	0	0	0	0
Ärzte mit 2 Fächern	883	13	41	137	69	86	78	76	55	328
Ärzte mit 3 Fächern	93	0	11	14	9	5	10	6	4	34
Ärzte mit 4 oder mehr Fächern	9	0	1	2	0	1	0	4	0	1
Turnusarzt mit AM	0									
Turnusarzt mit FA	0									
Turnusarzt mit AM und FA	0									
Allgemeinmediziner mit Fach	83	2	8	29	10	5	6	8	0	15
Fachärzte mit AM	2.684	118	231	672	509	168	220	131	58	577

Quelle: Österreichische Ärztekammer.

Tab. 43: Inanspruchnahme von Arztpraxen und ambulanten Versorgungsangeboten

	Personen		in % der Bevölkerung 15 Jahre und älter		Geschlechter-proportion (Männer = 1)
	Männer	Frauen	Männer	Frauen	
Allgemeinmedizin	2.545.600	2.964.500	75,6	81,8	1,2
Gynäkologie	–	3.030.700	–	83,6	–
Zahnheilkunde	1.982.600	2.241.500	58,9	61,8	1,1
Augenheilkunde	778.000	1.083.900	23,1	29,9	1,4
Spitals-, Unfallambulanz	616.400	684.900	18,3	18,9	1,1
Interne Medizin	485.100	607.300	14,4	16,8	1,3
Dermatologie	416.300	572.600	12,4	15,8	1,4
Orthopädie	332.700	454.300	9,9	12,5	1,4
Physiotherapie	290.600	435.700	8,6	12,0	1,5
HNO	331.500	385.000	9,8	10,6	1,2
Betriebsmedizin	246.800	123.900	7,3	3,4	0,5
Komplementäre Behandlungsmethoden	48.300	119300	1,4	3,3	2,5
Psychotherapie	50.000	84.000	1,5	2,3	1,7
Homöopathie	39.500	127.800	1,2	3,5	3,2
Hauskrankenpflege	6.200	21.300	0,2	0,6	3,4

Tab. 44: Ambulante Behandlung durch Allgemeinmediziner

Gliederungsmerkmal	Insgesamt	„Wann haben Sie das letzte Mal eine(n) Arzt/Ärztin für Allgemeinmedizin (praktischer Arzt/Ärztin) aufgesucht?"		Insgesamt 1)	Anzahl der Arztbesuche 2)			
		Vor weniger als 12 Monaten	Vor mehr als 12 Monaten oder nie		einmal	zweimal	dreimal	viermal oder häufiger
	in 1.000	in %		in 1.000	in %			
Insgesamt	**6.991,9**	**78,8**	**21,2**	**2.533,5**	**73,7**	**16,5**	**3,6**	**6,2**
Alter in vollendeten Jahren								
15 bis unter 60	5.169,0	74,8	25,2	1.474,8	76,3	15,5	3,2	5,0
15 bis unter 30	1.545,5	71,4	28,6	337,7	76,9	17,5	1,8	3,8
30 bis unter 45	1.957,7	72,9	27,1	518,0	77,8	15,2	3,2	3,9
45 bis unter 60	1.665,7	80,3	19,7	619,1	74,7	14,7	4,0	6,6
60 und mehr	1.822,9	90,1	9,9	1.058,7	70,1	17,9	4,1	7,9
60 bis unter 75	1.172,6	88,7	11,3	620,1	73,0	17,4	4,2	5,4
75 und mehr	650,3	92,6	7,4	438,7	66,1	18,6	4,0	11,4

1) Der Insgesamt-Wert bezieht sich auf Personen, die bei der Frage „Wann haben Sie das letzte Mal eine/r Ärzt/Ärztin für Allgemeinmedizin (praktische/r Arzt/Ärztin) aufgesucht?" mit „Vor weniger als 12 Monaten" geantwortet haben und bei der Frage „Wie oft haben Sie in den letzten vier Wochen eine/r Arzt/Ärztin für Allgemeinmedizin (praktische/r Arzt/Ärztin) konsultiert?" mindestens „einmal" angegeben haben.

2) Fragewortlaut „Wie oft haben Sie in den letzten vier Wochen ein Arzt/Ärztin für Allgemeinmedizin (praktische/r Arzt/Ärztin) konsultiert?"

Quelle beide Tabellen: Statistik Austria, Gesundheitsbefragung 2006/07. Erstellt am: 18. 7. 2008.

Tab. 45: Ambulante Behandlung durch Spitals- oder Unfallambulanz

Gliederungsmerkmal	Insgesamt	„Wann haben Sie das letzte Mal eine Spitals- oder Unfallambulanz aufgesucht?"		Insgesamt [1]	Anzahl der Arztbesuche [2]			
		Vor weniger als 12 Monaten	Vor mehr als 12 Monaten oder nie		einmal	zweimal	dreimal	viermal oder häufiger
	in 1.000	in %		in 1.000	in %			
Insgesamt Alter in vollendeten Jahren	**6.991,9**	**18,6**	**81,4**	**332,7**	**72,1**	**15,5**	**5,7**	**6,8**
15 bis unter 60	5.169,0	18,2	81,8	227,7	71,6	15,7	5,6	7,0
15 bis unter 30	1.545,5	19,6	80,4	68,5	72,2	18,4	6,1	3,3
30 bis unter 45	1.957,7	17,1	82,9	78,9	72,4	13,5	5,1	9,1
45 bis unter 60	1.665,7	18,4	81,6	80,4	70,5	15,5	5,7	8,3
60 und mehr	1.822,9	19,6	80,4	105,0	72,9	14,9	5,8	6,3
60 bis unter 75	1.172,6	19,5	80,5	69,8	71,3	19,3	3,2	6,1
75 und mehr	650,3	19,9	80,1	35,3	76,1	6,3	11,0	6,6

[1]) Der Insgesamt-Wert bezieht sich auf Personen, die bei der Frage „Wann haben Sie das letzte Mal eine Spitals- oder Unfallambulanz aufgesucht?" mit „Vor weniger als 12 Monaten" geantwortet haben und bei der Frage „Wie oft haben Sie in den letzten vier Wochen eine Spitals- oder Unfallambulanz konsultiert?" mindestens „einmal" angegeben haben.

[2]) Fragewortlaut „Wie oft haben Sie in den letzten vier Wochen eine Spitals- oder Unfallambulanz konsultiert?"

Quelle: Statistik Austria, Gesundheitsbefragung 2006/07. Erstellt am: 18. 7. 2008.

Gerade im Bereich der Krankenhausambulanzen zeigte sich das österreichische Gesundheitssystem nicht von seiner besten Seite. Einerseits wurde von Seiten der Gesundheitspolitik immer wieder postuliert, die Patienten sollen aus den Spitalsambulanzen in den extramuralen Bereich zu den niedergelassenen Ärzten gebracht werden. Andererseits wurde trotz steigender Fälle, Patienten und Kosten gerade durch die Pauschalierung der Ambulanzkostenersätze für die Sozialversicherung ein Anreiz zur verstärkten Nutzung der Spitalsambulanzen gesetzt. Das Vergütungssystem im ambulanten Bereich übt starke Anreize im erwünschten wie unerwünschten Sinne auf das Leistungsgeschehen aus und steht im Fokus sowohl der „sektorenübergreifenden Finanzierung des ambulanten Bereichs" der 15a-Vereinbarung als auch der letzten ASVG-Novelle, die pauschale Vergütungsformen ermöglicht.

Es zeigt sich, dass das österreichische Vergütungssystem stark verbesserungsfähig ist. Die Schnittstellenproblematiken zwischen Spitalsambulanzen und niedergelassenen Ärzten führen dazu, dass Spitalsambulanzen (vor allem die Notfallambulanzen) viele Aufgaben der niedergelassenen Ärzte übernehmen. Vielfach wenden sich Patienten mit ihren medizinischen Problemen an Spitalsambulanzen, ohne den dafür vorgesehenen niedergelassenen Bereich zu konsultieren.

Durch die Möglichkeit des ungeregelten Zugangs zu den Ambulanzen der Krankenhäuser mit der e-card sehen sich die Spitäler mit den vielen Patienten überfordert und wünschen sich mehr Personal. Die Patienten betrachten einen Ambulanzbesuch als All-inclusive-Service rund um die Uhr, wo sie an einem Ort vielerlei Untersuchungen, die sie selbst für notwendig erachten, bekommen können und mit einem Rezept wieder gehen. In Wirklichkeit bekommen die Patienten eine Menge „Absicherungsmedizin“ und zum Teil wirklich unnötige Untersuchungen, da sie ja zum ersten (und wahrscheinlich auch zum letzten) Mal vor dem diensthabenden Arzt sitzen. Kaum ein diensthabender Spitalsarzt hat eine Ausbildung in einer allgemeinmedizinischen Praxis absolviert. Zum Beispiel ist die Verschreibung von Antibiotika bei Infekten in den Spitalsambulanzen viel häufiger als in den Ordinationen, wo der Hausarzt oft vorerst einmal zuwartet. Selten wird auf Hausärzte verwiesen, niemand darf abgewiesen werden. Es ist klar, dass ohne Eingriff in dieses System die Kosten der Spitäler exorbitant steigen müssen. Nur die Einführung eines echten „Primary Care“-Systems kann zu einer Entlastung der Spitäler führen. Eine Steuerung der Patientenströme muss dazu führen, dass nicht jeder Kranke an jeder Stelle in die Gesundheitsversorgung einsteigen kann. Der Erstkontakt ist in einem echten Primary-Care-System geregelt, sei es durch einen Anreiz oder durch die oben erwähnte Gatekeeping-Funktion (vgl. Kapitel 9).

Eine Änderung sollte nun mit der neuen Gesundheitsreform dahingehend geschaffen werden, als dass nun Sozialversicherung und Länder gemeinsam den intra- und extramuralen Bereich planen und steuern und es damit gewährleistet sein soll, dass der Patient am sogenannten „Best Point of Service“ behandelt wird.

Was damit gemeint ist, darüber streiten sich die Geister. Der jeweilige „Best Point of Service“ ist gemäß § 5 und 13 G-ZG mittels regionaler Versorgungsaufträge – differenziert nach Versorgungsebene und Einführung von integrierten Versorgungsmodellen – zu definieren; die richtigen Anlauf- und Weiterbehandlungsstellen sind transparent zu machen. Ebenso ist die Finanzierung sektorenübergreifend an Leistungsverschiebungen anzupassen. Während das BMG und der Hauptverband davon ausgehen, dass es sich dabei um die Einrichtung handelt, wo es für die Patienten am besten und für das Gesundheitssystem am kostengünstigsten ist, gehen die Wogen vor allem bei und in den Gremien der Ärztekammern hoch. „Dort ist die Fragestellung nämlich eine andere: Was geht etwa vor: eine optimale Krankenbehandlung oder die Kosten? Wie sind diese beiden Faktoren zu bewerten? Geringe Entfernung versus Kosten? Geht es dabei auch um die Anreisekosten für den Patienten? Was zählt mehr: eine medizinisch neue Leistung oder die Kosten? Das besser wirkende Medikament, auch wenn es teurer ist? Wie viel darf es teurer sein? Wie werden die „gesamtwirtschaftlichen Kosten“ definiert beziehungsweise ermittelt? Was ist hier kalkulatorisch anzusetzen (Kassentarife, Vollkosten, Landesfondsfinanzierung bei Spitälern, zuzüglich Abgangsdeckung, zuzüglich Personalkosten der SpitalsärztInnen, der Angehörigen der nichtärztlichen Gesundheitsberufe und des sonstigen Spitalspersonals)?

Was ist die Bewertungsgrundlage – der Status quo? Wie kommt man zum „richtigen" Ort? Noch dazu zum richtigen Zeitpunkt oder soll diese Festlegung 24 Stunden pro Tag gleich sein? Wie erfährt der Patient im Einzelfall davon, wohin er sich mit welcher Erkrankung beziehungsweise mit welcher Diagnose wenden soll, um die beste Medizin zu erhalten? Wie viele Standortverlegungen sind dem Patienten zumutbar – oder soll das nicht bewertet werden? Nach welchen Wertungskriterien planen Politik und Sozialversicherung, hier sachlich, nachvollziehbar und gleichheitskonform zu entscheiden? Eines ist evident: Allein durch hoheitliche Festlegung beziehungsweise Oktroyierung durch die Politik und die Sozialversicherung wird es wohl nicht funktionieren.

Die Ärztekammer schlägt daher vor, dass Patienten im jeweiligen Fall wissen sollen, wohin sie sich für eine optimale Behandlung wenden. Der „Best Point of Service" ist mittels mehrerer Stufen wie folgt zu ermitteln: In einem ersten Schritt müssen die offenen Fragen nachvollziehbar geklärt werden, damit die Gesprächsgrundlage feststeht. Danach sollten in einem zweiten Schritt repräsentative Ärztevertreter aus dem Spitalsbereich und dem niedergelassenen Bereich – die ja konkret wissen, bei welchen Diagnosen beziehungsweise Krankheitsbildern die Patienten wo am besten behandelt werden können – festlegen, wann eine Behandlung im niedergelassenen Bereich und wann in Spitals-Ambulanzen erfolgen soll. Damit wäre eine der massivsten Begriffsunschärfen der Gesundheitsreform, Spitalsambulanzen und den niedergelassenen Bereich stets als „ambulanten Bereich" ident zu benennen und zu behandeln, beseitigt. Im dritten Schritt geht es dann darum, dieses Ergebnis in den einzelnen Versorgungszonen und Versorgungsregionen – wiederum im Konsens mit repräsentativen Ärztevertretern – zu konkretisieren. Darauf aufbauend können in weiteren Schritten zusätzliche Differenzierungen vorgenommen werden. Dieser Modus muss im Konsens mit der Ärztekammer legistisch entwickelt, in die Gesundheitsreform integriert, verbindlich gemacht und dann umgesetzt werden. Damit wäre sichergestellt, dass die wesentlichen Experten und Leistungserbringer im Gesundheitswesen – die Ärztinnen und Ärzte – inhaltlich und auch motiviert mit an Bord sind."[1])

Der geneigte Leser darf gespannt sein, wie sich dieses Thema weiter entwickelt.

[1]) Vgl. dazu: Dr. Lukas Stärker, Kammeramtsdirektor der ÖÄK, in: Österreichische Ärztezeitung Nr. 4/2014.

Der Blick über die österreichischen Grenzen hinaus offenbart, dass der ambulante Bereich im internationalen Vergleich sehr heterogen strukturiert ist. Generell lässt sich jedoch ein Trend zur Modernisierung von Vergütungsstrukturen feststellen, wobei versucht wird, dies im Bewusstsein der theoretischen Erkenntnisse zur Ärztevergütung zu vollziehen. Dabei werden die Leistungen definiert und unabhängig von den erbringenden Strukturen vergütet.

Über alle Länder hinweg lässt sich feststellen, dass ein starkes Gewicht auf dem Primärbereich liegt. Zum Teil sind Listen- und Hausarztmodelle die Regel, zum Teil müssen Hausarztmodelle verpflichtend von Versicherungen angeboten werden. Dies führt dazu, dass Hausärzte ihre Patienten umfassend kennen und nur spezielle Untersuchungen und Leistungen von Fachärzten durchgeführt bzw. erbracht werden. Der Hausarzt behält die Kontrolle über die Behandlung des Patienten und kann diese auch mit anderen notwendigen Versorgungsleistungen koordinieren. Daraus folgt eine höhere Kontinuität in der Betreuung eines Patienten, insbesondere bei der Behandlung im chronischen Bereich. Es ist weiters wichtig zu erwähnen, dass Hausarztmodelle weder die Wahlmöglichkeiten der Patienten völlig einschränken noch zu eingeschränktem Wettbewerb unter Ärzten führen müssen. Die Entscheidung, bei welchem Arzt man eingeschrieben sein will, bleibt ungenommen. Oftmals machen Gruppenpraxen einen großen Teil der ärztlichen ambulanten Versorgung aus. Aus der österreichischen Perspektive hervorzuheben ist hierbei Deutschland, da es, wie Österreich heute noch, lange Zeit von Einzelpraxen geprägt war.

Mit dem Bundesgesetz zur Stärkung der ambulanten öffentlichen Gesundheitsversorgung vom 9. Juli 2010 (BGBl. I Nr. 61/2010) wurden die Möglichkeiten zur Gründung einer Gruppenpraxis erweitert. Bisher waren als Kooperationsmöglichkeiten für Ärzte Ordinations- und Apparategemeinschaften sowie Gruppenpraxen – Letztere seit dem Jahr 2001 als Offene Gesellschaften (OG) – möglich. Wie bereits in Kapitel 5.1 erwähnt, können neben den bereits zulässigen Gruppenpraxen anlässlich der 14. Novelle zum Ärztegesetz nun Gruppenpraxen in der Rechtsform einer Gesellschaft mit beschränkter Haftung („Ärzte-GmbH") gegründet werden. In beiden Organisationsstrukturen können ausschließlich zur selbstständigen Berufsausübung berechtigte Fach- oder Allgemeinmediziner Gesellschafter einer Gruppenpraxis sein. Andere natürliche und juristische Personen sind davon ausgeschlossen, als Gesellschafter zu fungieren. In einer österreichischen Gruppenpraxis dürfen sich darüber hinaus Ärzte ausschließlich als Gesellschafter engagieren und können kein Angestelltenverhältnis mit der Gruppenpraxis eingehen. Ebenfalls nicht erlaubt sind freie Dienstverträge, Werkverträge oder Leiharbeitsverträge. Die einzige Ausnahme stellt die Lehrpraxis dar. Angehörige anderer Gesundheitsberufe können jedoch in einem Angestelltenverhältnis beschäftigt werden, wobei pro Gesellschafter fünf Personen, insgesamt maximal jedoch 30, als nichtärztliches medizinisches Personal angestellt werden dürfen. Die Gruppenpraxis unterscheidet sich von einem losen Zusammenschluss von ÄrztInnen in einer Gemeinschaftspraxis vor allem dadurch, dass sie selbst Trägerin von Rechten und Pflichten sein kann, wogegen bei einer Gemeinschaftspraxis diese nach außen nicht in Erscheinung tritt, sondern immer nur der jeweilige Arzt als physische Person. Das bedeutet, dass eine Gruppenpraxis bspw. Räume mieten, Personal anstellen und Geräte oder Verbrauchsmaterial ankaufen kann. Diese oben erwähnte Novelle zielt explizit darauf ab, zum einen die ambulante Gesundheitsversorgung der ÖsterreicherInnen zu stärken und zum anderen die Ambulanzen in den Spitälern zu entlasten. In der Realität und auch im Gruppenpraxengesamtvertrag wurden drei verschiedene Formen der Invertragnahme einer Gruppenpraxis geregelt:

- Zusammenschluss von zwei oder mehreren Vertragsärzten mit Einzelverträgen
- Ausschreibung einer neuen Kassenplanstelle für eine Gruppenpraxis
- Umwandlung einer bestehenden Einzelpraxis in eine Gruppenpraxis mit einem Arzt, der bis dato keinen Einzelvertrag hat

Eine Krankenkasse schließt statt mit den einzelnen Ärzten mit der Gruppenpraxis einen Gruppenpraxisvertrag ab. Die Art der Leistungsvergütung ist dabei gesetzlich definiert. Für fachgleiche Gruppenpraxen kann dies über Einzelleistungsvergütung oder Pauschalvergütung geschehen. Die einheitliche elektronische Diagnose- und Leistungsdokumentationspflicht, welche für alle Gruppenpraxen ab 1. Jänner 2014 gilt, kann als mögliches Mittel zum Monitoring von etwaiger Überbehandlung durch einzelne Ärzte verwendet werden. Aus betriebswirtschaftlicher Sicht ist die Form einer GmbH für die Gesellschafter von Gruppenpraxen mit hohem Umsatz interessant. Denn während bei OGs als Personengesellschaften die Einkommenssteuer der Gesellschafter direkt berechnet wird, womit in der letzten Progressionsstufe ein Grenzsteuersatz von 50% herrscht, gelten für Kapitalgesellschaften andere steuerliche Regelungen.

So beträgt die Körperschaftssteuer für Kapitalgesellschaften 25%, und die Gesellschafter müssen von ihren Gewinnanteilen nochmals 25% abführen. Dies ergibt eine niedrigere Grenzbesteuerung von 43,75%. Zwar entfallen einige steuerrechtliche Vorteile einer OG wie der Gewinnfreibetrag für Einzelunternehmer und Personengesellschaften, jedoch ist das Haftungsrisiko niedriger. Bei erwarteten hohen Gewinnen scheint eine Ärzte-GmbH lukrativer als eine OG oder eine Einzelpraxis. Die Reform der Gruppenpraxen präsentiert sich dem aufmerksamen Beobachter als verhaftet in strukturorientierten Denkweisen. Anstatt die zu erbringenden Leistungen zu definieren, stehen wiederum die erbringenden Strukturen im Vordergrund. Dies wird nachvollziehbar, wenn man die Zugehörigkeit von Gruppenpraxen und Ambulatorien und die daraus entstehenden Konflikte um Zuständigkeitsbereiche bedenkt. Gruppenpraxen sind der Ärztekammer zuzuordnen, während Ambulatorien in der Verbandsstruktur der Wirtschaftskammer verortet sind, weil eine Abgrenzung erwünscht war. Darüber hinaus liegt ein starker Fokus auf der Rechtsform der Gruppenpraxen, obwohl dies im Kontext der Gesundheitsversorgung eher sekundär ist.[127]

Tab. 46: Zahl der Gruppenpraxen in Österreich (Stand: März 2014)

	Ö	B	K	NÖ	OÖ	S	ST	T	V	W
Ärzte in Gruppenpraxen	522	12	4	135	135	12	27	14	0	183
davon in Lehrgruppenpraxen	166	0	2	23	28	4	7	7	0	95
Gemeldete Gruppenpraxen	250	6	2	57	83	6	13	6	0	77
Davon Lehrgruppenpraxen	65	0	1	9	16	2	3	2	0	32
Gruppenpraxen mit § 2-Kassa	183	2		41	70[1])	3	9			58
Gruppenpraxen in Form GmbH	12			1	1	1				9

[1]) OÖ: Überwiegend Übergangspraxen.

Quelle: Österreichische Ärztekammer.

[127] Vgl. dazu: Ambulante Vergütung im internationalen Vergleich: Perspektiven für Österreich: Thomas Czypionka, Monika Riedel, Martin Obradovits, Clemens Sigl, Johannes Leutgeb, IHS 2011.

Erwähnt werden muss noch, dass neben den ärztlichen Leistungen im ambulanten Bereich auch die zahnärztlichen sowie psychotherapeutischen Leistungen einen wesentlichen Anteil zur Gesundheitsversorgung beitragen. Im April 2014 gab es 4.859 ZahnärztInnen, wobei knapp drei Viertel im Jahr 2014 einen Vertrag mit einem oder mehreren Krankenversicherungsträgern abgeschlossen hatten. Ein Viertel aller vertragsärztlich tätigen Professionellen (ÄrztInnen plus ZahnärztInnen) praktizieren somit im Fachbereich Zahn- und Kieferheilkunde. Die Versorgungsdichte (ZahnärztInnen pro Kopf) variiert zwischen den Bundesländern erheblich. In Wien ist die Versorgungsdichte mit 5,4 VertragszahnärztInnen pro 10.000 EinwohnerInnen am größten, im Burgenland mit rund 2,6 am geringsten. Zahnbehandlungen sind prinzipiell Sachleistungen der sozialen Krankenversicherung, die 2012 rund 5,85 Prozent des Gesamtbudgets (Ausgaben der Krankenversicherung) für Zahnbehandlung und -ersatz ausgab. Festsitzender Zahnersatz ist nur in Ausnahmefällen eine Leistung der sozialen Krankenversicherung. Die Ausgaben hierfür müssen von den privaten Haushalten aufgebracht werden. Seit 1999 werden Leistungen für festsitzenden Zahnersatz auch durch die von den Krankenversicherungen betriebenen Zahnambulatorien angeboten, die allerdings ebenso kostenpflichtig sind.

Mit Stichtag 31. 12. 2011 waren 7.408 Psychotherapeutinnen und Psychotherapeuten in der Psychotherapeutenliste des Bundesministeriums für Gesundheit (BMG) eingetragen. Rund ein Viertel davon verfügte auch über eine Ausbildung zur klinischen Psychologin bzw. zum klinischen Psychologen und zur Gesundheitspsychologin bzw. zum Gesundheitspsychologen.

Seit 1991 hat sich die Anzahl der Psychotherapeutinnen und Psychotherapeuten beinahe verachtfacht, wobei besonders starke Zuwächse im Zeitraum 1991 bis 1998 verzeichnet wurden. In den letzten zehn Jahren lag die durchschnittliche jährliche Zuwachsrate bei 3,4 Prozent. Regional besteht eine Ungleichverteilung des Angebots. Die größte Versorgungsdichte mit Psychotherapeutinnen und –therapeuten findet sich in Wien, gefolgt von den westlichen Bundesländern Salzburg, Tirol und Vorarlberg. Im Burgenland findet sich die geringste Versorgungsdichte. Generell ist die Konzentration in städtischen Gebieten höher als in ländlichen Gebieten. Die Finanzierung bzw. Ausgestaltung der psychotherapeutischen Versorgung wird von Bundesland zu Bundesland unterschiedlich gehandhabt. Ausgaben bzw. Leistungen verteilen sich auf die unten aufgezeigten Angebotsformen. Der Großteil der psychotherapeutischen Versorgung wird über sogenannte „bezuschusste Einheiten" niedergelassener Psychotherapeutinnen und Psychotherapeuten sowie Versorgungsvereine geleistet.[128]

[128] Dazu: GÖG 2013 und Österreichisches Gesundheitswesen: im internationalen Vergleich, Wien2012, S. 24 f.

Tab. 47: Kennzahlen zur österreichischen psychotherapeutischen Versorgung, 2011[1])

Kennzahl	Wert
Anzahl Psychotherapeuten und Psychotherapeutinnen	7.408
Psychotherapeuten und Psychotherapeutinnen pro 100.000 Einwohner/innen	88,1
Anzahl Patientinnen und Patienten, die psychotherapeutische Versorgung im weiteren Sinne von der sozialen Krankenversicherung erhalten haben (2009)[2])	130.000
Aufwendungen der sozialen Krankenversicherungsträger für Psychotherapie (2011)[3])	67,25 Mio. Euro

1) Falls nicht anders angegeben.

2) Davon wird rund die Hälfte durch Ärztinnen und Ärzte, die eine Ausbildung in psychotherapeutischer Medizin haben, erbracht.

3) Dabei wird unterschieden zwischen Ausgaben für Sachleistungen (kassenfinanzierte Psychotherapie durch Vereine bzw. Institutionen, Leistungen durch Vertrags- und Wahlärzte unter dem Titel „psychotherapeutische Medizin"), Ausgaben für Kostenzuschüsse (Psychotherapie durch freiberufliche Psychotherapeutinnen und Psychotherapeuten) und Ausgaben für Psychotherapie in kasseneigenen Einrichtungen.

Quellen: Sagerschnig et al. 2012; SGKK/HVB 2011; HVB 2012a; Darstellung: GÖG/ÖBIG.

Die wirklich große Schwäche der primären Gesundheitsversorgung ist ein fehlender Ansprechpartner für den Patienten, den dieser bei auftretenden Beschwerden primär aufsucht (quasi ein Arzt des Vertrauens). Vorteil eines solchen Ansprechpartners wäre eine langfristige Arzt-Patient-Beziehung. Diese würde den Patienten helfen, teilweise völlig „sinnlos" von einem Arzt zum anderen durch das System zu jagen („Ärzteshopping"), das sehr teuer und gefährlich ist, und würde schließlich auch dem System Geld zu sparen. Eines der wesentlichen Probleme ist die **geringe Zahl an Allgemeinmedizinern** in der Praxis im Verhältnis zur Gesamtzahl an Ärzten, die sich in den kommenden Jahren aufgrund von zahlreichen Pensionsantritten noch weiter verringern wird. Da das Gehalt für Allgemeinmediziner relativ niedrig ist und auch Forschungsmöglichkeiten nicht vorhanden sind, ist auch das Interesse relativ gering.

Daher sind aus meiner Sicht das Modell „Arzt des Vertrauens" und die Steigerung der Zahl der Allgemeinmediziner dringend notwendig und empfehlenswert, um die primäre Gesundheitsversorgung in Österreich nachhaltig zu verbessern. Ein weiteres Problem im niedergelassenen Bereich bringt die unterschiedliche Ärztedichte mit sich. Dies führt in Regionen mit wenig extramuraler Ärzteverfügbarkeit dazu, dass zum einen die Patienten die Spitäler ansteuern und darüber hinaus der nicht bedarfsgerecht gesteuerte Zugang von Patienten Mehrfachleistungen und damit auch Mehrkosten nach sich zieht. Zudem stieg die Zahl der Fachärzte in den letzten Jahren um ein Vielfaches im Verhältnis zur Zahl der Allgemeinmediziner an, was, wie oben dargestellt, primär finanzielle Gründe hat. Somit ist eine bedarfsgerechte Struktur im niedergelassenen Bereich nicht ausreichend möglich.

Nichtsdestotrotz sind die Österreicher ihren Hausärzten treu, wünschen sich aber bessere Öffnungszeiten, mehr Zuwendung und Gruppenpraxen. Das geht aus einer aktuellen Umfrage hervor, die einige zentrale Themen der geplanten Gesundheitsreform in einem neuen Licht erscheinen lässt – so etwa die angebliche Vorliebe für Ambulanzbesuche in Österreich. Fast 70 Prozent würden bei ausreichender Verfügbarkeit auch nachts und am Wochenende den Hausarzt der Spitalsambulanz vorziehen, geht etwa aus der Oekonsult-Umfrage hervor, die in einem gemeinsamen Projekt mit Patientenanwälte-Sprecher Gerald Bachinger durchgeführt wurde. Die Ergebnisse wurden veröffentlicht, einen Tag vor der Bundesgesundheitskonferenz veröffentlicht. 1.077 Österreicherinnen und Österreicher wurden dafür im März 2014 befragt. 85% der Befragten gehen am liebsten immer zum selben Allgemeinmediziner, geht aus der Umfrage hervor. Ebenso viele betonen dessen Rolle beim Eindämmen chronischer Erkrankungen. Etwa ein Drittel wünscht sich bessere Öffnungszeiten, 42% sind mit der Verfügbarkeit an Wochenende und Feiertagen unglücklich. 62% haben bereits einmal einen Arztbesuch abgebrochen, weil die Praxis überfüllt war. 57% finden, dass sich ihr Arzt angemessen Zeit für sie nimmt, 72% waren schon vom Herumschicken von Arzt zu Arzt genervt. Stark gewünscht, nämlich von 87%, werden mehrere medizinische Fachrichtungen, Labors und gegebenenfalls auch eine Apotheke an einer Adresse. Die von der Gesundheitsreform angestrebte wohnortnahe Versorgung finden ebenfalls 87% gut, richtig und erstrebenswert. „Mit großem Nachdruck wünschen sich die Patienten von den Allgemeinpraktikern eine deutliche Abkehr von der administrationsbetonten Massenmedizin hin zu einer sehr individuellen, menschzentrierten Zuwendungsmedizin“, sagte Oekonsult-Chef Joshi Schillhab in der Presseunterlage zur Umfrage. Bachinger wertete die Ergebnisse als Grundlage, auf der die Neugestaltung der Primärversorgung aufbauen könne.[1])

In den vergangenen Jahren wurde oftmals über die Vielzahl an Krankenversicherungsträgern im niedergelassenen Bereich gesprochen. Neben den neun Gebietskrankenkassen gibt es noch sechs Betriebskrankenkassen (BKK). Dazu kommen 16 Krankenfürsorgeanstalten (KFA), die Versicherungsanstalt Öffentlicher Bediensteter (BVA) und die unter Kapitel 3.4 bereits skizzierten Versicherungsanstalt für Eisenbahnen und Bergbau (VAEB), die Sozialversicherungsanstalt der gewerblichen Wirtschaft (SVA) und die Sozialversicherungsanstalt der Bauern (SVB). Folge dieser Vielzahl sind unterschiedliche und damit komplexe und teure Abrechnungsvorgänge mit den zahlreichen Vertragspartnern wie z.B. Ärzten oder Apotheken. Ebenso gab es durch mangelhafte Vernetzung zwischen den Trägern deutliche Unterschiede bei den Tarifen, was die Transparenz über Preise medizinischer Leistungen im niedergelassenen Bereich niedrig hielt. Auch nicht geklärt wurde die Fragestellung ob manche Tarife die Kosten über- oder unterschreiten bzw. wo betriebswirtschaftliches Potential für Einsparungen liegt. Dies liegt vor allem daran, dass großteils keine exakten Kalkulationen der Leistungen vorliegen. Es ist im niedergelassenen Bereich, wie gesehen, noch viel zu tun und die Akteure sind zum Wohle des Patienten massiv gefordert, seine Wege und Strome zu vereinfachen.

[1]) Vgl. dazu: oesterreich.orf.at (30. 3. 2014).

Exkurs: Spitalsambulanzen, Ambulatorien und Notfallversorgung

Auch wenn die Österreicher den Hausärzten treu sind, lieben sie ihre Spitalsambulanzen. 30 Prozent der Ambulanzpatienten gehen dorthin, obwohl sie laut Statistik gar keinen Arzt benötigen. „Mit Schnupfen ins AKH kann nicht die Zukunft sein", formuliert es etwa der Hausärzteverband. Das Gesundheitssystem verkomme zum Selbstbedienungsladen, weil es keinen Wegweiser im System gebe. „Eine Studie des Zentrums für öffentliche Gesundheit der MedUni Wien macht für den großen Zuspruch zu den Ambulanzen ein fehlendes Hausärztemodell verantwortlich. Bei einem solchen können Fachärzte und Krankenhäuser (Ambulanzen und stationäre Aufnahmen) nur mit Überweisung eines Allgemeinmediziners aufgesucht werden: Während die Rate der Inanspruchnahme von Allgemeinmedizinern in Österreich und vergleichbaren Staaten ähnlich ist (Österreich 78,8 Prozent innerhalb eines Jahres; Norwegen 74,8 Prozent; Irland 72,8 Prozent; Deutschland 67,9 Prozent; Frankreich 80,5 Prozent), liegt Österreich bei den Facharzt- und Ambulanzbesuchen mit 67,4 Prozent im Vergleich zu Ländern mit einem hausarztbasierten System höher. In Norwegen gehen nur 17 Prozent der Patienten in eine Ambulanz oder zum Facharzt, in Irland 24,8 Prozent. Fast jeder elfte Ambulanzpatient und jeder zwölfte Patient mit stationärer Aufnahme war vorher bei keinem Allgemeinmediziner. Studien in Vorarlberg haben ergeben, dass 40% der Patienten, die ohne Zuweisung in eine Spitalsambulanz kommen, auch in der niedergelassenen Praxis betreut werden können oder gar keinen Arzt brauchen." Auch aus meiner eigenen Tätigkeit als Geschäftsführer von Spitalseinrichtungen ist es völlig klar, dass viele PatientInnen ganz leicht im niedergelassenen Bereich behandelt werden könnten und nicht permanent Spitalsambulanzen aufsuchen müssen. „Zwar ist es das erklärte Ziel der Gesundheitsreformen, Leistungen vom stationären in den ambulanten beziehungsweise vom ambulanten in den niedergelassenen Bereich zu verlagern und damit die Kostensteigerung einzudämmen. Dennoch scheitert das System an diesem Ziel seit Jahren. Der Rechnungshof hat 2011 beziffert, dass sowohl die stationären als auch die ambulanten Endkosten innerhalb von drei Jahren um 18,3 Prozent beziehungsweise 20,3 Prozent zugenommen haben. Schon wird wieder über eine Ambulanzgebühr wie 2001 als Lenkungseffekt nachgedacht.

Der Zugang zu den überlaufenen Spitalsambulanzen müsse limitiert werden, forderte etwa der Obmann der angestellten Ärzte und Vizepräsident der Ärztekammer Harald Mayer unlängst und nannte als eine Möglichkeit dazu die vor einigen Jahren wieder abgeschaffte Ambulanzgebühr. Eine Studie des Instituts für höhere Studien hat zuletzt nachgewiesen, dass Spitalsambulanzen durch den Ausbau des niedergelassenen Bereichs erheblich entlastet werden könnten. Der ungeordnete Zugang zu Österreichs Gesundheitssystem soll nun durch ein strukturiertes System abgelöst werden.

Als Alternative zum Hausarztmodell der Ärztekammer arbeiten Bund, Länder und Sozialversicherung an einem neuen Konzept zur Primärversorgung – die Patienten sollen an ihrem Wohnort von Teams betreut werden, in denen der Hausarzt eine zentrale Rolle spielt. Vorerst wird das einmal in einem Pilotprojekt in Enns erprobt, das noch heuer starten soll. Auf Bundesebene soll dafür ein Konzept bis Mitte des Jahres stehen, das bis 2016 umgesetzt werden soll. Es geht darum, den Patienten an der richtigen Stelle zu versorgen. Der Arzt soll vernetzt mit Diplomkrankenschwestern, verschiedenen Therapeuten und Sozialarbeitern agieren. Dieses Gesundheitsnetzwerk soll entweder in einem Gebäude oder dezentral multidisziplinär auf Augenhöhe zusammenarbeiten. Die Öffnungszeiten sollen bedarfsgerecht sein, aber nicht alle des Teams müssen immer zur Verfügung stehen.

Dieses Netzwerk soll den Zugang zu niedergelassenen Fachärzten, Spitalsambulanzen und Krankenhäusern koordinieren und steuern. Im Gegensatz zum Hausarztmodell der Ärztekammer soll es aber keinen Zwang zur Teilnahme an diesen Netzwerken geben, weder für die Patienten noch für die Anbieter von Gesundheitsdiensten.[1])

[1]) Vergleiche dazu: http://www.wienerzeitung.at/nachrichten/oesterreich/politik/605455_Mehr-Ordnung-ins-System.html (3. 2. 2014).

Die selbstständigen Ambulatorien bilden ein wichtiges Segment der ambulanten Gesundheitsversorgung in Österreich. Aus rechtlicher Sicht Krankenanstalten, umfassen sie ein großes Spektrum zwischen (Fach-)Arztpraxen ähnlichen Einrichtungen, ambulanten Behandlungseinrichtungen und ambulanten Spitälern mit teilweise operativem Leistungsspektrum.

Das Gesundheitsressort erhebt in regelmäßigen Abständen bei den zuständigen Ämtern der Landesregierungen Informationen über die selbstständigen Ambulatorien im jeweiligen Bundesland und verfügt damit als einige der wenigen Stellen über eine österreichweite Datenquelle. Nunmehr werden die grundlegenden Informationen aus dieser Quelle erstmals zusammenfassend dargestellt und ergänzend analysiert. Mit Stand Ende 2012 wurden rund 800 selbstständige Ambulatorien gemeldet.

Und gerade deshalb: Von „lebensgefährlichen Engpässen im Gesundheitswesen“ schreibt „profil“ in seiner Ausgabe vom 15. 2. 2014[1]). Es bezieht sich unter anderem auf einen Todesfall im AKH. KAV, AKH Wien und MedUni Wien dementierten den Vorabbericht. In dem Bericht veröffentlicht das Nachrichtenmagazin „profil“ Auszüge aus Protokollen, die je einen Todesfall im AKH Wien und im Landeskrankenhaus Hietzing dokumentieren.

Im Fall im AKH geht es um einen Mann, der Anfang Jänner mit einem abdominalen Aortenaneurysma, einer Ausweitung der Arterienwand im Bauchbereich, eingeliefert worden ist. Weil sich kein Gefäßchirurg fand, musste der Mann ins Wilhelminenspital überstellt werden, wo der Mann einige Tage später starb.

„Dass ein Patient in akuter Lebensgefahr im größten Krankenhaus Österreichs nicht versorgt werden kann, war tagelang Hauptgesprächsthema im AKH", schreibt „profil". „Wir weisen die Darstellung der vorliegenden ‚profil'-Vorabmeldung zurück. Es handelt sich in beiden Fällen um tragische medizinische Ereignisse (...)", so Andrea Danmayr, Sprecherin des Krankenanstaltenverbunds (KAV). Die Todesfälle seien eingehend auf allfälliges Fehlverhalten überprüft worden. Die mit den betreffenden Patienten befassten Mediziner hätten jeweils eindeutig lege artis gehandelt. Danmayr wies einen Zusammenhang zwischen den mit Jahreswechsel getroffenen Einsparungen bei den ärztlichen Journaldiensten und dem Tod des Mannes Anfang des Jahres zurück. Es sei ein „medizinisch sehr schwieriger Fall" gewesen: „Aus unserer Sicht wurde von den Medizinern alles getan, was man tun kann." Es gebe wie in den vorangegangenen Jahren am AKH nach wie vor durchgehend einen diensthabenden Gefäßchirurgen.

Da der Gefäßchirurg in einen Transplantationseinsatz war, sei der Patient ins Wilhelminenspital gebracht worden. Die Überlebenschance bei einem Aortenaneurysma liegt bei 20 bis 30%. Der Fall des Mannes sei aber nur der jüngste Fall gewesen. Weitere Recherchen würden den Schluss zulassen, dass es nicht um Einzelfälle gehe. Mehrere Chirurgen werden in dem Artikel zitiert. Die Rede ist dabei von „vorprogrammierten Engpässen" und dass es „aufgrund der hohen Auslastung ‚mindestens zwei Mal pro Woche zu solchen Konstellationen'" komme. Anfang Jänner hatten die Primarärzte vor Schwierigkeiten durch Einsparungen gewarnt, die sich unter anderem in Ausbildung und in massiven Problemen „in der Kontinuität der ärztlichen Betreuung von Patientinnen und Patienten" zeigen würden. Bei einer Betriebsversammlung beschlossen die Ärzte schärfere Proteste und drohten mit internen Überlastungsanzeigen.

Gerade solche Ereignisse zeigen in tragischer Form auf, dass gerade bei der Notfallversorgung keinesfalls gespart werden darf. Hier geht es primär darum, Menschenleben zu retten und gerade in unserer hervorragenden Gesundheitsversorgung sollte dies das höchste Gut sein.

1) Vergleiche dazu: http://wien.orf.at/news/stories/2631245/

Die Notfallversorgung in Österreich ist sehr umfassend ausgeprägt. Innerhalb von 15 Minuten können und müssen in Österreich Hilfeleistungen erbracht werden. Notfallversorgung kann entweder direkt vor Ort erbracht werden oder aber auch in einer speziellen Notaufnahme in einer Krankenanstalt. Wesentlich dabei ist gemäß dem ÖSG eine zentrale Einbindung eines in Österreich sehr professionellen Rettungswesens zur Sicherstellung der

Notfallversorgung. Notfallpatienten gemäß § 10 Abs. 2 Sanitätergesetz sind Patienten, bei denen im Rahmen einer akuten Erkrankung, einer Vergiftung oder eines Traumas eine lebensbedrohliche Störung einer vitalen Funktion eingetreten ist, einzutreten droht oder nicht sicher auszuschließen ist.

„Notaufnahmen sind das Portal für ungeplante Patienten. Wie Krankenhausstrukturen sich darauf einstellen, ist vielfaltig. Dabei sind viele Spitalseinrichtungen in ihrer Managementfunktion und Notfallkompetenz gefordert. Getragen von den klinischen Schwerpunktfächern wie Innere Medizin, Anästhesie, Unfallchirurgie, Chirurgie und Neurologie entwickelt sich die innerklinische Notfallmedizin zunehmend zur eigenständigen Disziplin. Über standardisierte Beurteilungen von Patienten (Triage), einheitliche Behandlungsrichtlinien (Standard-Operating-Procedures), Vidierung von medizinischen Leistungen und Ausbildungsfunktionen entwickelt sich ein neues Qualitätsbewusstsein in der klinischen Notfallmedizin. Der Notfallpatient nimmt entweder einen geordneten Weg über die Rettung, die Zuweisung vom niedergelassenen Arzt oder der Erkrankte randomisiert sich quasi selbst. Fehlzuweisungen und diagnostische Pfade von Akutpatienten durch die Klinik sind dadurch weiter auf der Tagesordnung, weil viele Notfall-Disziplinen dezentral verortet sind. Die letztendliche Konsequenz ist eine Anlaufstelle und somit eine ZNA, die den Großteil der Notfälle als Portal abwickelt. Hier wird vom Symptom ausgehend der Patient seiner Diagnose und seinem fachlichen Schwerpunkt zugeordnet. Zur Notfallkompetenz einer Notaufnahme zählen grundsätzliche Voraussetzungen, die zur Erfüllung notfallmedizinischer Aufgaben notwendig sind. Dies beinhaltet die Qualifikation der Mitarbeiter, die räumliche und apparative Infrastruktur sowie den medizinischen Hintergrund der Klinik mit all ihren Disziplinen.

Notfallstrukturen, d.h. Strukturen, die ungeplante Patienten mit akuten Problemstellungen bewältigen, wie eine ZNA und andere Akutambulanzen, gehören zu den größten und meistfrequentierten Abteilungen. Die Wertschätzung einer solchen für das Unternehmen Krankenhaus gut geführten Struktur, wurde früher selten entsprechend wahrgenommen. Durch eine gut geführte Notaufnahme können jedoch Fehlbelegungen oder ungewisse diagnostische Reisen durch Kliniken vermieden werden. Solange die Facharztbezeichnung des Arztes für Notfallmedizin in unseren Breitengraden noch nicht Einzug gefunden hat, wird die Unterstellung eines solchen Departments kontrovers diskutiert. In der gängigen Literatur bieten sich der Internist und Anästhesist als Generalisten an, weil beide das größte Spektrum und das größte Patientenklientel bewältigen. Dabei sind natürlich Interdisziplinarität und Teamgeist gefordert.

Die Zuordnung einer Notaufnahme sollte in die Autonomie führen, um Ressourcenansprüche, wie z.B. Personalabzüge sogenannter Stammabteilungen, zu vermeiden.

Gleichzeitig ist es sinnvoll, die Entscheidungsgewalt über die Bettenkoordination dieser Einheit anzugliedern. Jeder weiß, wie schwierig und zeitverschwendend Telefonate sind, um Patienten, die eine akute stationäre Versorgung benötigen, unterzubringen. Die Medizin ist leider immer noch nicht nach dem tatsächlichen Bedarf ausgerichtet. Genauso häufig wie der Notarzthubschrauber in eine seniorenspezifische Einrichtung entsendet wird, steht am anderen Ende das Krankenhaus mit seiner fehlenden geriatrischen Kapazität. Die Planung der Mitarbeiterressourcen ist eine besondere Herausforderung. Hierzu zählt im Wesentlichen, dass bei der Betriebsorganisation, die Zahl der Mitarbeiter der durchschnittlichen Patientenfrequenz angepasst ist. Die üblichen Geschäftszeiten von 8:00–16:00 Uhr müssen leider verlassen werden und ein Schichtdienstmodell ist unumgänglich. Für die Zukunft enorm wichtig ist die Einbindung des Rettungswesens, insbesondere des Notarztes. Während der einsatzfreien Zeit könnte dem Notarzt die Möglichkeit gegeben werden, wie in vielen Klinken schon selbstverständlich, im innerklinischen Betrieb mitzuarbeiten. Nur wenn seine fachliche Kompetenz ständig einer breiten Anforderung begegnet, wird der Notarzt in der Lage sein, treffende Entscheidungen zu fällen. Personalengpässe haben jedoch in vielen Einrichtungen dazu geführt, den Notarzt in seiner einsatzfreien Zeit für andere Bereiche (wie Intensivbereiche oder Terminambulanzen) vorzusehen, obwohl hier die direkte Schnittstelle zur prähospitalen Medizin fehlt.

Eine ZNA hat weder einen konstanten Patientenzustrom noch die Eigenschaften einer Terminambulanz. So erscheint es als besonders wichtig, den fluktuierenden Patientenstrom durch geeignete Maßnahmen und ein effektives Warteschlangenmanagement zeitlich (Priorität) sowie räumlich (Wege) zu lenken. Von einer bspw. Internistischen Notaufnahme zur Zentralen Notaufnahme sind mannigfaltige Veränderungen notwendig. Dezentrale Strukturen müssen aufgebrochen und Berührungsängste überwunden werden. Dabei ist das Qualitätsmanagement eine Kernaufgabe einer Notaufnahme. Regelwerke und Richtlinien für Mitarbeiter und Patienten gestalten viele Prozesse einfacher.

Das QM hat schon längst in der klinischen Notfallmedizin Einzug gehalten und sollte als Chance und Handwerkszeug für eine vorbildliche Patientenversorgung, Lehre und Forschung in einem Notfallportal gesehen werden. Im Qualitätsmanagement von Zentralen Notaufnahmen ist Interdisziplinarität und Teamgeist gefragt. Abteilungsgrenzen müssen überwunden und Kompetenzen klar zugeordnet werden. Bedarfsorientiert werden somit sämtliche Notfall- und Spontanpatienten gezielt behandelt und niemand bleibt unversorgt. Um Patientenströme zu deeskalieren, benötigen Notaufnahmen Erstbeurteilungsambulanzen.

Diese dienen der Ressourcenoptimierung, ohne den selbstzuweisenden Patienten durch Ablehnung unversorgt zu lassen. – Dem Einbezug der prähospitalen Versorgung kommt in Zentralen Notaufnahmen eine große Rolle zu, weil ohne diese Serviceleistung in optimaler Form auch das Krankenhaus als Servicecenter seiner Aufgabe nicht gerecht nachkommen kann. Gerade im Bereich der Dokumentation gilt der Grundsatz „viel hilft viel" nicht! Die Dokumentation entfaltet ihre eigentliche Wirkung nicht, wenn sie geschrieben, sondern erst, wenn sie gelesen wird! Zum Verständnis wichtig ist, dass die Kategorie nicht nur vom Patientenzustand alleine, sondern auch von der Auslastung der Notfallaufnahme (NFA) bestimmt wird. Das heißt, bei hoher Patientenlast wird rigoroser triagiert. Durch eine gut geführte Notaufnahme können jedoch Fehlbelegungen oder ungewisse diagnostische Reisen durch Kliniken vermieden werden."[1])

[1]) Michalski, T., Franz, A.: QM in der zentralen Notaufnahme, Salzburg 2014

6.4 Sekundäre Gesundheitsversorgung

Die stationäre Versorgung ist in Österreich seit jeher einer der größten und wichtigsten Sektoren des Gesundheitswesens. Im Jahr 2012 wurden 11,1% des österreichischen Bruttoinlandsprodukts für Ausgaben im Bereich Gesundheit verwendet. Der Anteil für stationäre Leistungen betrug 40,5% der Gesamtausgaben im Gesundheitswesen bzw. 4,5% des BIP. Diese Mittel verteilten sich auf rund 277 Krankenanstalten. Die Österreichischen Spitäler sind mit rund 135.000 Arbeitsplätzen der größte Anbieter von Gesundheitsleistungen im Bund. Österreich weist im Vergleich zum europäischen Durchschnitt mehr Krankenhausbetten und eine höhere Zahl an Spitalsaufenthalten auf. Auf gesundheitspolitischer Ebene wurden bereits seit Mitte der 1980er-Jahre ein Abbau von Akutbetten und eine weitgehende Auslagerung der Gesundheitsversorgung in den ambulanten und extramuralen Bereich angestrebt. Die Zahl der Akutbetten ist seither auch tatsächlich kontinuierlich gesunken, und die Dauer von Krankenhausaufenthalten hat abgenommen, die Zahl der Spitalsaufenthalte ist jedoch gestiegen. In jüngster Zeit ist allerdings in den landesgesundheitsfondsfinanzierten Krankenhäusern, die den Großteil des Akutbereichs repräsentieren, die Bettenzahl nach langjährigen Rückgängen im Jahr 2007 erstmals wieder geringfügig angestiegen. Der Großteil des seit 2003 insgesamt wachsenden Bettenangebots ist aber vor allem auf die Bettenzunahmen im Bereich der nicht landesgesundheitsfondsfinanzierten Krankenhäuser aufgrund des Auf- und Ausbaus von Rehabilitationseinrichtungen zurückzuführen.

Die österreichischen Krankenanstalten sind vier Versorgungssektoren zuzuordnen, wobei der Großteil der insgesamt 277 Spitäler im Jahr 2012 zu den Akut-Krankenanstalten zählte (175 Häuser), zum Versorgungssektor Langzeitversorgung wurden 26, zum Sektor Rehabilitation 71 und zum Sektor Genesung/Kur wurden 5 Krankenanstalten gerechnet. Der weitaus überwiegende Teil der stationären Aufenthalte erfolgte in Akut-Krankenanstalten (2012: 95,0% der Fälle). Der Großteil der Akut-Krankenanstalten wird von den Landesgesundheitsfonds finanziert (2012: 128 der 175 Häuser bzw. rund 80% der Betten und 90% der Entlassungsfälle in Akut-Krankenanstalten). Im Jahr 2012 wurden in den österreichischen Akut-Krankenanstalten insgesamt 2.673.687 Entlassungen nach stationären Aufenthalten verzeichnet, in den übrigen Versorgungssektoren 140.069. Die Zahl der stationär behandelten Fälle zeigte seit jeher eine steigende Tendenz, seit dem Jahr 2009 stagniert sie jedoch: Sie war 2009 um 0,2% geringer als 2008. Auch 2010 war im Akutsektor ein leichter Rückgang der Spitalsentlassungen zu verzeichnen (–0,2% im Vergleich zum Vorjahr bzw. –3.481 Entlassungsfälle), im stationären Bereich insgesamt hingegen ein geringfügiger Anstieg (+0,1% bzw. +1.678 Fälle). Im Jahr 2011 war wiederum ein geringer Anstieg sowohl der Entlassungen im Akutsektor (+0,5% bzw. +14.176 Fälle) als auch im gesamten stationären Bereich zu verzeichnen (+0,7% bzw. +19.102 Fälle). Das Jahr 2012 brachte nur marginale Veränderungen im Vergleich zum Vorjahr, insgesamt stieg die Zahl der Entlassungen geringfügig (+0,1% bzw. +3.910 Fälle), im Akutbereich gab es 2012 um 0,3% bzw. 9.261 Entlassungsfälle weniger als im Jahr 2011.[129]

Innerhalb Österreichs existieren unter anderem aus alters- und geschlechtsspezifischen Gründen, aber auch aufgrund regional unterschiedlicher Versorgungsstrukturen teilweise deutliche Unterschiede in der Krankenhaushäufigkeit. Dies wird u.a. bei einem Blick auf untenstehende Abbildung deutlich. Das Bundesland Kärnten verzeichnete im Jahr 2011 mit rund 29,7 stationären Aufenthalten pro 100 EinwohnerInnen die höchste Krankenhaushäufigkeit (ohne 0-Tagesaufenthalte) im akutstationären Bereich, gefolgt von Salzburg (28,9), Oberösterreich (28,6) und der Steiermark (26,6). Die niedrigste Krankenhaushäufigkeit wies im Jahr 2011 das Burgenland mit rund 22,1 und Wien mit etwa 22,8 stationären Aufenthalten pro 100 EinwohnerInnen auf. Bezogen auf das gesamte Bundesgebiet betrug die Krankenhaushäufigkeit im gleichen Zeitraum rund 25,8 Aufenthalte je 100 EinwohnerInnen. In der Mehrheit der Bundesländer ist in den letzten Jahren ein moderates Absinken der Krankenhaushäufigkeit zu beobachten. Kärnten und Salzburg bilden hier Ausnahmen. Gleichzeitig steigen die 0-Tagesaufenthalte stark.

„Vom Beginn der elektronischen Aufzeichnung von Spitalsentlassungs-Daten im Jahr 1989 bis zum aktuellen Berichtsjahr 2011 ist ein nahezu kontinuierlicher Anstieg der Zahl der Spitalsentlassungen zwischen 1% und 4% jährlich zu verzeichnen. Im Jahr 2009 kam es zu einem leichten Rückgang (–0,2% bzw. –5.423 Entlassungsfälle), im Jahr 2010 hingegen war mit 2.790.744 Spitalsentlassungen wieder einen leichter Anstieg der Entlassungen um 0,1% erfolgt, ebenso gab es von 2010 auf 2011 einen Anstieg um 0,7% auf 2.809.846 Entlassungen. Der Sektor der Akutversorgung umfasste im Jahr 2011 177 von insgesamt 273 Krankenanstalten – also rund zwei Drittel –, in denen allerdings 93,7% aller Spitalsfälle behandelt wurden. Hier war 2011 ein Wiederanstieg von 14.176 Fällen (+0,5%) zu verzeichnen, nach einem leichten Rückgang der Spitalsentlassungen um –3.481 Fälle (–0,1%) von 2009 auf 2010. Auch im Akutsektor war ein langjähriger kontinuierlicher Anstieg der Spitalsentlassungen zu beobachten: er betrug seit 2001 16,4% mit und 8,0% ohne tagesklinische Aufenthalte. Gleichzeitig verringerte sich die Zahl der Aufenthaltstage um 4,3% von

[129] Vergleiche: Homepage des Bundesministeriums für Gesundheit: www.bmg.gv.at

Tab. 48: Spitalsentlassungen aus allen Krankenanstalten seit 1989

Jahr	Stationäre Aufenthalte						Aufenthaltstage (exkl. 0-Tagesaufenthalte)	Aufenthaltsdauer für Aufenthalte von … bis … Tage		
	insgesamt	männlich	weiblich	auf 100.000 der Bev.	darunter 0-Tages-aufent.	darunter verstorben		arithmetisches Mittel		Median
								1+	1–28	1+
1989	1.721.799	780.085	941.714	22.597,1	76.130	46.316	19.677.938	12,0	8,5	7,2
1990	1.787.248	809.988	977.260	23.278,0	85.229	46.062	21.206.145	12,5	8,4	6,9
1991	1.820.359	819.879	1.000.480	23.473,7	98.240	45.429	20.738.423	12,0	8,2	6,6
1992	1.833.512	825.113	1.008.399	23.384,5	103.649	44.787	20.374.297	11,8	8,0	6,4
1993	1.862.322	836.099	1.026.223	23.556,9	106.906	44.528	20.305.301	11,6	7,9	6,2
1994	1.934.255	872.953	1.061.302	24.372,8	119.445	42.702	20.346.850	11,2	7,7	6,0
1995	1.963.861	886.689	1.077.172	24.708,0	128.319	42.866	20.602.679	11,2	7,7	5,9
1996	2.006.138	903.023	1.103.115	25.205,9	140.812	45.220	22.989.037	12,3	7,5	5,7
1997	2.141.660	966.060	1.175.600	26.878,1	188.071	44.278	21.267.634	10,9	7,2	5,3
1998	2.236.122	1.006.317	1.229.805	28.032,9	218.252	43.639	21.324.172	10,6	7,1	5,2
1999	2.308.027	1.041.731	1.266.296	28.878,0	248.838	43.654	20.712.283	10,1	7,0	5,0
2000	2.343.405	1.060.271	1.283.134	29.250,3	265.739	42.911	20.418.931	9,8	6,8	4,8
2001	2.383.605	1.079.541	1.304.064	29.635,6	289.668	41.235	19.620.216	9,4	6,7	4,7
2002	2.482.316	1.120.443	1.361.873	30.707,3	347.048	43.174	19.677.795	9,2	6,6	4,6
2003	2.498.929	1.132.396	1.366.533	30.783,5	335.489	43.716	19.382.235	9,0	6,5	4,5
2004	2.586.743	1.171.353	1.415.390	31.643,1	350.804	39.372	18.835.651	8,4	6,4	4,4
2005	2.615.929	1.191.666	1.424.263	31.772,5	368.976	39.951	17.937.342	8,0	6,4	4,3
2006	2.686.518	1.226.744	1.459.774	31.880,1	399.752	39.025	17.987.828	7,9	6,3	4,2
2007	2.741.715	1.258.061	1.483.654	33.028,9	424.416	39.469	18.348.717	7,9	6,3	4,2
2008	2.794.489	1.284.175	1.510.314	33.520,9	454.939	39.699	18.489.193	7,9	6,3	4,0
2009	2.789.066	1.286.097	1.502.969	33.349,9	460.199	39.805	18.066.425	7,8	6,2	4,0
2010	2.790.744	1.284.118	1.506.626	33.271,7	479.352	39.793	18.343.881	7,9	6,2	4,0
2011	2.809.846	1.300.098	1.509.748	33.367,5	506.954	39.365	17.966.559	7,8	6,2	4,0
2012	2.813.756	1.303.507	1.510.249	33.392,5	535.164	40.397	18.102.269	7,9	6,3	4,0

Quelle: Statistik Austria: Spitalsentlassungsstatistik. (Erstellt am 17. 10. 2013).

14,7 Mio. (2001) auf 14,0 Mio. (2011). Diese gegenläufige Entwicklung von Entlassungshäufigkeit und Aufenthaltstagen bedeutet eine Verkürzung der durchschnittlichen Aufenthaltsdauer von 7,4 auf 6,6 Tage um –10,8%. Zugleich kam es zu einer Reduktion der Aufenthaltstage pro Kopf der Bevölkerung mit österreichischem Wohnsitz um –8,7% von durchschnittlich 1,8 auf 1,7 Tage. Die tagesklinischen Aufenthalte sind seit 1989 um das 6,7-Fache von 76.130 Fällen auf 506.954 Fälle im Jahr 2011 gestiegen. Seit dem Jahr 2001 betrug der jährliche Zuwachs bei den tagesklinischen Aufenthalten durchschnittlich 6%. Im Jahr 2011 waren bereits 18,0% aller Entlassungen tagesklinische Fälle, bei den Entlassungen mit der Diagnose Krebs waren es sogar mehr als ein Drittel."[130]

Abb. 18: Entwicklung der Krankenhaushäufigkeit je 100 Einwohner in Fondskrankenanstalten auf Bundesländerebene, 2002–2011

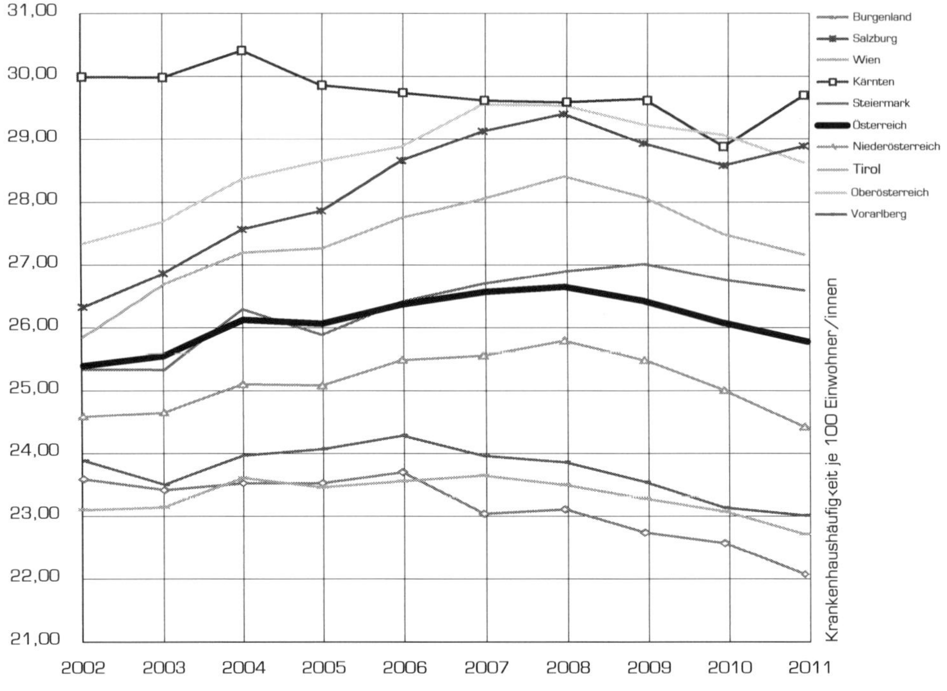

Quellen: Bundesministerium für Gesundheit; Gesundheit Österreich GmbH.

130 Vgl. dazu: Jahrbuch der Gesundheitsstatistik 2012, S. 73 ff.

Abb. 19: Entwicklung der stationären Aufenthalte in Österreich 2003–2012

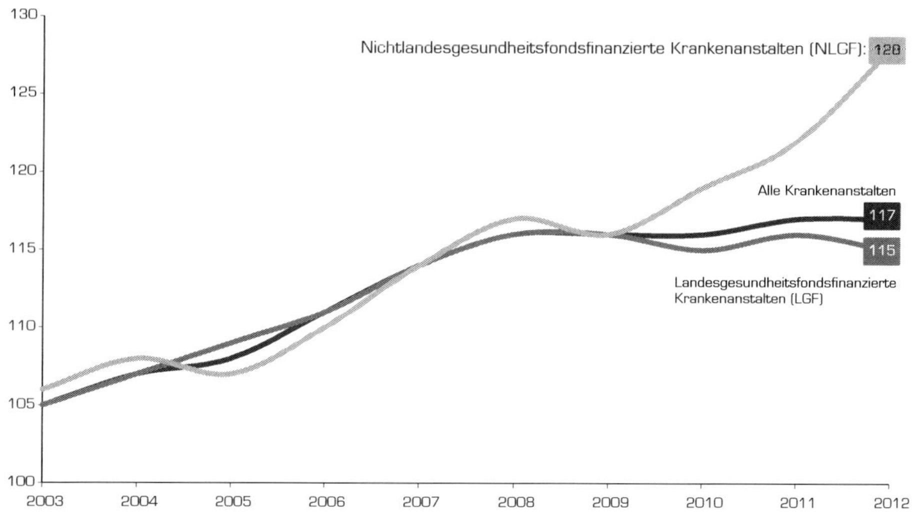

Quelle: Bundesministerium für Gesundheit, 2014. 2003 = 100.

Abb. 20: Spitalsentlassungen und Aufenthaltstage seit 1989

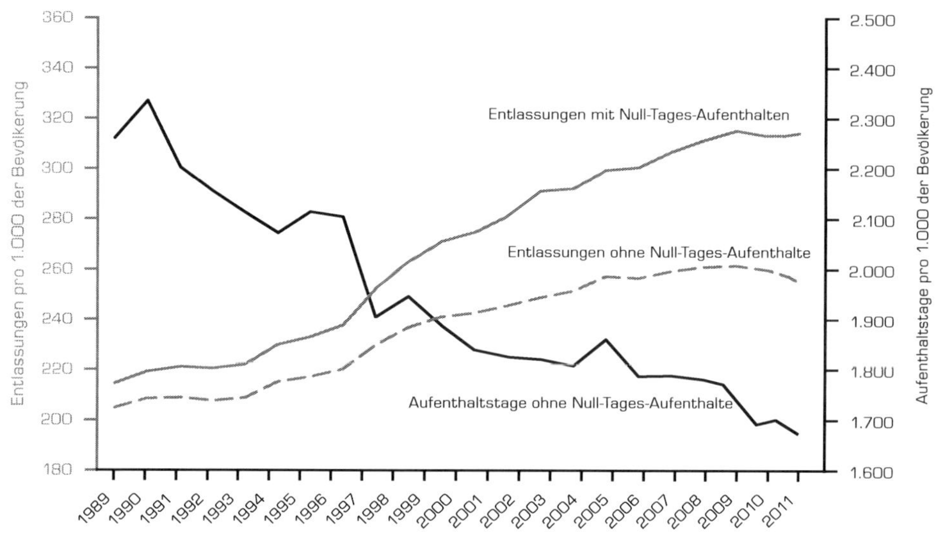

Entlassungen aus Akut-Krankenanstalten, Personen mit Wohnsitz Österreich.

Quelle: Statistik Austria: Spitalsentlassungsstatistik; vor 1990 BMGF.

In den 70er- und 80er- Jahren des letzten Jahrhunderts waren die Spitalsbetten allgemein sehr gut belegt, so war es notwendig im Bereich der Onkologie damit zu beginnen, Krebs-Patienten tagesklinisch zu versorgen. Die Zahl der onkologischen Patienten nahm jedoch über die Jahre wesentlich rasanter zu, als die Zahl der den Onkologien zugehörigen stationären Betten. Zudem haben sich neben der Zahl der Zunahme an Patienten die medizinischen Behandlungsmöglichkeiten wesentlich verbessert. Wurden früher nahezu alle onkologischen Patienten operiert, so werden nunmehr viele Patienten medikamentös behandelt. Dies und die steigende Lebenserwartung tragen ebenso zur Steigerung der Null-Tages-Aufenthalte bei. Viele, vor allem schwere Fälle, sind nicht mehr tagesklinisch zu behandeln, so mussten in den letzten Jahren die Spitalsträger dem Rechnung tragen und die Zahl der stationären Betten im Bereich der Onkologie im Verhältnis zu den Gesamtbettenzahlen deutlich erhöhen.

Abb. 21: Stationäre Aufenthalte nach Altersgruppen und Geschlecht 2012

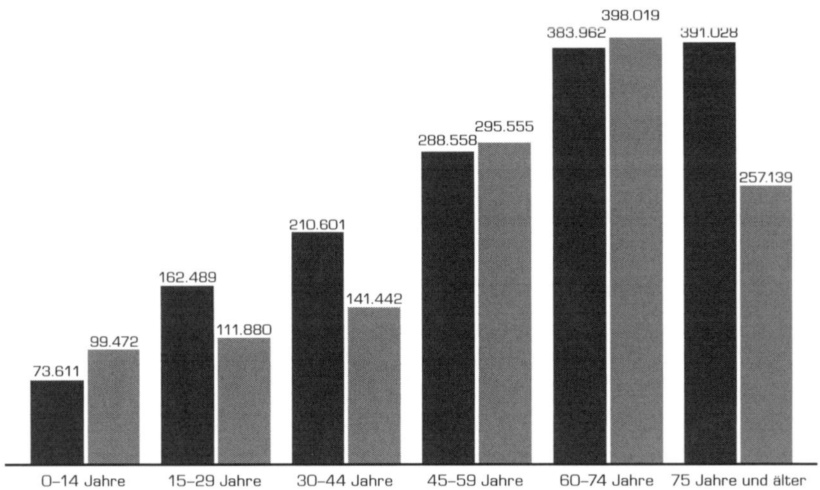

Quelle: Bundesministerium für Gesundheit, 2014.

„Häufigste Entlassungsdiagnosen in Akut-Krankenanstalten (ohne tagesklinische Fälle) waren im Berichtsjahr 2011 die Krankheiten des Kreislaufsystems (12,7%), gefolgt von Verletzungen und Vergiftungen (11,4%), Krebserkrankungen (11,1%), sowie den Krankheiten des Muskel-Skelett-Systems (10,5% aller Entlassungsfälle), Verletzungen und Vergiftungen (11,0%) sowie den Krebserkrankungen (10,7% aller Entlassungsfälle). Bezieht man die tagesklinischen Aufenthalte mit ein, waren die Krebserkrankungen am häufigsten. Spitalsentlassungen sind stark von Alter und Geschlecht abhängig: Sowohl die Entlassungsrate (Spitalsentlassungen pro 1.000 der Bevölkerung gleichen Alters und Geschlechts) als auch die Aufenthaltstage pro Kopf und die durchschnittliche Aufenthaltsdauer steigen mit dem Alter stark an und gehen bei den Hochbetagten ab 95 Jahren wieder leicht zurück. Auch die Geschlechtsunterschiede sind erheblich und variieren je nach Altersgruppe. Im Jahr 2011 war die Entlassungsrate der Frauen insgesamt zwar höher als jene der Männer (283,1 vs. 254,8 Entlassungen je 1.000 der Bevölkerung gleichen Geschlechts), lag aber lediglich in der Altersgruppe von 15 bis unter 50 Jahren über jener der Männer, ansonsten war die Rate der Männer höher, wobei die Geschlechterdifferenz mit dem Alter zunahm. Frauen im reproduktiven Alter (20 bis 44 Jahre) sind zwar häufiger, aber durchschnittlich kürzer im Spital als gleichaltrige Männer. Ab dem Alter von 50 Jahren hingegen kehrt sich dieser Trend um: Frauen sind deutlich seltener und ab 70 Jahren auch länger im Spital, des Weiteren fallen ab einem Alter von 50 Jahren bei den Frauen weniger Aufenthaltstage pro Kopf an als bei den Männern."[131]

Abb. 22: Spitalsentlassungen und Aufenthaltstage pro Kopf 2011 nach Diagnosen und Geschlecht

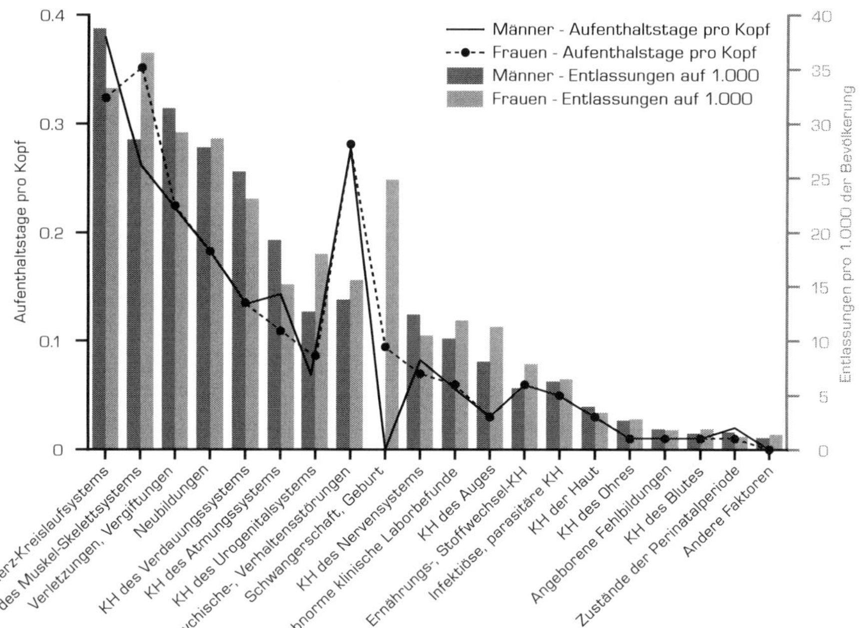

Entlassungen aus Akut-Krankenanstalten ohne Null-Tages-Aufenthalte, Personen mit Wohnsitz Österreich.
Quelle: Statistik Austria; Spitalsentlassungsstatistik 2012.

„Für die Akutversorgung standen in Österreich im Jahr 2011 7,7 Betten je 1.000 der Bevölkerung zur Verfügung, und damit deutlich mehr als im OECD-Durchschnitt, wo 4,8

[131] Vergleiche dazu: Jahrbuch der Gesundheitsstatistik 2012, S. 76 f.

Abb. 23: Spitalsentlassungen und Aufenthaltstage pro Kopf 2011 nach Altersgruppen

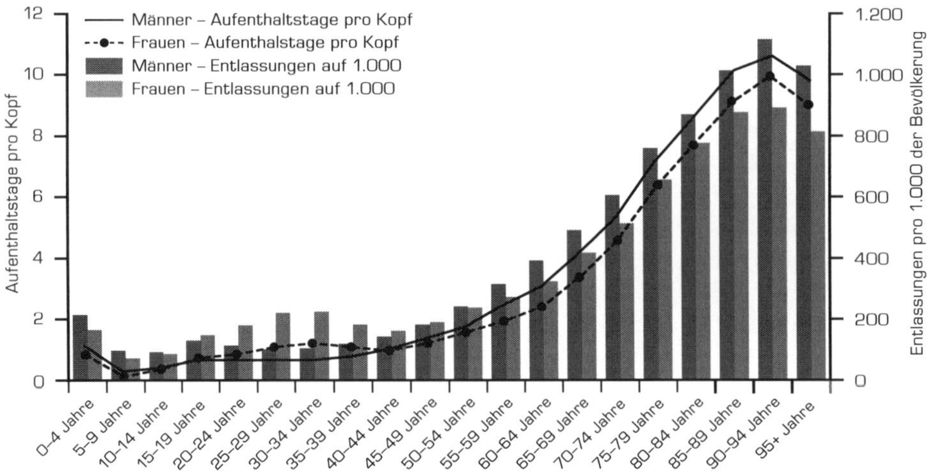

Entlassungen aus Akut-Krankenanstalten ohne Null-Tages-Aufenthalte, Personen mit Wohnsitz Österreich.
Quelle: Statistik Austria; Spitalsentlassungsstatistik 2012.

Betten auf 1.000 der Bevölkerung kamen. Wie in den meisten OECD-Ländern ist die Spitalsbettendichte in Österreich in den vergangenen Jahren zurückgegangen, im Einklang mit dem Rückgang der durchschnittlichen Aufenthaltsdauer in den Krankenanstalten. Gleichzeit ist jedoch die Zahl der Spitalsentlassungen gestiegen. Im Jahr 2011 lag Österreich mit 276 Entlassungen je 1.000 der Bevölkerung weit über dem OECD-Durchschnitt von 156 an der Spitze der Rangreihung der OECD-Länder.“[132]

„Im Rahmen der Dokumentation der abrechnungsrelevanten medizinischen Leistungen in den Krankenanstalten wurden im Jahr 2011 insgesamt 4.603.472 Einzelleistungen registriert, darunter 1.222.741 operative Leistungen und 3.380.731 diagnostisch-therapeutische Leistungen. Im Vergleich zum Vorjahr war 2011 bei den operativen Leistungen ein Plus von 0,7%, bei den nicht operativen Leistungen von 4,7% zu verzeichnen. Häufigste Gruppe operativer Leistungen (Kapiteln des Leistungskatalogs) waren im Jahr 2011 Operationen am Bewegungsapparat (303.132), am Urogenitaltrakt (einschließlich geburtshilfliche Operationen; 256.009) sowie an den Augen (137.810) und am Verdauungstrakt (136.532). Bei den einzelnen operativen Leistungen erwies sich die Kataraktoperation („Grauer Star“) als häufigste Operation (87.420). Häufig waren des Weiteren Operationen der Haut (61.998), Operationen im Zusammenhang mit einer vaginalen Entbindung (49.222), Operationen des Kniegelenks (45.041), Curettagen der Gebärmuttern (38.049) und Entbindungen durch Kaiserschnitt (22.119).“[133]

[132] Vgl. dazu: Statistik Austria; Jahrbuch der Gesundheitsstatistik 2012, S. 76.
[133] Vgl. dazu: Statistik Austria; Jahrbuch der Gesundheitsstatistik 2012, S. 76.

Abb. 24: Spitalsbetten und Spitalsentlassungen 2011 im internationalen Vergleich

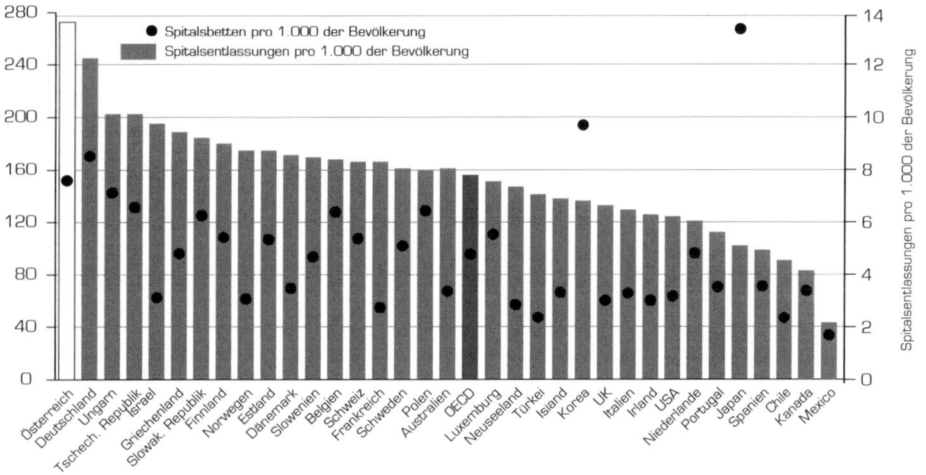

Quelle: Statistik Austria: Jahrbuch der Gesundheitsstatistik 2012.

Bei den stationären Aufenthalten des Jahres 2012 wurden in allen österreichischen Krankenanstalten insgesamt 4.710.859 medizinische Einzelleistungen dokumentiert. Etwas mehr als ein Viertel der medizinischen Einzelleistungen waren operative Leistungen (1.218.080 bzw. 25,9%). Der Frauenanteil bei den medizinischen Leistungen insgesamt betrug 50,8% und war bei den operativen Leistungen (57,3%) höher als bei den diagnostischen Leistungen (48,5%). Von 2009 auf 2012 hat die Zahl der medizinischen Leistungen insgesamt um 6,5% zugenommen, wobei die Zahl der nichtoperativen Leistungen im Jahr 2012 um 7,8%, die der operativen Leistungen um 2,9% höher war als 2009.

Im Jahr 2012 wurden am häufigsten Operationen am Bewegungsapparat (297.480) sowie im Bereich des Urogenitaltrakts dokumentiert (256.593 operative Eingriffe: 167.213 Eingriffe am Nieren-Harnsystem und an den männlichen bzw. weiblichen Geschlechtsorganen; 89.380 Geburten). Sehr häufig waren auch Operationen im Bereich des Verdauungstrakts und des Bauchraums (137.113), Augenoperationen (141.939) und Operationen an der Hals-Nasen-Ohren-Region (110.259). Die im Jahr 2012 am häufigsten dokumentierte operative Einzelleistung war die Kataraktoperation (Code BF020; 92.971 dokumentierte Leistungen), gefolgt von sonstigen Operationen der Haut (QZ109; 60.792 – vermehrt tagesklinisch), vaginalen Entbindungen (JN020; 49.396), Operationen des Kniegelenks (NF020; 43.841) sowie Curettagen/Ausschabungen der Gebärmutter (JK030; 38.103).

Tab. 49: Spitalsentlassungsdiagnosen seit 2007

Hauptdiagnosegruppen (Kapitel) ICD-10	2007	2008	2009	2010	2011	2012
Bestimmte infektiöse und parasitäre Krankheiten (A00-B99)	63.071	62.997	60.261	59.474	61.036	60.079
Neubildungen (C00-D48)	385.526	386.101	386.483	390.948	394.040	398.226
Krankheiten des Blutes, der blutbildenden Organe (D50-D89)	19.546	20.669	22.085	22.115	23.105	22.902
Endokrine-, Ernährungs-, Stoffwechselkrankheiten (E00-E90)	67.373	67.291	64.274	63.113	61.771	60.836
Psychische Störungen, Verhaltensstörungen (F00-F99)	130.753	136.051	140.906	134.182	130.115	126.332
Krankheiten des Nervensystems (G00-G99)	109.753	114.468	112.018	112.504	112.264	111.652
Krankheiten des Auges, der Augenanhangsgebilde (H00-H59)	117.248	133.910	144.169	151.545	166.122	176.597
Krankheiten des Ohres, des Warzenfortsatzes (H60-H95)	30.584	30.747	28.139	26.890	25.480	24.695
Krankheiten des Kreislaufsystems (I00-I99)	314.010	312.941	306.804	305.474	303.480	305.657
Krankheiten des Atmungssystems (J00-J99)	149.201	145.650	157.218	149.875	149.133	143.955
Krankheiten des Verdauungssystems (K00-K93)	239.423	241.925	233.916	234.000	234.352	231.942
Krankheiten der Haut, der Unterhaut (L00-L99)	40.823	40.124	37.456	37.709	37.279	36.994
Krankheiten des Muskel-Skelett-Systems, des Bindegewebes (M00-M99)	266.262	272.619	265.980	268.934	272.819	271.013
Krankheiten des Urogenitalsystems (N00-N99)	156.975	159.069	164.370	163.769	161.942	160.966
Schwangerschaft, Geburt, Wochenbett (O00-O99)	118.423	118.888	117.143	118.930	116.887	117.642
Bestimmte Zustände mit Ursprung in der Perinatalperiode (P00-P96)	12.230	12.696	12.416	12.417	12.249	12.873
Angeborene Fehlbildungen, Deformitäten, Chromosomenanomalien (Q00-Q99)	18.398	19.211	19.775	19.449	19.668	18.796
Andere Symptome, abnorme klininische Laborbefunde (R00-R99)	113.699	117.979	111.986	109.975	111.636	112.249
Verletzungen, Vergiftungen, Folgen äußerer Ursachen (S00-T98)	263.893	268.474	270.648	270.000	272.903	263.832
Andere Faktoren der Inanspruchnahme des Gesundheitswesens (Z00-Z99)	15.789	16.817	16.206	17.469	16.667	16.449
Insgesamt (A00-Z99)	**2.632.980**	**2.678.627**	**2.672.253**	**2.668.772**	**2.682.948**	**2.673.687**

Quelle: Statistik Austria: Spitalsentlassungsstatistik 2012.

Tab. 50: Operative und nichtoperative medizinische Leistungen bei Spitalsentlassungen 2012 nach Kapiteln des Leistungskatalogs

Medizinische Leistungen Kapitel	Kapitel	Leistungen nach Geschlecht		
		insgesamt	männlich	weiblich
Insgesamt	**01-22**	**4.710.859**	**2.319.088**	**2.391.771**
Operative Leistungen	**01-11**	**1.218.080**	**520.633**	**697.447**
Nichtoperative Leistungen	**12-22**	**3.492.779**	**1.798.455**	**1.694.324**
Nervensystem, Gehirnschädel, Wirbelsäule	01	68.247	30.372	37.875
Augen und Orbita	02	141.939	59.525	82.414
Ohren, Nase, Mundhöhle, Rachen, Gesicht, Gesichtsschädel, Hals	03	110.259	64.120	46.139
Atmungssystem, Thorax	04	9.324	5.823	3.501
Herz und Kreislaufsystem	05	86.460	42.383	44.077
Endokrine Drüsen	06	10.892	2.888	8.004
Verdauungstrakt, Abdomen	07	137.113	73.914	63.199
Urogenitaltrakt, Geburtshilfe	08	256.593	49.250	207.343
Haut und Anhangsgebilde	09	98.228	43.126	55.102
Bewegungsapparat	10	297.480	148.235	149.245
Organtransplantationen	11	1.545	997	548
Bildgebende Diagnostik und Interventionen	12	1.138.013	583.399	554.614
Strahlentherapie	13	556.858	329.441	227.417
Nuklearmedizinische Diagnostik und Therapie	14	56.629	26.261	30.368
Endoskopische Diagnostik und Therapie	15	91.059	53.926	37.133
Kardiologische Diagnostik und Therapie	16	138.984	91.836	47.148
Dialyseverfahren	17	87.866	55.195	32.671
Sonstige diagnostische und therapeutische Verfahren	18	789.196	357.530	431.666
Neonatologische/Pädiatrische Intensivleistungen	19	75.688	42.985	32.703
Therapie auf Spezialabteilungen	20	207.116	90.844	116.272
Onkologische Therapie und andere Pharmakotherapie	21	350.920	166.779	184.141
Neue Untersuchungs- und Behandlungsmethoden	22	450	259	191

Quelle: Statistik Austria: Spitalsentlassungsstatistik 2012.

Abb. 25: Häufigste operative medizinische Leistungen bei stationären Aufenthalten (ohne tagesklinische Leistungen)

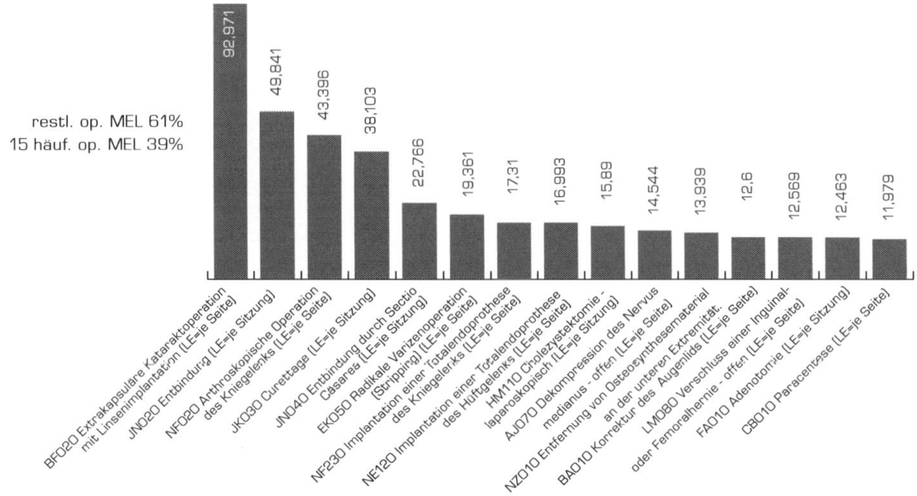

Quelle: Bundesministerium für Gesundheit, www.bmg.gv.at, (2013).

Das wesentliche Problem in Österreich ist die Vorliebe für die Spitalslastigkeit. Dies hat vor allem finanzielle Gründe, da bis dato die Sozialversicherung, die für den niedergelassenen Bereich primär zuständig war, danach trachtete, dass möglichst viele Patienten ins Spital zur Untersuchung gehen, da sie dort einen gedeckelten Betrag beisteuern müssen, wogegen im niedergelassenen Bereich jede zusätzliche Arztstelle der Sozialversicherung wirklich Geld kostete. Spitalsträger wiederum hatten das Ziel, selbst ganz kleine Untersuchungen sofort stationär aufzunehmen, da dafür Geld gezahlt wurde, während in den Spitalsambulanzen zwar viele Ressourcen zur Verfügung gestellt werden mussten, um die Patientenflut abzudecken und damit hohe Kosten entstanden, die Erlösseite jedoch gedeckelt war. So gesehen musste es gemeinsames Ziel sein, den spitalsambulanten Bereich dringend zu entlasten.

Diese unzureichende Betrachtung der Leistungsabstimmung zwischen intra- und extramuralem Bereich führte zu Fehlbelegungen und teuren Akutbetten und damit zu Intransparenz und machte eine Steuerung und Verbesserung der Wahrnehmung der wesentlichen Aufgaben und eines effizienten Mitteleinsatzes nahezu unmöglich. Durch die klare Trennung der Kompetenzen für niedergelassenen und Spitalsbereich entstanden falsche Anreize, Zielsetzungen und damit eine Verlagerung in die Spitäler. Das vorhandene Überangebot an stationären Betten führte eben auch zu einer angebotsinduzierten Nachfrage und somit zu Fehlbelegungen.

Österreichweit gibt es nach wie vor genügend Beispiele, wo ein Abbau von Akutbetten oder aber eine Umwidmung derer in Richtung Langzeitpflege Sinn machen würde. Problematisch ist dabei, dass ein reiner linearer Bettenabbau wenig Sinn machen würde, viel wichtiger wäre es, dies mithilfe struktureller Änderungen zu erreichen. Genau in diese Kerbe schlagen bspw. Fälle von älteren oder pflegebedürftigen Patienten, die aufgrund des Mangels an Plätzen in Alten- und Pflegeheimen auf teuren Akutbetten liegen. Ein Entlassungsmanagement für genau diesen Personenkreis im Sinne eines geordneten Überganges vom Krankenhaus zur Pflege fehlt überwiegend in Österreichs Spitälern. Dadurch passieren permanent Wiederaufnahmen, die wiederum zu Mehrkosten führen und damit das System als Ganzes erneut belasten.

Abb. 26: Darstellung der Situation intra- und extramuraler Bereich

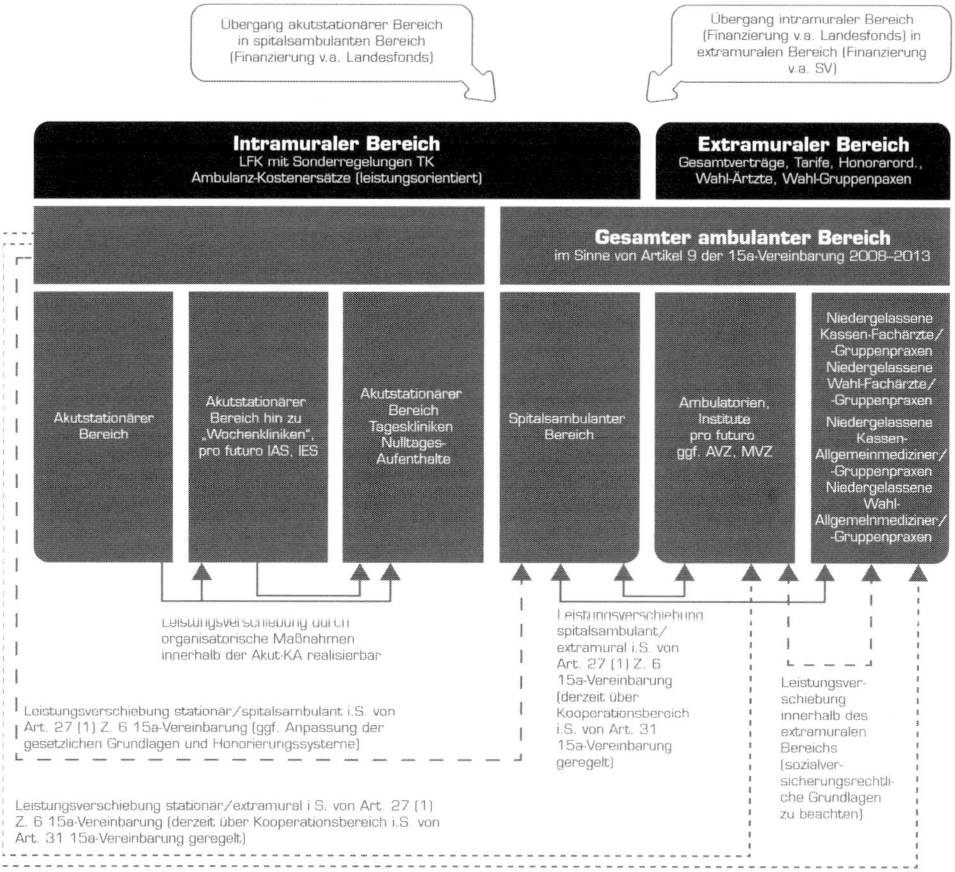

Quelle: Gesundheit Österreich GmbH.

Genau diese Problematik soll durch die Gesundheitsreform nun unterbunden werden, da Länder UND Sozialversicherungsträger gemeinsam den intra- und extramuralen Bereich zu steuern haben. Dieses permanent wiederholte und auch schon in vorigen Kapiteln erwähnte Stichwort „Best Point of Service" (Kapitel 9) erlangt nunmehr auch hier große Bedeutung. Gemeint ist in diesem Zusammenhang eine Verlagerung zum Best Point of Service durch Entlastung des akutstationären Bereiches, durch die Konzeption innovativer Versorgungsformen und durch den Aufbau neuer Versorgungsstufen im extramuralen Bereich. Damit einhergeht auch eine Dämpfung des Ausgabenwachstums, da die PatientInnen nicht mehr wegen jedem kleinen „Wehwehchen" das Spital aufsuchen müssen, sondern es dafür auch geeignete Angebote im niedergelassenen Bereich geben wird. Dass dies in den Städten sofort bei entsprechender Vergütung umzusetzen ist, ist evident. Spannend wird nur die Frage sein, wie dies in eher ländlichen Regionen mit nur einem Standardkrankenhaus in der näheren Umgebung seitens Ländern und Sozialversicherungen gestaltet wird. Hier gibt es keinerlei Möglichkeiten mangels personeller Verfügbarkeit, im niedergelassenen Bereich interessante Versorgungsformen umzusetzen. Dies wird mit Sicherheit von Bundesland zu Bundesland unterschiedlich gehandhabt werden. Man darf gespannt auf die Lösungen und den Ideenreichtum sein.

6.5 Arzneimittel und Medizinprodukte

Die Leistungen der Apotheken im Jahr 2013 waren folgende:

- Arzneimittelberatung
- Beratung zur Anwendung ärztlicher Verordnungen
- Beratung zur Auswahl und Anwendung von rezeptfreien Arzneimitteln in der Selbstmedikation
- Überprüfung von Neben- und Wechselwirkungen bei der Einnahme mehrerer Medikamente
- Abgabe von Arzneimitteln
- Magistrale Zubereitung: Herstellung von Arzneimitteln
- Gesundheitsberatung zu Raucherstopp, Impfungen, Reisevorsorge, Ernährung, Bewegung und Lebensumstellung
- Gesundheitsvorsorge: Messen von Blutdruck, Blutzucker, Cholesterin, Gewicht und Bauchumfang, Venenmessung, COPD-Messung
- Therapiebegleitung und persönliche Betreuung für chronisch Kranke
- Suchtmittelersatztherapien (Methadonprogramm etc.)
- 24 Stunden Leistungsbereitschaft (täglich versehen rund 290 Apotheken außerhalb der normalen Geschäftszeiten einen Bereitschaftsdienst für die österreichische Bevölkerung)

- Impfaktionen: Influenza, FSME, Hepatitis, Pneumokokken, Meningokokken, 4fach-Auffrischungsimpfung, Kinderimpfungen
- Verwaltungstätigkeiten für die Krankenkassen: Einheben der Rezeptgebühr, Zusammenstellung der Abrechnung der Einzelrezepte elektronisch und papiergebunden
- Aufwendige Logistik: elektronische Rezeptverrechnung, Lagerbewirtschaftung
- Medikamentenvorsorge für den Fall einer Pandemie (z.B. Grippe-Pandemie) oder atomarer Katastrophen (Kalium-Jodid-Bevorratung)[134]

Erzeugung, Inverkehrbringen, Preisbildung und Erstattung und auch die Abgabe von Medikamenten unterliegen aufgrund des Gesundheits- und Konsumentenschutzes speziellen gesetzlichen Regeln, wobei sich die österreichische Gesetzgebung an den europäischen Vorgaben orientiert. Die AGES Medizinmarktaufsicht (vgl. dazu Kapitel 3.2.1) als Zulassungsstelle für Arzneimittel in Österreich ist vom Bundesministerium für Gesundheit mit Aufgaben der Arzneimittelzulassung, der klinischen Prüfung der Arzneimittel und der Überwachung dieser Produkte betraut.

„Ende 2012 versorgten 1.303 öffentliche Apotheken, 46 Krankenhausapotheken und 26 Filialapotheken sowie rund 900 ärztliche Hausapotheken die österreichische Bevölkerung mit Heilmitteln. Das bedeutet, dass in Österreich eine öffentliche Apotheke im Durchschnitt 6.467 Personen zu versorgen hat. In Wien kommen auf eine Apotheke lediglich 5.484 Personen, hingegen sind es in Oberösterreich, im Burgenland und in Vorarlberg bis zu 7.500 Personen. Nach einem kontinuierlichen starken jährlichen Anstieg der Ausgaben der Krankenversicherungsträger für Heilmittel von durchschnittlich rund 6% gab es im Jahr 2009 eine Trendwende. Der Hauptverband der Sozialversicherungsträger hat in einer Vereinbarung mit den pharmazeutischen Unternehmen eine Preisreduktion erwirkt: Es wurde eine Absenkung der Umsatzsteuer auf Heilmittel von 20% auf 10% ab dem Jahr 2009 beschlossen. Haben die Ausgaben für Heilmittel im Jahr 2008 noch 3.040 Mio. € betragen (um 7,5% mehr als im Jahr davor), lagen sie im Jahr 2009 lediglich bei 2.833 Mio. €, das bedeutet eine Reduktion von 6,8% im Vergleich zu 2008. Im Jahr 2010 sind die Heilmittelausgaben wieder leicht gestiegen: auf 2.855 Mio. €, das sind um 0,8% mehr als im Vorjahr. Ebenso kam es von 2010 auf 2011 zu einem weiteren Anstieg um 2,3% auf 2.920 Mio. €, sowie von 2011 auf 2012 um 2,5% auf 2.933 Mio. Im Zehn-Jahres-Vergleich von 2002 bis 2012 ist die Zahl der Verordnungen von 99,1 Mio. auf 120,1 Mio. um 21,2% gestiegen, im gleichen Zeitraum stiegen die Ausgaben um 36,3%. Verordnungsstärkste Gruppe von Heilmitteln waren im Jahr 2012 nach wie vor die blutdruckregulierenden Mittel, es wurden 13,0 Mio. Verordnungen mit den Krankenkassen abgerechnet. Sehr häufig wurden auch Mittel gegen Magen-Darm-Erkrankungen verschrieben (9,2 Mio. Verordnungen). Jeweils zwischen 8,1 und 5,0 Mio. Verordnungen erfolgten für Psychoanaleptika (psychisch stimulierende Mittel), Lipid (Blutfette) senkende Mittel, Herz-Kreislauf-Mittel (Betablocker), Antibiotika und Psycholeptika (psychisch dämpfende Mittel)."[135]

Arzneispezialitäten sind gemäß Arzneimittelgesetz Fertigarzneimittel, die im Voraus stets in gleicher Zusammensetzung hergestellt und unter der gleichen Bezeichnung in einer

[134] Apotheke in Zahlen 2013 Österreichische Apothekerkammer.

[135] Vgl. dazu Statistik Austria: Jahrbuch der Gesundheitsstatistik 2012.

Abb. 27: Verordnungsstärkste therapeutische Untergruppen bei Heilmittelverordnungen 2011 und 2012

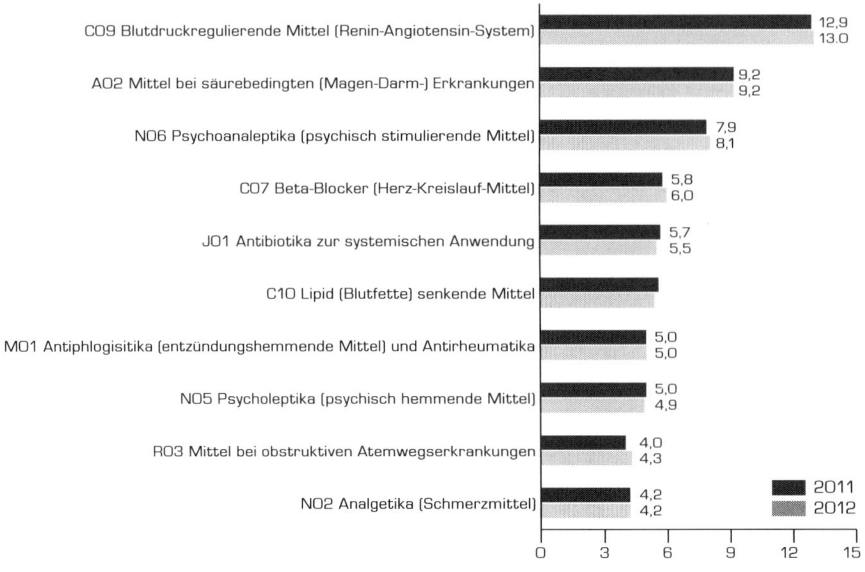

ATC = Anatomisch-therapeutisch-chemisches Klassifikationssystem der WHO.

Quelle: HV der Sozialversicherungsträger.

zur Abgabe an den Verbraucher bestimmten Form in Verkehr gebracht werden. Diese sind zu unterscheiden von Einzelanfertigungen in der Apotheke (magistrale Zubereitungen). Von den 14.036 Humanarzneispezialitäten sind derzeit in Österreich 5.673 (rund 40%) Präparate rezeptfrei, bei 8.363 (rund 60%) Spezialitäten ist es notwendig, in der Apotheke ein Rezept vorzuweisen. Grundsätzlich werden von diesen Humanspezialitäten nach unterschiedlichen Kriterien (siehe Erstattungskodex) lediglich 6.665 (47,5%) von den Sozialversicherungsträgern erstattet.

Als zentrales Ergebnis der Strukturreform im Arzneimittelbereich im Jahr 2003/2004 wurde ein neuer Erstattungskodex der Sozialversicherung zur Überwindung von strukturellen Fehlsteuerungen in der Verteilung und im Marktzugang präsentiert. Gemäß § 31 Abs. 3 Z 12 ASVG ist der Hauptverband zur Herausgabe eines Erstattungskodex (kurz EKO) der Sozialversicherung für die Abgabe von Arzneispezialitäten auf Rechnung eines Sozialversicherungsträgers im niedergelassenen Bereich berechtigt. In diesem Verzeichnis sind jene für Österreich zugelassenen, erstattungsfähigen und gesichert lieferbaren Arzneispezialitäten beinhaltet, die nach den Erfahrungen im In- und Ausland und dem aktuellen Stand der Wissenschaft eine therapeutische Wirkung und Nutzen für Patienten und Patientinnen im Sinne der Ziele der Krankenbehandlung (§ 133 Abs. 2 ASVG) haben, wobei die Behandlung ausreichend und zweckmäßig sein soll, das notwendige Maß jedoch nicht überschreiten darf. Der Erstattungskodex, sowie Änderungen dazu, werden im Internet unter www.avsv.at kundgemacht.

Tab. 51: Verordnungen und Kosten von Heilmitteln seit 1998

Jahr	Heilmittel auf Kosten der Krankenversicherungsträger		Jährliche Ausgabensteigerung in %
	Verordnungen	Ausgaben in Mio. €	
1998	96.403.598	1.643	–
1999	101.405.922	1.862	13,3
2000	101.432.457	1.968	5,7
2001	98.453.822	2.062	4,8
2002	99.129.812	2.196	6,5
2003	102.027.723	2.341	6,6
2004	104.129.862	2.423	3,5
2005	103.614.379	2.463	1,7
2006	107.690.576	2.606	5,8
2007	112.453.402	2.829	8,5
2008	117.634.411	3.040	7,5
2009[1])	117.080.832	2.833	-6,8
2010	118.021.978	2.855	0,8
2011	120.348.529	2.920	2,3
2012	120.140.100	2.993	2,5
Veränderung in % seit 2002	21,2%	36,3%	–

[1]) Ab 2009 Senkung der Umsatzsteuer von 20% auf 10%.

Quelle: Hauptverband der Sozialversicherungsträger.

Jedes vertriebsberechtigte Unternehmen einer in Österreich zugelassenen und gesichert lieferbaren Arzneispezialität kann einen Antrag auf Aufnahme in den Erstattungskodex stellen. Der Hauptverband ist aber auch berechtigt, von sich aus ein Verfahren zur Aufnahme einer Arzneispezialität in den Erstattungskodex zu starten. Die Arzneispezialitäten werden hinsichtlich ihrer Erstattungsfähigkeit geprüft und einer pharmakologischen, medizinisch-therapeutischen und gesundheits-ökonomischen Evaluation unterzogen. Dabei wird der Hauptverband von einem unabhängigen und weisungsfreien Beratungsgremium – der HEK –, auf Basis deren Empfehlungen der Hauptverband seine Entscheidungen trifft, unterstützt. Änderungen der Verwendung, Änderungen der Packungsgrößen und Streichungen aus dem Erstattungskodex sind sowohl auf Antrag des vertriebsberechtigten Unternehmens als auch auf Betreiben des Hauptverbandes möglich. Auch in diesen Fällen trifft der Hauptverband seine Entscheidungen auf Basis von Empfehlungen der Heilmittel-Evaluierungs-Kommission. Als unabhängiges Beratungsgremium des Hauptverbandes agieren die Mitglieder der Heilmittel-Evaluierungs-Kommission in ihrer Funktion unabhängig und weisungsfrei. So wird sichergestellt, dass die Empfehlungen der HEK den Kriterien der Wissenschaft, der Transparenz und der gesundheitsökonomischen Bewertung entsprechen.

Um die Transparenz der Vorgehensweise zu erhöhen, hat die HEK Grundsätze ihrer Vorgehensweise unter www.sozialversicherung.at veröffentlicht. Dieser Kommission sind alle Anträge auf Aufnahme (einschließlich aller Änderungen) einer Arzneispezialität in den Erstattungskodex vorzulegen. Sie ist auch anzuhören, wenn der Hauptverband von sich aus eine Veränderung im Erstattungskodex beabsichtigt. Die Heilmittel-Evaluierungs-Kommission empfiehlt dem Hauptverband aber auch, bei welchen Arzneispezialitäten die ärztliche Bewilligung des chef- und kontrollärztlichen Dienstes durch eine nachfolgende Kontrolle der Einhaltung der bestimmten Verwendung ersetzt werden kann (in der Broschüre mit RE2 gekennzeichnet). Auf Basis der unabhängigen, transparenten und fachlich fundierten Empfehlungen dieses Gremiums trifft der Hauptverband seine Entscheidungen. Durch die Einführung des Erstattungskodex soll die Versorgung der PatientInnen mit hochwertigen Arzneimitteln zu ökonomisch vernünftigen Preisen gesichert werden.

Die 39 Mitglieder der Heilmittel-Evaluierungs-Kommission (Stand März 2014) setzen sich aus VertreterInnen der diversen Krankenkassen, der Medizinischen Universität Wien, der Österreichischen Ärztekammer, der Sozialversicherungsanstalt der gewerblichen Wirtschaft, der Versicherungsanstalt öffentlicher Bediensteter, der NÖ Landeskliniken Holding, des Wiener Krankenanstaltenverbundes, der Bundesarbeiterkammer, der Wirtschaftskammer Österreichs, der Österreichischen Apothekerkammer und des Hauptverbandes der österreichischen Sozialversicherungsträger zusammen.

Der Erstattungskodex soll aber auch den ÄrztInnen dabei helfen, von mehreren therapeutisch geeigneten Heilmitteln das ökonomisch günstigste, d.h.

- von mehreren im Preis gleichen Mitteln das geeignetste und
- von mehreren gleich geeigneten Mitteln jenes, das die geringsten Kosten verursacht,

auszuwählen.

Der Erstattungskodex ist durch ein Boxensystem gekennzeichnet, wobei durch eine weitere Neuerung nicht mehr die Patienten, sondern die Ärzte die chefärztliche Bewilligung für ein Medikament einzuholen haben. Er ist in drei Bereiche, den Grünen, den Gelben und den Roten Bereich, unterteilt.

Der **Grüne Bereich** – „green box" – des Erstattungskodex beinhaltet jene Arzneispezialitäten, welche entweder allgemein oder unter bestimmten Voraussetzungen in der als frei verschreibbar angegebenen Menge ohne die sonst notwendige ärztliche Bewilligung des chef- und kontrollärztlichen Dienstes abgegeben werden dürfen, weil dies medizinisch und gesundheitsökonomisch sinnvoll und vertretbar ist.

Der **Gelbe Bereich** – „yellow box" – des Erstattungskodex beinhaltet jene Arzneispezialitäten, die einen wesentlichen zusätzlichen therapeutischen Nutzen für Patienten und Patientinnen aufweisen und die aus medizinischen und/oder gesundheitsökonomischen Gründen nicht in den grünen Bereich des Erstattungskodex aufgenommen wurden. Er ist unterteilt in hellgelb (RE 2) und dunkelgelb (RE 1). Die Kosten werden von den Krankenversicherungsträgern nur bei Vorliegen der ärztlichen Bewilligung des chef- und kontrollärztlichen Dienstes übernommen. Für einzelne Arzneispezialitäten dieses Bereichs, deren Aufnahme sich auf eine bestimmte Verwendung bezieht, hat der Hauptverband vorgesehen, dass die ärztliche Bewilligung des chef- und kontrollärztlichen Dienstes durch eine nachfolgende Kontrolle der Einhaltung der bestimmten Verwendung ersetzt werden kann. Diese Arzneispezialitäten sind mit RE 2 gekennzeichnet.

Der **Rote Bereich** – „red box“ – des Erstattungskodex beinhaltet zeitlich befristet jene Arzneispezialitäten, die erstmalig am österreichischen Markt lieferbar sind und für deren Aufnahme in den Erstattungskodex ein Antrag gestellt wurde. Die Kosten werden von den Krankenversicherungsträgern nur bei Vorliegen der ärztlichen Bewilligung des chef- und kontrollärztlichen Dienstes übernommen. Dieser Bereich wird aufgrund der häufigen Änderungen nur im Internet veröffentlicht.“[136]

Abb. 28: Erstattungskodex

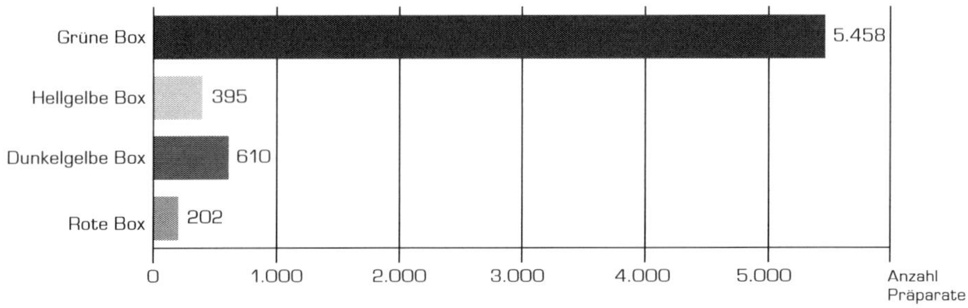

Quelle: Österreichische Apothekerkammer: Leistungsübersicht: Apotheke in Zahlen 2013.

In den einzelnen Bereichen des Erstattungskodex sind die Arzneispezialitäten gemäß § 31 Abs. 3 Z 12 ASVG nach dem anatomisch-therapeutisch-chemischen Klassifikationssystem der Weltgesundheitsorganisation (ATC-Code) geordnet. In der ATC-Klassifikation werden Wirkstoffe entsprechend dem Organ oder Organsystem, auf das sie einwirken, und nach ihren therapeutischen, pharmakologischen und chemischen Eigenschaften in Gruppen eingeteilt. Es handelt sich dabei lediglich um ein Klassifikationssystem und um keine Empfehlung oder Beurteilung von Wirkstoffen oder Arzneimitteln. Eine Auswertung des Krankenkassenumsatzes nach den ATC-Hauptgruppen (Anatomisch-therapeutisch-chemisches Klassifikationssystem) zeigt, dass wertmäßig die antineoplastischen und immunmodulierenden Substanzen (20,5%), nach Packungen betrachtet die kardio vaskulär wirksamen Pharmaka (Herz-Kreislauf) mit ihrem Anteil (30,7%) am Gesamtumsatz an erster Stelle liegen. Die wertmäßig stärkste Steigerung der Anteile in den letzten 5 Jahren gab es bei den antineoplastischen (Krebsmedikamente) und immunmodulierenden (in das Immunsystem eingreifende Mittel) Substanzen (von 15,7% auf 20,5%).

„Generika sind Kopien der Originalpräparate. Sie enthalten die gleichen Inhaltsstoffe, obwohl sie andere Namen tragen und anders aussehen. Ein Generikum darf erst nach Ablauf

[136] Vgl. dazu Homepage des Hauptverbandes der österreichischen Sozialversicherungsträger, www.hauptverband.at

Tab. 52: Auswertung nach den ATC-Hauptgruppen

Wert: Anteile in %	2008	2010	2012
(A) Alimentäres System und Stoffwechsel	13,7	11,3	10,6
(B) Blut und blutbildende Organe	6,9	6,3	6,6
(C) Cardiovasculäres System	20,3	19,8	18,5
(D) Dermatika	1,2	1,2	1,2
(G) Urogenitalsystem und Sexualhormone	2,3	2,1	2,0
(H) Hormone, systemisch (ohne Sexualhormone)	1,9	2,0	1,9
(J) Antiinfektiva für systemische Gabe	6,5	6,8	7,2
(L) Antineoplastische und immunmodulierende Substanzen	15,7	18,3	20,5
(M) Muskel- und Skelettsystem	5,0	4,4	4,2
(N) Nervensystem	18,7	19,5	19,2
(P) Antiparasitäre Substanzen, Insektizide, Repellenzien	0,1	0,0	0,0
(Q) Veterinärmedizinische Arzneimittel	0,0	0,0	0,0
(R) Respirationstrakt	6,0	6,5	6,4
(S) Sinnesorgane	1,3	1,4	1,2
(V) Verschiedene	0,4	0,5	0,5

Quelle: Österreichische Apothekerkammer.

der Patentfrist eines Originalpräparates auf den Markt kommen. Der niedrige Preis erklärt sich durch den Wegfall von Forschungskosten und klinischen Studien. Generika bieten dem Gesundheitssystem die Möglichkeit, Kosten einzusparen. Ein Generikum ist für Patienten nicht unbedingt als solches erkennbar. Generika werden hinsichtlich ihrer Wirkstoffe, ihrer Wirkung und ihrer Sicherheit von den Zulassungsbehörden im Vergleich zu Originalpräparaten als gleichwertig angesehen. Die Anzahl der verschriebenen Generika steigt ständig. Für die Aufnahme eines Generikums in den Erstattungskodex des Hauptverbandes gibt es genaue Regelungen. Die Verfahrensordnung legt fest: Die Wirtschaftlichkeit des ersten wirkstoffgleichen Nachfolgeproduktes ist somit gegeben,

- wenn der Preis um mindestens 48,0% unter dem Preis des im grünen Bereich angeführten Originalproduktes liegt. Der Preis des zweiten Generikums muss um 15% unter dem ersten Nachfolgeprodukt liegen. Das dritte Nachfolgeprodukt muss wiederum 10% unter dem zweiten Nachfolgeprodukt liegen. Jedes weitere Produkt muss um mindestens € 0,10 unter dem günstigsten Generikum liegen.
- Die Wirtschaftlichkeit des im grünen Bereich angeführten Originalproduktes ist dann gegeben, wenn der Preis spätestens drei Monate nach der Aufnahme des ersten wirkstoffgleichen Nachfolgeproduktes um mindestens 30,0% gesenkt wird. Spätestens drei Monate nach Aufnahme des dritten wirkstoffgleichen Nachfolgeproduktes ist der Preis des im grünen Bereich angeführten Originalproduktes und des ersten und zweiten Nachfolgeproduktes mindestens auf den Preis des dritten Nachfolgeproduktes zu senken."[137]

Ärzte haben sich bei jeder Verschreibung der Medikamente auf Kosten der Krankenkasse an eine ökonomische Verschreibweise zu halten. Das bedeutet, dass von mehreren therapeutisch geeigneten Heilmitteln und -behelfen das ökonomisch Günstigste zu wählen ist. Die Einhaltung ist von den Krankenkassen zu überprüfen und bei dauernder Überschreitung können Differenzkosten rückerstattet werden.

Tab. 53: Daten zum österreichischen Arzneimittelmarkt

Indikator	Wert
Größe des Marktes (Basis FAP¹)) wertmäßig 2010	3.022,4 Mio. Euro
Größe des Marktes mengenmäßig 2010	232,1 Mio. Packungen
Gesamte Ausgaben für pharmazeutische Erzeugnisse und medizinische Ge- und Verbrauchsgüter 2010	4.989,2 Mrd. Euro
Ausgabenquote²) 2010	16,7%
Zugelassene Humanarzneispezialitäten inkl. Homöopathika (739) per 31. 12. 2011³)	9.821
Arzneimittelverbrauch: Packungen pro Person und Jahr 2010⁴)	27,7 (~1.010 Einzeldosen)
Generikamarktanteil¹) wertmäßig 2010	40%
Generikamarktanteil¹) mengenmäßig 2010	46%

1) FAP = Fabriksabgabepreis bzw. Herstellerpreis

2) Inklusive Ge- und Verbrauchsgüter; die reine Arzneimittelausgabenquote (Anteil der Arzneimittelausgaben an den laufenden Gesundheitsausgaben) betrug 12,6%.

3) Exklusive zentral durch die europäische Arzneimittelagentur (EMA) zugelassener Arzneimittel, die aufgrund unterschiedlicher Zählweisen nicht addiert werden können.

4) Im Vergleich zum Vorjahresbericht kann aufgrund einer Quellenänderung eine Differenzierung zwischen dem Arzneimittelverbrauch im extra- und intramuralen Bereich gemacht werden. 24,9 Packungen wurden in Apotheken und 2,8 in Krankenhäusern abgegeben. Einzeldosen (Standard Units): Entspricht der kleinsten gebräuchlichen Form eines Produktes, z.B. einzelne Tablette, Kapsel, Ampulle

Quellen: Statistik Austria; ÖBIG: Das österreichische Gesundheitswesen im internationalen Vergleich, 2012.

Neben den Arzneimitteln bilden auch die Medizinprodukte einen wichtigen Part im Rahmen der Leistungen im Gesundheitswesen. Wesentliche Rechtsgrundlage dafür ist das Medizinproduktegesetz[138]. Es regelt die Funktionstüchtigkeit, Leistungsfähigkeit, Sicherheit und Qualität, die Herstellung, das Inverkehrbringen, den Vertrieb, das Errichten, die Inbetriebnahme, die Instandhaltung, den Betrieb, die Anwendung, die klinische Bewertung und Prüfung, die Überwachung und die Sterilisation, Desinfektion und Reinigung von Medizinprodukten und ihres Zubehörs sowie die Abwehr von Risiken und das Qualitätsmanagement beim Umgang mit Medizinprodukten und ihrem Zubehör. Die zuständige Behörde für operative Angelegenheiten des Medizinproduktesektors (Medizinprodukte-Vigilanz,

137 Österreichische Apothekerkammer: Apotheke in Zahlen 2011.

138 Medizinproduktegesetz – MPG, BGBl. Nr. 657/1996 in der Fassung BGBl. I Nr. 143/2009.

klinische Prüfungen, Marktüberwachung und Inspektionen sowie Freiverkaufszertifikate) ist das Bundesamt für Sicherheit im Gesundheitswesen, das sich bei der Erfüllung seiner Aufgaben der Österreichischen Agentur für Gesundheit und Ernährungssicherheit bedient. Medizinprodukte sind alle einzeln oder miteinander verbunden verwendeten Instrumente, Apparate, Vorrichtungen, Stoffe oder anderen Gegenstände, einschließlich der vom Hersteller speziell zur Anwendung für diagnostische oder therapeutische Zwecke bestimmten und für ein einwandfreies Funktionieren des Medizinprodukts eingesetzten Software. Im Unterschied zu Arzneimitteln erfolgt die Hauptwirkung eines Medizinproduktes primär nicht pharmakologisch, metabolisch oder immunologisch, sondern physikalisch oder physikochemisch. Die Zahl der am europäischen Markt befindlichen Medizinprodukte wird zwischen 500.000 und einer Million bei ungefähr 8.000 verschiedenen Arten geschätzt. Dazu zählen:

- Medizinische Bedarfsartikel wie Verbandartikel, Spritzen, EKG usw.
- Medizinische Hilfsmittel für Behinderte wie Rollstühle
- Medizinische Geräte wie Röntgengeräte, Ultraschallgeräte usw.
- Aktive Implantate wie Herzschrittmacher usw.
- Nichtaktive Implantate wie Gelenksimplantate oder Knochenschrauben
- Medizinische Software wie Medizinische Expertensysteme
- Medizinische Labordiagnostika wie HIV-Tests oder Schwangerschaftstests
- Medizinische Laborgeräte wie Laborautomaten usw.

Seit 17. August 2011 ist die Medizinproduktemeldeverordnung in Kraft. Die bisher gültigen nationalen Meldeverfahren, die im österreichischen Medizinproduktegesetz erwähnt werden, werden in der neuen Verordnung konkretisiert. Meldungen von Herstellern von Medizinprodukten (inkl. In-vitro-Diagnostika IVD und Sonderanfertigungen) oder deren Bevollmächtigten, von Herstellern von Sonderanfertigungen gemäß § 30 Medizinproduktegesetz, von Prüf-, Überwachungs- und Zertifizierungsstellen und benannten Stellen (sogenannte „Notified Bodies") mit einer Niederlassung in Österreich müssen an die Gesundheit Österreich GmbH gerichtet sein, Meldungen von Zwischenfällen und klinischen Prüfungen an das Bundesamt für Sicherheit im Gesundheitswesen. Neben einer Präzisierung der nationalen Meldebestimmungen zur Gewährleistung einer effizienten Medizinprodukteverwaltung (z.B. durch das nationale Register für Medizinprodukte an der Gesundheit Österreich GmbH) dient die Verordnung dem Zweck des verbesserten Verbraucherschutzes und der Medizinproduktesicherheit in Österreich (z.B. Marktüberwachung durch das Bundesamt für Sicherheit im Gesundheitswesen). Ferner müssen die von der Gesundheit Österreich GmbH und vom Bundesamt für Sicherheit im Gesundheitswesen erfassten Informationen aufgrund eines EU-Kommissionsbeschlusses seit 1. Mai 2011 auch an die zentrale europäische Medizinproduktedatenbank EUDAMED weitergeleitet werden.[139]

[139] Vgl. dazu Homepage der Gesundheit Österreich GmbH, www.goeg.at

6.6 Langzeitversorgung

Langzeitversorgung kann je nach Intensität und Schweregrad des Patienten als ambulante, teilstationäre oder stationäre Langzeitversorgung geführt werden. Umfasst sind in Österreich die Bereiche Pflegevorsorge, Psychiatrie und Rehabilitation. Auch hier zeigt sich die Heterogenität in Bezug auf die Entscheidungskompetenzen und Verantwortungen zwischen Bund, Ländern und Sozialversicherungen. Die großen Herausforderungen in der Langzeitversorgung liegen vor allem in der demografischen wie auch gesellschaftlichen Entwicklung in Österreich. Dies zeigt sich bei Ersterer durch die steigende Lebenserwartung bei hochbetagten Personen, bei Letzterer durch sinkende Kinderzahlen, steigende Scheidungsrate und steigende Erwerbstätigkeit der Frauen sowie steigende „offene Beziehungen" (Lebensabschnittspartner).

6.6.1 Schwerpunkt Pflegevorsorge

„Die österreichische Pflegevorsorge zielt darauf ab, pflegebedürftigen Menschen eine **selbstbestimmte und bedürfnisorientierte Lebensführung** zu ermöglichen."[140] Circa 500.000 Menschen in Österreich brauchen permanent Pflege. Diese hohe Zahl zeigt bereits, dass sich Pflegebedürftigkeit von einem eher individuellen Randphänomen in den letzten Jahrzehnten zu einem Risiko für alle Mitglieder der Gesellschaft entwickelt hat. Österreich hat sich – als eines der ersten Länder – dieser Herausforderung gestellt und ein einheitliches Pflegevorsorgesystem geschaffen. Das Bundespflegegeldgesetz[141] und die entsprechenden Gesetze der Bundesländer, die mit Wirkung vom 1. Juli 1993 in Kraft getreten sind, haben die Pflegevorsorge in Österreich neu aufgestellt und vereinheitlicht. Alle Menschen, die Pflege brauchen, sollen diese auch bekommen. Dazu trägt das Pflegegeld bei. Das Pflegegeld (siehe Kapitel 5.6) ist eine zweckgebundene Leistung zur teilweisen Abdeckung der pflegebedingten Mehraufwendungen und daher keine Einkommenserhöhung. Da jedoch in den meisten Fällen die tatsächlichen Kosten für die Pflege das Pflegegeld übersteigen, kann das Pflegegeld nur als pauschalierter Beitrag zu den Kosten der erforderlichen Pflege verstanden werden. Es ermöglicht den pflegebedürftigen Menschen eine gewisse Unabhängigkeit und einen (längeren) Verbleib in der gewohnten Umgebung (zu Hause). „Das Gewähren **ausreichender und hochwertiger Betreuungs- und Hilfeleistungen** stellt angesichts der demografischen Entwicklung eine Herausforderung dar. Der Sektor Pflege und Betreuung hat bereits in der Vergangenheit eine bedeutende Rolle auf dem Arbeitsmarkt eingenommen und wird auch zukünftig vermehrt Beschäftigungsmöglichkeiten bieten. Alte, pflegebedürftige Menschen bzw. Menschen mit chronischen Erkrankungen bedürfen in der Regel einer **längerfristigen und multidimensionalen Behandlung und Betreuung.** Benötigt werden nicht nur medizinische Interventionen, sondern auch Maßnahmen, um funktionelle Fähigkeiten aufrechtzuerhalten bzw. wiederherzustellen, außerdem psychi-

[140] Vgl. dazu Homepage der Gesundheit Österreich GmbH, www.oebig.at

[141] Bundesgesetz, mit dem ein Pflegegeld eingeführt wird (Bundespflegegeldgesetz -BPGG) StF: BGBl. Nr. 110/1993 in der Fassung BGBl. I Nr. 138/2013 und BGBl. II Nr. 59/2014.

sche und soziale Betreuung. Derzeit werden im Langzeitbereich bald 80.000 Plätze in Alten- und Pflegeheimen angeboten; in den mobilen Diensten wird von deutlich mehr als 12.000 in diesem Bereich tätigen Personen ausgegangen. Der Schwerpunkt Alten- und Langzeitversorgung bearbeitet und evaluiert die **aktuelle Versorgungssituation.** Er befasst sich mit **Planungsprojekten und Arbeiten zur Information** der Bevölkerung in Angelegenheiten der gesundheitlichen, psychischen und sozialen Versorgung von alten, pflegebedürftigen Menschen bzw. von Menschen mit chronischen Erkrankungen. Berücksichtigt werden alle Versorgungsbereiche und -ebenen, der Akutbereich ebenso wie die mobilen, teilstationären und stationären Versorgungsangebote des Langzeitbereichs."[142] Dadurch ist erkennbar, dass die Schnittstelle zwischen dem Gesundheits- und dem Sozialwesen eine ganz wesentliche Schaltstelle und zukünftige Herausforderung im Rahmen des österreichischen Systems bildet.

Tab. 54: Bundespflegegeldbezieherinnen und -bezieher sowie Ausgaben für das Bundespflegegeld[1]) 2013[2])

Jahresdurchschnitt bzw. -summe	Pflegegeld stufen insg.	Davon in Stufe						
		1	2	3	4	5	6	7
Bezieherinnen und Bezieher (in Tausend)								
Jahresdurchschnitt	447	102	132	78	63	45	19	9
Frauen (in Tausend)								
Jahresdurchschnitt	293	70	85	50	41	30	11	6
Männer (in Tausend)								
Jahresdurchschnitt	154	32	46	28	23	15	7	3
Ausgaben insgesamt (Tausend Euro)								
Jahressumme	2.474.709	185.473	441.904	406.708	499.443	481.187	276.241	183.752

1) Auf Basis des Bundespflegegeldgesetzes (gesamtes Bundesgebiet und Ausland).
2) Inkl. Bezieherinnen und Bezieher früherer Landespflegegelder (die Landespflegegeldgesetze wurden mit 31. 12. 2011 aufgehoben und die Zuständigkeit ab 1. 1. 2012 zur Gänze auf den Bund übertragen.

Quelle: Hauptverband der österreichischen Sozialversicherungsträger, Pflegegeldstatistik/Sonderauswertungen. (Erstellt am 20. 12. 2013).

„Ende 2011 bezogen insgesamt 371.198 Personen ein Pflegegeld auf Basis des Bundespflegegeldgesetzes. Seit Inkrafttreten dieses Gesetzes Anfang Juli 1993 wird das Pflegegeld nach dem erforderlichen Pflegebedarf (und unabhängig von Einkommen und Vermögen) in den sieben bekannten Pflegegeldstufen gewährt. Bei 91% der pflegebedürftigen Personen ist die Pensionsversicherung die auszahlende Stelle, der Rest bezieht das Pflegegeld von der Unfallversicherung oder einem sonstigen Bundesträger. Gegenüber Ende 2001 hat die Zahl der Bundespflegegeldbezieherinnen und -bezieher um rund 79.200 Personen (+27,1%) zugenommen. Mehr als zwei Drittel der Pflegegeld beziehenden Personen sind

[142] Vgl. dazu Homepage der Gesundheit Österreich GmbH, www.oebig.at

Frauen (2011: 67%, 2001: 68%). Der Großteil der pflegebedürftigen Personen bezieht ein Pflegegeld der unteren Stufen: Ende 2011 entfielen auf die ersten drei Stufen 70% der Pflegegeldbezieherinnen und -bezieher (2001: 73%), der Rest auf die vier höheren Stufen. Die Prozentverteilung zwischen den Pflegegeldstufen ist bei Frauen und Männern ziemlich gleich. Signifikante Unterschiede zwischen den Geschlechtern bestehen dann, wenn das Alter in die Betrachtung miteinbezogen wird: Von den Bundespflegegeldbezieherinnen und -beziehern Ende 2011 waren 88% älter als 60 Jahre, wobei diese Altersgruppe mit 92% bei den Frauen wesentlich stärker besetzt war als bei den Männern (81%). Die Ausgaben für das Bundespflegegeld betrugen im Jahr 2011 rund 2,07 Mrd. Euro (+45,1% gegenüber 2001). Daraus ergibt sich eine durchschnittliche Pflegegeldleistung von 5.578 Euro im Jahr bzw. 465 Euro im Monat (das Pflegegeld wird 12 Mal im Jahr ausbezahlt).

Ende 2011 bezogen insgesamt 71.053 Personen ein Pflegegeld auf Basis der Pflegegeldgesetze der Bundesländer (+0,6% gegenüber dem Vorjahr). Analog der Regelung auf Bundesebene (Bundespflegegeldgesetz) wird auch das Pflegegeld der Länder nach dem erforderlichen Pflegebedarf (und unabhängig von Einkommen und Vermögen) in sieben Pflegegeldstufen gewährt. Gegenüber Ende 2011 hat die Zahl der Landespflegegeldbezieherinnen und -bezieher um rund 16.600 Personen (+30,5%) zugenommen. Auf drei Bundesländer – Wien (22%), Niederösterreich (19%), Steiermark (16%) – entfielen 2011 zusammen knapp 60% der ein Landespflegegeld beziehenden Personen. Die Verteilung nach dem Geschlecht zeigt, dass 65% der Landespflegegeldbezieher weiblich waren. Was die Altersstruktur betrifft, sind die Bezieherinnen und Bezieher eines Landespflegegeldes im Schnitt jünger als jene eines Bundespflegegeldes: 2011 entfielen 38% auf die Altersgruppe der unter 40-Jährigen, der Anteil der über 60-Jährigen lag bei 46%. Ein weiterer Unterschied zum Bundespflegegeld besteht darin, dass im Bereich des Landespflegegeldes die höheren Pflegegeldstufen anteilsmäßig etwas stärker besetzt sind als die unteren: Ende 2011 bezogen 29% ein Landespflegegeld der Stufe 4 bis 7. Die Ausgaben für das Landespflegegeld lagen im Jahr 2011 bei rd. 379 Mio. Euro (+1,3% gegenüber dem Vorjahr und +41,7% gegenüber 2001), woraus sich eine durchschnittliche Pflegegeldleistung von 5.335 Euro im Jahr bzw. 445 Euro im Monat ergibt (das Pflegegeld wird 12 Mal im Jahr ausbezahlt). Da die Männer in den höheren Pflegegeldstufen stärker vertreten sind, ist ihr durchschnittlicher Pflegegeldbezug (5.499 Euro jährlich, 458 Euro monatlich) auch höher als jener der Frauen (5.246 bzw. 437 Euro).

Mit 31. 12. 2011 wurden die Landespflegegeldgesetze aufgehoben und die Zuständigkeit von den Bundesländern auf den Bund übertragen. Seit Anfang 2012 umfasst die Zahl der Bezieherinnen und -bezieher von Bundespflegegeld auch jene der bisherigen Landespflegegelder. Im Jahresdurchschnitt 2012 lag die Zahl der Bundespflegegeldbezieherinnen und -bezieher bei 440.622 Personen, der Jahresaufwand für 2012 betrug rd. 2,42 Mrd. Euro.

2012 wurden in Österreich rund 139.000 Personen im Rahmen mobiler Dienste und 71.800 Personen in stationären Einrichtungen mit finanzieller Unterstützung der Sozialhilfe bzw. der Mindestsicherung der Länder und Gemeinden betreut. 4.900 Personen erhielten eine Kurzzeitpflege in stationären Einrichtungen. Teilstationäre Dienste wurden von 6.000, alternative Wohnformen von 11.100 Personen in Anspruch genommen. 69.400 Personen konnte im Rahmen des Case- und CareManagements eine Unterstützung gegeben

Tab. 55: Landespflegegeldbezieherinnen und -bezieher sowie Ausgaben für das Landespflegegeld[1]) 2001–2011

Jahre	Insg.	Davon								
		B	K	NÖ	OÖ	S	St	T	V	W
Bezieherinnen und Bezieher										
Jahresende										
2001	54.428	1.641	5.119	10.130	8.554	3.046	8.859	3.447	1.778	11.854
2002	55.638	1.658	5.253	10.352	8.508	3.038	9.027	3.596	1.849	12.357
2003	56.720	1.681	5.174	10.218	8.648	3.109	9.324	3.737	1.925	12.904
2004	58.685	1.716	5.589	10.878	8.703	3.100	9.506	3.829	1.931	13.433
2005[2])	59.533	1.770	5.584	11.061	8.789	3.151	9.580	4.024	2.037	13.537
2006	60.971	1.846	5.629	11.382	9.138	3.227	10.268	4.577	2.144	12.760
2007	62.411	1.851	5.150	11.757	9.339	3.566	10.508	4.631	2.494	13.115
2008	64.936	1.919	5.340	12.356	9.838	3.656	10.684	4.867	2.610	13.666
2009	68.070	1.982	5.363	12.780	10.353	3.760	10.985	5.129	2.840	14.878
2010	70.632	2.022	5.361	13.254	10.712	3.989	11.305	5.295	3.040	15.654
2011	71.053	2.063	5.388	13.436	10.868	4.017	11.330	5.485	3.084	15.382
Veränderung 2001–2011, %	30,5	25,7	5,3	32,6	27,1	31,9	27,9	59,1	73,5	29,8
Ausgaben in Mio. Euro										
Jahressumme										
2001	267,5	9,8	18,2	52,4	41,8	15,3	47,9	18,7	8,8	54,8
2002	274,3	10,1	18,7	53,4	42,4	15,4	48,4	19,4	9,1	57,2
2003	277,3	10,1	18,5	52,2	43,4	15,4	49,5	20,1	9,7	58,3
2004	284,6	10,0	19,9	54,6	43,9	16,3	50,5	20,4	9,9	59,2
2005	294,0	10,4	19,7	56,3	45,9	16,1	52,8	22,0	10,5	60,4
2006	303,6	10,5	20,0	58,0	47,9	16,6	53,8	23,3	11,0	62,5
2007	312,5	10,7	22,3	59,8	48,7	17,5	54,2	23,7	11,3	64,1
2008	326,8	11,1	22,6	62,8	50,0	18,1	59,0	24,7	12,1	66,4
2009	361,7	12,2	24,6	69,5	56,0	19,5	62,7	28,8	13,6	74,9
2010	374,1	12,8	24,6	72,8	59,9	19,6	64,1	31,0	14,7	74,7
2011	379,1	12,9	24,7	74,0	58,4	19,6	64,2	32,8	15,3	77,3
Veränderung 2001–2011, %	41,7	31,7	36,1	41,2	39,6	28,5	34,0	75,1	74,3	41,2

1) Auf Basis der Pflegeggeldgesetze der Bundesländer.
2) Die Angaben für das Bundesland Salzburg beziehen sich auf Jänner 2006.

Quellen: Bundesministerium für soziale Sicherheit und Generationen, Bericht des Arbeitskreises für Pflegevorsorge 2001; Bundesministerium für soziale Sicherheit, Generationen und Konsumentenschutz, Berichte des Arbeitskreises für Pflegevorsorge 2002 bis 2004; Bundesministerium für Soziales und Konsumentenschutz: Berichte des Arbeitskreises für Pflegevorsorge 2005 und 2006 sowie Österreichischer Pflegevorsorgebericht 2007; Bundesministerium für Arbeit, Soziales und Konsumentenschutz: Österreichische Pflegevorsorgeberichte 2008 bis 2011. (Erstellt am 15. 4. 2013) .

werden. In den stationären Einrichtungen waren mit rund 33.500 Vollzeitäquivalenten (VZÄ) die meisten Pflege- und Betreuungspersonen beschäftigt (Ende 2012). Die mobilen Dienste hatten zu diesem Zeitpunkt 12.100 Personen (VZÄ) im Einsatz.

Die Bruttoausgaben für alle Pflege- und Betreuungsdienste lagen 2012 bei rund 3,0 Mrd. Euro (+5,8% gegenüber dem Vorjahr). Mit 2,3 Mrd. Euro entfielen mehr als drei Viertel der Ausgaben auf die stationären Dienste. Die Nettoausgaben betrugen insgesamt 1,7 Mrd. Euro (+7,5%), womit 55% der Bruttoausgaben von den Ländern und Gemeinden getragen wurden; 40% waren durch Beiträge und Ersätze der betreuten Personen (bzw. ihrer Angehörigen oder von Drittverpflichteten) gedeckt, die restlichen 5% kamen aus sonstigen Quellen (z.B. Landesgesundheitsfonds-Mittel). In den mobilen Diensten wurden 63% der Ausgaben aus Sozialhilfe- bzw. Mindestsicherungsmitteln getragen, im stationären Bereich waren es 53%; hier fiel auch der Großteil der Eigenbeiträge an (1,0 Mrd. Euro)."[143]

„Im Zuge des Pflegefondsgesetzes, das am 30. Juli 2011 in Kraft getreten ist, wurde von der Statistik Austria eine österreichweite Pflegedienstleistungsstatistik eingerichtet, beginnend mit dem Berichtsjahr 2010. Es wurden einheitliche Leistungsdefinitionen der Betreuungs- und Pflegedienstleistungen in der Langzeitpflege im Einvernehmen mit den Ländern sowie mit dem Gemeinde- und Städtebund verankert. Durch das Pflegefondsgesetz wurde ein Verwaltungsfonds eingerichtet, der die Bezeichnung „Pflegefonds" tragen soll. Er besitzt keine eigene Rechtspersönlichkeit. Der Pflegefonds wird vom Bundesministerium für Arbeit, Soziales und Konsumentenschutz im Einvernehmen mit dem Bundesministerium für Finanzen verwaltet. Der Fonds soll Zweckzuschüsse im Ausmaß von insgesamt 685 Mio. Euro an die Länder zur teilweisen Abdeckung des Aufwands für die Sicherung sowie den bedarfsgerechten Aus- und Aufbau des Betreuungs- und Pflegedienstleistungsangebotes in der Langzeitpflege für die Jahre 2011 bis 2014 gewähren. Die Mittel wurden nach dem Finanzausgleichsgesetz 2008 zu zwei Drittel vom Bund und zu einem Drittel von den Ländern aufgebracht. Unterstützt werden Sicherungs-, Aus- und Aufbaumaßnahmen in den Bereichen mobile, teilstationäre und stationäre Betreuungs- und Pflegedienste, Kurzzeitpflege in stationären Einrichtungen, alternative Wohnformen sowie Case- und Care-Management."[144]

Wie viele Personen genau in Österreich pflegebedürftig sind, ist nicht zu eruieren. Man kann jedoch davon ausgehen, dass rund eine halbe Million Menschen Probleme bei Basisaktivitäten des täglichen Lebens wie z.B. Essen, Waschen, Anziehen etc. hat. Jeder vierte Mann bzw. jede dritte Frau im Alter ab 75 Jahren hat Probleme bei zumindest einer der Aktivitäten des täglichen Lebens.

„Aufgrund der jüngsten Prognose des WIFO gibt es einige sehr relevante Einflussfaktoren, die bis 2030 die Zahl der Pflegegeldbezieher erheblich ansteigen lassen und auch die Kosten im Pflegesektor beträchtlich erhöhen.

1.) Demografische Entwicklung: Die demografische Entwicklung bedingt eine Zunahme der Bevölkerung von über 60 Jahren allein um 54,5%, jener über 80 Jahre um 72,9%. Aufgrund der wesentlich längeren Lebenserwartung bis 2050 (M: 86 Jahre, F: 90 Jahre) wird der Pflegebedarf sich sowohl quantitativ als auch qualitativ beträchtlich erhöhen.

[143] Vgl. dazu Statistik Austria: www.statistik.at.

[144] Vgl. dazu Statistik Austria, Jahrbuch der Gesundheitsstatistik 2012.

2.) Entwicklung auf dem Gesundheitssektor: Die Entwicklung auf dem Gesundheitssektor stellt sich zwiespältig dar. Während das WIFO von einer Kompression der Morbidität ausgeht und durchaus die Verlängerung des Lebens mit großteils gutem Gesundheitszustand prognostiziert, gibt es Meinungen, die aufgrund verschiedener Erbfaktoren bzw. Umwelteinflüsse eine längere Phase des schlechten Gesundheitszustands im Alter annehmen.

3.) Steigende Arbeitsmarktbeteiligung von Frauen: Diese Arbeitsmarktentwicklung wirkt sich zwar positiv auf die einzelnen Zweige der Sozialversicherung aus, weil mehr Beiträge eingezahlt werden, führt aber zu einer Zurückdrängung der Angehörigenpflege (informelle Pflege). Da aber die Zahl der Pflegebedürftigen von Jahr zu Jahr zunimmt, muss künftig der Bedarf mit mehr externer (formeller) Pflege abgedeckt werden. Damit wird dem Ausbau und der Qualität der sozialen Dienste auch eine besondere Bedeutung als zusätzlicher Arbeitsmarkt, aber auch als Kostenfaktor zukommen.

4.) Reale Kostensteigerungen im Pflegesektor: Im Zeitraum von 2006 bis 2030 wird die personalintensive externe Pflege sehr stark von der Lohnentwicklung des Pflegepersonals bestimmt. Bei Verknappung und Qualitätssteigerungen wird das Einkommen dieser Personen überproportional steigen. Trotz der sich ständig verbessernden Technologie im Pflegebereich wird mit steigendem Einkommen eine höhere Pflegequalität nachgefragt, die wiederum zusätzliche Kosten verursacht."[145]

Laut Prognose der Statistik Austria wird die Zahl der über 75-jährigen Menschen von derzeit knapp über 660.000 bis 2030 auf über eine Million ansteigen: jede/r neunte BewohnerIn Österreichs wird dann über 75 Jahre alt sein. Mit der Alterung unserer Gesellschaft steigt natürlich der Pflegebedarf. Weiters ist davon auszugehen, dass der extrem hohe Anteil bislang informell (nämlich 80%!) erbrachter Pflege- und Betreuungsleistungen – überwiegend von weiblichen Haushalts- bzw. Familienangehörigen – aufgrund steigender Erwerbstätigkeit, rückgängiger Geburtenrate und wachsender Einpersonenhaushalte deutlich zurückgehen wird.

Das WIFO hat bereits 2008 die Entwicklung der Pflegekosten bis 2030 geschätzt. Angenommen wurde dabei, dass Menschen künftig zwar später pflegedürftig werden, allerdings eine erhöhte Nachfrage nach Pflegeleistungen (Geld- wie Sachleistungen) bestehen wird, was jedenfalls eine Ausweitung des Pflegeangebots erforderlich macht. Die Kostenentwicklung laut WIFO:

- 2010 lagen die Gesamtkosten der Pflege bei knapp unter 4 Mrd. Euro (2,158 Mrd. Euro Pflegegeld, 1,807 Mrd. Euro Sachleistungen),
- bis zum Jahr 2020 prognostiziert das WIFO einen Anstieg der Gesamtkosten auf 5,6 Mrd. Euro, davon 2,5 Mrd. Euro Pflegegeld, 3,1 Mrd. Euro Sachleistungen,
- 2030 liegen die Gesamtkosten bereits bei geschätzten fast 8,5 Mrd. Euro (3 Mrd. Euro Pflegegeld, 5,4 Mrd. Euro Sachleistungen), das sind Gesamtkosten im Umfang von fast 2% (1,96%) des BIP. Zum Vergleich: 2010 wurden 1,3% des BIP für Pflege ausgegeben.

[145] Prof. Dr. Johannes Rudda, MR Dr. Margarethe Fürstl-Grasser, MR Dr. Max Rubisch, Neue Tendenzen der Pflegevorsorge in Österreich:

Tab. 56: Pflege- und Betreuungsdienste[1]) der Bundesländer[2]) 2012 (Fortsetzung)

Bundesland	Mobile Dienste	Stationäre Dienste	Teilstationäre Dienste	Kurzzeitpflege	Alternative Wohnformen	Case- und Care-Management
Betreute Personen[3])						
Insgesamt	139.013	71.821	5.983	4.916,0	11.140	69.398
Burgenland	4.455	2.025	130	–	–	–
Kärnten	11.128	6.033	185	412	99	1.794
Niederösterreich	26.342	12.789	560	2.377	–	12.059
Oberösterreich	19.542	13.112	903	73	46	11.566
Salzburg	6.235	4.073	588	415	–	2.579
Steiermark	21.499	12.235	664	·	993	1.880
Tirol	8.921	5.823	385	336	–	4.449
Vorarlberg	13.991	2.151	458	436	62	1.311
Wien	26.900	13.580	2.110	867	9.940	33.760
Betreuungs-/Pflegepersonen (Vollzeitäquivalente)[4])						
Insgesamt	12.080,7	33.455,1	(419,1)	(203,9)	(1.914,9)	(183,1)
Burgenland	244,9	854,0	15,2	–	–	–
Kärnten	1.032,0	1.951,9	19,6	·	8,0	4,1
Niederösterreich	2.732,0	4.663,6	15,2	16,9	–	·
Oberösterreich	1.346,0	5.439,2	42,1	·	8,7	40,4
Salzburg	596,2	1.960,2	36,7	·	–	13,7
Steiermark	1.022,0	5.077,3	50,3	·	73,4	2,6
Tirol	651,8	2.655,7	11,5	·	–	·
Vorarlberg	184,1	1.161,1	·	·	·	10,0
Wien	4.271,6	9.692,3	228,5	187,0	1.824,8	112,3
Bruttoausgaben (in EUR)						
Insgesamt	512.371.479	2.303.818.847	25.726.430	(12.828.209)	(177.955.459)	10.512.027
Burgenland	6.616.492	55.403.662	293.775	–	–	–
Kärnten	25.580.700	157.087.350	462.799	665.500	·	196.682
Niederösterreich	73.246.870	332.784.921	880.695	5.332.131	–	2.037.990
Oberösterreich	67.849.765	357.445.224	1.797.606	21.336	470.871	1.771.398
Salzburg	19.267.924	94.873.110	695.480	231.694	–	846.821
Steiermark	56.298.923	370.288.029	2.885.201	·	2.110.492	202.298
Tirol	31.035.050	140.058.560	1.034.944	479.492	–	243.087
Vorarlberg	22.523.524	82.436.991	260.970	1.015.106	1.246.245	680.001
Wien	209.952.230	713.441.000	17.414.960	5.082.950	174.127.850	4.533.750
Nettoausgaben (in EUR)[5])						
Insgesamt	321.525.462	1.227.231.421	21.644.838	(8.842.478)	(76.486.464)	10.094.295
Burgenland	5.230.864	24.453.210	293.775	–	–	–
Kärnten	22.261.200	77.263.014	462.799	665.500	·	196.682

Tab. 56: Pflege- und Betreuungsdienste[1]) der Bundesländer[2]) 2012 (Fortsetzung)

Bundesland	Mobile Dienste	Stationäre Dienste	Teil-stationäre Dienste	Kurzzeit-pflege	Alternative Wohn-formen	Case- und Care-Management
Niederösterreich	43.967.140	159.466.931	880.695	3.219.591	–	2.037.990
Oberösterreich	35.749.816	163.660.866	1.510.379	21.336	147.144	1.769.944
Salzburg	15.693.156	44.979.445	695.480	231.694	–	846.821
Steiermark	31.897.688	191.813.914	1.531.104	·	1.468.371	0
Tirol	22.691.731	69.763.261	550.267	231.495	–	243.087
Vorarlberg	10.993.907	46.614.870	260.970	563.072	689.430	680.001
Wien	133.039.960	449.215.910	15.459.370	3.909.790	74.181.520	4.319.770

[1]) Dienste der Langzeitpflege, soweit sie aus Mitteln der Sozialhilfe bzw. der Mindestsicherung (mit-)finanziert werden; exkl. Leistungen der Behindertenhilfe und der Grundversorgung.

[2]) Wenn die Werte nicht für alle Bundesländer vorliegen (.), ist der Insgesamt-Betrag in Klammer gesetzt; gab es einen sozialen Dienst nicht, ist dies auch entsprechend gekennzeichnet (–). Die näheren Anmerkungen zu den Bundesländern sind in den einzelnen Ländertabellen zu finden.

[3]) Anzahl im Berichtsjahr (Jahressumme).

[4]) Anzahl zum Ende des Berichtsjahres (31. 12.)

[5]) Bruttoausgaben abzüglich Beiträge/Ersätze (von betreuten Personen, Angehörigen, Drittverpflichteten) und sonstige Einnahmen (z.B. Landesgesundheitsfonds-Mittel).

Quelle: Statistik Austria: Pflegedienstleistungsstatistik. (Erstellt am 19. 12. 2013). Revision am 29. 1. 2014 betreffend Betreute Personen: Stationäre Dienste Salzburg).

Der von der Regierung beschlossene Pflegefonds, der die Einsparungen im Pflegebereich im Rahmen der Budgetkonsolidierung allerdings keinesfalls wettmacht, ist von 2010 bis 2014 mit insgesamt 685 Mio. Euro dotiert. Mit einem Beschluss des Ministerrates am 13. 5. 2013 wurde der Pflegefonds verlängert, sodass auch für die Jahre 2015 und 2016 die Finanzierung der zusätzlichen Kosten in der Pflege gesichert ist. Für die Jahre 2015 und 2016 werden den Ländern und Gemeinden insgesamt weitere 650 Mio. Euro zur Verfügung stehen.

Durch das neue Pflegefondsgesetz werden zahlreiche Verbesserungen in der Pflege umgesetzt oder beschleunigt. So wird in Zukunft ein Richtversorgungsgrad ermittelt, um die Entwicklung des Angebotes besser steuern zu können. Dieser dokumentiert den Anteil betreuter Personen eines Bundeslandes an den pflegebedürftigen Menschen (PflegegeldbezieherInnen). Der Zielwert ist für alle Bundesländer gleich; für 2014 bis 2016 soll ein Versorgungsgrad von 55 Prozent erreicht werden. Bewusst werden alle Betreuungsformen in einen Wert integriert, da die Ausgestaltung des Betreuungs- und Beratungsangebotes nach den regionalen Erfordernissen erfolgt. Durch die Finanzierung aus dem Pflegefonds wird zudem der flächendeckende Ausbau des Case-Managements in allen Bundesländern gefördert. Es soll dann zu jedem Menschen, der um einen Pflegedienst ansucht, ein Case- und Care-Manager kommen, um nach individuellen Gesichtspunkten die bestmögliche Lösung für den Betroffenen zu finden. Der Pflegefonds ermöglicht auch die Finanzierung eines bedarfsgerechten Ausbaus an Palliativ- und Hospizbetreuung. Prioritär sollen aber Angebote des Kinderhospizes ausgebaut werden. Neben bereits vorhandenen Angeboten wird verstärkt die Finanzierung von innovativen Modellen und Projekten gefördert, um so den Erfordernissen der Zukunft gerecht werden zu können. Zur Flexibilisierung des Mitteleinsatzes wird den Ländern die Möglichkeit eingeräumt, einen bestimmten Anteil der Zweckzuschüsse über die jeweilige Abrechnungsperiode hinaus zu verwenden.

Allerdings werden auch deutliche Versorgungslücken entstehen, die dringend seitens der Politik zu schließen sind. Neben Verbesserungen im Bereich der Pflege und Betreuung, nämlich

- den Betroffenen möglichst lange die Wahl zwischen Pflege und Betreuung zu Hause, in betreuten Wohnungen, Seniorenheimen etc. zu ermöglichen,
- eine Rechtsanspruch auf Sach- und Dienstleistungen zu verankern,
- den ambulanten Bereich durch den bundesweiten Ausbau geriatrischer Tageszentren in der Wohnumgebung älterer Menschen zu fördern,
- persönliche Assistenz bzw. Arbeitsassistenz für Behinderte zu inkludieren,
- sowie bauliche Maßnahmen für behindertengerechtes Wohnen und alternative Wohnmodelle zu forcieren müssen,
- der Ausbau von Sozialzentren mit geschultem Personal, das Pflegebedürftigen für regelmäßige Beratung und Qualitätssicherung bei der Leistungserbringung zur Verfügung steht („Case und Care"-Management),
- eine regelmäßige Anpassung des Pflegegelds,
- ein Rechtsanspruch auf qualitativ hochwertige Palliativ- und Hospizbetreuung und
- österreichweit einheitliche Standards auf hohem Niveau durch Übernahme der Pflege und Betreuung in Bundeskompetenz" forciert werden.

Wesentlich ist daher eine umfassende Absicherung gegen das finanzielle Risiko der Pflegebedürftigkeit und auch eine Garantie, dass die notwendigen Pflegeleistungen angeboten bzw. auch tatsächlich qualitativ hochwertig erbracht werden können. In beiden Bereichen gibt es schon erste Annäherungen seitens der politisch Verantwortlichen.[146]

6.6.2 Psychiatrie

Bestrebungen gab es schon länger, die traditionelle Anstaltspsychiatrie in eine wohnort- und lebensnahe Betreuung überzuführen. Die psychosoziale Versorgung wird in Österreich durch ein Mischsystem unterschiedlicher Anbieter im Gesundheits- und Sozialbereich bereitgestellt. Mit der Aufnahme des Bereiches der psychiatrischen Versorgung in den Österreichischen Krankenanstaltenplan (ÖKAP) 1999 ist erstmals österreichweit ein verbindliches Psychiatriekonzept beschlossen worden. Die wesentlichen Eckpunkte sind dabei Bedürfnisgerechtigkeit, Bedarfsgerechtigkeit, Gemeindenähe und Integration, ambulant vor stationär, Regionalisierung, Vernetzung und Versorgungsverpflichtung, Integration in die Grundversorgung, Qualitätssicherung und Partizipation.

[146] Zur zukünftigen Perspektive der Langzeitpflege vgl. Kapitel 6.6.3.

Seit den 1980er-Jahren wurden im stationären Segment ein stetiger Abbau psychiatrischer Betten und eine deutliche Reduktion der durchschnittlichen Belagsdauer erzielt. Betrug die durchschnittliche Belagsdauer 1980 noch 95 Tage, so lag sie 2013 nur noch bei 12 Tagen. Die extramurale psychiatrische Versorgung umfasst neben FachärztInnen für Psychiatrie psychosoziale und sozialpsychiatrische Dienste sowie komplementäre Einrichtungen und Dienstleistungen im Bereich Wohnen, Arbeit und Tagesstruktur. Der Aufbau der extramuralen psychiatrischen Dienste und Einrichtungen liegt in der Kompetenz der Länder. Um das angestrebte Ziel „ambulant vor stationär" zu erreichen, wurde vereinbart, dass jedes Bundesland in Abstimmung mit dem Bund Regionen für die Versorgung von psychisch Kranken und psychisch Behinderten definiert. Der Ausbau von oben angesprochenen semistationären, ambulanten und komplementären Einrichtungen und Diensten soll forciert werden.[147] Im Jahr 2013 gab es in Österreich rund 5.000 für die psychiatrische Versorgung zur Verfügung stehende Betten, die meisten davon in reinen psychiatrischen Krankenanstalten. Auffallend dabei ist, dass die Schnittstellen zwischen stationärem und ambulantem Bereich noch deutlich verbessert werden müssen, um der notwendigen Nachfrage Herr werden zu können. Was ebenso fehlt, ist ein übergreifendes Dokumentationssystem, um die Zahl der PatientInnen, deren Erkrankungen und die damit einhergehenden Probleme eingehend analysieren und einer Lösung zuführen zu können.

Die große Problematik in diesem Zusammenhang erscheint mir eine immer noch stattfindende Tabuisierung dieses Themas. Die im Jahr 2011 von der österreichischen Sozialversicherung vorgelegte Ist-Analyse Psychische Gesundheit zeigte auf: 900.000 Österreicher nehmen wegen psychischer Diagnosen jährlich das Gesundheitssystem in Anspruch – mit steigender Tendenz und jährlichen Kosten von rund 800 Millionen Euro. Die Betroffenen brauchen besser abgestimmte Versorgungsangebote. Durch verbesserte Kooperationen zwischen Pensions- und Krankenversicherung sollen Kosten im Gesundheits- und Sozialbereich reduziert werden. Die aktualisierten Zahlen zur Ist-Analyse Psychische Gesundheit belegen die Dringlichkeit des vorgelegten Handlungskonzepts: Die Krankenstände wegen psychischer Diagnosen sind erneut von 2012 auf 2013 um 14 Prozent gestiegen, während die körperlichen Krankenstände stagnierten. Ungebrochen ist auch der weitere Anstieg des Anteils der neu zuerkannten Pensionen aus psychischen Gründen. Weiter überproportional angestiegen ist auch die Verschreibung von Psychopharmaka im Vergleich zu Medikamenten insgesamt.

Die Anzahl der Verordnungen wuchs um 7%, während die Verordnungen insgesamt praktisch gleichblieben. Hier ist nicht nur im Erwachsenen-, sondern auch im Kinder- und Jugendlichenbereich riesiger Bedarf gegeben, dem seitens der Verantwortlichen unbedingt im Sinne der Volksgesundheit entgegengewirkt werden muss.

[147] Vgl. dazu Hofmarcher, Maria; Rack, Herta: Gesundheitssysteme im Wandel: Österreich. Kopenhagen, WHO.

6.6.3 Stationäre Langzeitpflege

2013 gab es in Österreich rund 75.000 Heimplätze, davon wurden rund 60.000 Plätze als Pflegeplätze geführt. Insgesamt war ein massiver Abbau von Wohnplätzen zugunsten eines massiven Ausbaus an Pflegeplätzen zu beobachten. In den Alten- und Pflegeheimen gibt es rund 26.000 vollzeitäquivalent beschäftigte Personen. Die Zahl der tatsächlich Beschäftigten ist im Vergleich zur Anzahl dieser Vollzeitäquivalente deutlich höher, da ein Teil des Personals Teilzeit oder stundenweise beschäftigt ist. In den letzten zehn Jahren hat sich die Personalausstattung in allen Alten- und Pflegeheimen nicht mehr sonderlich erhöht, wogegen im Jahrzehnt davor eine 60%ige Steigerung zu beobachten war. Was deutlich auffällt, ist ein Trend zur Höherqualifizierung der Pflege- und Betreuungspersonen.

Derzeit stehen Menschen mit geistigen und mehrfachen Behinderungen in Österreich rund 17.000 Plätze in Tageseinrichtungen zu Verfügung. Darüber hinaus gab es 32 geriatrische Tageszentren.

„Akutgeriatrie/Remobilisation (AG/R) ist ein neuer Leistungsbereich der stationären Pflege. Er zielt darauf ab, die **Behandlung und Betreuung geriatrischer Patienten im Krankenhaus** zu verbessern. Besonderes Augenmerk liegt auf der Wiederherstellung und Erhaltung der Fähigkeit der Patienten zur selbstständigen Lebensführung und deren Reintegration in das eigene Umfeld. Derzeit gibt es in 64 Krankenanstalten Abteilungen und Departments für AG/R. Ziel ist es, die Umsetzung der AG/R in Österreich zu unterstützen, zu dokumentieren und zu evaluieren. Dies beinhaltet **Maßnahmen zur Information und Beratung der Krankenanstalten,** die Vernetzung der Akutgeriatrien, die Organisation des Erfahrungs- und Informationsaustausches, die systematische Erfassung von Ausstattung und Arbeitsweise der Einrichtungen und in weiterer Folge die Bewertung der Zielerreichung der Akutgeriatrien und die Erarbeitung geeigneter Steuerungsmaßnahmen für einen zielgerichteten Aufbau.“[148]

Die GÖG erstellte im Jahr 2012 eine Studie[1]) mit einer Kostenprognose der Dienstleistungen in der Langzeitpflege in Österreich für den Zeitraum von 2010 bis 2025.

Hierfür wurden zunächst, ausgehend vom aktuellen Betreuungsstand in den einzelnen Bundesländern sowie unter Berücksichtigung der jeweiligen Entwicklungspläne, die künftigen Kosten für die Kernleistungen der Altenpflege und -betreuung im Prognosezeitraum ermittelt.

[148] Vgl. dazu Homepage der Gesundheit Österreich GmbH, www.oebig.at

Ausgangspunkt für die Kostenprognose bildete die Ermittlung der Nettoaufwände für Kernleistungen in den einzelnen Bundesländern, aufbauend auf der im Jahre 2010 erfolgten Datenerhebung für das Berichtsjahr 2008. Die erhobenen Kennzahlen für das Berichtsjahr 2010 wiesen in den einzelnen Bundesländern unterschiedliche Versorgungsgrade mit mobilen und stationären Diensten in der Altersgruppe der Personen über 75 Jahren auf, wobei die Streuung beim Versorgungsgrad mit mobilen Diensten höher war (9%–55%) als bei der Versorgung durch stationäre Dienste (17%–35%).

[1]) Gesundheit Österreich GmbH: Kostenprognose der Dienstleistungen in der Langzeitpflege in Österreich von 2010 bis 2025, Ergebnisbericht, 2012.

Abb. 29: Versorgungsgrad 2010 – mobile und stationäre Dienste pro Einwohner 75+

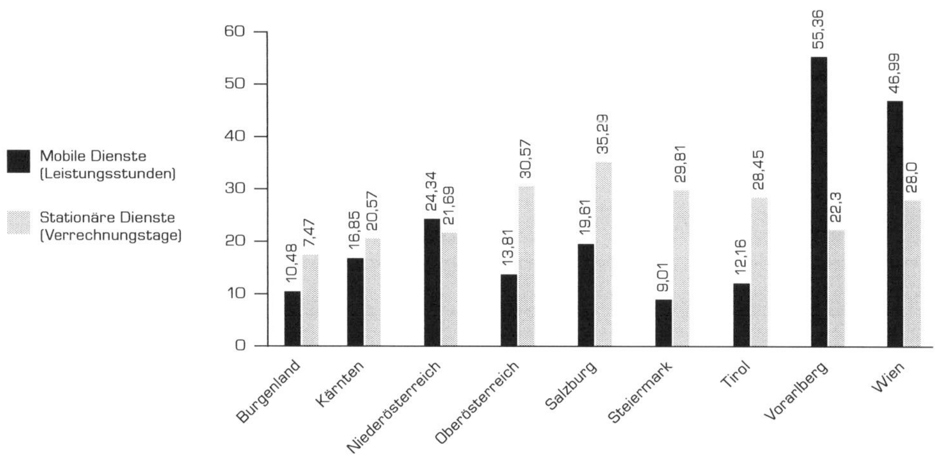

Quellen: Pflegevorsorgebericht 2010; Bevölkerungsstatistik; GÖG-eigene Berechnungen.

Bei den Versorgungsgraden mit neueren Angeboten wie teilstationären Diensten, Kurzzeitpflege, alternative Wohnformen oder Case- und Care-Management ergab sich bundesweit ein noch heterogeneres Bild, das auf einen sehr unterschiedlichen Ausbau der Dienstleistungen bzw. auf unterschiedliche Akzentuierungen in der Versorgungssituation schließen lässt.

Tab. 57: Versorgungsgrad 2010 – Messeinheit pro 1.000 Einwohner im Alter von 75 Jahren und mehr

	Teilstationäre Dienste	Kurzzeitpflege	Alternative Wohnformen	Case- und Care-Management
Messeinheit	Verrechnungstage	Verrechnungstage	Plätze	Leistungsstunden
Burgenland	316,28	–	–	–
Kärnten	49,08	157,40	0,81	95,00
Niederösterreich	119,63	401,54	–	452,34
Oberösterreich	422,23	2,21	–	462,17
Salzburg	667,65	121,11	–	506,56
Steiermark	111,45	–	5,56	–
Tirol	134,77	301,11	–	100,33
Vorarlberg	456,37	332,27	3,03	–
Wien	1228,17	362,06	71,04	217,81

Quellen: Pflegedienstleistungsstatistik; Bevölkerungsprognose; GÖG-eigene Berechnungen.

Ausgehend von den für das Jahr 2010 ermittelten tatsächlichen Versorgungsgraden wurde der zu erwartende Nettoaufwand für Pflegeleistungen auf Grundlage der vorliegenden Pläne und Prognosen der Bundesländer hochgerechnet. Während im Bereich Case- und Care-Management (+5,4%), teilstationäre Dienste (+4,5%) sowie mobile Dienste (+4,1%) mit überdurchschnittlichen jährlichen Steigerungen des Nettoaufwandes gerechnet werden konnte, waren im Bereich der stationären Dienste (+2,2%) und alternativen Wohnformen (+2,4%) vergleichsweise geringe Steigerungsraten zu verzeichnen. Die jährliche Steigerung des Nettoaufwandes für Pflege insgesamt konnte für die Jahre 2010 bis 2025 mit durchschnittlich 2,7% ermittelt werden.

Tab. 58: Entwicklung des Nettoaufwandes für Pflege auf Grundlage der Versorgungspläne der Bundesländer (Hochrechnung auf Grundlage der Einwohner mit 75 Jahren und älter) in Mio. Euro (Preisbasis 2010) bzw. durchschnittliche jährliche Wachstumsrate (WTR)

	Mobile Dienste	Stationäre Dienste	Teilstationäre Dienste	Kurzzeitpflege	Alternative Wohnformen	Case- und Care-Management	Gesamt
2010	346	1.153	20	5	81	7	1.613
2015	434	1262	25	7	86	11	1.825
2020	543	1.429	36	11	103	14	2.137
2025	629	1599	39	14	115	16	2.412
Ø WTR	4,1%	2,2%	4,5%	7,1%	2,4%	5,4%	2,7%

Quellen: Angaben der Länder; Bevölkerungsprognose; GÖG-eigene Berechnungen.

Die Entwicklung des Nettoaufwandes für Pflege bildete das Ausgangsszenario für die Analyse der Wirkungen verschiedener Einflussfaktoren bzw. die Realisierung ausgewählter Effizienzpotenziale. Als ein exogener Einflussfaktor auf den Nettoaufwand für Pflege wurde im Rahmen der vorliegenden Studie eine Veränderung des Gesundheitszustandes in Hinblick auf die Frage der gewonnenen Lebensjahre untersucht. Dabei konnte ausgehend vom Basisszenario die Auswirkung einer Expansion der Morbidität (Annahme: 80% der steigenden Lebenserwartung wird in Pflegebedürftigkeit verbracht) mit höheren Nettoaufwänden im Ausmaß von 55 Mio. Euro im Jahr 2025 beziffert werden. Geht man von einer Kompression der Morbidität (Annahme: 20% der steigenden Lebenserwartung wird in Pflegebedürftigkeit verbracht) aus, so reduziert sich der Nettoaufwand für Pflege im Jahr 2025 um 54 Mio.Euro.

Tab. 59: Entwicklung des Nettoaufwands für Pflege unter Berücksichtigung eines veränderten Gesundheitszustandes der Bevölkerung in Mio. Euro

Jahr	Ausgangsszenario	Expansion der Morbidität	Kompression der Morbidität
2010	1.613	1.613	1.613
2015	1.825	1.838	1.812
2020	2.137	2.173	2.101
2025	2.412	2.467	2.358
Ø WTR	2,7%	2,8%	2,6%

Quellen: Angaben der Länder; Bevölkerungsprognose; GÖG-eigene Berechnungen.

Ausgehend von diesen Darstellungen können anhand der vorliegenden Prognoserechnung der Nettoaufwände für Dienstleistungen in der Langzeitpflege in Österreich für den Zeitraum von 2010 bis 2025 folgende Implikationen abgeleitet werden:

- Der Anteil des Aufwands für Pflegeleistung gemessen am Bruttoinlandsprodukt steigt weiterhin.
- Exogene Einflussfaktoren wie Veränderungen im Gesundheitszustand der Bevölkerung in Hinblick auf steigende Lebenserwartung, Frauenerwerbsquoten, der Anteil der Einpersonenhaushalte, aber auch die Einkommensentwicklung haben geringere Auswirkungen auf die Entwicklung der Nettoaufwände für Pflege als durch Leistungsverlagerungen oder ökonomische Steuerung realisierbare Effizienzpotenziale.

- Möglichen adversen Entwicklungen aufgrund der exogenen Einflussfaktoren kann entgegengesteuert werden, in diesem Zusammenhang können eine Steuerung der Leistungsangebote im Sinne einer bedarfsorientierten Leistungszuordnung sowie die Entwicklung von bundesweiten Normkostenrichtwerten modellhaft als taugliche Maßnahmen identifiziert werden.

Wohin geht die Reise beim Pflegegeld?[1]) Wie bereits erwähnt, ist das Pflegegeld zur Absicherung des sozialen Risikos unverzichtbar. Die Forderung nach einer jährlichen Valorisierung ist berechtigt, schließlich wurde das Pflegegeld erst viermal in 20 Jahren valorisiert. Andererseits muss daneben die angespannte wirtschaftliche und budgetäre Situation gesehen werden. Daneben gibt es mittlerweile zahlreiche Sachleistungen (Pflegefonds), die u.a. zur Unterstützung der betreuenden Angehörigen dienen. Wesentliches Ziel des Pflegefonds ist die Weiterentwicklung und Optimierung des Dienstleistungsangebotes für ältere Menschen. Dazu gehören u.a. mobile, teilstationäre und stationäre Betreuungs- und Pflegedienste, Kurzzeitpflege in stationären Einrichtungen, Alternative Wohnformen sowie Case- und Care-Management. Durch das Pflegegeldreformgesetz erfolgte durch die Übertragung der Gesetzgebungs- und Vollzugskompetenz der Länder auf den Bund eine deutliche Reduktion der Zahl der Entscheidungsträger von mehr als 280 Landes- und 23 Bundesträgern auf nunmehr sieben[2]) Träger und damit einhergehend eine deutliche Verwaltungsvereinfachung.

Wesentlich für die zukünftigen Herausforderungen im Bereich des Pflegegeldes sind:

- Ein weiterer qualitativer Ausbau der Dienst- und Sachleistungen und Berücksichtigung von Case-Management, Demenz und Hospiz
- Klarstellung der künftigen Finanzierung
- Schaffung verbesserter Rahmenbedingung hinsichtlich des Pflegepersonals
- Unterstützung der pflegenden Angehörigen – Folge davon ist die Einführung einer Pflegekarenz und Pflegeteilzeit[3])

[1]) Vgl. dazu: Soziale Sicherheit, 20 Jahre Pflegegeld, S. 282 ff.

[2]) Künftig fünf Träger, da Übertragung der Pflegegeldagenden des Bundessozialamtes und der Versicherungsanstalt der Notare auf die Pensionsversicherung.

[3]) Aufgrund der Pflege eines Angehörigen und des damit verbundenen Einkommensverlustes soll für die Dauer der Pflege ein Pflegekarenzgeld als Einkommensersatz festgelegt werden.

6.6.4 Rehabilitation

Im Gegensatz zur kurativmedizinischen Akutversorgung, deren Schwerpunkt klar auf der Heilung bzw. Beseitigung organbezogener Krankheiten liegt, verfolgt die medizinische Rehabilitation einen holistischen Ansatz, der den Menschen als aktiven Teil der Gesellschaft definiert. Zielsetzung der Rehabilitation ist es, den PatientInnen unabhängig von der Herkunft der Beeinträchtigung die Möglichkeit zu eröffnen, an ihrem bisherigen Leben wieder aktiv teilzunehmen. Die Patientinnen und Patienten sollen wieder in die Lage versetzt werden, möglichst ohne fremde Hilfe ein eigenständiges Leben zu führen, einen Beruf auszuüben oder eine Ausbildung zu absolvieren. Behinderungsbedingte Pensionierungen und Pflegebedürftigkeit sollen verhindert oder zumindest aufgeschoben werden.[149] Die Rehabilitation steht in ursächlichem und zeitlichem Zusammenhang mit der akutmedizinischen Versorgung. Sie umfasst medizinische, berufliche und soziale Maßnahmen.

Maßnahmen der beruflichen Rehabilitation (wie z.B. Berufsfindung, Nachschulungen, Lehr- oder Schulausbildungen, behindertengerechte Arbeitsplatzausstattung, Arbeitstrainingsmaßnahmen) können nur erbracht werden, wenn aus medizinischen Gründen ein Weiterverbleib in der bisherigen beruflichen Tätigkeit nicht mehr möglich ist und sichergestellt werden kann, dass der in Aussicht genommene Beruf unter Beachtung der persönlichen Eignung und der aktuellen Arbeitsmarktsituation auch ausgeübt werden kann.

Maßnahmen der sozialen Rehabilitation umfassen solche Leistungen, die über die medizinischen und beruflichen Maßnahmen hinaus geeignet sind, zur Erreichung und Sicherung des Rehabilitationszieles beizutragen. Dazu gehören bspw. die Hilfe zur Adaptierung von Wohnräumen und Gewährung von zinsenfreien Darlehen, Zuschüsse zur Erlangung der Lenkerbefugnis und Übernahme der Transportkosten für behinderte Versicherte zwischen Wohnort und Arbeitsplatz, ebenso wie die Betreuung vor und bei Bedarf nach Erreichen des Rehabilitationszieles.

Medizinische Rehabilitation umfasst die koordinierte Summe der diagnostischen und therapeutischen Maßnahmen, die benötigt werden, um die bestmöglichen physischen, psychischen und sozialen Bedingungen zu schaffen, damit PatientInnen mit chronischen oder auf ein akutes Ereignis folgenden Erkrankungen aus eigener Kraft ihren gewohnten Platz in der Gesellschaft bewahren oder wieder einnehmen können und durch verbesserte Lebensgewohnheiten das Fortschreiten der Erkrankung begrenzen oder umkehren können. Nach schweren, akuten Erkrankungen oder größeren operativen Eingriffen werden nach Entlassung aus dem Akutkrankenhaus in hochspezialisierten Sonderkrankenanstalten mit entsprechender Infrastruktur die notwendigen medizinisch-diagnostischen und therapeutischen Maßnahmen zur kompletten oder weitgehenden Wiederherstellung durchgeführt (Anschlussheilverfahren). Durch eine gezielt auf den Einzelfall abgestimmte Therapiekombination wird versucht, die körperliche Leistungsfähigkeit, die Funktion der erkrankten Organe oder der operierten Körperteile wiederherzustellen.

Die Abgrenzung der Rehabilitation zu den angrenzenden Bereichen der Kurativmedizin (insbesondere zu Einzelmaßnahmen mit rehabilitativem Charakter wie beispielsweise zur physikalischen Medizin) und zu gesundheitserhaltenden Maßnahmen (Kur) ist nicht eindeutig, da der somatische, organgebundene Teil im holistischen Ansatz erhalten bleibt und ebenfalls behandelt werden muss. Daher ist Rehabilitation immer an eine/n endverantwortlich/en Mediziner/in gebunden.

Zur Klärung von Notwendigkeit und Zielsetzung der medizinischen Rehabilitation gelten für die stationäre medizinische Rehabilitation und für ambulante Rehabilitationsmaßnahmen jedenfalls folgende Voraussetzungen.

[149] Vgl. dazu Rehakompass der Gesundheit Österreich GmbH, www.rehakompass.goeg.at

1. Rehabilitationsbedürftigkeit besteht, wenn bei Vorliegen von voraussichtlich nicht nur vorübergehenden Fähigkeitsstörungen bzw. bei drohenden oder bereits manifesten Beeinträchtigungen über die kurative Versorgung hinaus ein multimodales Maßnahmenpaket erforderlich ist, um Fähigkeitsstörungen oder Beeinträchtigungen zu vermeiden, zu beseitigen, zu bessern oder eine Verschlechterung hintanzuhalten.
2. Rehabilitationsfähigkeit bezieht sich auf die somatische und psychische Verfassung der Rehabilitanden für die Teilnahme an einer Rehabilitationsmaßnahme (Motivation und Belastbarkeit).
3. Rehabilitationsprognose ist eine medizinisch begründete Wahrscheinlichkeitsaussage auf Basis der Erkrankung, des bisherigen Verlaufs, des Kompensationspotenzials, der Rückbildungsfähigkeit unter Beachtung und Förderung individueller Ressourcen einschließlich psychosozialer Faktoren. Sie gibt Auskunft über die Erreichbarkeit eines festgelegten Rehabilitationsziels in einem bestimmten Zeitraum.

Die medizinische Rehabilitation schließt optimalerweise an die akutmedizinische Versorgung an und steht mit dieser in ursächlichem und zeitlichem Zusammenhang. Hinsichtlich der zeitlichen Schnittstelle zwischen dem Ende der Krankenbehandlung und dem Beginn der Rehabilitation ist ein stabiler Krankheitszustand Voraussetzung. Die medizinische Rehabilitation kann auch leistungsrechtlich erst dann beginnen, wenn das Angebot der Rehabilitationsmedizin in einem vernünftigen Mindestausmaß vom Rehabilitanden genutzt werden und Maßnahmen im Mindestausmaß von 2 bis 3 Stunden täglich durchgeführt werden können. Die medizinische Rehabilitation ist zu beenden, wenn das Rehabilitationsziel ganz oder teilweise erreicht wird und/oder wenn feststeht, dass keine Besserung mehr erzielbar ist. Im Gegensatz dazu ist die Krankenbehandlung, aber auch die medizinische Krankenpflege solange oder so oft zu erbringen, wie dies erforderlich ist. Maßnahmen der medizinischen Rehabilitation werden auf Kosten eines Sozialversicherungsträgers grundsätzlich nur aufgrund eines vorherigen Antrages erbracht. Der Antrag wird von den PatientInnen gestellt.

Ist die Ursache der Gesundheitsstörung bzw. Körperschädigung ein anerkannter Arbeitsunfall oder eine anerkannte Berufskrankheit, ist der Antrag dem zuständigen Unfallversicherungsträger zu übermitteln. Liegt kein anerkannter Arbeitsunfall oder keine anerkannte Berufskrankheit als Ursache vor und sind die Antragsteller erwerbstätig oder Bezieher einer Pension wegen geminderter Arbeitsfähigkeit oder einer Erwerbsunfähigkeitspension, ist der Antrag an den zuständigen Pensionsversicherungsträger zu übermitteln. Handelt es sich beim Antragsteller um einen Angehörigen eines Versicherten bzw. um einen anderen Pensionsbezieher, ist der Antrag an den zuständigen Krankenversicherungsträger zu übermitteln.

In der Unfallversicherung wird medizinische Rehabilitation im Rahmen der Unfallheilbehandlung mit dem Ziel gewährt, Versehrte bis zu einem solchen Grad ihrer Leistungsfähigkeit wiederherzustellen, der sie in die Lage versetzt, im beruflichen und wirtschaftlichen Leben und in der Gemeinschaft einen ihnen angemessenen Platz möglichst dauernd einnehmen zu können. Die Unfallheilbehandlung umfasst ärztliche Hilfe, Heilmittel, Heilbehelfe und die Pflege in Kranken-, Kur- und sonstigen Anstalten. Sie wird so lange und so oft gewährt, als eine Besserung der Folgen des Arbeitsunfalls bzw. der Berufskrankheit oder eine Steigerung der Erwerbsfähigkeit zu erwarten ist oder Heilmaßnahmen erforderlich sind, um eine Verschlimmerung zu verhüten. Die medizinische Rehabilitation ist eine Pflichtleistung. Der Versehrte hat außerdem Anspruch auf Versorgung mit Körperersatzteilen, orthopädischen Behelfen und anderen Hilfsmitteln, die erforderlich sind, um den Erfolg der Heilbehandlung zu sichern oder die Folgen des Arbeitsunfalls oder der Berufskrankheit zu erleichtern.

In der Pensionsversicherung wird medizinische Rehabilitation mit dem Ziel gewährt, Behinderte bis zu einem solchen Grad ihrer Leistungsfähigkeit herzustellen bzw. wiederherzustellen, der sie in die Lage versetzt, im beruflichen und wirtschaftlichen Leben oder in der Gemeinschaft einen ihnen angemessenen Platz möglichst dauernd einnehmen zu können (Erhalt der Berufsfähigkeit bzw. Verhinderung von Pflegebedürftigkeit).

Die Krankenversicherungsträger gewähren, um den Erfolg der Krankenbehandlung zu sichern oder die Folgen der Krankheit zu erleichtern, im Anschluss an die Krankenbehandlung medizinische Maßnahmen der Rehabilitation mit dem Ziel, den Gesundheitszustand der Versicherten und ihrer Angehörigen so weit wiederherzustellen, dass sie in der Lage sind, in der Gemeinschaft einen ihnen angemessenen Platz möglichst dauernd und ohne Betreuung und Hilfe einzunehmen (Erhalt der Selbsthilfefähigkeit).

Die in diesem Zusammenhang genannten medizinischen Maßnahmen umfassen die Unterbringung in Krankenanstalten, die vorwiegend der Rehabilitation dienen, die Gewährung von Körperersatzstücken, orthopädischen Behelfen und anderen Hilfsmitteln, einschließlich der Änderung, Instandsetzung und Ersatzbeschaffung, sowie die Ausbildung im Gebrauch der Hilfsmittel sowie die Gewährung ärztlicher Hilfe sowie die Versorgung mit Heilmitteln und Heilbehelfen, wenn diese Leistungen unmittelbar im Anschluss an eine oder im Zusammenhang mit einer der vorgenannten Maßnahmen erforderlich ist.

In den Sozialversicherungsgesetzen werden je nach Versicherungszweig unterschiedliche leistungsrechtliche Rehabilitationsbegriffe mit unterschiedlichen Zuständigkeiten, Zielen und Aufgaben definiert: Während in der Krankenversicherung ein umfassender Wiedereingliederungsauftrag besteht, zielen die Leistungen der Pensionsversicherung auf die Vermeidung einer behinderungsbedingten vorzeitigen Pensionierung (Pflichtaufgabe) und einer dauernden Pflegebedürftigkeit (freiwillige Leistung im Rahmen der Gesundheitsvorsorge) ab. Leistungen der Unfallversicherung sind auf die Wiederherstellung nach Arbeitsunfällen und Berufskrankheiten bezogen. Zur Erreichung dieser Ziele sind in den Sozialversicherungsgesetzen folgende Maßnahmen vorgesehen:

- medizinische Maßnahmen der Rehabilitation (in der Kranken-, Pensions- und Unfallversicherung),
- Maßnahmen zur Festigung der Gesundheit (in der Krankenversicherung),
- Maßnahmen der Gesundheitsvorsorge (in der Pensionsversicherung)sowie
- berufliche und soziale Maßnahmen (in der Pensions- und Unfallversicherung).

Es gibt im Erwachsenenbereich folgende Rehabilitations-Indikationsgruppen:

Bewegungs- und Stützapparat sowie Rheumatologie (BSR), Herz-Kreislauf-Erkrankungen (HKE), zentrales und peripheres Nervensystem (NEU), onkologische Rehabilitation

(ONK), psychiatrische Rehabilitation (PSY), Atmungsorgane (PUL), Stoffwechselsystem und Verdauungsapparat (STV), Zustände nach Unfällen und neurochirurgischen Eingriffen (UCNC), sonstige Krankheiten (SON, inkl. Spezialbereich LYMPH).

Die Indikationsgruppen in der Kinder- und Jugendlichen-Rehabilitation sind:

Krankheiten des Bewegungs- und Stützapparates sowie Rheumatologie (BSR), Herz-/Kreislauf-Erkrankungen (HKE), Kinderchirurgische Erkrankungen (KCH), Neurologische Erkrankungen (NEU), Neurochirurgie (NC), Pulmologische Erkrankungen (PUL), Krankheiten des Stoffwechselsystems und des Verdauungsapparates (STV), Familienorientierte Nachsorge (Rehabilitation nach Krebserkrankungen – ONK), Psychosoziale Rehabilitation (mental health rehabilitation – MHR) mit den Teilbereichen Kinder- und Jugendpsychiatrische Erkrankungen (KJP) und Entwicklungsstörungen und Erkrankungen für die sozialpädiatrische Versorgung sowie pädiatrische psychosomatische Erkrankungen (ESP).

Die österreichischen Sozialversicherungsträger haben Ende 2013 insgesamt 121 selbstständige Ambulatorien (davon 39 Allgemeine Ambulatorien mit 117 Ambulanzen bzw. Fachstationen, 80 Zahnambulatorien/-stationen mit 327 Zahnstühlen und 2 Zentren für ambulante Rehabilitation), 29 sonstige ambulante Einrichtungen (Untersuchungsstellen) zur Durchführung von Jugendlichen-, Gesunden- und anderen ärztlichen Untersuchungen und 47 eigene Einrichtungen für stationäre Behandlung (mit insgesamt 6.401 Betten) betrieben. Darunter fallen eine Allgemeine Krankenanstalt mit 543 Betten und 38 Ambulanzen, 7 Unfallkrankenhäuser mit 985 Betten, 27 Sonderkrankenanstalten (Rehabilitationszentren) mit 3.721 Betten, 7 Kuranstalten und Kurheime mit 638 Betten und 5 Erholungs- und Genesungsheime mit 514 Betten.

Im Jahr 2013 konnte festgestellt werden, dass die häufigste Ursache für den Eintritt von Invalidität, Berufsunfähigkeit und Erwerbsunfähigkeit psychiatrische Krankheiten (8.425 Personen) waren, gefolgt von Krankheiten des Skeletts, der Muskeln und des Bindegewebes (6.070 Personen), Krankheiten des Kreislaufsystems (2.568 Personen), Neoplasien (2.471 Personen), Krankheiten des Nervensystems und der Sinnesorgane (1.257 Personen) und Krankheiten der Atmungsorgane (826 Personen). Die weiteren Gründe für vorzeitige Pensionierungen sind nur in kleineren Größenordnungen festzustellen. Im Jahr 2013 haben die Sozialversicherungsträger für Maßnahmen der Rehabilitation und Maßnahmen der Gesundheitsvorsorge vorläufig insgesamt 1.854 Millionen Euro aufgewendet.

„Seit 1. 1. 2011 ist die ambulante medizinische Rehabilitation im ASVG in § 302 Abs. 1 Z 1a als Aufgabe der Pensionsversicherung angeführt. Unter ambulanter Rehabilitation sind all jene Rehabilitationsangebote zu verstehen, die nicht stationär erbracht werden, d.h. also solche, die nicht mit Übernachtung der Rehabilitandin bzw. des Rehabilitanden verbunden sind. Neben den medizinischen Voraussetzungen muss die Rehabilitandin/der Rehabilitand für eine ambulante Rehabilitation über die zur Inanspruchnahme der Rehabilitation erforderliche Mobilität verfügen. Darüber hinaus muss die häusliche Versorgung sichergestellt sein. Als wichtiges Argument für ambulante Rehabilitation ist die Flexibilität bei der Durchführung der Rehabilitation zu nennen. Es können nicht nur die Kontextfaktoren deutlich leichter berücksichtigt werden, je nach individueller Situation können zudem die erforderlichen Maßnahmen über einen beliebig langen Zeitraum verteilt werden.

Tab. 60: Aufwendungen für Rehabilitation

Versicherungsträger	Aufwand 2013 in Millionen Euro)
Kranken-, Unfall- und Pensionsversicherung insgesamt	1.854
Krankenversicherung	381
Unfallversicherung	535
Pensionsversicherung	938
Pensionsversicherungsanstalt	786
Versicherungsanstalt für Eisenbahnen und Bergbau	12
Sozialversicherungsanstalt der gewerblichen Wirtschaft	66
Sozialversicherungsanstalt der Bauern	74

[1]) Inkl. Umsatzsteuer.

Quelle: Handbuch der österreichischen Sozialversicherung 2014.

Ein ambulantes, wohnortnahes Rehabilitationsangebot mit ausreichender Therapiedichte und gesicherter Qualität, das die Alltagsbedingungen der Rehabilitandin/des Rehabilitanden berücksichtigt, vervollständigt daher in sinnvoller Weise eine flexible rehabilitative Versorgungsstruktur. Neben den allgemeinen Zielen der medizinischen Rehabilitation sind für die ambulante Form folgende besondere Ziele zu erwähnen:

- stärkere Aktivierung des Selbsthilfepotenzials durch Einbeziehung der Lebenswelt (Familie, Alltagsbelastungen, Arbeitswelt) in die rehabilitativen Bemühungen,
- Förderung der (Re-)Integration in das Wohnumfeld,
- Verkürzung von Arbeitsunfähigkeit, insbesondere durch gleichzeitige stufenweise Wiedereingliederung in den Arbeitsprozess, und erleichterte Kontaktaufnahme zum Betrieb zwecks frühzeitiger Einleitung innerbetrieblicher Maßnahmen zur Förderung der beruflichen Wiedereingliederung (z.B. ergonomische Arbeitsplatzgestaltung),
- verbesserte Kooperation mit Nachsorgeeinheiten der Phase IV (z.B. Rehabilitationssport, Funktionstraining, Kontaktanbahnung zu Selbsthilfegruppen, Kooperation mit niedergelassenen Ärzten),
- Nutzung der Ressourcen vorhandener mobiler Pflege- und Sozialdienste."[150]

Von den im Jahre 2013 von den Sozialversicherungsträgern 345.088 erledigten Anträgen auf Heilverfahren (Rehabilitations-, Kur-, Genesungs- und Erholungsaufenthalte) wurden 283.451 genehmigt.

[150] Vgl. Rehabilitationsplan der Gesundheit Österreich GmbH 2012.

Tab. 61: Entwicklung der Anträge und Einweisungen seit 2003

Jahr	erledigte Anträge	Veränderung ggü. Vorjahr in %	genehmigte Anträge	Veränderung ggü. Vorjahr in %	Einweisungen in stationäre Behandlung	Veränderung ggü. Vorjahr in %
2003	228.389	–14,0	196.586	–1,3	185.844	+3,6
2004	250.093	+9,5	206.862	+5,2	199.244	+7,2
2005	258.239	+3,3	216.776	+4,8	206.497	+3,6
2006	274.304	+6,2	228.965	+5,6	209.355	+1,4
2007	273.722	–0,2	243.052	+6,2	212.595	+1,5
2008	284.152	+3,8	252.966	+4,1	227.279	+6,9
2009	291.247	+2,5	257.489	+1,8	240.307	+5,7
2010	308.893	+8,7	263.383	+4,1	251.116	+10,5
2011	326.384	+5,7	273.105	+3,7	258.206	+2,8
2012	329.364	+0,9	269.489	–1,3	265.494	+2,8
2013	345.088	+4,8	283.451	+5,2	265.927	+0,2

Quelle: Handbuch der österreichischen Sozialversicherung 2014.

Abb. 30: Entwicklung der Anträge und Einweisungen seit 2003

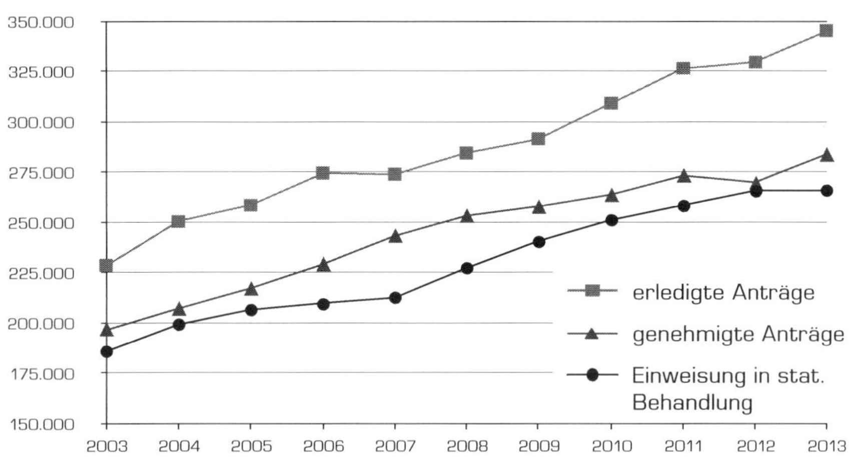

Tab. 62: Anzahl der Einweisungen in stationäre Behandlung im Jahr 2013

Art der stationären Behandlung	Insgesamt	davon		
		Inland		Ausland
		Eigene Einrichtungen SV	Vertragseinrichtungen	
Insgesamt	265.927	67.404	194.946	3.577
Medizinische Rehabilitation	78.071	30.814	46.093	1.164
Med. Rehabilitation als GV	55.942	20.348	34.462	1.132
Gesundheitsvorsorge, -festigung:				
Kuraufenthalte	124.465	11.385	112.065	1.015
Erholungs-, Genesungs- und Landaufenthalte	7.449	4.857	2.326	266

Quelle: Handbuch der österreichischen Sozialversicherung 2014.

Abb. 31: Anzahl der Einweisungen in stationäre Behandlung im Jahr 2013

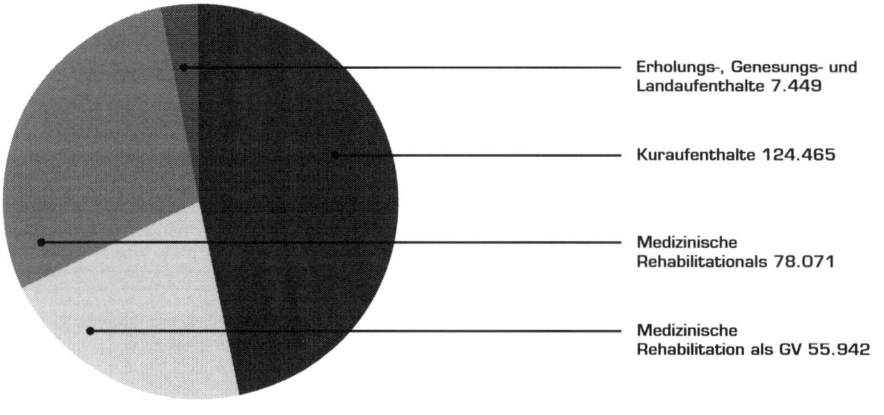

Quelle: Handbuch der österreichischen Sozialversicherung 2014.

Im Jahr 2012 wurde die Gesundheit Österreich GmbH vom Hauptverband mit dem Rehabilitationsplan 2012 und der Abschätzung des bundesweiten, regional gegliederten Versorgungsbedarfes in den jeweiligen Indikationsgruppen für die Planungshorizonte 2015, 2020 und 2025 beauftragt. Er nimmt Bezug auf die Notwendigkeiten der stationären Rehabilitation sowie auf die Voraussetzungen für eine, die stationäre Rehabilitation ersetzende, ambulante Rehabilitation, die pro futuro immer wichtiger wird. Der Rehabilitationsplan wurde nach Versorgungszonen und Indikationsgruppen gegliedert. Für den stationären Bereich der Rehabilitationszentren ergibt sich unter den getroffenen Annahmen bis zum Jahr 2020 ein geschätzter Bedarf von 10.853 Betten, der sich schwerpunktmäßig auf BSR, NEU und HKE verteilt. Im Rahmen der künftigen Angebotsplanung wäre die Notwendigkeit der regionalen Umverteilung weg von den VZ Nord und v. a. von der VZ Süd bzw. hin zu den VZ Ost und West besonders zu beachten.

Für den Bereich der ambulanten Rehabilitation führt die Abschätzung auf Basis der getroffenen Annahmen zu einem Bedarf von bundesweit insgesamt 1.340 ambulanten Therapieplätzen in der stationär ersetzenden ambulanten Rehabilitation bis zum Jahr 2020, darunter 591 Plätze für die RIG/BSR und 251 Plätze für HKE.

Ein möglicher Ausbau an ambulanten Therapieplätzen sollte vor allem im stationären RZ-Bereich unterversorgte Regionen in Österreich umfassen und die festgelegten „Eignungszonen für ambulante Rehabilitation" berücksichtigen. In Gebieten mit einer überdurchschnittlich hohen stationären Versorgung im Bereich der medizinischen Rehabilitation könnte die ambulante Rehabilitation nur vor dem Hintergrund des gleichzeitigen Abbaus stationärer Überkapazitäten bzw. von deren Umwidmung in ambulante Therapieplätze zur medizinischen Rehabilitation gestärkt werden.

6.7 Hospiz- und palliativmedizinische Versorgung

Die systematische Verankerung der Palliativmedizin in Österreich erfolgte erstmals im Österreichischen Krankenanstalten- und Großgeräteplan (ÖKAP/GGP) 1999 unter dem Titel „Hospiz". Im ÖKAP/GGP 2001 wurde der flächendeckende Auf- und Ausbau von Palliativeinheiten in den Akutkrankenhäusern zwischen dem Bund und allen Bundesländern vereinbart und konkret geplant. In der ab 2005 gültigen Vereinbarung gemäß Artikel 15a B-VG über die Organisation und Finanzierung des Gesundheitswesens haben der Bund und alle Bundesländer Einvernehmen darüber erzielt, dass „eine österreichweit gleichwertige, flächendeckende abgestufte Versorgung im Palliativ- und Hospizbereich einheitlich zu planen sowie prioritär umzusetzen" ist. In diesem Zusammenhang wurde im Auftrag des Gesundheitsressorts das Konzept einer abgestuften Hospiz- und Palliativversorgung von einer Expertengruppe erarbeitet. Das Konzept wurde 2010 auch in den Österreichischen Strukturplan Gesundheit integriert. Im Rahmen des im April 2010 vom Bundesministerium gestarteten Kindergesundheitsdialog wurde dringender Handlungsbedarf im Bereich der Hospiz- und Palliativversorgung von Kindern und Jugendlichen konstatiert und als eigenes Ziel formuliert. In der Folge wurde ein spezifisches Konzept für die Hospiz- und Palliativversorgung von Kindern und Jugendlichen erstellt, das die derzeitige Versorgungssituation in Österreich beschreibt, die nötigen Versorgungsstrukturen darstellt und den Bedarf aufzeigt.

In Österreich gab es Ende 2012 insgesamt 272 Hospiz- und Palliativeinrichtungen.

Abb. 32: Anzahl der Hospiz- und Palliativeinrichtungen 2012

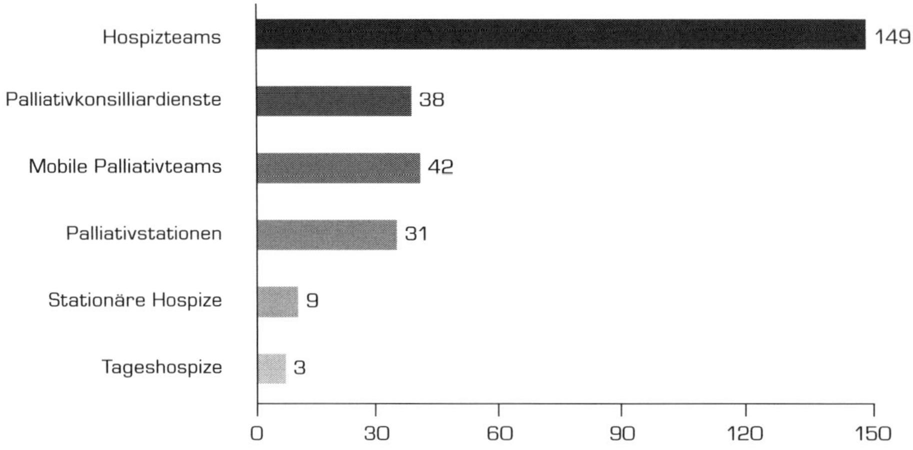

Quelle: Hospiz Österreich.

In Österreich standen Ende 2012 für Schwerkranke und Sterbende insgesamt 327 Hospiz- und Palliativbetten zur Verfügung. Im Palliativbereich stehen derzeit 289 Betten und im Hospizbereich 83 Betten zur Verfügung. In der Grafik nicht erfasst sind die zusätzlichen Palliativbetten in Tirol im BKH Lienz (4 Betten), BKH Schwaz (4 Betten) und BKH Kufstein (2 Betten). Stationäre und mobile Betreuung und Begleitung gehen oft ineinander über bzw. wechseln sich ab. Das benötigt viel Koordination und Kooperation zwischen den einzelnen Einrichtungen. Das Durchschnittsalter von Hospiz- und PalliativpatientInnen liegt zwischen 66,8 Jahren (Männer in Stationären Hospizen) und 75,3 Jahren (Frauen, von ehrenamtlichen Hospizteams betreut). Der Anteil der nichtonkologischen PatientInnen liegt zwischen 12% (Stationäre Hospize) und 23% (Tageshospize). Eine kontinuierliche leichte Zunahme dieser PatientInnengruppe ist im Vergleich mit Vorjahrszahlen zu beobachten. Das entspricht der internationalen Entwicklung, Hospiz- und Palliativbetreuung allen zugänglich zu machen, die sie brauchen.

Abb. 33: Bettenzahl im Hospiz- und Palliativbereich 2012

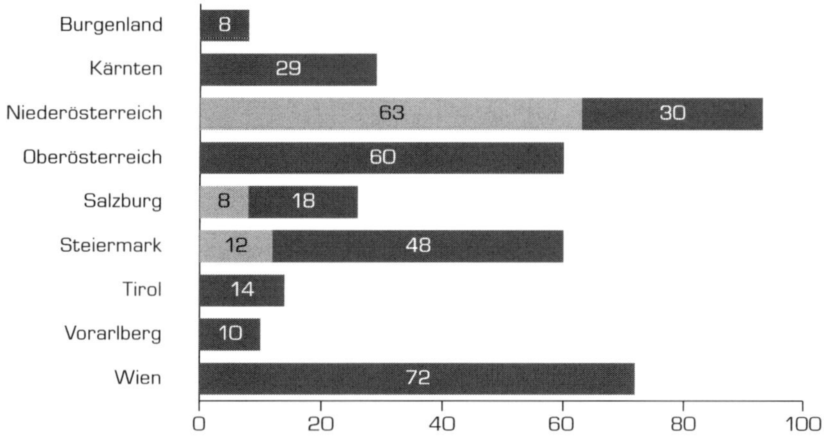

Quelle: Hospiz Österreich.

Der Vergleich 1989–2012 zeigt die deutliche Zunahme seit 1997 in vier Bereichen: bei den Teams der Ehrenamtlichen, bei den Mobilen Palliativteams, den Palliativstationen und den Palliativkonsiliardiensten. In keinem Bereich ist österreichweit gesehen die Flächendeckung erreicht. Eine Zunahme ist fast ausschließlich in Zusammenhang mit gesicherter Finanzierung zu sehen, wobei österreichweit gesehen Palliativstationen die einzigen Einrichtungen mit einer Regelfinanzierung sind.

Abb. 34: Entwicklung der Hospiz- und Palliativeinrichtungen in Österreich

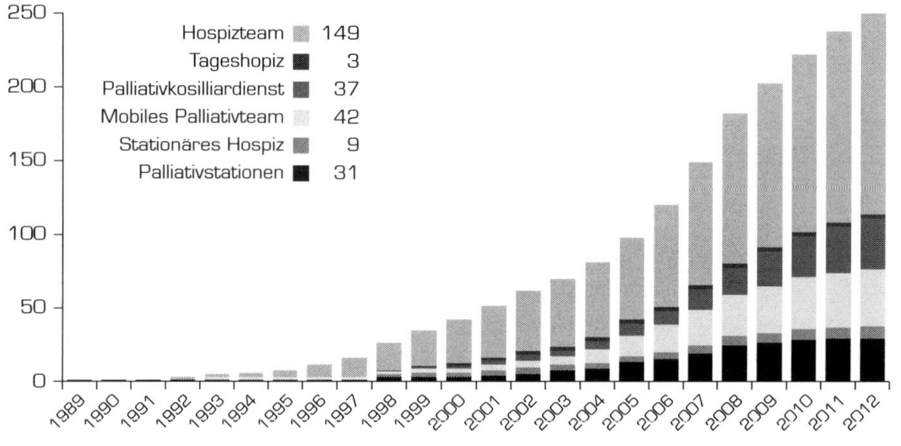

Quelle: Hospiz Österreich.

Gerade wenn man bedenkt, dass die Zahl der Hospiz- und Palliativeinrichtungen in etwa gleich hoch ist wie jene der Spitäler, wird die Bedeutung solcher Einrichtungen auch klar. Daher muss eine gute Grundversorgung und spezialisierte Hospiz- und Palliativeinrichtungen für alle, die sie brauchen, in Österreich flächendeckend verfügbar sein, dazu auch für die Menschen erreichbar, zugänglich und leistbar. Die spezialisierten Einrichtungen der abgestuften Hospiz- und Palliativversorgung in Österreich sollten durch die öffentliche Hand finanziert werden. Darüber hinaus muss die Zuständigkeit für die Hospiz- und Palliativversorgung eindeutig zwischen dem Gesundheits- und Sozialbereich, sowie den Sozialversicherungen abgestimmt werden (inkl. Umsetzung der Art. 15a-Vereinbarung über die Organisation und Finanzierung des Gesundheitswesens). Derzeit hat man das Gefühl, dass dieser Bereich, wie so manch anderer, im luftleeren Raum „herumschwebt" und sich keiner so wirklich dafür zuständig erachtet. Und schließlich müssen, und daher werden sie in diesem Buch auch im Zusammenhang mit Langzeitpflege behandelt, Hospiz und Palliative Care in die Langzeitpflege (stationär, teilstationär und mobil) integriert werden. Damit wären nämlich auch die Ziele Lebensqualität bis zuletzt und ein Sterben in Würde mit kompetenter Betreuung und Begleitung des Dachverbandes Hospiz erfüllt.

6.8 Weitere Versorgungsbereiche

6.8.1 Zahnmedizinische Versorgung

Bis vor Kurzem durften Zahnambulatorien nur eine eingeschränkte Auswahl an Leistungen erbringen. Mit 1. Jänner 2013 wurde diese Beschränkung aufgehoben und die Zahngesundheitszentren der Krankenkassen können nun sämtliche – vertragliche als auch außervertragliche – Leistungen der Zahnmedizin zu einem fairen Preis anbieten. Das Leistungssortiment der Zahnambulatorien ist seit 2013 wesentlich breiter und beinhaltet unter anderem auch festsitzende Kronen und Brücken, Zahnspangen wie auch ästhetische Füllungen und Mundhygiene-Behandlungen. Vom Angebot ausgenommen sind Luxusleistungen, d.h. Maßnahmen, die rein kosmetischer Natur und ohne gesundheitlichen Mehrwert sind. Ebenso ausgenommen sind umfangreiche festsitzende Zahnersatzkonstruktionen, die als Gesamtarbeit wegen ihrer Größe ein außerordentliches Risiko darstellen. Nachdem Zahnambulatorien bisher nur ganz bestimmte, im Gesamtvertrag festgeschriebene Leistungen erbringen durften, waren wesentliche Teile moderner Zahnmedizin, vor allem in den Bereichen des Zahnersatzes, niedergelassenen Zahnärztinnen und -ärzten vorbehalten. Die Patientinnen und Patienten waren somit auf die Inanspruchnahme dieser Privatleistungen angewiesen.

Damit ist ein Konflikt vorprogrammiert. Die Liste der Konfliktpunkte zwischen Krankenkassen und Zahnärzten ist lang. Es gäbe Fälle, dass Ärzte für eine Anästhesie privat bei einem Patienten kassiert haben, obwohl das eine Kassenleistung ist. Argument: Es sei eine schneller abklingende Betäubung, die von der Kasse nicht bezahlt wird. Das bedeutet, man macht Kassenverträge und kassiert dann doch privat. Umgekehrt stehe man bei Zahnspangen im Kassenvertrag auf dem Jahr 1973 und viele Leistungen seien nicht mehr zeitgemäß. Die Problemspanne ist weit. Es gehören Gratisleistungen und überhöhte Honorarforderungen genauso dazu wie Zahnspangen, die nicht bezahlt werden, oder Zahnkronen, für die es nur Zuschüsse, lange Wartezeiten und zu wenig Behandlungsplätze in Krankenkassenambulatorien gibt.

Wurzel allen Übels ist der Kassenvertrag aus dem Jahr 1957, der dringend an die aktuellen Erfordernisse angepasst werden muss. Da dies bis jetzt nicht passiert ist, werden Preise von den Ärzten selbst festgesetzt und die Kassen erstatten zurück, was sie für richtig halten – von Kasse zu Kasse völlig unterschiedlich. Das sind bei einer Krone 464, beim Stiftaufbau rund 150 Euro. Umgekehrt verrechnen die Zahnärzte im Schnitt oft mehr als das Doppelte. Entsprechende Verhandlungen stocken seit Jahren beim Thema Mindestöffnungszeiten. Die Forderung der Kassen: 20 Stunden, verteilt über fünf Tage.

Wer glaubt, dass es mit neu geschaffenen Kassenambulatorien getan wäre, irrt, die Zahnärztekammer kann sie bremsen. Man muss sich das so vorstellen, als ob ein Gastwirt in einem Dorf gefragt werden muss, ob er Bedarf für ein zweites Gasthaus sieht. Sieht der Gastwirt keinen Bedarf für Konkurrenz, darf das Gasthaus nicht aufsperren. Bestes Beispiel dazu ist Niederösterreich. Weil man in der NÖ-GKK bei der Schaffung des neuen Zahnambulatoriums keine neue Bedarfsprüfung veranlasst hat, klagte die Zahnärztekammer und hat höchstgerichtlich gewonnen. Jetzt will man auch die Betriebsbewilligung erneuern. Damit hat der Konflikt Soziale Krankenversicherung und Zahnärztekammer einen neuen Höhepunkt erreicht.

Ein ganz wesentliches Problem sind die zahnärztlichen Untersuchungen im Frühstadium. Eine Aufnahme in den Mutter-Kind-Pass wäre begrüßenswert. Gerade in der Schwangerschaft sei die Gefahr einer Paradontitis groß, diese gefährde letztlich nicht nur die Gesundheit der Mutter, sondern auch die des Kindes. Schließlich gebe es eine anerkannte Beziehung zwischen Paradontitis und Früh- und Fehlgeburten. Die Kinderzahnmedizin werde in Österreich überhaupt vernachlässigt, die zahnmedizinischen Bedürfnisse von Kindern überhaupt nicht berücksichtigt. Hierzu gibt es aber einen Vorstoß durch die Krankenversicherung – die Gratis-Zahnspange wurde bereits andiskutiert und ist in Verhandlung.

Faktum ist, dass die Ausgaben für „Zahnbehandlung“ und „Zahnersatz“ im Jahre 2013 902 Millionen Euro betrugen. Gegenüber dem Vorjahr erhöhten sie sich um 18 Millionen

Euro bzw. um 2,1%. Die Aufwendungen für Zahnbehandlung erhöhten sich um 2,5% und die für Zahnersatz um 1,0%. Der Anteil an Gesamtausgaben der Sozialen Krankenversicherung betrug 5,75%. Die Zahl der zahnärztlichen Kassenpraxen hat sich in den letzten Jahren deutlich reduziert (um rund 170 Praxen). Von den rund 4.700 tätigen ZahnärztInnen (rund 11% aller ÄrztInnen), hatten ca. 70% einen Kassenvertrag inne, wobei auch hier, wie schon bei den Humanmedizinern die Versorgungsdichte deutlich variiert (Ballungsraum zu ländlichen Gebieten).

Gerade im Bereich der zahnmedizinischen Versorgung spielt Prävention eine große Rolle. Man denke an die Förderprogramme im Kinder- und Jugendlichenalter wie vernünftiges Putzen der Zähne, zahngesunde Ernährung, Zahnscreening oder Kariesprophylaxe. Dafür sind die Bundesländer zuständig und es liegt in deren Verantwortungsbereich, die Wichtigkeit entsprechend zu erkennen und mit Projekten, Empfehlungen und Veranstaltungen zu unterstreichen.

6.8.2 Komplementärmedizinische Versorgung

Der Trend hin zur Komplementärmedizin wird in der heutigen Zeit immer stärker, wobei die Wirksamkeitsnachweise mit diesem Tempo im Allgemeinen allerdings nicht mithalten können. Die meisten komplementär- und alternativmedizinischen Therapien oder Behandlungen stammen aus Ländern, in welchen die medizinische Versorgung überwiegend auf traditionellen Heilmethoden beruht. Werden diese in diesen Ländern oft seit Jahrtausenden ausgeübten Heilmethoden jedoch in westliche Industrieländer importiert, durchlaufen sie quasi eine gesundheitsgesetzestechnische Metamorphose und wachen im komplementär- und alternativmedizinischen Bereich auf.

Das Bundesministerium für Gesundheit hat sich für die Bezeichnung Komplementärmedizin entschieden, da der Begriff „komplementär" aussagen soll, dass diese Art der Behandlung bzw. Therapie ergänzend zu schulmedizinischen Behandlungen zum Einsatz kommen und diese nicht ersetzen soll. Unter dem Begriff Komplementärmedizin werden viele und z.T. sehr unterschiedliche Behandlungs- und Therapiemethoden zusammengefasst, deren Sichtweise sich, hinsichtlich der Entstehung von Krankheiten sowie auch der Behandlung derselben, von der der Schulmedizin gravierend unterscheidet. Auch Begriffe wie Ganzheitsmedizin, Alternativmedizin, traditionelle Medizin (z.B. chinesische, europäische), Naturheilkunde etc. sind Überbegriffe für bestimmte Heilmethoden oder Behandlungen, die in ihren Grundsätzen nicht mit denen der klassischen Medizin konform gehen.

Die gewerbsmäßige Ausübung von Tätigkeiten komplementärmedizinischer Methoden ist durch die Gewerbeordnung 1994 geregelt, die dazugehörigen gewerblichen Vorschriften fallen in die Zuständigkeit des Bundesministeriums für Gesundheit. Sowohl Untersuchungen auf das Vorliegen einer Krankheit oder krankwertigen Störung, als folglich auch die Diagnose derselben, sowie in weiterer Folge deren Behandlung, sind in Österreich vor allem

Ärztinnen und Ärzten für Allgemeinmedizin und Fachärztinnen und Fachärzten vorbehalten. In dieser Hinsicht beschränkt sich die Kompetenz der Komplementärmedizin auf die Funktion der Hilfestellung.

Das Hauptaugenmerk des öffentlichen Gesundheitssystems liegt in diesem Zusammenhang in erster Linie darin, danach zu trachten, dass durch komplementärmedizinische Behandlungsmethoden keine Patientinnen und Patienten zu Schaden kommen und nicht von gegebenenfalls lebenswichtigen schulmedizinischen Behandlungen abgehalten werden. Die Popularität dieser paramedizinischen Heilmethoden wurde in den letzten Jahrzehnten überwiegend durch Mundpropaganda, jedoch auch durch geschicktes Marketing in Zeitschriften und dem Internet, kontinuierlich gesteigert.

CAM-Angebote (complementary and alternative medicine) gibt es zuhauf in Österreich. Methoden wie Homöopathie, Phytotherapie, Chirotherapie, Neuraltherapie, Traditionelle chinesische Medizin, Akupunktur, Relaxation, Massage und Vitamintherapie erfreuen sich immer größerer Beliebtheit. Nicht nur die Zahl der Anbieter steigt deutlich, immer häufiger bieten Ärzte aber auch andere Berufsgruppen die Möglichkeit von komplementärmedizinischen Leistungen in ihren Praxen an, wodurch die Nachfrage dementsprechend durch die Angebote gedeckt wird. Boten im Jahr 2000 rund 3.500 Ärzte CAM-Methoden an, so waren es 2013 bereits unglaubliche 7.300, also mehr als das Doppelte. Tendenz weiter rasant steigend.

Die Sozialversicherung deckt derzeit kaum Leistungen der komplementären oder alternativen Medizin ab. In seltenen Fällen gibt es Ausnahmen im Bereich der Schmerzmedizin und Homöopathie. Einige Privatversicherungen bieten jedoch Leistungen in ihrem Portfolio für ihre Versicherten an. Deutlich steigen auch die internationalen und nationalen Studien in Zusammenhang mit CAM-Methoden.

Zur Zeit untersucht die GAMED (Wiener Internationale Akademie für Ganzheitsmedizin) gemeinsam mit der Wiener Gebietskrankenkasse mögliche Auswirkungen von CAM-Methoden auf die Kosten im österreichischen Gesundheitssystem. Dieses Ergebnis darf mit Spannung erwartet werden, könnten sich doch dadurch möglicherweise die Finanzierungsthematiken in Österreich ändern bzw. auf neue Beine gestellt werden.

7. Finanzierung und Ausgaben des Gesundheitssystems

7.1 Das Österreichische Finanzierungssystem

Das österreichische Finanzierungssystem im Gesundheitswesen ist auf den ersten Blick nicht gerade einfach zu verstehen, da auch die Finanzierungsströme äußerst komplex erscheinen. Der Kompetenzdschungel des Gesundheitswesens mit unterschiedlichen Zuständigkeiten für Bund, Länder, Gemeinden und Sozialversicherungen wirkt sich eben auch auf eine zersplitterte intransparente Finanzierungsstruktur aus.

Der Patient zahlt zum einen seine gemäß ASVG vorgegebenen Sozialversicherungsbeiträge an die Sozialversicherung, im konkreten Fall die Krankenversicherungsbeiträge an die Krankenversicherung, ebenso auch der Arbeitgeber seinen Anteil an den Krankenversicherungsbeiträgen (Dienstgeber-Beiträge – sogenannte Lohnnebenkosten). Des Weiteren treffen den Patienten natürlich auch seine Steuerleistungen, die er dem Bund, den Ländern und den Gemeinden zu zahlen hat. Damit kann er sich im Solidarsystem sicher sein, im Krankheitsfall eine ausreichende Behandlung zu erhalten. Zusatzversicherte Patienten haben auch noch Prämienbeiträge an ihre Privatversicherung zu überweisen, um im Krankheitsfall die Zusatzleistungen auch in Anspruch nehmen zu können. Darüber hinaus sind vom Patienten oder Bürger noch weitere Kosten zu tragen, wie beispielsweise die e-card-Gebühr bei niedergelassenen Ärzten und Ambulatorien, die Rezeptgebühr in Apotheken, die über die Apotheken an die Sozialversicherungsträger fließt, sowie Selbstbehalte sowohl in Krankenanstalten als auch im niedergelassenen Bereich (letztere gehen direkt an die Sozialversicherung). Bei Selbstbehalten gilt es zwei Arten zu unterscheiden:

- **indirekte Selbstbehalte:** Leistungen und/oder Produkte, die (noch) nicht in den Leistungskatalogen der Krankenversicherungen enthalten sind bzw. deren Inanspruchnahme zu privaten Zahlungen führen. Beispiele dafür sind nichterstattungspflichtige Medikamente, Taggeldausgaben für stationären Aufenthalt und Ausgaben für festsitzenden Zahnersatz (ASVG).
- **direkte Selbstbehalte:** „klassische Selbstbehalte", prozentuale oder betragsmäßige Beteiligungen (z.B. für öffentlich Bedienstete) oder in Form von Gebühren (z.B. Rezeptgebühr).

Wenn Gesundheitsleistungen an versicherten Patienten im extramuralen Bereich erbracht werden, werden diese durch die zuständige Krankenkasse bezahlt bzw. unter gewissen Voraussetzungen ein Kostenersatz (wie bei Wahlarzt-Besuchen) erbracht. Zu ihren Leistungen zählen bspw. ärztliche Hilfe, Medikamente, Leistungen von Hebammen und Psychotherapie. Des Weiteren, und das wurde schon besprochen, schließen die Krankenkassen mit den

Abb. 35: Österreichisches Finanzierungssystem – ein wesentlicher Überblick

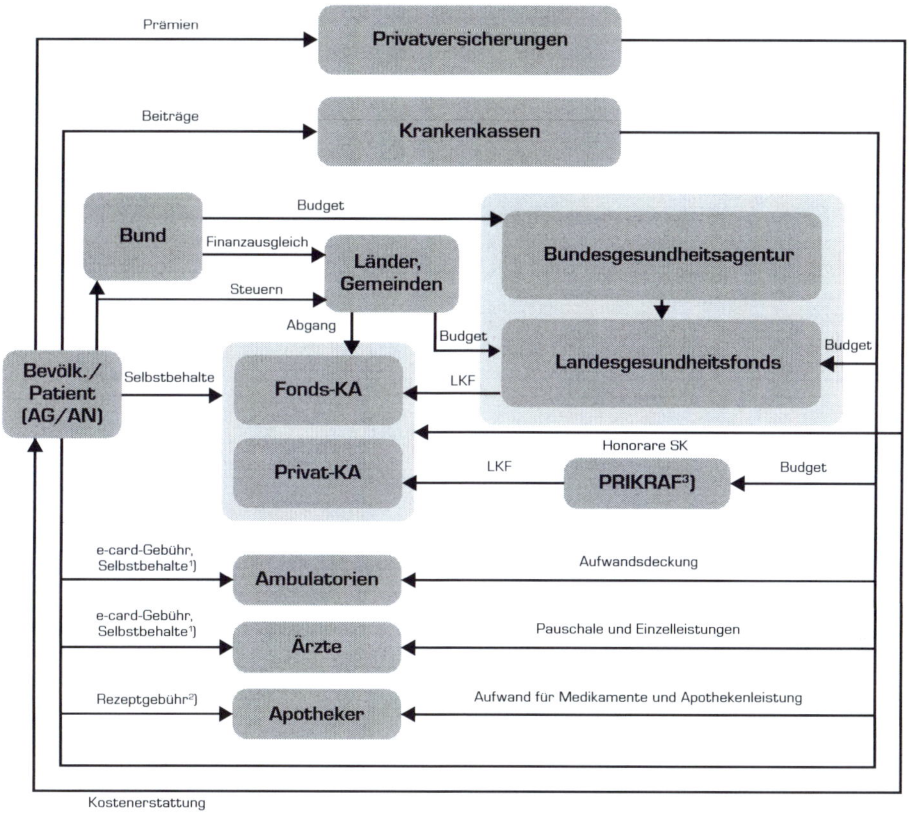

[1]) fließt direkt an SV-Träger;
[2]) fließt über Apotheke an SV-Träger;
[3]) PRIKRAF: Privatkrankenanstalten-Finanzierungsfonds.

Quelle: Eigene Darstellung in Anlehnung an Mag. Heinz Neumann.

Interessenvertretungen der Leistungsanbieter (z.B. Ärztekammer, Wirtschaftskammer) Verträge ab und verhandeln über die jeweiligen Leistungsentgelte (Tarife) und allfällige damit verbundene Rahmenbedingungen (als Voraussetzung für die Abrechenbarkeit).

Der Bund stellt in Form seiner Ministerien (Bundesministerium für Gesundheit, Bundesministerium für Finanzen) der Bundesgesundheitsagentur Geld zur Verfügung. Hierbei handelt es sich einerseits um fixe Mittel, andererseits um einen bestimmten Prozentsatz entsprechend dem Umsatzsteueraufkommen im betreffenden Jahr. Darüber hinaus verhandelt er mit den neun Bundesländern den Finanzausgleich (hier kommt die Artikel 15a B-VG-Vereinbarung über die Organisation und Finanzierung des Gesundheitswesens zum Tragen). Das Organ der Bundesgesundheitsagentur ist die Bundesgesundheitskommission, die die Rahmenbedingungen der Finanzierung der Krankenhäuser beschließt. Sie stellt wiederum entsprechend der Artikel 15a B-VG-Vereinbarung den Landesgesundheitsfonds bestimmte Mittel zur Verfügung. Wie bereits gehört sind für Leistungen, die im Krankenhausbereich erbracht werden, gemäß Verfassung die Bundesländer zuständig. Die Finanzierung der Leistungen in öffentlichen und privat-gemeinnützigen Spitälern erfolgt vorrangig durch die Krankenkassen (in Abhängigkeit von der Entwicklung des Beitragsaufkommens), die Länder und den Bund (aus Steueraufkommen). Auf Länderebene ist jeweils ein Landesgesundheitsfonds eingerichtet, der die Zahlungen von Bund, Ländern, Gemeinden und Sozialversicherung verwaltet und in weiterer Folge an die Spitäler auszahlt. Die Mittel der Länder an die Landesgesundheitsfonds hängen zum einen wiederum von der Höhe des Umsatzsteueraufkommens (ein bestimmter Prozentsatz) im betreffenden Jahr ab, zum anderen werden die Anteile der Länder am Betriebsabgang der Krankenanstalten in einigen Bundesländern über die Landesgesundheitsfonds gespielt. Gleiches gilt auch für die Gemeinden. Auch hier kommt es zum Mittelfluss an die Landesgesundheitsfonds durch einen entsprechenden Prozentsatz des Umsatzsteueraufkommens und ebenso in einigen Bundesländern durch die Betriebsabgangsdeckung, geregelt in der Artikel 15a B-VG-Vereinbarung über die Organisation und Finanzierung des Gesundheitswesens. Schließlich gelangen auch noch Mittel der Sozialversicherungsträger an die Landesgesundheitsfonds. Hier ist die Höhe immer abhängig von der Änderung der Höhe der Beitragseinnahmen. Auch an den Privatkrankenanstalten-Finanzierungsfonds (PRIKRAF) werden entsprechende Zahlungen, die ebenso von der Höhe der Beitragseinnahmen abhängig sind, geleistet. Die Sozialversicherung leistet darüber hinaus noch Zahlungen, die direkt an Krankenanstalten (Akut, Rehabilitation), an Angehörige der Gesundheitsberufe, Kuranstalten und Wohlfahrtseinrichtungen sowie direkt an die PatientInnen fließen;

Schlussendlich müssen auch noch die Leistungserbringer Mittel erhalten. Dies geschieht durch die Länder und Gemeinden entweder direkt im Sinne der Deckung des Betriebsabganges oder indirekt über die neun Landesgesundheitsfonds an die öffentlichen und privaten, gemeinnützigen Krankenanstalten, Pflegeheime und Wohlfahrtseinrichtungen. Ebenso werden Mittel des PRIKRAF an die privaten, zum Teil nicht gemeinnützigen Krankenanstalten gezahlt. Wesentliches Instrument der Abrechnung von stationären Aufenthalten in den Krankenhäusern gegenüber den Landesgesundheitsfonds ist österreichweit das Modell der Leistungsorientierten Krankenanstaltenfinanzierung (LKF-Modell). Das ist ein Fallpauschalensystem, das in Abhängigkeit von Leistungen und Diagnosen je Spitalsaufenthalt Verrechnungspunkte festlegt. Der Punktwert als Verrechnungsgröße in Geldeinheiten ist abhängig von den Budgetmitteln, die seitens des jeweiligen Fonds über das LKF-Modell verteilt werden, und ist somit in jedem Bundesland unterschiedlich hoch (dazu später mehr).

Bei einem Spitalsaufenthalt erhält der Kassenpatient – nach Einholung und Zustimmung einer Zuständigkeitserklärung der Krankenkasse durch das Spital – die Behandlung weitgehend ohne finanzielle Direktbelastung. Abhängig von der Dauer des Spitalsaufenthalts hat der Patient je Pflegetag einen Kostenbeitrag nach KAKuG (Krankenanstalten- und Kuranstaltengesetz) – in manchen Ländern mit sozialer Staffelung – oder nach ASVG (Allgemeines Sozialversicherungsgesetz) zu leisten. Ausnahmeregelungen dazu gibt es in beiden

Fällen. Die Sozialversicherung und das jeweilige Bundesland übernehmen die medizinischen Kosten, die während des stationären Aufenthalts eines Patienten anfallen. Je nach Bundesland beträgt der Anteil der Sozialversicherung, die die Hauptlast trägt, an den Spitalskosten etwa 40 bis 50 Prozent.

„Neben den medizinischen Ausgaben entstehen für den Spitalsträger (Land, Bund, Gemeinde oder Orden) auch Kosten für die Verpflegung. Dafür zahlen Patientinnen und Patienten einen Verpflegungskostenbeitrag. Die Höhe ist für öffentlich finanzierte (private und öffentliche) Krankenhäuser pro Bundesland gesetzlich einheitlich festgelegt. Dieser Beitrag ist unabhängig von ihrer Krankenkasse und wird am Tag der Entlassung bar direkt im Spital (manchmal auch per Bankomatkarte möglich) oder später per Erlagschein bezahlt. Er beläuft sich auf etwa € 10 bis 17 pro Tag. Gesetzlich geregelt ist, dass der Kostenbeitrag in einem Kalenderjahr maximal 28 Tage lang eingehoben werden darf. Ab dem 29. Tag trägt die Sozialversicherung die Kosten zur Gänze. Ob die 28-Tage-Frist von den Spitälern ausgeschöpft wird, bleibt ihnen überlassen. Es besteht auch die Möglichkeit, als Begleitperson im Krankenhaus aufgenommen zu werden. Hierfür werden pro Tag von den Krankenhäusern festgelegte Tarife in Rechnung gestellt. Auch Begleitpersonen können im Krankenhaus ein Essen erhalten, das jedoch kostenpflichtig ist. Kein Selbstbehalt wird einbehalten:

- nach dem 28. Tag des Krankenhausaufenthalts im Kalenderjahr
- von Patientinnen und Patienten, die von der Rezeptgebühr befreit sind (nicht aber bei Überschreiten der Rezeptgebührenobergrenze)
- bei Organspenden
- bei stationärer Aufnahme zur Entbindung
- bei anzeigepflichtigen Krankheiten (z.B. Tuberkulose, Hepatitis oder HIV/Aids)
- von Versicherten nach Bauern-Sozialversicherungsgesetz, wenn diese nach Nierenerkrankungen eine Dialysebehandlung brauchen

Es gibt jedoch auch Behandlungen im Spital, die von der Sozialversicherung nicht bezahlt werden. Dazu gehören solche, die nicht als Heilbehandlungen gelten – wie etwa Schönheitsoperationen, Schwangerschaftsabbruch oder Sterilisation ohne medizinische Notwendigkeit. Bei manchen Therapien müssen gewisse Kriterien erfüllt sein, damit eine Kostenübernahme durch die Sozialversicherung erfolgen kann. Dazu gehört beispielsweise das Einsetzen eines Magenbandes gegen Fettsucht (Adipositas).“[151]

Sowohl die Sozialversicherungen als auch die Privatversicherungen haben noch Leistungen direkt an die Leistungserbringer im niedergelassen Bereich zu liefern, bspw. an die niedergelassenen Ärzte, die Ambulatorien und die Apotheken. Schlussendlich erfolgen auch noch Zahlungen der privaten Krankenversicherungsträger an die Leistungserbringer. In manchen Fällen bekommt auch der Patient seine Kosten in Teilen rückerstattet.

[151] Vgl. dazu www.gesundheit.gv.at

7.2 Geldmittel im Gesundheitssystem

Haupteinnahmequelle für das österreichische Gesundheitssystem sind einkommensbezogene Sozialversicherungsbeiträge. Die soziale Krankenversicherung, die das Risiko von Krankheiten von rund 99,9% der österreichischen Bevölkerung abdeckt, ist die wesentliche Finanzierungsquelle (knapp die Hälfte der Einnahmen). Daneben dienen Steuern (rund 25%), private direkte und indirekte Kostenbeteiligungen (Zuzahlungen und Selbstzahlungen privater Haushalte) sowie private Krankenversicherungen als zusätzliche Finanzierungsquellen. Letztere dienen vor allem der Finanzierung stationärer Gesundheitsversorgung.

Tab. 63: Gebarung der Sozialversicherung 2012–2013

Versicherungsbereich	Jahr	Einnahmen in Millionen Euro	Ausgaben	
			in Millionen Euro	in % der Einnahmen
Sozialversicherung insgesamt	**2013**	**54.551**	**54.362**	**99,7**
	2012	**52.579**	**52.366**	**99,6**
Krankenversicherung	2013	15.870	15.684	98,8
	2012	15.370	15.189	98,8
Pensionsversicherung	2013	37.118	37.116	100,0
	2012	35.693	35.691	100,0
Unfallversicherung	2013	1.563	1.562	99,9
	2012	1.516	1.486	98,0

Quelle: Handbuch der Österreichischen Sozialversicherung, 2014.

7.2.1 Sozialversicherungsbeiträge

Österreichweit gibt es 22 Sozialversicherungsträger der Pensions-, Kranken- und Unfallversicherung. Das Gebarungsergebnis 2013 der Sozialversicherungsträger ergab Gesamteinnahmen in der Höhe von 54.551 Millionen Euro, denen Gesamtausgaben in der Höhe von 54.362 Millionen Euro gegenüberstanden. Im Vergleich zum Jahre 2012 ist bei den Gesamteinnahmen eine Steigerung um 3,6%, bei den Gesamtausgaben eine Steigerung um 3,8% festzustellen. Die Mittel der Sozialversicherung werden in erster Linie durch Beiträge für Versicherte aufgebracht, die im Jahre 2013 42.966 Millionen Euro betrugen. Soweit die Beiträge für Versicherte in der Pensionsversicherung nicht zur vollen Deckung der Ausgaben ausreichen, besteht eine Ausfallhaftung des Bundes. Der vom Bund zu leistende Beitrag zur Finanzierung der Sozialversicherung betrug im Jahre 2013 7.416 Millionen Euro. Weitere Mittel fließen den Sozialversicherungsträgern auch aus Kostenbeteiligungen der Versicherten, aus Leistungsersätzen wie z.B. Ersätze für Ausgleichszulagen zu. Diese Einnahmen betrugen im Jahre 2013 4.169 Millionen Euro.

Abb. 36: Einnahmen der Sozialversicherung 2013, Gesamteinnahmen: Mio. € 54,551 = 100%

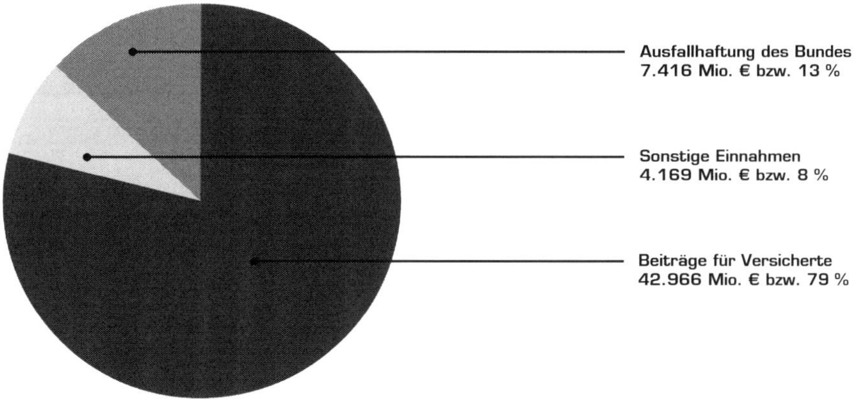

Quelle: Handbuch der Österreichischen Sozialversicherung, 2014.

Jede in Österreich beschäftigte Person unterliegt der Pflichtversicherung und ist somit auch krankenversichert. Die Zugehörigkeit zu den Sozialversicherungsträgern erfolgt einerseits aufgrund regionaler, andererseits aufgrund berufsständischer Merkmale. Die Sozialversicherungsbeiträge orientieren sich grundsätzlich am Einkommen des Versicherten und steigen bis zur **Höchstbeitragsgrundlage** von 4.530[152] Euro proportional zum Einkommen an. Darüber hinaus bleiben sie konstant. Daher wirken die Sozialversicherungsbeiträge regressiv und bevorzugen nicht nur einkommensschwache, sondern auch gut verdienende Personen. Im Jahr 2013 waren rund 8,5 Millionen Personen bzw. 99,9% der österreichischen Wohnbevölkerung durch die soziale Krankenversicherung geschützt. 6,3 Mio. Personen waren beitragsleistende Versicherte, 2,0 Mio. beitragsfrei mitversicherte Angehörige und 0,2 Mio. erhielten Schutz durch eine Krankenfürsorgeanstalt.

Im Krankenversicherungsbereich werden primär Sachleistungen erbracht und in den meisten Fällen ist eine Vergütung vertraglich mit den Leistungserbringern etabliert. Daneben gibt es aber auch Geldleistungen. Der Versicherungsschutz wird für direkt Versicherte, Angehörige und Kinder entweder infolge von Krankheit, von krankheitsbedingter Arbeitsunfähigkeit, von Mutterschaft oder bei Gesundheitsvorsorgeleistungen wirksam. Einer mitversicherten Person stehen im Durchschnitt zwei Versicherte gegenüber.[153]

Das Handbuch der österreichischen Sozialversicherung führt dazu aus: „Im Jahre 2013 betrugen die Gesamteinnahmen 15.870 Millionen Euro und die Gesamtausgaben 15.684

[152] Die monatliche Höchstbeitragsgrundlage seit 1. 1. 2014.

[153] Vgl. dazu: Hofmarcher, Maria; Rack, Herta: Gesundheitssysteme im Wandel: Österreich. WHO 2006.

Abb. 37: Geschützte Personen mit Wohnsitz in Österreich in der sozialen Krankenversicherung im Jahr 2013

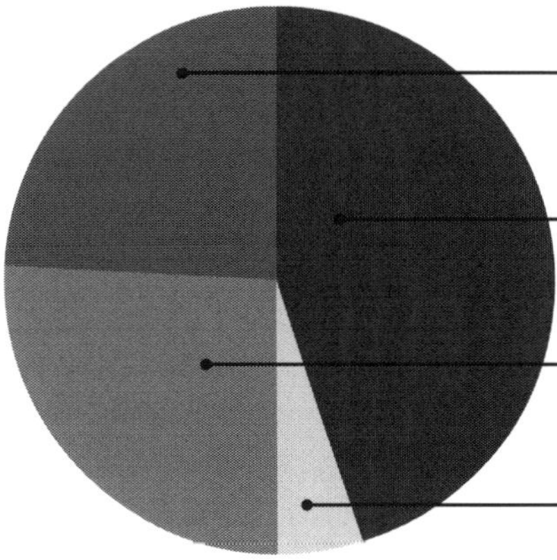

Quelle: Handbuch der Österreichischen Sozialversicherung, 2014.

Millionen Euro. Die prozentuelle Steigerung der Gesamteinnahmen gegenüber dem Jahre 2012 betrug 3,3% und jene der Gesamtausgaben ebenfalls 3,3%. Insgesamt hat die soziale Krankenversicherung das Geschäftsjahr 2013 vorläufig mit einem Gebarungsüberschuss von 186 Millionen Euro abgeschlossen.

Gegenüber dem Vorjahr erhöhten sich die Gesamteinnahmen um 3,3%. Die Beitragseinnahmen stiegen um 3,5%, wobei sich die Beiträge für unselbstständig Erwerbstätige um 3,3% und jene für selbstständig Erwerbstätige um 2,1% erhöhten. Die Einnahmen aus der Krankenversicherung der Pensionisten erhöhten sich um 3,8%. Die Einnahmen für Arbeitslose (krankenversicherte Leistungsbezieher aus der Arbeitslosenversicherung) erhöhten sich um 8,5%. Während die Krankenversicherungsbeiträge für Arbeitslose für die Jahre 2002 bis 2004 im Ausmaß der entrichteten Beiträge des Jahres 2001 pauschaliert waren, müssen ab 2005 nur mehr Beiträge in Höhe von 7,65% der bezogenen Leistung entrichtet werden. Im Gegenzug erhalten die Krankenversicherungsträger einen teilweisen Ersatz des Krankengeldaufwandes für Leistungsbezieher aus der Arbeitslosenversicherung. Die sonstigen Einnahmen erhöhten sich um 2,1%. In dieser Position sind unter anderem die Einnahmen aus der Rezeptgebühr, das Service-Entgelt, die Mittel aus dem Ausgleichsfonds, die Ersätze für Leistungsaufwendungen, die nach dem Gesundheits- und Sozialbereich-Beihilfengesetz (GSBG 1996) gewährten Beihilfen für die Umsatzsteuer und ab 2009 die Kostenbeteiligungen der Versicherten enthalten.

Zur Finanzierung der zusätzlichen Überweisungen zur Spitalsfinanzierung (83,6 Millionen Euro an die Bundesgesundheitsagentur) wurde der Zusatzbeitrag für Angehörige ohne Kinder eingeführt. Die Einnahmen daraus betrugen 2013 lediglich 12 Millionen Euro. Somit kam es für die Krankenversicherung zu einer Mehrbelastung von 71,6 Millionen Euro."[154]

[154] Handbuch der Österreichischen Sozialversicherung 2014, S. 70 ff.

Tab. 64: Anspruchsberechtigte Personen in der Krankenversicherung

Bezeichnung	alle Anspruchs-berechtigten	davon Beitragsleistende	Angehörige
Personen[1]) insgesamt	**8.342.875**	**6.366.794**	**1.976.081**
Summe Versicherungsträger[2])	**9.013.541**	**6.590.652**	**2.422.889**
GKK Wien	1.588.174	1.177.691	410.483
GKK Niederösterreich	1.168.439	862.644	305.795
GKK Burgenland	202.420	153.536	48.884
GKK Oberösterreich	1.192.331	879.355	312.976
GKK Steiermark	924.281	693.097	231.184
GKK Kärnten	427.291	318.770	108.521
GKK Salzburg	449.072	336.040	113.032
GKK Tirol	568.018	423.908	144.110
GKK Vorarlberg	312.552	228.129	84.423
BKK Austria Tabak	2.201	1.854	347
BKK Verkehrsbetriebe	19.506	14.276	5.230
BKK Mondi	2.795	1.858	937
BKK VABS	13.106	9.431	3.675
BKK Zeltweg	4.286	2.926	1.360
BKK Kapfenberg	10.025	7.492	2.533
VAEB	231.088	167.859	63.229
VA öffentl. Bediensteter	779.948	532.947	247.001
SVA der gew. Wirtschaft	748.194	511.859	236.335
SVA der Bauern	369.814	266.980	102.834

1) Jede Person wird nur einmal gezählt.
2) Personen, die bei mehreren Versicherungsträgern anspruchsberechtigt sind, werden bei jedem Versicherungsträger einmal gezählt.

Quelle: Handbuch der Österreichischen Sozialversicherung, 2014.

Tab. 65: Gebarung der Krankenversicherung 2013

Versicherungsbereich	in Millionen Euro Einnahmen	Ausgaben	Saldo
Alle KV-Träger	15.870	15.684	+186
ASVG	12.411	12.244	+167
B-KUVG	1.962	1.960	+2
GSVG	918	938	–20
BSVG	579	542	+37

Quelle: Handbuch der Österreichischen Sozialversicherung, 2014.

Tab. 66: Aufgliederung der Einnahmen in der Krankenversicherung 2013

Bezeichnung	in Millionen Euro		Veränderung in %
	2013	2012	
Einnahmen insgesamt	15.870	15.370	+3,3
Beiträge für Versicherte	13.184	12.739	+3,5
Unselbst. Erwerbstätige	7.577	7.333	+3,3
Selbst. Erwerbstätige	676	662	+2,1
Arbeitslose (Leistungsbezieher)	325	299	+8,5
Pensionisten, Rentner	3.798	3.658	+3,8
Sonstige Versicherte	147	146	+1,4
Zusatzbeitrag für Angehörige	12	12	+1,5
Zusatzbeitrag in der KV	649	629	+3,2
Sonstige Einnahmen¹)	2.686	2.631	+2,1

¹) siehe Text.

Quelle: Handbuch der österreichischen Sozialversicherung, 2014.

An Einnahmen verbuchte die soziale Krankenversicherung 2013 laut vorläufiger Gebarung 15.870 Millionen Euro, davon entfielen 83,1% (13.184 Millionen Euro) auf Beiträge von Versicherten und 16.9% (2.686 Millionen Euro) auf sonstige Einnahmen. Letztere unterteilen sich in Rezeptgebühren (397 Millionen Euro), Ersätze für Leistungsaufwendungen (1.278 Millionen Euro), Vermögenserträgnisse (50 Millionen Euro), Mittel aus dem Ausgleichsfonds (Strukturausgleichszuschüsse: 265 Millionen Euro), Kostenbeteiligungen (113 Millionen Euro) und Service-Entgelte (34 Millionen Euro). Wenn man Umfragen Glauben schenkt, ist der Bevölkerung durchaus bewusst, dass Gesundheit teuer ist. Eine Praxisgebühr von 15 Euro pro Quartal wäre für 40% der Bevölkerung akzeptabel. 70% wiederum befürworten eine solidarische Finanzierung der Krankenkassen durch eine Erhöhung des Krankenversicherungsbeitrages gegenüber der Einführung höherer Zuzahlungen. Neben den Sozialversicherungsbeiträgen zählen Steuern sowie private direkte und indirekte Kostenbeteiligungen und private Krankenversicherungen zu zusätzlichen Einnahmequellen.

7.2.2 Steuern

Die Steuerfinanzierung der Gesundheitsausgaben kann entweder aus direkten Steuern (Produktionssteuer, z.B. Lohn- und Einkommenssteuer) oder indirekten Steuern (Verbrauchssteuer, z.B. Umsatzsteuer) erfolgen und ist zweck- oder nicht zweckgebunden. In Österreich dominiert die Finanzierung aus indirekten Steuermitteln. Derzeit werden etwa 30% der Gesundheitsausgaben durch Steuermittel finanziert[155], dieser Anteil ist in den letzten 15 Jahren deutlich gestiegen.

155 Quelle: Statistik Austria, Februar 2013.

Primär werden die Steuermittel zur Finanzierung der Versorgung der öffentlichen Spitäler eingesetzt. Hauptgrund dafür ist die Tatsache, dass die Beträge der gesetzlichen Sozialversicherung für die Fondspitäler gedeckelt sind. Steigen nun, wie derzeit in allen Bundesländern beobachtbar, die Gesamtausgaben der Krankenanstalten von Jahr zu Jahr mit einem höheren Prozentsatz als die Finanzierungsbeiträge der Sozialversicherung an, so muss dieses Finanzierungsloch vom insgesamt viel kleineren, steuerfinanzierten Anteil übernommen werden, was sich als überdurchschnittlicher Anstieg desselben auswirkt. Meistens sind Länder oder Gemeinden Träger der Krankenanstalten, daher kommt auch ihnen die Verantwortung zu, diese stark steigenden Betriebsabgänge aus Steuermittel zu finanzieren.

Die Betriebsabgänge in den Krankenanstalten haben sich in den letzten Jahren deutlich erhöht. Dies stellt nicht nur die Spitalsleitungen, sondern vor allem die Eigentümer der öffentlichen, fondsfinanzierten Spitäler vor große Probleme, da Letztere die Betriebsabgänge zu tragen haben. Nimmt man als Beispiel einen Spitalsträger mit Gesamtkosten von rund 400 Millionen Euro pro Jahr, so machen bspw. die Personalkosten rund 60 bis 70% der Gesamtkosten aus, somit rund 260 Millionen Euro. Ergeben nun die kollektivvertraglichen Verhandlungen zwischen Arbeitgeber- und Arbeitnehmervertretern eine Gehaltssteigerung von 3%, so sind dies alleine 7,8 Millionen Euro, die zusätzlich seitens des Eigentümers zu bezahlen sind, ohne dass es zu zusätzlichen Stellen, geschweige denn zusätzlichen Verbesserungen im Bereich des medizinischen Sachaufwandes kommt. Seitens der Spitalsleitungen ist es daher sehr schwierig von den Eigentümern zweistellige Millionenbeträge pro Jahr zu fordern und zu bekommen.

Ganz im Gegenteil, die Spitalsleitungen müssen versuchen, einerseits im Personalbereich Einsparungen zu treffen, aber auch im Sachkostenbereich besser zu verhandeln, um Kosten zu reduzieren und somit die Gesamtsteigerung der Kosten behutsam anwachsen zu lassen. Ein nicht gerade einfaches Unterfangen, wenn man bedenkt, dass auch bei den Sachkosten durch die jährliche VPI-Steigerung eine Kosteneindämmung nur schwer zu erreichen sein wird. Dazu kommt, dass die Länder in Österreich zum Teil selbst mit finanziellen Problemen zu kämpfen haben, was dazu führt, dass die Abgänge der Spitäler eingefroren werden. Ein Einhalten der Budgets wird dadurch noch weiter erschwert. Um aus diesem Dilemma zu entkommen, hilft seitens der Länder, und damit der Eigentümer der Spitäler nur noch der Schritt, Leistungen zum Teil in manchen Spitälern nicht mehr anzubieten. Dies geschieht mittels sogenannter Exklusionslisten.

Das bedeutet, dass Spitäler, sollten diese trotzdem verbotene Leistungen durchführen, nicht nur das Geld dafür nicht ersetzt bekommen, sondern ggf. noch Strafzahlungen zu leisten haben.) Das hat zur Folge, dass manche Spitalseinrichtungen aufgrund reduzierter Leistungen und knapper Budgets quasi gezwungen werden, Kosten und damit vor allem auch Personalkosten zu reduzieren.

Ein bedenklicher, aber für die nächsten Jahre unausweigerlich realistischer Trend, der sich hier abzeichnet und der dazu führen wird, dass in ländlichen Regionen nur die absolute Minimalbasisversorgung angeboten werden wird.

Gemäß Bundeskranken- und Kuranstaltengesetz (KAGuG) gewährt der Bund den Landesfonds Zweckzuschüsse am Aufkommen der Umsatzsteuer. Analog dazu leisten auch die Länder und Gemeinden Zuschüsse an die Landesfonds. Die Träger der Universitätskliniken erhalten zusätzlich vom Bund pro Jahr zur Finanzierung ihres Mehraufwandes eine Pauschalsumme, den sogenannten „klinischen Mehraufwand". § 55 KAKuG verpflichtet den Bund zur Erstattung

- der Mehrkosten, die sich bei der Errichtung, Ausgestaltung und Erweiterung der zugleich dem Unterricht an Medizinischen Universitäten dienenden öffentlichen Kran kenanstalten aus den Bedürfnissen des Unterrichtes ergeben,
- der Mehrkosten, die sich beim Betriebe der unter Z 1 genannten Krankenanstalten aus den Bedürfnissen des Unterrichtes ergeben und
- der Pflegegebühren der allgemeinen Gebührenklasse oder der aufgrund der Unterbringung tatsächlich entstandenen Kosten für Unterrichtszwecke.

Zudem sind die Medizinischen Universitäten gemäß Universitätsgesetz aufgefordert, ihre eigenen Ergebnisse offenzulegen bzw. mit den angegliederten Krankenanstaltenträgern eine Zusammenarbeitsvereinbarung über die wechselseitigen Leistungen zu treffen. Zusätzlich besteht für sie noch die Möglichkeit, Drittmittel bei entsprechenden wissenschaftlichen Forschungsaufträgen zu lukrieren.

7.2.3 Private Zuzahlungen

Private Haushalte finanzieren in etwa 25% der gesamten Gesundheitsausgaben. Private Ausgaben lassen sich in direkte[156] und indirekte[157] Kostenbeteiligungen sowie Ausgaben privater Krankenversicherungen unterteilen. Im Jahr 2004 entfielen 58% auf indirekte und 32% auf direkte Kostenbeteilungen bei gesamten privaten Gesundheitsausgaben von 5.339 Millionen Euro, die verbleibenden 10% wurden durch freiwillige private Krankenversicherungen finanziert.[158]

---

156 Darunter fallen Zuzahlungen oder klassische Selbstbehalte wie beispielsweise prozentuale Beteiligungen oder betragsmäßige Gebühren pro erbrachter Leistung (Rezeptgebühr, Krankenscheingebühr).

157 Umfassen Ausgaben für Leistungen und Produkte, die nicht in den Leistungskatalogen der sozialen Krankenversicherung enthalten sind, beispielsweise Ausgaben für nicht erstattungspflichtige Medikamente, Taggeldausgaben für einen stationären Krankenhausaufenthalt oder Ausgaben der privaten Haushalte für festsitzenden Zahnersatz.

158 Vgl. dazu: Hofmarcher, Maria; Rack, Herta: Gesundheitssysteme im Wandel: Österreich. WHO 2006, S. 94.

In den Folgejahren haben sich bis 2013 die jährlichen privaten Gesundheitsausgaben von rund 5.400 Millionen auf knapp 7.000 Millionen Euro erhöht. Das entspricht einer Steigerung von jährlich rund 160 Millionen Euro oder, anders gerechnet, von rund 3%. Deutlich wird hier, dass die privaten Ausgaben anteilig immer weiter zurückgehen, da seit 1990 die öffentlichen Gesundheitsausgaben stärker gestiegen sind als die privaten Gesundheitsausgaben, obwohl Letztere von einem viel geringerem Niveau aus wachsen. Dies bedeutet im Umkehrschluss, dass die Hauptlast der Kostensteigerungen im Gesundheitswesen die öffentliche Hand trägt. Im ambulanten Bereich gibt es bei zahlreichen Krankenversicherungen generelle Zuzahlungen (z.B. Beamte, selbstständig Erwerbstätige). Versicherte nach dem ASVG zahlen primär die e-card-Gebühr. Ausgenommen davon sind Kinder, Pensionisten sowie sozial schutzbedürftige oder an einer anzeigepflichtigen Krankheit leidende Personen.

Abb. 38: Entwicklung der privaten Gesundheitsausgaben in % der gesamten Gesundheitsausgaben 1990–2011

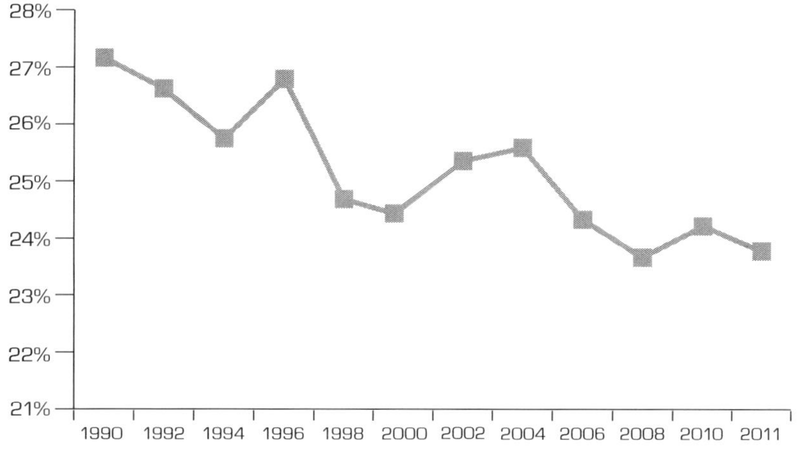

Quelle: Statistik Austria, 2013a.

Darüber hinaus gibt es Kostenerstattungen bei Wahlärzten sowie bei zahnärztlichen und zahntechnischen Leistungen. Stationäre Patienten zahlen bis zum 29. Tag in der Krankenanstalt eine tägliche Gebühr, die von Bundesland zu Bundesland divergiert und von den Krankenanstalten direkt bei der Abrechnung eingehoben wird. Unter gewissen Voraussetzungen entfällt diese Zuzahlung. Ebenso gibt es Kostenbeiträge in Rehabilitationszentren und Kureinrichtungen. Weitere private Zuzahlungen seitens der Patienten bestehen bspw. auch bei der Rezeptgebühr, wobei es auch hier Befreiungen bei besonderer Schutzbedürftigkeit gibt. Eine Befreiung von der Rezeptgebühr kann teilweise auch eine Befreiung oder geringere Kostenbeteiligung bei Hilfsmitteln und Heilbehelfen nach sich ziehen, jedoch nur bei Personen, die permanent Versorgungsmittel benötigen. Auch Zuzahlungen für Brillen und Kontaktlinsen fallen unter diesen Bereich. Was die privaten Zahlungen, Kostenbeteiligungen und Befreiungen bei psychotherapeutischen Leistungen betrifft, so gibt es nicht nur bundesländerweise, sondern auch unter den Versicherungsträgern deutliche Unterschiede. Entsprechende Regelungen finden sich in den einschlägigen Gesetzen (u.a. dem ASVG). „Im Jahre 2013 wurden in Österreich insgesamt rund 7 Mrd. Euro private Gelder für die laufenden Gesundheitsausgaben eingesetzt. Zusätzlich wurden private Investitionen in der Höhe von 0,7 Mrd. Euro getätigt. Rund drei Viertel der laufenden privaten Gesundheitsausgaben sind Zahlungen privater Haushalte (Selbstzahlungen und Kostenbeteiligungen). Die privaten Haushalte setzen ihre Mittel vor allem für die ambulante Versorgung (Zahnärzte, Gesundheitsdienstleiter, niedergelassene Ärzte, Ambulanzen, Labore etc.), den Kauf von Medikamenten und anderen medizinischen Gütern und die häusliche Langzeitpflege ein. Ein weiteres Fünftel der privaten Mittel kommt von der privaten Krankenversicherung. Die Gelder der PKV fließen hauptsächlich in die stationäre Versorgung. Weitere 4,8% der privaten Gelder stammen von Non-Profit-Organisationen und 0,5% von Unternehmen im Rahmen der betriebsärztlichen Versorgung. Die Sicht auf die Verwendung der privaten Mittel im Gesundheitssystem zeigt, dass über ein Drittel in den Bereich der ambulanten Versorgung fließt. Je 27,8% werden für pharmazeutische Erzeugnisse und medizinische Ge- und Verbrauchsgüter sowie für die stationäre Gesundheitsversorgung aufgewendet. 5,5% werden für die Verwaltung aufgewendet und je 1,2% für die häusliche Gesundheitsversorgung bzw. für Prävention und den öffentlichen Gesundheitsdienst."[159]

Abb. 39: Mittelherkunft der privaten Gesundheitsausgaben in % 2011

Private Krankenversicherung 0,5%
Private Organisationen ohne Erwerbszweck 4,8%
Betriebsärztliche Leistungen 19,8%
Private out-of-pocket Zahlungen 74,9%

Quelle: Statistik Austria, 2013.

Private Gelder sind eine durchaus tragende Größe im Gesundheitssystem und die Nachfrage nach privaten Leistungen ist nach wie vor hoch, da sowohl der Bereich der Wahlärzte als auch der Privatspitäler stark wächst. Daher besteht die Möglichkeit, dass private Mittel

[159] Riedler, Katharina: Private Mittel im Gesundheitssystem: Entwicklung, Bedeutung und Steuerung, in: Zeitschrift für Gesundheitspolitik, 3/2013.

Abb. 40: Mittelverwendung der privaten Gesundheitsausgaben in Prozent, Österreich 2011

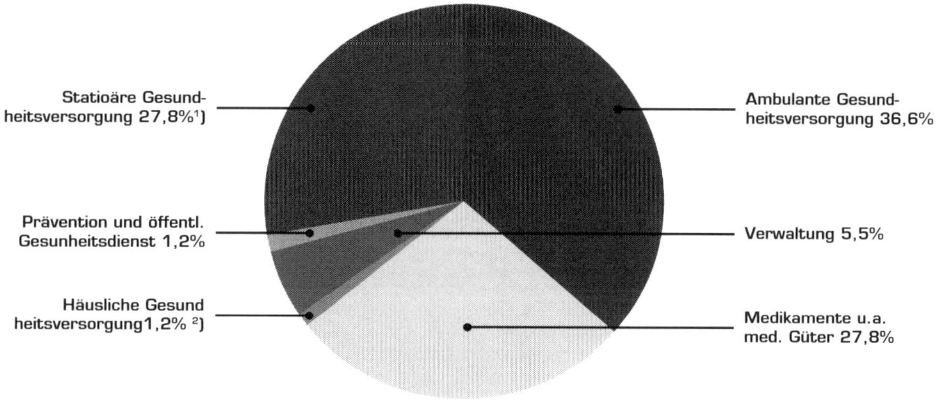

[1]) inkl. stationären Gesundheitsdienstleistungen in Pflegeheimen
[2]) inkl. häusliche Langzeitpflege

Quelle: Statistik Austria, 2013.

vermehrt in das private Gesundheitssystem fließen werden. Welche Auswirkungen kann das nun haben?

„Im Bereich der Spitäler sieht man sich mit stark ansteigenden Kosten konfrontiert, die anteilig immer mehr durch öffentliche Gelder gedeckt werden müssen. So ist etwa auch der Anteil der Kosten in landesfondsfinanzierten Krankenanstalten, der durch die private Krankenversicherung finanziert wird, zwischen 1997 und 2011 stetig, von 9,6% auf rund 6% zurückgegangen. Die Last der Finanzierung verschiebt sich zunehmend auf die Spitalseigentümer, insbesondere auf die Bundesländer. Es ist daher erstrebenswert, den Anteil der Mittel der privaten Krankenversicherung für die öffentlichen Spitäler zumindest konstant zu halten bzw. diese wieder zu erhöhen. Mittel der PKV fließen dann, wenn ihre Versicherten in den Spitälern behandelt werden. Die Versicherten haben wiederum die Wahl zwischen einer Behandlung in der Sonderklasse eines öffentlichen Spitals oder einem Privatspital. Die Entscheidung wird für jenes Spital fallen, das in den Augen der Patienten das bessere ist. Hier können viele Faktoren wichtig sein, wie etwa die Wohnortnähe, die Wartedauer auf einen Termin, der Komfort der Zimmer und die Qualität der medizinischen Behandlung (Personal, Geräte). Das heißt, wenn es gewünscht ist, den öffentlichen Krankenhaussektor auch von der PKV mitfinanzieren zu lassen, so muss die Sonderklasse attraktiv gestaltet werden, denn der private Sektor spielt in der stationären Versorgung zwar noch eine untergeordnete Rolle, wächst aber zunehmend.

Privat Krankenversicherte bringen einem öffentlichen Spital mehr ein als sie ihm kosten. Dem Spital verbleiben eine Anstaltsgebühr (die jedenfalls die Mehrkosten der Sonderklasse abdeckt) und ein Hausrücklass, der eine Art „Miete" der behandelnden Ärzte für die Benützung des Krankenhausinventars darstellt. Der Hausrücklass bleibt den Krankenanstalten quasi als Gewinn übrig, der im öffentlichen Gesundheitssystem verbleibt. Ein Rückgang dieser Mittel könnte etwa dazu führen, dass die Ausstattung (z.B. Geräte) der öffentlichen Spitäler leidet oder teure Medikamente (z.B. in der Onkologie) nicht mehr (ausreichend) eingekauft werden können. Zudem erhalten die praktizierenden Ärzte einen wichtigen Teil ihrer Honorare über die private Krankenversicherung. Daher ist es aus Gründen der Finanzierung der Spitäler günstig, und aus Gründen der gerechten Verteilung von Gesundheit angeraten, die Sonderklasse in den öffentlichen Spitälern zu erhalten, wenn nicht sogar auszubauen und darüber nachzudenken, wie öffentliche Spitäler gegenüber privaten Häusern konkurrenzfähig bleiben bzw. werden.

Derzeit sind etwa 9% der Patienten in öffentlichen Spitälern Sonderklassepatienten. Gesetzlich dürfen bis maximal 25% der Betten für Sonderklassepatienten vorgehalten werden. Die Auslastung der Sonderklasse könnte daher viel höher sein als bisher. Ein weiterer Vorteil ist die Hotelkomponente im Krankenhaus, die darin besteht, in einem Ein- oder Zweibettzimmer untergebracht zu sein, eine größere Menüauswahl zu haben oder durch Zeitungen, Fernsehen und Internet unterhalten zu werden. Spitäler müssen darauf bedacht sein, diese Vorteile für Privatpatienten zu pflegen und immer zumindest auf dem Stand der Privatspitäler zu halten.

In der Versorgung durch niedergelassene Haus- und Fachärzte zeigt sich, dass immer weniger einen Kassenvertrag übernehmen wollen. Die Zahl der Wahlärzte steigt hingegen stark an. Besonders am Land wird es zunehmend schwieriger, frei werdende Kassenstellen nach zu besetzen. Es etabliert sich also auch im extramuralen Sektor zurzeit eine private Gesundheitsversorgung neben der öffentlichen. Die Menschen sind immer mehr bereit, ihr Geld für privatärztliche Leistungen auszugeben. Wie schon für die stationäre Sonderklasse dargestellt, hätte es auch im niedergelassenen Bereich Vorteile, private Mittel ins öffentliche System zu bringen, also zu den Kassenärzten. Ein Kassenarzt kann grundsätzlich nicht auch als Wahlarzt tätig sein, da er die Verpflichtung hat, seine Patienten auf Krankenschein zu behandeln. Eine Ausnahme bildet der sogenannte „kassenfreie Raum", in dem auch ein Kassenarzt Leistungen auf Rechnung der Patienten anbieten kann. Es handelt sich dabei um Leistungen, die nicht in der Honorarordnung enthalten sind. In dem Fall muss der Patient die Leistung beim Arzt selber bezahlen und hat dann Anspruch auf Kostenrückerstattung bei seinem Krankenversicherungsträger. Bei Leistungen innerhalb des gesetzlichen Versorgungsauftrages – also bei Kassenleistungen – können Kassenärzte ihren Patienten nicht dieselbe Aufmerksamkeit widmen wie Wahlärzte, denn die Honorare der Kassen liegen bei Weitem niedriger als durchschnittliche Privathonorare.

Kassenärzte müssen also viel mehr Patienten behandeln, um ein adäquates Einkommen zu erzielen, und sind daher gezwungen, pro Patient weniger Zeit aufzuwenden. Gerade wegen dieser fehlenden Zeit für umfassende Beratungsgespräche wechseln viele Patienten, oft nur wegen spezifischer Probleme, zum Wahlarzt. Dabei wäre es für die Patienten von Vorteil, auch diese intensiveren gesundheitlichen Beratungen von ihrem Kassenarzt durchführen zu lassen, da dieser ihre Krankengeschichte und ihr Umfeld kennt und eine Vertrauensbeziehung zum Patienten hat.

Es wäre hier also eine Idee, zum Beispiel spezielle Beratungspackages zu schnüren, die Kassenärzte privat verrechnen dürfen. Beispiele wären eine umfassende Raucherberatung, Ernährungsberatung, Abnehmprogramme, sportmedizinische Beratungen oder Reiseberatungen. So hätten Kassenärzte die Möglichkeit, sich mehr Zeit für ihre Patienten zu nehmen und diese müssten nicht auf Wahlärzte ausweichen. Sozial Schwächeren könnte die Sozialversicherung auch einen Teil der Kosten refundieren, da es sich um Vorsorgeleistungen handelt und Vorsorge in Österreich ohnehin zu wenig betrieben wird. Es ist auch zu erwarten, dass durch die vermehrten Vorsorgeleistungen Folgekosten im Gesundheitssystem eingespart werden. Um private Mittel im öffentlichen System zu halten, ist es notwendig, Kassenärzten zu erleichtern, neben den Kassenpatienten auch private Patienten versorgen zu dürfen. Mit diesen zusätzlichen Mitteln ist es möglich, die Praxis besser auszustatten und mehr Fortbildungen zu absolvieren. Kassenpatienten profitieren so ebenfalls von den Geldern der privat Versicherten.

Darüber hinaus ziehen besonders Patienten, die am Land wohnen und privatärztliche Leistungen in Anspruch nehmen wollen, Vorteile daraus, wenn ihr Kassenarzt diese erbringen kann. Denn da in peripheren Gegenden häufig keine Wahlärzte ordinieren, muss diese Personengruppe häufig weite Anfahrtswege in Kauf nehmen. Kassenärzte könnten hier die Nachfrage nach privatärztlichen Leistungen abdecken und den Patienten so eine wohnortnahe Versorgung auch in diesem Bereich ermöglichen. Und auch die Landärzte, die ohnehin viele Nachteile gegenüber ihren Kollegen in der Stadt haben, profitieren davon, Kassen- und Privatleistungen anbieten zu können, denn durch diese monetäre Zusatzmöglichkeit wird der Landarztberuf aufgewertet. Landarztstellen wären dadurch wieder etwas einfacher zu besetzen. Die Option, für Privatpatienten besondere Beratungsleistungen erbringen zu dürfen, wäre ein Baustein zur Absicherung der Grundversorgung der Landbevölkerung im vertragsärztlichen Bereich. Wenn man es den Kassenärzten also ermöglicht, in mehr Fällen auch private Leistungen erbringen zu können, ergibt sich daraus eine Win-win-win-Situation, in der Patienten (Privatpatienten und Kassenpatienten), Kassenärzte und das öffentliche Gesundheitssystem profitieren. Fließen diese Mittel hauptsächlich in das parallele private System, ist davon auszugehen, dass es zu einer weiteren Verschärfung des Kassenärztemangels am Land kommen wird und sich die Qualität der Versorgung (vor allem im Bereich der ärztlichen Zeit für den Patienten und der Ordinationsausstattungen) zwischen Kassenpatienten und Privatpatienten stark unterscheiden wird.

Die Behandlung von Privatpatienten und Kassenpatienten „unter einem Dach" ist daher vorzuziehen."[1])

[1]) Riedler, Katharina: Private Mittel im Gesundheitssystem: Entwicklung, Bedeutung und Steuerung, in: Zeitschrift für Gesundheitspolitik, 3/2013.

7.2.4 Prämienzahlungen bei Zusatzversicherungen

Aufgrund der Pflichtversicherung in Österreich gibt es die private Krankenversicherung nur als Zusatz für die gesetzliche Krankenversicherung. Circa ein Viertel bis ein Drittel der österreichischen Bevölkerung ist privat kranken(zusatz)versichert. Dies vor allem deshalb, um die Kosten einer besseren Unterbringung im Krankenhaus, die Kosten einer Behandlung durch einen Arzt der eigenen Wahl abzusichern und eine Verkürzung der Wartezeit bei Untersuchungen und Operationsterminen zu erreichen. Die Prämien gestalten sich einerseits risikoabhängig und sind andererseits auch von den gewünschten Leistungen abhängig. Der Anteil der zusatzversicherten Menschen in Österreich ist in den 80er- und 90er-Jahren des letzten Jahrtausends stark angestiegen, Mitte des letzten Jahrzehnts etwas zurückgegangen und in den letzten Jahren relativ gleichgeblieben.

Der Hauptgrund dieses Rückganges liegt vor allem darin begründet, dass in vielen Krankenanstalten durch diverse Umbautätigkeiten die Ausstattung der Allgemeinen Klasse ein Niveau erreicht hat, das annähernd mit einer Sonderklassestation vergleichbar ist. Viele Sonderklasse-Patienten haben daher die Allgemeine Klasse bevorzugt und sich den Differenzbetrag von der Zusatzversicherung ausbezahlen lassen oder aber ihre Zusatzversicherung beendet. Schenkt man jedoch diversen Umfragen Glauben, so ist der österreichischen Bevölkerung die Gesundheit ein sehr wichtiges Gut. Daher sind die Menschen durchaus bereit, sich die Gesundheit etwas kosten zu lassen. So gesehen wird sich der Teil der zusatzversicherten Menschen in den kommenden Jahren auch wieder erhöhen. Ein normales Phänomen, denn je mehr über die Sicherheit des Gesundheitssystems gesprochen wird, desto mehr ist der Bürger bereit, dafür zusätzlich aus der eigenen Tasche zu bezahlen. Eines sollte in diesem Rahmen auch noch kurz angesprochen werden.

Oftmals heißt es in Diskussionen Privatspitäler nehmen den öffentlichen Spitälern die PatientInnen weg. Aus meiner Sicht, und ich habe beides schon erlebt, haben beide ihre Berechtigung. Privatspitäler leisten einen nicht zu unterschätzenden Beitrag in der stationären Versorgung der PatientInnen und, um ganz ehrlich zu sein, sie helfen auch ein wenig, die Wartezeiten in den öffentlichen Spitälern zu reduzieren. Als Beispiel kann die Katarakt-Operation gelten. Mehr als 50% aller Katarakt-Operationen finden bereits in Privatspitälern statt.

Umgekehrt darf natürlich auch eines nicht vergessen werden: Privatspitäler bekommen im Vergleich zu den öffentlichen Spitälern (vergleiche dazu Kapiteln 7.4.2 und 7.4.3) einen wesentlich geringeren LKF-Punktewert. Während sich dieser in öffentlichen Spitälern rund um einen Euro pro Punkt bewegt, kommen Privatspitälern auf derzeit 0,39 Euro pro Punkt.

Bei Zusatzversicherungen sind folgende Punkte zu beachten:

- Zusatzversicherung: höherer Komfort im Krankenhaus, „Behandlung durch Arzt eigener Wahl"
- Risikoabhängige Prämieneinnahmen
  - Art, Umfang der Leistung, Alter, Geschlecht, Krankheitsgeschichte
  - Versicherungstarife als Marktpreise
  - Versicherungsschutz nach Ablauf einer Wartezeit
  - Überwachung durch Versicherungsaufsicht im Finanzministerium
- Üblicherweise Gewinnbeteiligung der Versicherungsnehmer/Prämienrückvergütungen
- Ausprägungen
  - Krankenhauskosten-Versicherung
  - Krankenhaustaggeld-Versicherung
  - Krankengeld-Versicherung
  - Heilkosten-Versicherung

Tab. 67: Krankenhauskosten-Versicherte in der privaten Krankenversicherung 2013 (in 1.000 €)

	Österreich	B	K	NÖ	OÖ	S	St	T	V	W
Krankenhauskosten-Versicherte										
Vollkostendeckung	1.128.312	20.781	88.762	90.214	175.593	100.878	204.623	110.177	48.367	288.917
Ausschnittsdeckung	536.001	17.458	33.696	105.385	63.443	47.955	78.783	49.689	24.937	114.655
Gesamt	1.664.313	38.239	122.458	195.599	239.036	148.833	283.406	159.866	73.304	403.572
in % der Bevölkerung	19,65	13,33	22,06	12,06	16,83	27,93	23,39	22,29	19,62	23,08
Versicherte insgesamt										
Versicherte	2.982.632	74.821	296.403	406.835	430.577	260.643	508.488	255.315	114.596	634.954
in % der Bevölkerung	35,22	26,07	53,39	25,09	30,31	48,91	41,97	35,6	30,67	36,31
nachrichtlich: Bevölkerung	8.468.570	286.968	555.117	1.621.716	1.420.679	532.882	1.211.546	717.264	373.641	1.748.757

Quellen: Versicherungsverband Österreich; Statistik Austria.

Tab. 68: Prämien und Leistungen in der Krankenversicherung und ihren einzelnen Zweigen (in Mio. €)

	2010	2011	2012	2013
Einzelversicherung				
Prämien	1.181	1.223	1.264	1.314
Steigerung in %	2,8	3,5	3,3	4,0
Leistungen[1])	754	766	802	826
Steigerung in %	3,1	1,6	4,7	3,0
Risken	2.352.553	2.375.684	2.407.940	2.469.005
Steigerung in %	0,7	1,0	1,4	2,5
Gruppenversicherung				
Prämien	457	474	490	507
Steigerung in %	3,4	3,7	3,5	3,4
Leistungen	332	336	336	358
Steigerung in %	2,2	1,5	0,0	6,5
Risken	493.731	499.736	509.829	513.627
Steigerung in %	0,4	1,2	2,0	0,7
Summe Krankenversicherung				
Prämien	1.638	1.697	1.754	1.821
Steigerung in %	3,0	3,6	3,4	3,8
Leistungen[1])	1.085	1.103	1.138	1.184
Steigerung in %	2,8	1,6	3,2	4,0
Risken	2.846.284	2.875.420	2.917.769	2.982.632
Steigerung in %	0,6	1,0	1,5	2,2
Schadens- und Leistungsfälle				
Summe Krankenversicherung	2.731.725	2.827.214	2.926.376	3.383.388
Steigerung in %	23,4	3,5	3,5	15,6

[1]) In den Leistungen von Lebens- und Krankenversicherung nicht erfasst sind die Zuführungen zu Rückstellungen für künftige Leistungen bzw. Gewinnbeteiligungen.

Quelle: Versicherungsverband Österreich.

Tab. 69: Marktanteile in der Krankenversicherung 2012 und 2013

Rang	Gesellschaft/Marktanteil 2012	in %	Rang	Gesellschaft/Marktanteil 2013	in %
1	UNIQA Österreich Versicherungen AG	18,14	1	UNIQA Österreich Versicherungen AG	18,08
2	Generali Versicherung AG	13,48	2	Generali Versicherung AG	13,29
3	WIENER STÄDTISCHE Versicherung AG Vienna Insurance Group	10,80	3	WIENER STÄDTISCHE Versicherung AG Vienna Insurance Group	10,63
4	Allianz Elementar Versicherungs-AG	8,20	4	Allianz Elementar Versicherungs-AG	8,25
5	Raiffeisen Versicherung AG	7,30	5	Raiffeisen Versicherung AG	7,75
6	Donau Versicherung AG Vienna Insurance Group	7,12	6	Donau Versicherung AG Vienna Insurance Group	7,10
7	Zürich Versicherungs-AG	4,52	7	Zürich Versicherungs-AG	4,51
8	Merkur Versicherung AG	3,74	8	Merkur Versicherung AG	3,72
Verrechnete Prämien (in Mio. €)		**73,3**	**Verrechnete Prämien (in Mio. €)**		**73,33**

Quelle: Versicherungsverband Österreich.

Tab. 70: Leistungen der privaten Krankenversicherung (in 1.000 €)[1])

Leistungsart	2010	2011	2012	2013
Arztleistungen	70.733	73.272	79.957	88.904
Anteil in %	6,5	6,7	7,0	7,5
Steigerung in %	11,1	3,6	9,1	11,2
Medikamente	18.623	19.540	21.083	23.459
Anteil in %	1,7	1,8	1,8	2,0
Steigerung in %	–6,3	4,9	7,9	11,3
Bes. Unt. u. Beh. u. Heilbeh.	59.829	65.058	72.954	93.229
Anteil in %	5,5	5,9	6,4	7,9
Steigerung in %	15,6	8,7	12,1	27,8
Zahnbehandlung	36.790	36.314	36.816	37.776
Anteil in %	3,4	3,3	3,2	3,2
Steigerung in %	0,0	–1,3	1,4	2,6
Kurleistung	33.043	33.807	34.319	35.936
Anteil in %	3,1	3,1	3,0	3,0
Steigerung in %	3,4	2,3	1,5	4,7
Sterbegeld	103	102	97	118
Anteil in %	0,0	0,0	0,0	0,0
Steigerung in %	–79,6	–1,0	–4,9	21,6
Krankengeld	3.453	3.537	3.748	3.797
Anteil in %	0,3	0,3	0,3	0,3
Steigerung in %	34,3	2,4	6,0	1,3
Spitalgeld	100.185	99.705	98.273	97.623
Anteil in %	9,3	9,1	8,6	8,2
Steigerung in %	2,7	–0,5	–1,4	–0,7
Begleitperson	874	849	824	856
Anteil in %	0,1	0,1	0,1	0,1
Steigerung in %	–7,5	–2,9	–2,9	3,9
Krankenhauskostenersatz	754.530	763.783	787.747	798.460
Anteil in %	69,7	69,4	69,1	67,3
Steigerung in %	1,6	1,2	3,1	1,4
Auslandsreiseversicherung	4.296	4.374	4.844	5.493
Anteil in %	0,4	0,4	0,4	0,5
Steigerung in %	–23,0	1,8	10,7	13,4
Summe	1.082.460	1.100.340	1.140.662	1.185.652
Anteil in %	100,0	100,0	100,0	100,0
Steigerung in %	2,7	1,7	3,7	3,9

[1]) In den Leistungen von Lebens- und Krankenversicherung nicht erfasst sind die Zuführungen zu Rückstellungen für künftige Leistungen bzw. Gewinnbeteiligungen.

Quelle: Versicherungsverband Österreich.

7.3 Gesundheitsausgaben

Die solidarische Finanzierung des österreichischen Gesundheitssystems gewährleistet Patientinnen und Patienten, unabhängig von ihrem Einkommen, Alter, Geschlecht oder ihrer Herkunft einen gerechten Zugang zu Gesundheitsleistungen. Das Gesundheitssystem finanziert sich durch eine Mischung aus einkommensabhängigen Sozialversicherungsbeiträgen, steuerfinanzierten öffentlichen Geldern, aus privaten Zuzahlungen in Form von direkten und indirekten Kostenbeteiligungen sowie aus den Privatversicherungsprämien.

Für das Jahr 2012 betrugen die nach SHA berechneten Gesundheitsausgaben in Österreich insgesamt 34.067 Mio. Euro, das entspricht 11,1% des Bruttoinlandsprodukts (BIP). 31.960 Mio. Euro entfielen auf laufende Gesundheitsausgaben und 2.108 Mio. Euro auf Investitionen im Gesundheitsbereich. Die österreichischen Gesundheitsausgaben (zu laufenden Preisen) stiegen im Zeitraum von 1990 bis 2012 im Durchschnitt um 5,1% pro Jahr. Während die Wachstumsraten zwischen 2009 und 2010 und zwischen 2010 und 2011 mit 2,9% bzw. 2,5% deutlich unter diesem Durchschnittswert lagen, betrug der Anstieg zwischen 2011 und 2012 sogar 4,7%.

Gemessen als Anteil am BIP, legten die Gesundheitsausgaben in der Periode 1990 bis 2012 von 8,4% auf 11,1% zu. Die öffentlichen laufenden Gesundheitsausgaben beinhalten Ausgaben des Bundes, der Länder, der Gemeinden und der Sozialversicherungsträger und betrugen im Jahr 2012 in Summe 24.670 Mio. Euro. Werden die öffentlichen Investitionen inkludiert, erhöht sich der Wert auf 25.856 Mio. Euro, was einem Anteil von 75,9% an den gesamten Gesundheitsausgaben entspricht. Von den öffentlichen laufenden Gesundheitsausgaben für das Jahr 2012 entfiel mit 48,2% der größte Anteil auf Leistungen der stationären Gesundheitsversorgung. Neben den Ausgaben für ambulante Leistungen, für welche 23,5% der öffentlichen laufenden Gesundheitsausgaben aufgewendet wurden, waren die pharmazeutischen Erzeugnisse und medizinische Ge- und Verbrauchsgüter (13,3%) sowie die häusliche Langzeitpflege (8,6%) die wesentlichsten Ausgabenkategorien. Im Zeitraum von 1990 bis 2012 stiegen die öffentlichen laufenden Ausgaben von 7.863 Mio. Euro auf 24.670 Mio. Euro. Dies entspricht einer durchschnittlichen jährlichen Steigerung von 5,3%. Nach Leistungsarten betrachtet, war der durchschnittliche jährliche Anstieg im Bereich der pharmazeutischen Erzeugnisse und medizinischen Ge- und Verbrauchsgüter (6,7%) am stärksten. Ebenso hatte die öffentliche Hand bei den stationären Leistungen ausgeprägte jährliche Ausgabenanstiege (5,7%) zu verzeichnen, welche jene bei den Leistungen der ambulanten Gesundheitsversorgung (4,6%) um etwas mehr als einen Prozentpunkt übertrafen. Die privaten laufenden Gesundheitsausgaben beinhalten Ausgaben der privaten Haushalte und der Versicherungsunternehmen, der Privaten Organisationen ohne Erwerbszweck (POoE) sowie Ausgaben für betriebsärztliche Leistungen.

Der größte Teil der privaten laufenden Gesundheitsausgaben wird von privaten Haushalten und Versicherungsunternehmen getätigt. Diese setzen sich wiederum aus Ausgaben für die stationäre Gesundheitsversorgung, die ambulante Gesundheitsversorgung, pharmazeutische Erzeugnisse und medizinische Ge- und Verbrauchsgüter sowie für die Verwaltung der Gesundheitsversorgung im Bereich der privaten Krankenversicherungen zusammen. Private Haushalte und Versicherungsunternehmen gaben im Jahr 2012 6.871 Mio.

Tab. 71: Gesundheitsausgaben in Österreich laut System of Health Accounts (OECD) [1]) 2000–2012, in Mio. Euro

Öffentliche und Private Gesundheitsausgaben	1990	2000	2005	2006	2007	2008	2009	2010	2011	2012
Staat inkl. Sozialversicherungsträger	**7.863**	**15.064**	**18.460**	**19.333**	**20.472**	**21.803**	**22.592**	**23.015**	**23.684**	**24.670**
Stationäre Gesundheitsversorgung [3])	3.540	6.811	8.458	8.898	9.328	10.078	10.564	10.873	11.205	11.897
Ambulante Gesundheitsversorgung	2.169	3.817	4.603	4.786	5.103	5.296	5.529	5.474	5.613	5.789
häusliche Langzeitpflege [2])	890	1.355	1.561	1.628	1.721	1.806	1.961	2.071	2.144	2.130
Krankentransport und Rettungsdienste	114	178	208	255	267	283	303	306	320	350
Pharmazeutische Erzeugnisse und medizinische Ge- und Verbrauchsgüter	782	2.091	2.597	2.727	2.966	3.229	3.136	3.104	3.202	3.284
Prävention und öffentlicher Gesundheitsdienst	159	271	410	425	456	445	439	461	465	474
Verwaltung der Gesundheitsversorgung: Staat inkl. Sozialversicherungsträger	209	540	623	613	632	665	661	726	735	745
Private Haushalte und Versicherungsunternehmen	**2.567**	**4.151**	**5.161**	**5.396**	**5.568**	**5.614**	**5.712**	**6.509**	**6.585**	**6.871**
Stationäre Gesundheitsversorgung [3])	829	1.303	1.576	1.609	1.650	1.642	1.654	1.838	1.816	1.884
Ambulante Gesundheitsversorgung	833	1.454	1.682	1.744	1.774	1.784	1.814	2.399	2.439	2.519
Pharmazeutische Erzeugnisse und medizinische Ge- und Verbrauchsgüter	683	1.197	1.608	1.718	1.806	1.818	1.867	1.876	1.910	1.986
Verwaltung der Gesundheitsversorgung: private Krankenversicherungen	222	196	295	325	339	370	377	396	419	482
Private Organisationen ohne Erwerbszweck [4])	**269**	**237**	**291**	**286**	**342**	**278**	**239**	**335**	**327**	**380**
Betriebsärztliche Leistungen	**15**	**28**	**35**	**36**	**38**	**35**	**36**	**36**	**37**	**38**
Laufende Gesundheitsausgaben	**10.713**	**19.479**	**23.947**	**25.051**	**26.420**	**27.730**	**28.578**	**29.895**	**30.634**	**31.960**
Investitionen	768	1.163	1.393	1.319	1.504	1.598	1.730	1.843	1.903	2.108
Gesundheitsausgaben, insgesamt	**11.481**	**20.642**	**25.340**	**26.369**	**27.924**	**29.328**	**30.308**	**31.738**	**32.536**	**34.067**
Öffentliche laufende Gesundheitsausgaben	7.863	15.064	18.460	19.333	20.472	21.803	22.592	23.015	23.684	24.670
Investitionen (öffentlich)	510	796	834	706	859	827	945	939	1.220	1.186
Öffentliche Gesundheitsausgaben, insgesamt	**8.372**	**15.860**	**19.294**	**20.038**	**21.331**	**22.630**	**23.536**	**23.954**	**24.904**	**25.856**
Private laufende Gesundheitsausgaben	2.850	4.415	5.487	5.718	5.948	5.927	5.987	6.880	6.949	7.290
Investitionen (privat)	259	367	559	613	645	771	785	904	683	921
Private Gesundheitsausgaben, insgesamt	**3.109**	**4.782**	**6.046**	**6.331**	**6.593**	**6.698**	**6.772**	**7.784**	**7.632**	**8.211**

[1]) Die Gesundheitsausgaben laut System of Health Accounts (OECD) enthalten auch Ausgaben für Langzeitpflege. Aufgrund der unzureichenden Datenlage mussten jedoch in weiten Bereichen Schätzungen für diese Ausgabenposition herangezogen werden.
[2]) Öffentliche Ausgaben für häusliche Langzeitpflege enthalten auch das Bundes- und Landespflegegeld.
[3]) Enthalten sind auch stationäre Gesundheitsdienstleistungen in Pflegeheimen.
[4]) Enthalten sind die Ausgaben für Rettungsdienste und andere Gesundheitsleistungen.

Quelle: Statistik Austria, Volkswirtschaftliche Gesamtrechnungen.

Euro für Gesundheitsleistungen aus. Davon wurde mit 36,7% der größte Anteil für die ambulante Gesundheitsversorgung aufgewendet. Weitere 28,9% wurden für pharmazeutische Erzeugnisse und medizinische Ge- und Verbrauchsgüter ausgegeben, während mit 27,4% der drittgrößte Anteil auf Leistungen der stationären Gesundheitsversorgung entfiel. Die Ausgaben der privaten Haushalte und Versicherungsunternehmen wuchsen von 2.567 Mio. Euro im Jahr 1990 auf 6.871 Mio. Euro im Jahr 2012 an, was einer durchschnittlichen jährlichen Wachstumsrate von 4,6% gleichkommt. Wie bei den öffentlichen Finanziers stiegen auch hier die Ausgaben für pharmazeutische Erzeugnisse (5,0%) vergleichsweise stark. Im Gegensatz zu den öffentlichen Finanziers wuchsen die durchschnittlichen jährlichen Ausgaben für ambulante Leistungen allerdings deutlich stärker (5,2%) als jene für die stationäre Gesundheitsversorgung (3,8%).

Die Berechnung der Gesundheitsausgaben (GA) erfolgt seit 2006 nach dem OECD-Konzept „System of Health Accounts (SHA)“: Österreich hat die fünfthöchste Quote in der EU und sogar die zweithöchsten Pro-Kopf-Ausgaben. Seit 1970 haben sich die Gesundheitsausgaben mehr als verdoppelt (5,3% auf 11% des BIP). Seit Mitte der 90er- Jahre gab es keine großen Veränderungen in den Quoten der Gesundheitsausgaben. In den 1980er- Jahren traten große Finanzierungsprobleme für das Österreichische Sozialversicherungssystem auf (Konjunktureinbruch). Gleichzeitig stiegen die Ausgaben sehr stark an – die Aufwendungen für Krankenhäuser stiegen überproportional zur ärztlichen Hilfe bzw. zu Medikamenten seit 1970 an. Somit öffnete sich die Einnahmen- und Ausgabenschere weiter – noch dazu sind die Beitragsleistungen geringer als die derzeitigen Wirtschaftsleistungen.

Gründe dafür sind:

- Laufender Ausbau der Leistungen.
- Durch die Kombination vom Bundes- und Länderkompetenzen ist eine Entscheidungsfindung schwierig.
- Österreich hat den höchsten Anteil am Großgeräten pro 1 Million Einwohner.
- Das österreichische Gesundheitswesen ist nicht nur von gesamtgesellschaftlicher und sozialer Bedeutung, sondern auch ein beachtlicher Wirtschaftsfaktor. Laut einer aktuellen Publikation des Instituts für Höhere Studien (2009) erzielten die Gesundheitsausgaben im Jahr 2006 einen Wertschöpfungseffekt von 22,5 Milliarden Euro, was einem Anteil von 9,7 Prozent der gesamtösterreichischen Wertschöpfung oder umgerechnet 445.000 Vollzeitarbeitsplätzen entspricht.

Die Detailanalyse der Gesundheitsausgaben werden im SHA nicht für die gesamten, sondern für die laufenden Gesundheitsausgaben, d.h. für die Gesamtausgaben ohne Investitionen, durchgeführt. Die laufenden Gesundheitsausgaben machten im Jahr 2011 30,7 Mrd. Euro (2012: 31,96 Mrd. Euro) aus, das sind 94,7% der gesamten Gesundheitsausgaben von 32,4 Mrd. Euro. Die öffentlichen Träger finanzierten im Jahr 2011 77,2% der laufenden Gesundheitsausgaben, die restlichen 22,8% wurden von privaten Trägern getragen. Der größte Teil der öffentlichen laufenden Gesundheitsausgaben wurde von den Sozialversicherungsträgern, dem Privatkrankenanstalten-Finanzierungsfonds (PRIKRAF) und den Krankenfürsorgeanstalten mit rund 13,8 Mrd. Euro bzw. 44,9% übernommen. Bund, Länder, Gemeinden und sonstige öffentliche Rechtsträger trugen im Jahr 2011 9,9 Mrd. Euro bzw. 32,3% zu den laufenden Gesundheitsausgaben bei. Die privaten Haushalte beteiligten sich

Abb. 41: Gesundheitsausgaben 2011

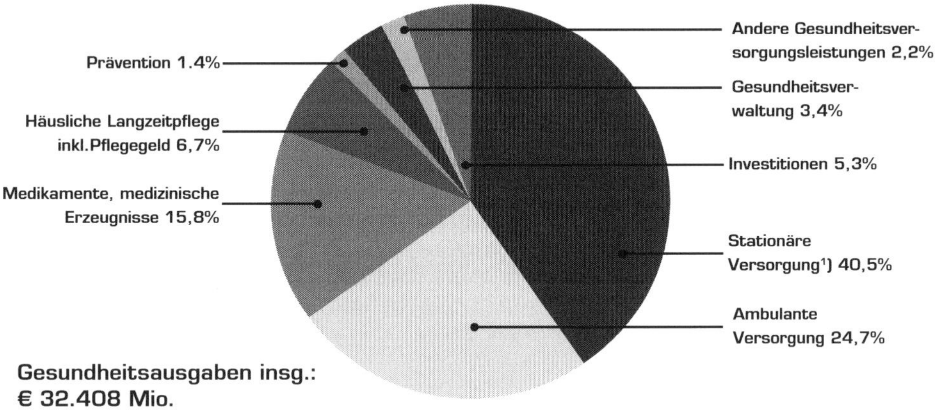

[1]) Enthalten sind auch stationäre Gesundheitsdienstleistungen in Pflegeheimen.

Quelle: Statistik Austria, Jahrbuch der Gesundheitsstatistik 2012.

mit 5,2 Mrd. Euro an den laufenden Gesundheitsausgaben, das sind 17,0% der laufenden Gesundheitsausgaben. Die privaten Krankenversicherungsunternehmen finanzierten einen Anteil von 4,5%, die privaten Organisationen ohne Erwerbszweck einen Anteil von 1,1% und Unternehmen finanzierten 0,1% der laufenden Gesundheitsausgaben für das Jahr 2011.

Abb. 42: Financiers der Gesundheitsausgaben 2011

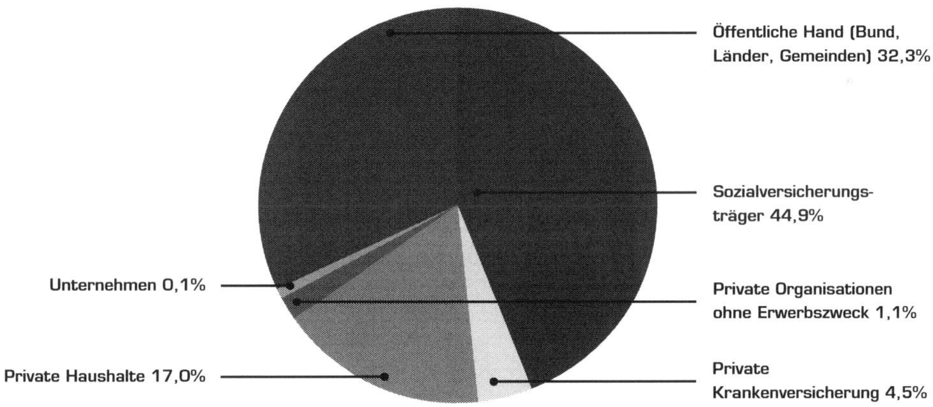

Quelle: Statistik Austria, Jahrbuch der Gesundheitsstatistik 2012.

Alljährlich wird der größte Teil der laufenden Gesundheitsausgaben in Österreich für Krankenanstalten aufgewendet. Im Jahr 2011 waren dies 11,9 Mrd. Euro, was einem Ausgabenvolumen von 38,9% der gesamten laufenden Gesundheitsausgaben entspricht. Von den 11,9 Mrd. Euro für die Krankenanstalten flossen 10,2 Mrd. Euro, also 85,7% in den stationären Bereich (kurative sowie rehabilitative Versorgung), 1,3% der Ausgaben für Krankenanstalten wurde für die tagesklinische kurative Versorgung und 12,9% für Spitalsambulanzen aufgewendet.

Die gesamte Entwicklung der Ausgabenanteile deutet auf die „Krankenhauslastigkeit" des Gesundheitswesens in der Akutversorgung und auf die Preisentwicklungen am Arzneimittelmarkt hin. Hier gilt der alte Leitspruch: „Je mehr Spitalsbetten, desto mehr PatientInnen in diesen Betten." Die Reduktion der Verweildauern und der Spitalsbetten in den Spitälern ist ein schöner Erfolg für die Spitäler, aber leider nur die halbe Wahrheit. Was nützt eine Reduktion der Verweildauer, wenn man gleichzeitig die Wiederaufnahmerate der PatientInnen auf das Doppelte erhöht und damit erneut Kosten schafft, die nicht unbedingt notwendig sind.

Die derzeitigen Anreize treiben aber die Spitalsmanager geradezu in diese Richtung, möglichst viele PatientInnen stationär aufzunehmen, da sie diese abgegolten bekommen. Dies spiegelt sich auch in der Schwerpunktsetzung bei den Reformen in den letzten fünfzehn Jahren, bei denen die Krankenhausversorgung und die Arzneimittelausgaben im Zentrum stehen.

In diesem Segment ist die Gesundheitspolitik unbedingt gefordert, verbesserte ambulante und tagesklinische Abgeltung für spezielle Leistungen um- und durchzusetzen, was ein wenig den Kostendruck von den Spitälern nehmen würde und Krankenhausmanager nicht krampfhaft versuchen ließe, PatientInnen, die nicht notwendigerweise ein Spitalsbett benötigen, aufzunehmen, um somit zusätzliche Erlöse für deren Spitäler zu generieren. Man darf wahrlich gespannt sein, welche Änderungen hier die neue Gesundheitsreform mit sich bringt

Die soziale Krankenversicherung stellt als größter Financier des österreichischen Gesundheitswesens folgende Leistungen bereit:

- Haus- und fachärztliche Versorgung im ambulanten Sektor
- Ärztliche Hilfe (Fach- und praktische Ärzte); bei gewerblichen Selbstständigen ab einer bestimmten Einkommensgrenze sowie generell bei Inanspruchnahme eines Wahlarztes gilt das Kostenerstattungsprinzip mit Tarifbindung; Ärztlicher Hilfe gleichgestellte Leistungen (Physiotherapie, Ergotherapie, ...); Heilmittel; Heilbehelfe (Einlagen, ...) und Hilfsmittel (Rollstühle, ...) in unterschiedlichem Leistungsumfang; Behandlung und Pflege in Krankenanstalten in der allgemeinen Gebührenklasse; medizinische Hauskrankenpflege;

- bei Arbeitsunfähigkeit infolge Krankheit: (Krankengeld nach Ende der Dienstgeber-Fortzahlungspflicht bis zu 52 (78) Wochen)
- Heilmittel, Heilbehelfe
- Zahnbehandlung, Zahnersatz
- Medizinische Hauskrankenpflege
- Krankengeld
- Mutterschaftsleistungen (Sachleistungen ohne Selbstbehalt, Mutter-Kind-Pass-Untersuchungen, Behandlung und Pflege in Krankenanstalten bzw. Entbindungsheimen)
- Medizinische Rehabilitation
- Gesunden- und Jugendlichenuntersuchungen
- Maßnahmen zur Gesundheitsfestigung (Erholungsaufenthalte, Kuren)
- Früherkennung von Krankheiten
- Maßnahmen zur Gesundheitsförderung und Krankheitsverhütung (Impfungen)

Eine im internationalen Vergleich häufig gewählte Vorgangsweise zur Abschätzung von Gesundheitsausgaben ist ihre Darstellung in Prozent des Bruttoinlandsprodukts (BIP). Den mit großem Abstand höchsten BIP-Anteil an den Gesundheitsausgaben hatten im OECD-Vergleich im Jahr 2011 zum wiederholten Mal die USA (17,7% des BIP), gefolgt von den Niederlanden (11,9%), Frankreich (11,6%) und Deutschland (11,3%). Estland, Polen und Tschechien hatten die niedrigsten Gesundheitsausgaben-Anteile unter den europäischen OECD-Ländern (5,9%, 6,9% bzw. 7,5% des BIP). In Österreich beliefen sich die Gesundheitsausgaben 2011 auf 10,8% des BIP. Somit hatte Österreich im Vergleich der OECD-Länder wie schon im Vorjahr den achthöchsten BIP-Anteil an den Gesundheitsausgaben. Der OECD-Schnitt lag im Jahr 2011 bei 9,3%.

Abb. 43: Gesundheitsausgaben 2001 und 2011 in Prozent des Bruttoinlandsprodukts (BIP) im internationalen Vergleich

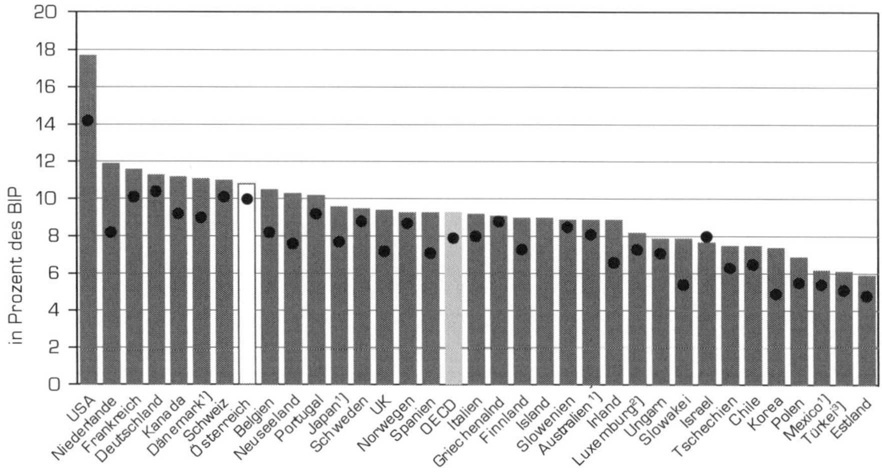

¹) Wert aus 2010
²) Wert aus 2009
³) Wert aus 2008

Quelle: OECD – Organisation for Economic Cooperation and Development, System of Health Accounts (SHA).

Abschließend bleibt festzuhalten, dass trotz aller Diskussion über die Finanzierungsproblematik im Gesundheitssystem alle sozial Krankenversicherten bei Bedarf einen Rechtsanspruch auf Geld- und Sachleistungen im Rahmen des gesetzlich definierten Leistungsumfanges haben. Daran wird sich auch in den nächsten Jahren nichts ändern. Gespannt kann man auf die zukünftige Vereinbarung gemäß Art. 15a B-VG über die Organisation und Finanzierung des Gesundheitswesens sein, die beginnend mit dem Jahr 2015 zwischen Bund und Ländern verhandelt und die Krankenanstaltenfinanzierung ab dem Jahr 2015 regeln wird.

Tab. 72: Leistungszahlen aus der Krankenversicherung 2003–20102

Art der Leistung	2005	2006	2007	2008	2009	2010	2011	2012
Tage mit Krankengeld [1])	13.456.626	13.516.256	14.167.925	14.883.732	16.391.362	16.864.356	16.917.964	17.464.408
Spitalfälle	2.288.321	2.385.290	2.443.127	2.492.992	2.505.782	2.466.343	2.486.863	2.486.106
Spitaltage	16.269.965	16.402.356	16.545.727	16.456.832	16.373.899	16.017.154	15.863.389	15.594.933
Fälle der Gesundh.festigung	52.612	54.212	53.461	52.491	55.178	55.566	54.547	60.237
Tage der Gesundh.festigung	1.131.833	1.174.859	1.158.566	990.172	1.089.029	1.088.128	1.068.125	1.171.929
Heilmittel-Verordnungen	103.614.379	107.690.576	112.453.402	117.634.411	117.080.832	118.021.978	120.348.529	120.140.100
Heilbehelfe-Verordnungen	5.037.240	5.627.902	6.097.417	6.376.825	5.792.785	5.903.907	5.669.834	5.711.725
Zahnbehandlungsfälle	6.779.781	6.910.504	7.067.603	7.129.253	7.132.636	7.226.016	7.288.614	7.388.060
Einzelleistungen	28.558.685	29.028.491	29.880.107	30.315.311	30.008.468	30.649.587	30.786.308	31.014.410
Zahnersatzfälle	660.632	659.129	663.860	665.297	657.345	648.927	641.139	616.559
Einzelleistungen	976.464	961.213	983.226	976.782	962.032	976.104	940.277	923.650
Entbindungsfälle	71.582	71.552	70.980	67.964	68.343	69.413	70.383	72.296
Wochengeldtage	8.835.030	8.778.729	8.874.266	9.120.637	9.225.710	9.542.599	9.400.758	8.495.717
Entbindungsheimtage	415.448	417.652	404.843	388.231	373.194	384.018	385.509	387.685
Vorsorgeuntersuchungen	895.528	903.647	936.963	987.542	971.195	994.373	1.035.836	1.086.582

[1]) inkl. Tage der Arbeitslosen.

Quelle: Statistisches Handbuch der österreichischen Sozialversicherung 2011.

Tab. 73: Heilmittel-Statistik 2008–2012

Bezeichnung	2008	2009	2010	2011	2012
Ausgaben in Euro[1])					
Insgesamt	**2.533.077.641**	**2.575.279.455**	**2.595.067.053**	**2.654.205.566**	**2.720.801.761,28**
Öffentliche Apotheken	2.118.605.749	2.157.973.175	2.183.845.984	2.238.041.422	2.301.999.859,63
Ärztliche Hausapotheken	354.310.331	353.788.683	346.245.067	349.093.787	350.679.238,98
Sonstiger Bezug	60.161.561	63.517.597	64.976.002	67.070.357	68.122.662,67
Zahl der Verordnungen					
Insgesamt	**117.634.411**	**117.080.832**	**118.021.978**	**120.348.529**	**120.140.100**
Öffentliche Apotheken	97.392.450	96.675.271	97.699.685	99.648.519	100.222.061
Ärztliche Hausapotheken	19.136.406	19.168.693	18.955.818	18.784.586	18.499.772
Sonstiger Bezug	1.105.555	1.236.868	1.366.475	1.915.424	1.418.267
Zahl der Rezepte					
Insgesamt	**59.637.123**	**59.805.868**	**59.691.384**	**60.478.893**	**60.655.253**
Öffentliche Apotheken	49.282.601	49.411.466	49.414.614	50.250.362	50.581.087
Ärztliche Hausapotheken	9.799.752	9.732.898	9.644.822	9.527.787	9.418.376
Sonstiger Bezug	554.770	661.504	631.948	700.744	655.790

[1]) ohne Umsatzsteuer

Quelle: Statistisches Handbuch der österreichischen Sozialversicherung 2013.

Tab. 74: Heilbehelfe/Hilfsmittel-Statistik 2008–2012[1])

Bezeichnung	2008	2009	2010	2011	2012
Ausgaben in Euro[2])					
Insgesamt	**372.573.141**	**379.270.951**	**384.302.667**	**383.984.934**	**388.386.316,63**
Orthopädische Behelfe	77.908.098	78.038.067	77.140.405	76.126.553	76.048.023,99
Optische Behelfe	33.891.151	31.535.614	31.830.072	30.910.296	30.547.283,66
Heilbehelfe gem. § 137 Abs.3 ASVG	80.470.949	84.298.675	85.868.027	83.571.094	85.247.919,45
Andere Heilbehelfe und Hilfsmittel	180.302.943	185.398.595	189.464.163	193.376.991	196.543.089,53
Zahl der Verordnungen					
Insgesamt	**6.376.825**	**5.792.785**	**5.903.907**	**5.669.834**	**5.711.725**
Orthopädische Behelfe	1.679.245	1.702.094	1.676.901	1.617.992	1.623.233
Optische Behelfe	532.176	505.303	504.182	464.121	459.510
Heilbehelfe gem. § 137 Abs.3 ASVG	1.844.046	1.899.238	1.899.199	1.795.149	1.805.947
Andere Heilbehelfe und Hilfsmittel	2.321.358	1.686.150	1.823.625	1.792.572	1.823.035

[1]) inkl. Heilbehelfe und Hilfsmittel im Rahmen der medizinischen Rehabilitation.
[2]) ohne Umsatzsteuer.

Quelle: Statistisches Handbuch der österreichischen Sozialversicherung 2013.

Tab. 75: Gebarungsübersicht Krankenversicherung nach Versicherungsbereichen im Jahre 2013

Bezeichnung	in Millionen Euro				
	KV insgesamt	davon nach dem			
		ASVG	B-KUVG	GSVG	BSVG
Einnahmen insgesamt	15.870	12.411	1.962	918	579
Beiträge für Versicherte	13.184	10.230	1.693	771	490
Vermögenserträgnisse	50	26	15	6	3
Rezeptgebühren	397	308	51	22	16
Leistungsersätze	1.278	1.096	107	52	23
Mittel aus dem Ausgleichsfonds	265	265	–	–	–
Sonstige Einnahmen	696	486	96	67	47
Ausgaben insgesamt	15.684	12.244	1.960	938	542
Versicherungsleistungen	14.758	11.531	1.858	869	500
Ärztliche Hilfe u. gleichgestellte Leistungen	3.862	2.980	498	265	119
Heilmittel	3.041	2.422	318	179	122
Heilbehelfe, Hilfsmittel	246	184	28	16	18
Zahnbehandlung, Zahnersatz	902	698	109	62	33
Anstaltspflege (ohne Ambulanzaufwand)	4.536	3.483	618	268	167
Medizinische Hauskrankenpflege	17	14	1	1	1
Krankengeld¹)	627	589	20	18	–
Mutterschaftsleistungen	600	509	62	19	10
Gesundheitsfestigung und Krankheitsverhütung sowie med. Rehabilitation	467	282	153	19	13
Früherkennung von Krankheiten und Gesundheitsförderung	160	130	17	8	5
Fahrtspesen, Transportkosten	222	173	26	12	11
Sonstige Leistungen	78	67	8	2	1
Verwaltungs- und Verrechnungsaufwand	447	295	77	40	35
Sonstige Ausgaben	479	418	25	29	7
Saldo	+186	+167	+2	-20	+37

¹) Ab 2013 inkl. Unterstützungsleistung nach § 104a GSVG.

Quelle: Handbuch der österreichischen Sozialversicherung 2014.

7.4 Krankenanstaltenfinanzierung

7.4.1 Allgemeines

Die Spitalsfinanzierung liegt zum großen Teil in den Händen der Länder. Das hat seinen Ursprung in der Kompetenzverteilung. Artikel 12 B-VG sagt, dass die Grundsatzgesetzgebung für das Krankenanstaltenwesen im Verantwortungsbereich des Bundes, die Ausführungsgesetzgebung und Vollziehung in dem der Länder liegt. Regelmäßig werden zwischen

Bund und den Ländern Finanzausgleichsverhandlungen durchgeführt. Das gesamte Budget für die Krankenanstalten, das einerseits von den Krankenversicherungsträgern, die ihre Einnahmen durch die gesetzlich geregelte Pflichtversicherung erhalten, andererseits von Bund, Ländern und Gemeinden finanziert wird, ist Teil dieser Verhandlungen. Dieser gesamte Bereich ist Teil einer eigenen Vereinbarung, der Artikel 15a B-VG Vereinbarung über die Organisation und Finanzierung des Gesundheitswesens zwischen Bund und Ländern über die Reform des Gesundheitswesens und der Krankenanstaltenfinanzierung.

Abb. 44: Finanzierung der Krankenanstalten 2011

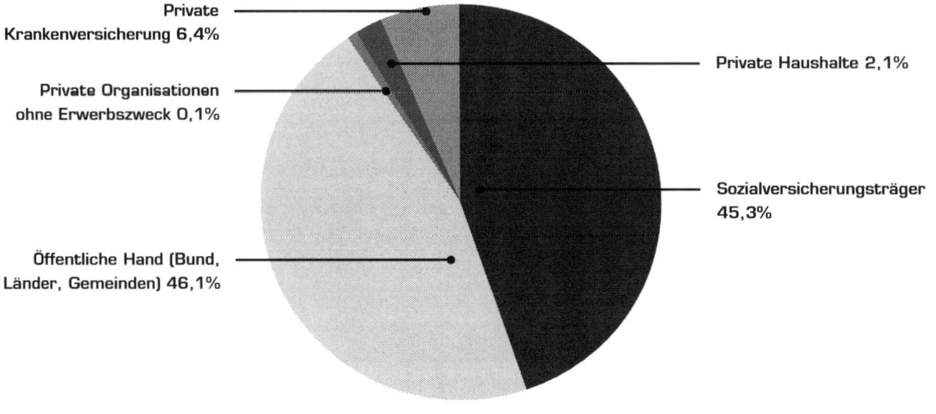

Quelle: Statistik Austria, Jahrbuch der Gesundheitsstatistik 2012.

Die laufenden Gesundheitsausgaben 2011 für die österreichischen Krankenanstalten wurden überwiegend öffentlich finanziert (91,4%), zu 46,1% von den Gebietskörperschaften und zu 45,3% aus Mitteln der Sozialversicherungsträger. Der restliche Anteil von 8,6% wurde privat finanziert (6,4% private Krankenversicherungen, 2,1% private Haushalte und 0,1% private Organisationen ohne Erwerbszweck). Während bis dato, bis zur Gesundheitsreform der extramurale Bereich beinahe ausschließlich von der sozialen Krankenversicherung finanziert wird, kam es im intramuralen Bereich zu einer Kostenteilung zwischen öffentlicher Hand und Sozialversicherung. Pflegeleistungen sind weitestgehend steuerfinanziert.

Die Kosten werden nur für die aus öffentlichen Mitteln über die neun Landesgesundheitsfonds finanzierten Krankenanstalten erhoben. Die Entwicklung der Gesamtkosten hängt vor allem mit der quantitativen und qualitativen Entwicklung im Personalbereich zusammen, weil die Personalkosten mehr als die Hälfte, in zahlreichen öffentlichen Krankenanstalten teilweise zwei Drittel der Gesamtkosten betragen. Die Kostensteigerungen sind zu einem erheblichen Teil auf die Zunahme vor allem an höher qualifiziertem Krankenhauspersonal – und hierbei insbesondere ärztlichem Personal und nichtärztlichen Gesundheitsberufen – zurückzuführen. Größere Kostensteigerungsraten in einzelnen Jahren sind darüber hinaus auch auf den in diesen Jahren relativ starken Anstieg des Verbraucherpreisindex zurückzuführen, auf dessen Grundlage die kalkulatorischen Anlagekapitalkosten der Krankenanstalten berechnet werden. Die Medikamentenkosten betragen 6 bis 8% der Gesamtkosten, ihre Entwicklung lag in der Vergangenheit lange im Trend der allgemeinen Kostenentwicklung der Krankenanstalten, hat sich jedoch in den letzten ein bis zwei Jahrzehnten deutlich beschleunigt. Hauptgründe dafür sind die verbesserten therapeutischen Maßnahmen und Verfahren im Bereich der Onkologie und der damit einhergehenden vielen neuen Medikamente, die teilweise im Monatsrhythmus neu auf den Markt kommen und helfen, die Lebenserwartung von KrebspatientInnen um Wochen, Monate und Jahre zu verlängern.

Rund drei Viertel der Kosten der landesgesundheitsfondsfinanzierten Krankenanstalten betreffen den stationären Versorgungsbereich, der auch am meisten zur Gesamtkostensteigerung beiträgt. Hierbei ist festzustellen, dass zwar die durchschnittliche Belagsdauer deutlich im Sinken ist, dass jedoch pro Jahr die stationären Fälle durchschnittlich um satte 7% steigen und damit einen Großteil der Kostensteigerungsraten im Spitalsbereich ausmachen. Die restlichen Kosten verteilen sich auf Kosten für den ambulanten Versorgungsbereich und sonstige Kosten. Die sogenannten sonstigen Kosten (Nebenkostenstellen, das sind Kosten, die nicht unmittelbar mit dem Anstaltszweck zusammenhängen, wie z.B. Krankenpflegeschulen, Forschungsstellen, Essen auf Rädern u.a.m.) sind in den letzten Jahren aufgrund von Auslagerungen nur mehr geringfügig gestiegen.

Die im Rahmen der 15a-Vereinbarung festgelegten öffentlichen Mittel werden nach festgelegten Anteils-Schlüsseln auf die einzelnen Bundesländer bzw. die dort eingerichteten Landesgesundheitsfonds aufgeteilt. Diese müssen so dotiert werden, dass zumindest 51% der laufenden Kosten (inkl. Abschreibungen) der Krankenanstalten durch marktmäßige Umsätze im Sinne von Erlösen finanziert werden. Die Länder bzw. Landesgesundheitsfonds können die Mittel auf verschiedene „Töpfe" (Budgetwidmungen) aufteilen, von denen der weitaus größte zur Finanzierung des stationären Betriebes der Krankenanstalten dient. Daneben gibt es die Möglichkeit, unter anderem Mittel für die spitalsambulante Versorgung, für strukturfördernde Maßnahmen oder für Investitionen gesondert zu widmen. Charakteristisch für die bestehenden bundesländerspezifischen Unterschiede ist die Tatsache, dass nicht in allen Bundesländern die gesamten Krankenanstaltenkosten über das LKF-System abgegolten werden, sondern zum Teil auch Komplementärfinanzierungen (z.B. für die Betriebsabgangsdeckung) existieren.

Es gibt verschiedene Formen der Abgeltung von Spitalsleistungen. Eine einfache Form ist die, dass für jeden Spitalstag ein Pauschalbetrag in Rechnung gestellt wird – unabhängig davon, welche Erkrankung zum Spitalsaufenthalt geführt hat und welche Behandlungen erforderlich waren. Diese Form der Mittelverteilung hat den Vorteil, dass sie leicht zu administrieren ist und war bis 1996 in Gebrauch. Die Sozialversicherung leistete einen sogenannten Pflegegebührenersatz pro Pflegetag. Der Rest der verbleibenden Kosten eines Krankenhauses wurde dann im Rahmen von Betriebszuschüssen und der sogenannten Betriebsabgangsdeckung bezahlt.

Tab. 76: Kosten in landesgesundheitsfondsfinanzierten Krankenanstalten 2003–2012

Jahr	Ö	BGL	KTN	NÖ	OÖ	SBG	STM	TIR	VBG	WIEN
Kosten gesamt (€)										
2003	**8.045.374**	154.011	560.434	1.078.668	1.222.636	489.798	1.093.901	656.094	272.115	2.517.717
2004	**8.523.248**	162.342	595.482	1.155.166	1.300.519	515.701	1.160.598	687.094	287.065	2.659.281
2005	**8.910.903**	169.713	601.089	1.196.569	1.403.858	536.935	1.220.807	728.884	292.985	2.760.063
2006	**9.280.579**	176.707	628.100	1.267.624	1.481.720	558.921	1.270.811	752.001	303.407	2.841.288
2007	**9.728.182**	185.233	645.164	1.389.568	1.571.918	595.851	1.352.412	768.797	317.490	2.901.748
2008	**10.376.769**	198.959	684.807	1.528.475	1.696.512	634.612	1.412.863	812.243	337.064	3.071.234
2009	**10.691.956**	205.331	694.893	1.612.147	1.748.121	655.933	1.468.387	819.664	350.815	3.136.664
2010	**11.035.621**	212.199	723.176	1.646.184	1.824.744	678.456	1.466.238	843.340	360.803	3.280.481
2011	**11.384.057**	219.528	743.737	1.690.248	1.876.740	716.517	1.486.161	901.453	376.594	3.373.079
2012	**11.653.641**	224.933	749.469	1.739.709	1.878.017	757.301	1.495.019	937.063	401.153	3.470.978
darunter Personalkosten (€)										
2003	**4.593.016**	94.086	343.436	654.091	712.794	281.201	675.139	409.690	171.827	1.250.753
2004	**4.811.791**	99.289	359.931	692.096	755.018	292.475	696.492	421.799	178.062	1.316.628
2005	**5.009.275**	105.184	369.026	721.765	794.835	305.451	723.419	438.213	182.805	1.368.577
2006	**5.209.158**	110.013	381.451	771.287	838.207	289.720	757.581	454.162	190.322	1.416.415
2007	**5.475.376**	115.067	395.754	848.634	874.446	304.951	804.737	471.843	197.036	1.462.909
2008	**5.878.296**	121.171	422.445	922.609	929.762	363.320	864.906	498.693	205.288	1.550.105
2009	**6.200.326**	128.124	442.245	981.383	983.938	386.716	916.821	524.389	216.940	1.619.770
2010	**6.356.263**	130.753	443.085	1.008.137	1.017.682	397.221	925.483	531.977	222.065	1.679.858
2011	**6.498.276**	135.907	437.138	1.027.653	1.032.535	414.571	942.005	551.700	228.903	1.727.864
2012	**6.683.269**	139.028	440.101	1.069.434	1.052.649	439.540	942.509	582.440	242.858	1.774.709
darunter Medikamentenkosten (€)										
2003	**453.395**	10.016	37.858	60.046	66.046	26.448	75.401	41.007	14.036	122.537
2004	**482.270**	10.356	39.207	64.940	71.782	30.441	81.541	41.742	15.535	126.726
2005	**505.970**	11.155	39.607	72.257	74.072	32.329	85.476	42.983	16.714	131.377
2006	**541.527**	12.564	41.977	73.681	81.967	35.774	89.895	46.863	17.873	140.934
2007	**549.939**	13.043	43.169	74.593	86.236	38.122	86.923	48.269	18.809	140.775
2008	**573.524**	13.781	45.607	79.793	91.474	41.923	81.847	51.253	20.375	147.471
2009	**587.562**	14.035	47.175	81.374	94.667	43.555	80.357	54.039	20.778	151.581
2010	**589.194**	14.546	46.791	81.910	96.315	44.073	79.677	52.149	21.177	152.554
2011	**572.871**	14.754	44.225	74.291	93.408	45.320	79.229	51.645	21.455	148.544
2012	**594.331**	14.814	46.288	76.154	93.085	47.760	80.517	54.944	23.548	157.221

Quelle: Bundesministerium für Gesundheit, 2013.

Tab. 77: Spitalsstatistik 2010–2012[1])

Bezeichnung	Spitalsfälle			Spitalstage			Tage pro Fall		
	2010	2011	2012	2010	2011	2012	2010	2011	2012
Krankenversicherung insgesamt	**2.466.343**	**2.486.863**	**2.486.106**	**16.017.154**	**15.863.389**	**15.594.933**	**6,49**	**6,38**	**6,27**
Gebietskrankenkassen	1.894.611	1.911.814	1.911.823	12.269.130	12.181.226	11.985.523	6,48	6,37	6,27
GKK Wien	404.543	407.791	414.389	2.778.022	2.800.617	2.764.646	6,87	6,87	6,67
GKK NÖ	315.455	317.008	317.138	2.033.389	2.000.857	1.980.337	6,45	6,31	6,24
GKK Burgenland	60.313	62.128	62.625	338.534	334.320	323.158	5,61	5,38	5,16
GKK Oberösterreich	378.239	379.115	370.745	2.315.408	2.264.476	2.187.705	6,12	5,97	5,90
GKK Steiermark	239.391	242.353	243.919	1.645.146	1.621.437	1.607.467	6,87	6,69	6,59
GKK Kärnten	121.737	126.815	126.393	875.976	888.781	871.763	7,20	7,01	6,90
GKK Salzburg	128.276	130.499	130.821	800.117	816.645	808.868	6,24	6,26	6,18
GKK Tirol	160.126	159.268	159.325	948.099	926.861	931.354	5,92	5,82	5,85
GKK Vorarlberg	86.531	86.837	86.468	534.439	527.232	510.225	6,18	6,07	5,90
Betriebskrankenkassen	18.944	18.903	18.935	138.430	135.349	133.721	7,31	7,16	7,06
VA f. Eisenbahnen u. Bergbau	92.117	91.820	89.225	639.684	625.605	593.964	6,94	6,81	6,66
VA öffentlich Bediensteter	214.560	215.742	217.879	1.351.569	1.327.146	1.313.424	6,30	6,15	6,03
SVA der gewerbl. Wirtschaft	142.679	146.445	146.933	883.537	885.055	878.442	6,19	6,04	5,98
SVA der Bauern	103.432	102.139	101.311	734.804	709.008	689.859	7,10	6,94	6,81

[1]) Ohne normal verlaufene Entbindungsfälle und Fälle der Gesundheitsfestigung.

Quelle: Statistisches Handbuch der österreichischen Sozialversicherung.

Abb. 45: Kostensteigerungsraten in landesgesundheitsfondsfinanzierten Krankenanstalten 2003–2012

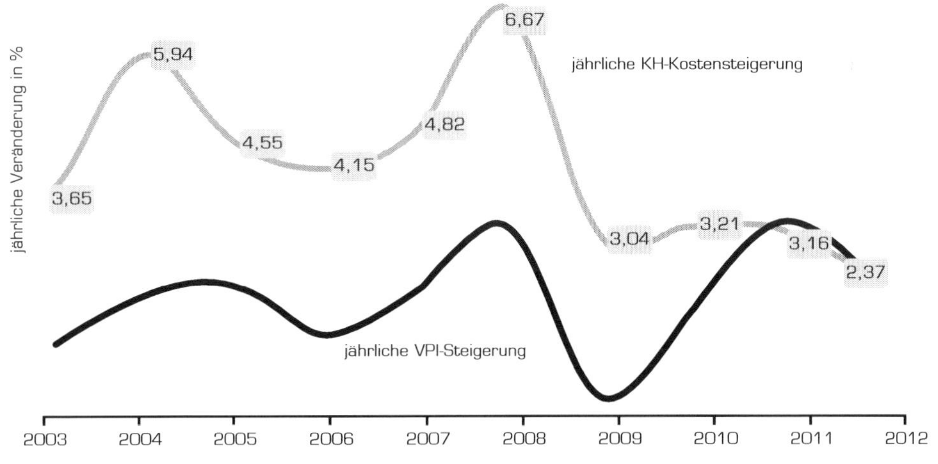

Quelle: Bundesministerium für Gesundheit, 2013.

Abb. 46: Kostenentwicklung in landesgesundheitsfondsfinanzierten Krankenanstalten 2003–2012

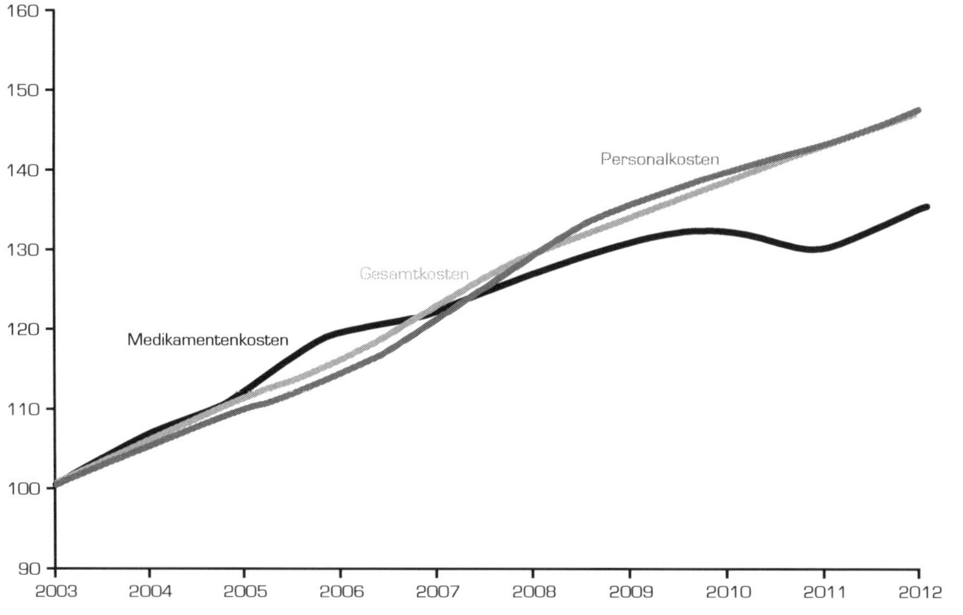

Quelle: Bundesministerium für Gesundheit, 2013.

Nachteil hierbei ist jedoch, dass der eigentliche Aufwand bei der Abrechnung des einzelnen Falles unberücksichtigt bleibt und zu diesem Zeitpunkt auch niemanden interessierte. Eine Verlängerung des Spitalsaufenthaltes führte automatisch zu Mehreinnahmen und damit dauerten Spitalsaufenthalte oftmals aus finanziellen Zwecken länger als notwendig. Andere Alternative war, wie oben bereits beschrieben, eine deutlich angestiegene Wiederaufnahmerate.

Das extreme Gegenteil dazu wäre eine Einzelleistungsverrechnung, wo jede für den Patienten bzw. die Patientin erforderliche Maßnahme einzeln verrechnet wird. Stellt man hier den Vorteil der ausschließlich aufwandsbezogenen Abgeltung den damit verbundenen Nachteilen (wie z.B. hoher administrativer Aufwand und Anreiz, auch medizinisch nicht unbedingt erforderliche Leistungen zu erbringen) gegenüber, so zeigt sich, dass auch diese Form der Abgeltung äußerst kritisch zu beurteilen ist.

Die dritte Möglichkeit ist ein aufwands- oder eben leistungsorientiertes Pauschal-Abgeltungssystem zur Krankenanstaltenfinanzierung. Das Wesen eines solchen Systems ist primär, den Aufwand als abgeltungsrelevant zu qualifizieren, gleichzeitig aber die individuell erforderlichen Aufwendungen zu Gruppen ähnlich gelagerter Aufwendungen zusammenzufassen. Damit zählt nicht mehr der einzelne Aufwand, sondern es werden die typischen Aufwendungen, die mit einem Krankenhausaufenthalt in der zugeordneten Gruppe verbunden sind, pauschal abgerechnet.

7.4.2 Das LKF-System

Der Bund hat sich schon immer an der Finanzierung der öffentlichen und privaten gemeinnützigen Spitäler beteiligt. Beginnend ab dem Jahr 1978 wurde die Spitalsfinanzierung im Rahmen von zeitlich befristeten Verträgen (Artikel 15a B-VG-Vereinbarung, damals immer auf vier Jahre abgeschlossen, erst seit der Verlängerung der Nationalratswahlperiode im Jahr 2008 auf fünf Jahre, wurde auch die Artikel 15a B-VG-Vereinbarung danach auf fünf Jahre abgeschlossen) zwischen dem Bund und allen Bundesländern geregelt. Neben den Regelungen über die Spitalsfinanzierung sollen Gesundheitsprozesse so gestaltet werden, dass Vorsorge, Diagnose, Behandlung, Rehabilitation und Pflege in einer zweckmäßigen Abfolge, von der richtigen Stelle, in angemessener Zeit, mit gesicherter Qualität und mit bestmöglichem Ergebnis erbracht werden. Ebenso sollen die intra- und extramuralen Bereiche für eine gemeinsame Planung und Steuerung im Gesundheitswesen, zur Erhöhung des Verbindlichkeitsgrades in der Gesundheitsplanung und zum Aufbau einer sektorenübergreifenden Finanzierung einbezogen werden. Wesentlich ist ein gleicher und niederschwelliger Zugang zu Leistungen sowie eine hohe Qualität und Effizienz bei der Leistungserbringung.

Die Mittel des Bundes für die Spitalsfinanzierung (Umsatzsteueranteile und sonstige Beiträge) werden auch jetzt durch die neue Gesundheitsreform wie bisher in die Bundesgesundheitsagentur eingezahlt, die auch die in dem jeweils gültigen Vertrag zwischen Bund und Bundesländern vereinbarten Aufgaben wahrzunehmen hat. Zu diesen Aufgaben zählt z.B. die Weiterentwicklung von leistungsorientierten Vergütungssystemen aller Gesundheitsbereiche, auch des Krankenanstaltenfinanzierungssystems. Die Bundesgesundheitsagentur überweist ihre Mittel nach einem vereinbarten Aufteilungsschlüssel wie bisher an die neun Landesgesundheitsfonds in den Bundesländern. Diese werden im Wesentlichen aus den Beiträgen zur sozialen Krankenversicherung, aus Steuermitteln und allfälligen sonstigen Beiträgen der Länder und der Gemeinden sowie aus den Mitteln der Bundesgesundheitsagentur gespeist. Sie finanzieren damit die Fondsspitäler seit dem Jahr 1997 nach dem System der leistungsorientierten Krankenanstaltenfinanzierung (LKF). Ebenso wird auch der PRIKRAF über diese Schiene finanziert.

War bis 1996 ein Pflegetagsvergütungssystem Usus, das darauf beruhte, dass jeder stationäre Spitalsaufenthalt nach der Zahl der Pflegetage mit einem Tagesfixbetrag abgegolten wurde, unabhängig davon, was für den Patienten geleistet wurde, und unabhängig davon, woran der Patient erkrankt war – die Folge waren unnötig lange Aufenthalte bzw. enorme Kostensteigerung – , so ermöglicht das LKF-System auf Basis von leistungsorientierten Diagnosenfallgruppen eine das tatsächliche Leistungsgeschehen berücksichtigende Abrechnung und trägt somit zu einer besseren Kosten- und Leistungsorientiertheit im stationären Krankenhausbereich bei.

Der Bund und die Länder setzten sich im Rahmen der Artikel 15a B-VG-Vereinbarungen der Jahre 2001–2004, 2005–2008 und 2008–2013 und nun auch in der Verlängerung der Art 15a B-VG-Vereinbarung über die Organisation und Finanzierung des Gesundheitswesens neben weiteren Reformen für das Gesundheitswesen insbesondere folgende Ziele:

- höhere Kosten- und Leistungstransparenz
- langfristige Eindämmung der Kostensteigerungsraten
- Optimierung des Ressourceneinsatzes
- kürzere Krankenhausaufenthalte und eine reduzierte Krankenhaushäufigkeit entsprechend den medizinischen Erfordernissen
- Reduzierung unnötiger Mehrfachleistungen
- Entlastung der Krankenhäuser durch medizinisch und gesamtökonomisch gerechtfertigte Verlagerungen von Leistungen in den ambulanten Bereich
- notwendige Strukturveränderungen (u.a. Akutbettenabbau)
- ein bundesweit einheitliches, einfach zu administrierendes Instrumentarium für gesundheitspolitische Planungs- und Steuerungsmaßnahmen
- leichtere Entscheidungsfindung über notwendige Umstrukturierungsmaßnahmen nach betriebswirtschaftlichen Aspekten auf Basis fundierter Datengrundlagen für Krankenhausmanagement und Krankenhauserhalter

„Wesentliche Voraussetzung für die Durchführung und laufende Weiterentwicklung des leistungsorientierten Krankenanstaltenfinanzierungssystems ist die bundesweit einheitliche Diagnosen- und Leistungsdokumentation in den österreichischen Krankenhäusern sowie ein hohes Maß an Datenqualität und Plausibilität der Dokumentation. Seit 1. Jänner 1989 bestand für alle Krankenhäuser Österreichs die Verpflichtung, die Diagnosen der in stationärer Behandlung befindlichen Patienten nach der von der Weltgesundheitsorganisation (WHO) veröffentlichten „Internationalen Klassifikation der Krankheiten (ICD), 9. Revision“ in der vom zuständigen Bundesministerium herausgegebenen Fassung zu erheben. Seit 1. Jänner 2001 sind die Diagnosen auf Basis der 10. Revision des Diagnosenschlüssels ICD zu dokumentieren. Seit 1. Jänner 1997 sind alle Krankenhäuser Österreichs zur Erfassung und Meldung von ausgewählten medizinischen Einzelleistungen auf der Grundlage des vom zuständigen Bundesministerium herausgegebenen Leistungskataloges verpflichtet.

Für die Anwendung ab 1. Jänner 2014 stehen den Krankenhäusern folgende Klassifikationssysteme in einer aktuell gewarteten Version zur Verfügung:

- Diagnosenerfassung nach dem Diagnosenschlüssel ICD-10 BMG 2014
- Leistungserfassung nach dem Leistungskatalog BMG 2014

Der Diagnosenschlüssel und der Leistungskatalog werden vom zuständigen Bundesministerium laufend gewartet und an den aktuellen Stand der medizinischen Wissenschaft angepasst. Die gesetzliche Grundlage für die Diagnosen- und Leistungsdokumentation in Österreichs Spitälern ist seit 1. Jänner 1997 das Bundesgesetz über die Dokumentation im Gesundheitswesen. Die Konkretisierung von Form und Inhalt der zu erstellenden Diagnosen- und Leistungsberichte erfolgt durch Verordnung des/der jeweils zuständigen Bundesministers/Bundesministerin. Zur Sicherstellung der bundeseinheitlichen Durchführung der Diagnosen- und Leistungsdokumentation gibt das zuständige Bundesministerium weiters Richtlinien in Form von zwei Handbüchern heraus. Das Handbuch Organisation und Datenverwaltung enthält u.a. den Inhalt der oben genannten Verordnung, weitere Festlegungen (z.B. Plausibilitätsprüfvorschriften) und Hinweise zur organisatorischen und EDV-technischen Umsetzung dieser Dokumentation. Das Handbuch Medizinische Dokumentation richtet sich an das mit der Diagnosen- und Leistungserfassung primär befasste Krankenhauspersonal und umfasst eine Reihe von Regelungen zum richtigen Gebrauch der zur Codierung vorgeschriebenen Kataloge und Hinweise zur organisatorischen Gestaltung der medizinischen Dokumentation. Die seit 1. Jänner 1997 über die Landesgesundheitsfonds finanzierten Krankenhäuser haben entsprechend den landesrechtlichen Bestimmungen regelmäßig (z.B. monatsweise) Diagnosen- und Leistungsberichte dem Land bzw. dem Landesgesundheitsfonds als Grundlage für die leistungsorientierte Krankenanstaltenfinanzierung vorzulegen."[160]

Der im Rahmen der Diagnosen- und Leistungsdokumentation definierte Basisdatensatz (MBDS – Minimum Basic Data Set) pro stationärem Krankenhausaufenthalt hat folgende notwendige Daten für die Abrechnung der Leistungen zu liefern:

Tab. 78: Diagnosen- und Leistungsbericht

MBDS – Minimum Basic Data Set		
Administrative Daten	**Aufenthaltsbezogene Daten:** – Krankenanstaltennummer – Aufnahmezahl und Aufnahmedatum – Aufnahmearten – Zuweisungsinformationen – aufnehmende Abteilung, Verlegungen – Entlassungsdatum und Entlassungsart	**Patientenbezogene Daten:** – Geburtsdatum – Geschlecht – Staatsbürgerschaft – Hauptwohnsitz – Kostenträger
Medizinische Daten	– Hauptdiagnose (nach ICD-10 BMSG 2001, vierstellig) – beliebig viele Zusatzdiagnosen (nach ICD-10 BMSG 2001, vierstellig) – beliebig viele ausgewählte medizinische Einzelleistungen (nach Leistungskatalog BMG 2012)	
LKF-Daten	Diese Daten sind in den Diagnosen und Leistungsbericht an den Landesgesundheitsfonds nur dann aufzunehmen, wenn die entsprechende Landesregelung dies ausdrücklich vorsieht: – Gruppe/Knoten der LDF (= leistungsorientierte Diagnosenfallgruppe) – Punkte LDF-Pauschale – Punkte für Belagsdauerausreißer nach unten – Zusatzpunkte für Belagsdauerausreißer nach oben – Zusatzpunkte für Intensivbetreuung – Zusatzpunkte bei Mehrfachleistungen – Punkte spezieller Bereiche (z.B. Akutgeriatrie/Remobilisation) – Punkte total	

Quelle: Bundesministerium für Gesundheit, LKF-Systembeschreibung 2012.

[160] Bundesministerium für Gesundheit, LKF Systembeschreibung 2014.

Wesentlich bei der Codierung (= Das Melden der Daten) ist die Vollständigkeit, Detailliertheit, Überprüfbarkeit, Nachvollziehbarkeit und Richtigkeit der Daten. Zusätzlich liefern diese Daten eine Informationsbasis für die Darstellung, Analyse und Planung des Leistungsgeschehens im Gesundheitswesen. Während davon auszugehen ist, dass die Dokumentation der administrativen Daten einen in Organisation und Ablauf relativ einfachen und somit nahezu fehlerfreien Prozess darstellt, ist die Dokumentation der medizinischen Daten aufgrund der Vielschichtigkeit des Erfassungs- und Übermittlungsprozesses fehleranfällig. Daher ist es unbedingt erforderlich, diese Daten vor ihrer Weiterverwendung als Grundlage für die leistungsorientierte Finanzierung auf ihre Qualität und Plausibilität zu überprüfen. Dies soll einerseits mittels händischer Überprüfung der Dokumentation durch Fachleute, andererseits durch Anwendung von automatisierten Prüfroutinen geschehen.

7.4.2.1 LKF-Kernbereich

Tab. 79: System der leistungsorientierten Krankenanstaltenfinanzierung

LKF-System	
Bundesweit einheitlicher LKF-KERNBEREICH	Bepunktung des stationären Krankenhausaufenthalts auf Basis der leistungsorientierten Diagnosenfallgruppen (LDF) inkl. aller speziellen Bepunktungsregelungen
Länderweise gestaltbarer LKF-STEUERUNGSBEREICH	Die leistungsorientierte Mittelzuteilung aus den Landesgesundheitsfonds an die Träger der Krankenanstalten kann im Rahmen des LKF-Steuerungsbereiches auf besondere Versorgungsfunktionen bestimmter Krankenanstalten Rücksicht nehmen.

Quelle: Bundesministerium für Gesundheit, LKF-Systembeschreibung 2012.

Das LKF-System besteht aus einem bundesweit einheitlich gestalteten Kernbereich und einem landesspezifisch festzulegenden Teil, dem sogenannten Steuerungsbereich.

Der LKF-Kernbereich ist österreichweit einheitlich gestaltet und bepunktet. Die Bepunktung des stationären Krankenhausaufenthalts wird nach bundeseinheitlichen leistungsorientierten Diagnosenfallgruppen (LDF) inklusive aller speziellen Bepunktungsregelungen vorgenommen. Die Ermittlung der Punkte (LDF-Pauschalen) erfolgt auf Basis von stationären Aufenthalten und kalkulierten Kosten in Referenzspitälern. Es wird laufend weiterentwickelt und hat im Rahmen der derzeit gütligen Artikel 15a B-VG-Vereinbarung über die Organisation und Finanzierung des Gesundheitswesens folgende Schwerpunkte:

- Kalkulationen aller Leistungen und Gewichtung der Tageskomponenten in den Fallpauschalen
- Vollständige Evaluierung und Homogenitätsprüfung aller Fallpauschalen
- Aktualisierung aller Belagsdauerwerte im Modell
- Weiterentwicklung des Tagesklinikmodells
- Umstellung auf neue Systematik des Leistungskatalogs

- Adaptierung der Zuschlagsregeln für Mehrfachleistungen
- Integration weiterer Datenplausibilitätsprüfungen in das Abrechnungsprogramm

Für die Bildung der einzelnen LDF wurde ein Baumbildungsalgorithmus mit drei Stufen angewandt, in dem medizinische, ökonomische und statistische Kriterien miteinbezogen wurden. Im ersten Schritt wurde das Gesamtpatientenkollektiv der Referenzspitäler in ein auf ausgewählten medizinischen Einzelleistungen (MEL) basierendes und ein durch die Hauptdiagnosen (HDG) bestimmtes Kollektiv unterteilt. In einem zweiten Differenzierungsschritt wurden aus den medizinischen Einzelleistungen 208 Medizinische Einzel-Leistungs-Gruppen (MEL-Gruppen) und aus den Diagnosen 219 Hauptdiagnosen-Gruppen (HDG-Gruppen) gebildet, vorwiegend nach Kriterien der Leistungshomogenität und einer inneren medizinischen Zusammengehörigkeit der Leistungen bzw. Hauptdiagnosen sowie auf Kostenhomogenität nach statistisch signifikanten Gruppen.

Abb. 47: Ausgewählte medizinische Einzelleistungen

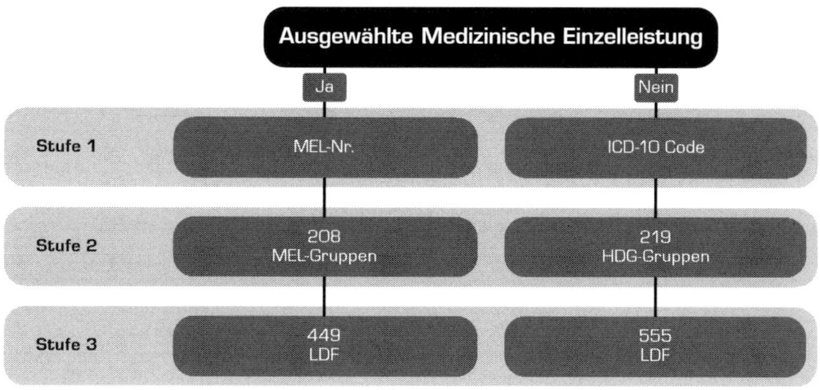

Quelle: : Bundesministerium für Gesundheit, LKF-Modellbeschreibung 2014.

Schließlich wurden auf Basis unten stehender Gliederungsmerkmale sowohl im Bereich der MEL-Gruppen als auch im Bereich der HDG-Gruppen leistungsorientierte Diagnosenfallgruppen gebildet. Insgesamt stehen im LKF-Modell 2012 1004 leistungsorientierte Diagnosenfallgruppen zur Verfügung, bei den MEL-Gruppen 449 leistungsorientierte Diagnosenfallgruppen (LDF) und bei den HDG-Gruppen 555 LDF.

Die Punkte je LDF (LDF-Pauschale) wurden durch einen mittleren Wert (Median) der kalkulierten Kosten aller in einer LDF enthaltenen Patienten definiert. Jede LDF-Pauschale besteht aus einer Leistungskomponente und einer Tageskomponente. Die Leistungskomponente basiert auf den in den Referenzspitälern kalkulierten direkt den Patienten/Patientinnen als medizinische Einzelleistung zugeordneten Kosten (z.B. Personalkosten für das OP-Team und Kosten für medizinische Verbrauchsgüter bei einer Operation).

Tab. 80: Typen von Gliederungsmerkmalen

Merkmal	Beschreibung
SPEZMEL	Spezielle medizinische Einzelleistung
LGR01	Leistungsgruppe 01
...	...
LGR84	Leistungsgruppe 84
SPEZHDG	Spezielle Hauptdiagnose (3-stellig)
SPEZHDG4	Spezielle Hauptdiagnose (4-stellig)
SPEZDG	Spezielle Haupt- oder Zusatzdiagnose (3-stellig)
SPEZDG4	Spezielle Haupt- oder Zusatzdiagnose (4-stellig)
ALTER	Alter des Patienten/der Patientin
AGR01	Abteilungsgruppe 01 (psychiatrische Stationen)
AGR02	Abteilungsgruppe 02 (psychiatrische Stationen, Vollversorgung)
DGR01	Diagnosengruppe 01 (Haupt- oder Zusatzdiagnosen)
HGR01	Hauptdiagnosengruppe 01
...	...
HGR58	Hauptdiagnosengruppe 58

Quelle: Bundesministerium für Gesundheit, LKF-Modellbeschreibung 2012.

Nicht direkt einzelnen Leistungen zugeordnete Kosten sind mit Ausnahme der Kosten von Intensiveinrichtungen in der belagsdauerabhängigen Tageskomponente zusammengefasst. Zur besseren Differenzierung nach Alter, Schweregrad wurde die Tageskomponente mit den durchschnittlichen Gewichten aus der Erhebung des Pflegeaufwands (PPR – Pflegepersonalregelung) bewertet. Für die zusätzlichen Kosten auf Intensivstationen wurden eigene Intensivzuschläge pro Tag ermittelt.

Die LDF-Pauschale gilt innerhalb des für diese Pauschale definierten Belagsdauerintervalls. Dazu wurden je LDF eine Belagsdaueruntergrenze, ein Belagsdauermittelwert und eine Belagsdauerobergrenze ermittelt und jährlich aktualisiert. Diese Grenzen wurden für die MEL-Gruppen aus den stationären Aufenthalten innerhalb eines 80%igen Belagsdauerintervalls aller Aufenthalte und für die HDG-Gruppen innerhalb eines 60%igen Belagsdauerintervalls aller Aufenthalte berechnet. Als weiteres Kriterium wurde festgelegt, dass in HDG-Gruppen die Belagsdauerober- und -untergrenzen höchstens +/- 50% vom Belagsdauermittelwert abweichen dürfen (für psychiatrischen Gruppen (HDG20) höchstens + 30% über dem jeweiligen Belagsdauermittelwert). Für MEL-Gruppen wurde die Belagsdaueruntergrenze auf 30% des Belagsdauermittelwerts gesenkt, um die Nutzung von Möglichkeiten zur Belagsdauerverkürzung stärker zu fördern. Für Patienten, deren Belagsdauer kürzer ist als die Belagsdaueruntergrenze ihrer Fallgruppe, wird eine reduzierte LDF-Pauschale entsprechend der tatsächlichen Belagsdauer errechnet. Bei Überschreitungen der Belagsdauerobergrenze wird ein degressiver Punktezuschlag je zusätzlichen Tag berechnet. Das bedeutet, dass es für jeden zusätzlichen Tag zwar Einnahmen für die Spitäler gibt, diese jedoch von Tag zu Tag geringer werden und sich damit die Möglichkeit bietet, dass bei einem konkreten Fall ab einem bestimmten Zeitpunkt die entstehenden Kosten die Erlöse überschreiten. Ab dem Modell 2011 wird bei Aktualisierungen von Belagsdauerwerten in den Fallpauschalen die Tageskomponente (TK) nach einer neuen Methode angepasst. Durch das neue Berechnungsmodell sollen nur die wegfallenden bzw. zusätzlichen variablen Kosten je Belagstag berücksichtigt werden und die fixen Kosten unverändert bleiben. Während die bisher angewandte Methode einer linearen Anpassung der Tageskomponente in Relation zur Veränderung der mittleren Belagsdauer entsprach, fördert die reduzierte Anpassung der TK die Senkung der durchschnittlichen Belagsdauer bzw. setzt keine Anreize zur Erhöhung der durchschnittlichen Belagsdauer.

Abb. 48: Codierung einer Medizinischen Einzelleistung am Beispiel MEL 06.01 Appendektomie

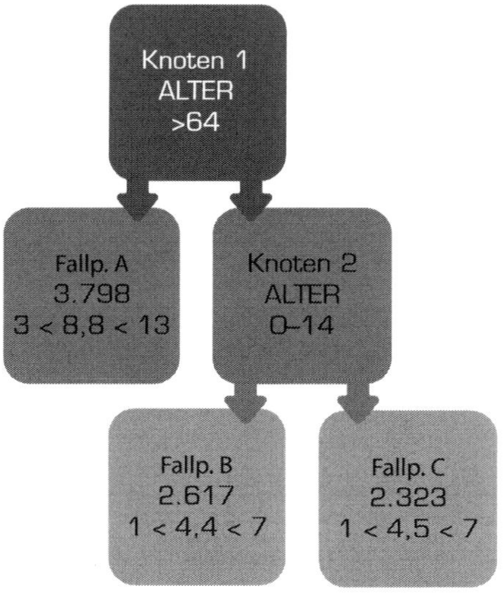

Knoten 1
- Splitmerkmal für Fallpauschale A: Alter
- Splitbedingung für Fallpauschale A: >64, sonst Knoten 2

Fallpauschale A
LDFP: 3.798, TK: 2.905, LK: 893
BD-Zuschlag (Min): 165, Leistungszuschlag: 330
Belagsdaueruntergrenze: 3
Belagsdauermittelwert: 8,8
Belagsdauerobergrenze: 13

Knoten 2
- Splitmerkmal für Fallpauschale B: Alter
- Splitbedingung für Fallpauschale B: 0–14, sonst Fallp. C

Fallpauschale B
LDFP: 2.617, TK: 1.816, LK: 801
BD-Zuschlag (Min): 206, Leistungszuschlag: 340
Belagsdaueruntergrenze: 1
Belagsdauermittelwert: 4,4
Belagsdauerobergrenze: 7

Fallpauschale C
LDFP: 2.323, TK: 1.454, LK: 869
BD-Zuschlag (Min): 162, Leistungszuschlag: 379
Belagsdaueruntergrenze: 1
Belagsdauermittelwert: 4,5
Belagsdauerobergrenze: 7

Quelle: Eigene Darstellung mit Daten aus dem Modell 2014.

Damit ist klargestellt, dass Krankenanstalten danach trachten müssen, die Patienten in der optimalen Belagsdauer im Krankenhaus zu behalten, um das Optimum an Punkten zu bekommen. Dies hängt naturgemäß immer vom Patienten ab und wird nicht immer möglich sein. Erfahrungsgemäß befindet sich die optimale Verweildauer zwischen Untergrenze und Mittelwert in Richtung des Mittelwertes.

Die Bepunktungsregeln für den tagesklinischen Bereich wurden seit 2009 weiterentwickelt. Tagesklinische Leistungen liegen dann vor, wenn ausgewählte operative und ausgewählte nichtoperative stationäre medizinische Einzelleistungen innerhalb von 12 Stunden erbracht werden können, für die Patienten ein systemisiertes Bett verwendet wird, wobei Betten der Tagesklinik als systemisierte Betten gelten, die zu erbringende Leistung dem gültigen tagesklinischen Leistungskatalog entstammt und die pflegerische und ambulante oder stationäre medizinische Nachsorge gewährleistet ist. Die Abrechnung von tagesklinischen Leistungen ist von der jeweiligen Gesundheitsplattform zu genehmigen, wobei nur die Leistungen aus dem Tagesklinikkatalog abrechenbar sind, eine Aufnahme nur bei Anstaltsbedürftigkeit erfolgen kann und pro tagesklinischem Bett auch mehrere Patienten pro Tag behandelt und abgerechnet werden dürfen. Bei Vorliegen dieser Voraussetzungen wird ein tagesklinischer Fall (Aufnahme und Entlassung am selben Tag) mit einer genehmigten Leistungsposition aus dem tagesklinischen Katalog entsprechend der LKF-Bepunktungsregel für 1-Tagesfälle in der jeweils entsprechenden Fallpauschale abgerechnet. Alle Fälle mit Aufnahme und Entlassung am selben Tag und Entlassungsart „S" oder „T" (Sterbefälle, Transferierungen) werden unverändert nach den bestehenden LKF-Bepunktungsregeln für Belagsdauerausreißer nach unten abgerechnet. Fälle auf Sonderbereichen mit tageweiser Finanzierung (z.B. Remobilisation/Nachsorge, Akutgeriatrie/Remobilisation, Akut-Nachbehandlung von neurologischen Patienten/Patientinnen, Kinder- und Jugendpsychiatrie mit speziellen Behandlungsformen sowie palliativmedizinische Einheiten) werden nach den jeweiligen Bepunktungsregeln abgerechnet. Fälle der MEL-Gruppe 22.xx (Onkologische Therapien) werden nach den bestehenden LKF-Bepunktungsregeln für Belagsdauerausreißer nach unten abgerechnet. Alle anderen Fälle mit Aufnahme und Entlassung am selben Tag erhalten die volle Leistungs-Komponente und 5% von der Tages-Komponente, die nach den LKF-Bepunktungsregeln für Belagsdauerausreißer nach unten berechnet wird.

Die Einstufung der Intensivbehandlungseinheiten hat generell auf Grundlage der Ergebnisse der Intensivdokumentation (TISS-28-Punkte) in 3 Intensivstufen sowie einer Intensivüberwachungseinheit zu erfolgen. Ab Entlassungsdatum 1. 1. 2014 ist das aktualisierte Dokumentationssystem für die Intensivmedizin mit TISS-A und SAPS3 Grundlage der Dokumentation. Unter TISS (Therapeutic Intervention Scoring System) versteht man das Scoring im Intensivbereich. Der TISS-28 erfasst über therapeutische, diagnostische und pflegerische Maßnahmen den Zustand des Patienten. Die im TISS enthaltenen 28 Maßnahmen nennt man auch „Items". Genaugenommen sind es nur 23 verschiedene Items, von denen 5 in ihrer Intensität zusätzlich abgestuft sind (z.B. Verbandswechsel: keiner/Routine/häufig). Jedes Item wird mit einem Punktwert versehen, und die Summe dieser Punkte ergibt den eigentlichen TISS-28-Wert. Die für die Einstufung von „Intensiveinheiten" (Intensivüberwachungs- und Intensivbehandlungseinheiten) bestehenden Voraussetzungen bleiben weiterhin gültig:

- Vorliegen einer sanitätsbehördlichen Bewilligung
- Führen einer klar abgegrenzten Kostenstelle
- Vorliegen einer Mindestpersonalausstattung
- Anerkennung der Einstufung durch die Landeskommission

Wesentlicher Bestandteil des LKF-Intensiveinstufungsmodells ist der Korrekturfaktor, bei der Intensivüberwachungseinheit der Auslastungsfaktor. Dieser wird individuell pro Intensivstation berechnet und soll eine bedarfsgerechte Nutzung der Intensivstationen sicherstellen. Als Intensivtage im engeren Sinn werden alle im TISS dokumentierten Tage mit mindestens 16 TISS-28-Punkten definiert. Mit diesen Intensivtagen wird der erforderliche Mindest-Bettenbedarf unter Berücksichtigung einer SOLL-Auslastung von 70% ermittelt. Aus Letzterer und den systemisierten Betten wird der Korrekturfaktor errechnet, mit dem die Tagespauschale der jeweiligen Intensivstufe gewichtet wird. Der Korrekturfaktor wird nach oben mit maximal 1,2 begrenzt.

Beispiel[161]:

(systemisierte) Intensivbetten: 8
1000 dokumentierte Tage mit TISS-28 < 16 Punkte
1500 Intensivtage mit TISS-28-Mittelwert 23 Punkte (= Stufe I mit 640 Punkten)
durchschnittlich belegte Betten: 2500/365 = 6,8 Betten
erforderliche Mindest-Bettenzahl: 1500/365 = 4,1 Betten
SOLL-Bettenzahl bei Auslastung 70% = 4,1/0,7 = 5,9
Korrekturfaktor: 5,9/8 (syst.) Betten = 0,74
tatsächliche Punkte je Belagstag: 640 × 0,74 = 474

Tab. 81: Kriterien für die Einstufung von Intensiveinheiten

Kriterien	Intensivüberwachungseinheiten	Intensivbehandlungseinheiten		
		Stufe I	Stufe II	Stufe III
Mittelwert der TISS-28-Punkte	keine	≥22	≥27	≥32
DGKP/system. Bett	≥1,5:1	≥2,0:1	≥2,5:1	≥3,0:1
Anerkennung durch die Landesgesundheitsplattform bzw. den PRIKRAF	ja	ja	ja	ja
Mindestbettenzahl, systemisiert	4	6	6	6
Korrekturfaktor	Auslastungsfaktor	ja	ja	ja
Verpflichtende Intensiv-Dokumentation	optional	TISS-A, SAPS3	TISS-A, SAPS3	TISS-A, SAPS3
Zusatzpunkte pro Tag	**386**	**640**	**932**	**1.487**

Quelle: Bundesministerium für Gesundheit, LKF-Modellbeschreibung 2012.

[161] Vgl. dazu: Bundesministerium für Gesundheit, LKF Modellbeschreibung 2014.

Bei der Bepunktung der stationären Krankenhausaufenthalte sind aufgrund der Art der Aufnahme drei verschiedene Möglichkeiten in Bezug auf die weitere Bepunktung zu differenzieren. Für folgende Bereiche gibt es spezielle Bepunktungsregelungen (hier wurden beispielhaft Tagesklinik und Intensivbehandlung für Erwachsene angerissen), für die jedoch seitens der Gesundheitsfonds der Länder Detailregeln (aus dem LKF-Bereich und den Strukturqualitätskriterien des Österreichischen Strukturplanes Gesundheit) zu erlassen sind:

- Belagsdauerausreißer nach oben und unten
- Medizinische Einzelleistungen in der Tagesklinik
- Intensivbereich (Erwachsene, Kinder)
- Akutgeriatrie/Remobilisation inkl. tagesklinische Behandlung (AG/R)
- Remobilisation/Nachsorge (RNS)
- Palliativmedizinische Einrichtungen
- Einrichtungen zur Akut-Behandlung neurologischer Patienten
- Leistungen in der Kinder- und Jugendneuropsychiatrie (KJNP)
- Diverse Leistungen in Psychiatrischen Einheiten inkl. tagesklinischen und tagesstrukturierenden Behandlungen
- Einheiten für Schwerpunkt für Psychosomatik und Psychotherapie
- Stroke Units
- Einrichtungen zur Alkohol- und Drogenentwöhnung

Bund und Länder haben sich nach Jahren ständiger Weiterentwicklung des LKF-Systems darauf geeinigt, das Modell im Kernbereich über mehrere Jahre unverändert zu belassen. Dadurch sollen die Entwicklungen im Spitalsbereich verbessert und Analysen transparenter gemacht werden. Wesentlich erscheint eine leistungsorientierte Abgeltung im ambulanten Bereich. Dieser gemeinsame Katalog wurde seit 2010 in den Pilotbundesländern Niederösterreich, Oberösterreich, Vorarlberg und Steiermark in Pilotprojekten sowohl für den spitalsambulanten Bereich als auch für den niedergelassenen Bereich und selbstständige Institute erprobt. Die Datenmeldung aus den Spitalsambulanzen erfolgte im Wege der Landesgesundheitsfonds. Die Datenbereitstellungen für den extramuralen Gesundheitssektor seitens der Sozialversicherungsträger erfolgten im Wege des Hauptverbands der österreichischen Sozialversicherungsträger. Als Weiterentwicklung des medizinischen Leistungskatalogs wurde nach erfolgreichen Praxistests in Pilotprojekten die Entwicklung des Katalogs ambulanter Leistungen (KAL) abgeschlossen. Ab 2014 wird der KAL als Basis für das Berichtswesen über das Leistungsgeschehen im gesamten ambulanten Bereich österreichweit eingeführt.

Die für den ambulanten Bereich ergänzten Leistungspositionen können auch im stationären Bereich dokumentiert werden. Für den ambulanten Bereich sind alle erbrachten Leistungen aus dem vom BMG herausgegebenen Gesamt-Leistungskatalog verpflichtend zu dokumentieren und für den spitalsambulanten Bereich im Wege der Landesgesundheitsfonds an das BMG zu melden.

Für den extramuralen Bereich wird die Datenmeldung aus den Honorarkatalogen der einzelnen Krankenversicherungsträger auf den KAL übergeleitet und im Wege des Hauptverbands der SV-Träger an das BMG übermittelt. Die personenbezogenen Daten aus dem ambulanten Bereich sind ab dem Berichtsjahr 2014 in pseudonymisierter Form zu melden.

7.4.2.2 Der LKF-Steuerungsbereich

Der LKF-Steuerungsbereich ist länderweise gestaltbar und ermöglicht bei der Anwendung des LKF-Systems, auf besondere Versorgungsfunktionen bestimmter Krankenanstalten in einem Bundesland Rücksicht zu nehmen, wobei bei der Zuordnung zu den Versorgungsstufen auch die Versorgungsfunktionen einzelner Abteilungen entsprechend ihrer Anzahl und Struktur zu berücksichtigen sind. Als besondere Versorgungsfunktionen im Rahmen der LKF-Abrechnung gelten:

- Zentralversorgung
- Schwerpunktversorgung
- Krankenanstalten mit speziellen fachlichen Versorgungsfunktionen
- Krankenanstalten mit speziellen regionalen Versorgungsfunktionen

Tab. 82: Gestaltung der Krankenhausfinanzierung nach Bundesländern

	Fondsname	Kernbereich/ Steuerungs-bereich	Betriebsabgang	Ambulanzen	Diverses
Wien	Wiener Gesundheitsfonds – WGF	0%/100%; wobei pro KA ein spezieller Gewichtungsfaktor vorliegt	Zuschuss durch Gemeinde Wien	valorisierte Pauschale und jährliche Anpassung	Gesamte Fondsmittel 2011: € 2,503 Mrd.; Abgang € 745 Mio.
Niederösterreich	NÖGUS – niederösterreichischer Gesundheits- und Sozialfonds	100%/0%	Mittel im Fonds, die dafür verwendet werden, nicht extra ausgewiesen	leistungsbezogene Abrechnung; Zuschuss: € 108 Mio. entsprechen 5,26% der Fondsmittel	Gesamte Fondsmittel 2014: € 1,918 Mrd., davon rund € 49 Mio. Strukturmittel
Oberösterreich	Oberösterreichischer Gesundheitsfonds	100%/0%	Land und Gemeinden im Verhältnis 60 zu 40 entsprechen € 717 Mio. (38,05% der Fondsmittel)	valorisierte Pauschale € 107 Mio.	Gesamte Fondsmittel 2012: € 1,883 Mrd., davon rund € 24 Mio. Strukturmittel
Burgenland	Burgenländischer Gesundheitsfonds – BURGEF	100%/0%	Mittel im Fonds, die dafür verwendet werden, nicht extra ausgewiesen	keine spezielle Abgeltung	
Steiermark	Gesundheitsfonds Steiermark	0%/100% Gewichtung: Univ. Klink Graz: 1,3; LKH Leoben und LKH Bruck/Mur: 1,05; Rest: 1,0	wird durch Land getragen; € 397 Mio. entsprechen 29,3% der Fondsmittel	valorisierte pauschale Abgeltung; € 57,4 Mio. entsprechen 4,2% der Fondsmittel	Gesamte Fondsmittel 2012: € 1,353 Mrd., davon 15,6 Mio. Strukturmittel

Tab. 82: Gestaltung der Krankenhausfinanzierung nach Bundesländern (Fortsetzung)

	Fondsname	Kernbereich/ Steuerungsbereich	Betriebsabgang	Ambulanzen	Diverses
Kärnten	Kärntner Gesundheitsfonds – KGF	0%/100% Gewichtung: LKH Klagenfurt: 1,2; LKH Villach: 1,1; Rest: 1,0	Land und Gemeinden im Verhältnis 70 zu 30 entsprechen € 281 Mio. (38% der Fondsmittel); in den konfessionellen 2% Rechtsträgeranteil	valorisierte Pauschale rund € 61 Mio.	Gesamte Fondsmittel 2012: € 742 Mio., davon 7,3 Mio. Strukturmittel
Salzburg	Salzburger Gesundheitsfonds – SAGES	Verteilung nach Finanzierungsbedarf	Land und Gemeinden im Verhältnis 60 zu 40, Rest durch Träger abzugelten	valorisierte Pauschale gemäß § 8 AGES-Gesetz; € 45 Mio.	Gesamt Fondsmittel 2013: € 692 Mio., davon 8 Mio. Strukturmittel
Tirol	Tiroler Gesundheitsfonds – TGF	70%/30% Gewichtung: LKH Innsbruck: 1,2; Rest: 1,0	durch das Land getragen: € 62 Mio.	leistungs- und frequenzbezogene Abrechnung; € 83 Mio. im Fonds entsprechen 9,72% der Fondsmittel	Gesamte Fondsmittel 2014: € 857 Mio., davon 11,3 Mio. Strukturmittel
Vorarlberg	Gesundheitsfonds des Landes Vorarlberg	0%/100% Gewichtung: KH Feldkirch: 1,07; KH Bregenz und KH Dornbirn: 1,02; Rest: 1,0	Mittel im Fonds, die dafür verwendet werden, nicht extra ausgewiesen	valorisierte Pauschale (an Vorjahren orientiert); € 40,2 Mio. entsprechen 10,5% der Fondsmittel	Gesamte Fondsmittel 2012: € 382 Mio., davon 342 Mio. Strukturmittel

Quelle: Tätigkeitsberichte der jeweiligen Gesundheitsplattformen, soweit vorhanden. Werte aus 2012, außer NÖ und Tirol, Salburg 2013, Wien 2011; zu Burgenland keine Daten vorhanden Abfragedatum: 10. 5. 2014, Quellen: Wien: www.wien.gv.at/gesundheit/einrichtungen/gesundheitsfonds; NÖ: www.noegus.at; OÖ: www.ope.gesundheitsfonds.at; Burgenland: www.burgef.at; Steiermark: www.gesundheitsfonds; steiermark.at; Kärnten: www.kgf.ktn.gv.at; Salzburg: www.salzburg.gv.at/sages; Tirol: www.tirol.gv.at; Vorarlberg: www.vorarlberg.at/landesgesundheitsfonds

Zwischen den Bundesländern gibt es teils erhebliche Unterschiede hinsichtlich der Kriterien zur Verteilung der budgetierten Mittel an die Krankenanstalten (Kern- bzw. Steuerungsbereich), der Bettendichte, des Ambulanzbereiches, der Höhe der Investitionen sowie den Kosten für akutstationäre Versorgung und der Betriebsabgänge in den Krankenanstalten. Mit Hilfe des länderweise gestaltbaren Steuerungsbereiches entwickelten sich über die Zeit unterschiedliche Honorierungsmodelle. Ein näherer Blick auf die einzelnen Ländermodelle offenbart zwar keine gravierende Änderung gegenüber 1997, aber doch eine Verschiebung einzelner Akzente. In manchen Bundesländern wurden Gewichtungsfaktoren geändert, in anderen werden dem Kern- und Steuerungsbereich nach wie vor keine festen Anteile der Finanzmittel zugeteilt, sondern der Steuerungsaspekt wird durch eine – länderweise unterschiedlich geregelte – Gewichtung der LDF-Punkte erzielt. Nähere Details finden sich unter den angeführten Links.

Abb. 49: Zuordnungs- und Bepunktungsregeln im LKF-Modell 2014

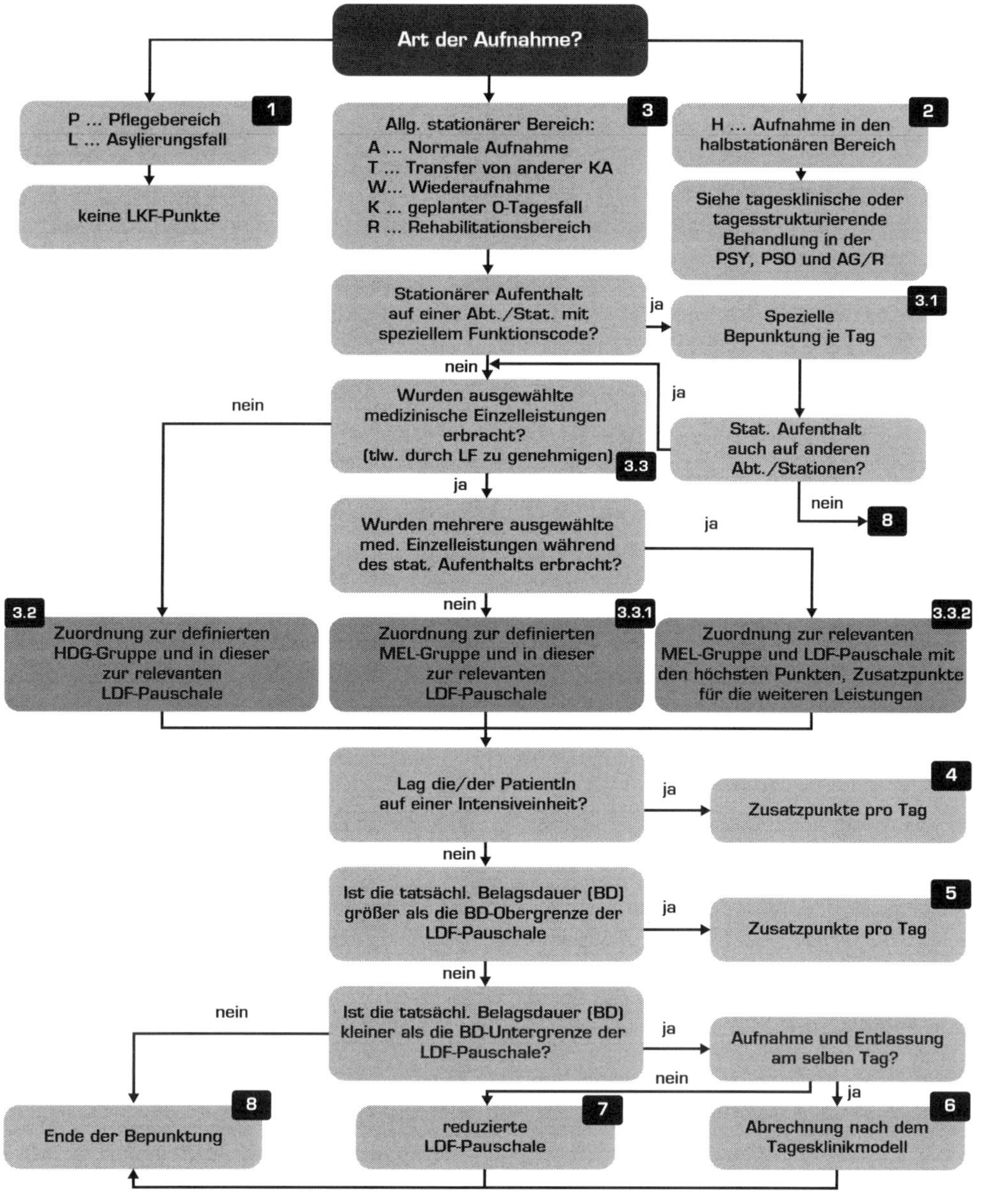

Quelle: Bundesministerium für Gesundheit, LKF-Modellbeschreibung 2014.

Das LKF-System soll ein einfaches, transparentes und somit auch leicht zu administrierendes Finanzierungssystem sein, welches dennoch Anreize zu Sparsamkeit und wirtschaftlichem Verhalten der Krankenanstalten setzen soll. Leider wurde jedoch nur der stationäre Bereich vollkommen neu geregelt, was Entwicklungen zum Ziel hatte, die so nicht geplant waren. War es vor 1997 Ziel, pauschalierte Pflegetage zu maximieren, so gilt dies nun für einen maximalen Anstieg der Fallzahlen bei gleichzeitigem Sinken der Verweildauer. Dies hat zur Folge, dass vermehrt Patienten aufgenommen werden, deren Aufnahme nicht unbedingt nötig wäre, nur um die Fallzahlen zu steigern und damit LKF-Punkte zu lukrieren. Da dieses Phänomen jedoch von allen Spitälern praktiziert wird, verringert sich der Punktewert pro LKF-Punkt, da die Einnahmen nicht in dieser Menge wie die Punkte gesteigert werden. Daher können Spitäler, wenn sie nicht wie andere Krankenanstalten ebenso Punkte steigern, ihren prozentuellen Anteil am „Geldkuchen" verlieren und deutlich weniger Einnahmen verbuchen.

Dies hat zur Folge, dass die Abgangsdeckung der Länder immer höher wird. Die Bundesländer in ihrer Gestaltungskompetenz in diesem Bereich sind gut darin beraten, die bundeslandspezifischen Ausprägungen so zu gestalten, dass der „Wettstreit" zwischen den Fonds-Krankenanstalten um jeden LKF-Punkt keine ausufernden Dimensionen annimmt. Dies bedingt dann in weiterer Folge den Aufbau entsprechend aufwändiger Kontroll- und Prüfstrukturen und ist klarerweise mit steigenden administrativen Kosten verbunden. In der oben angesprochenen Länderkompetenz und der damit verbundenen Gestaltungsfreiheit liegt ein weiterer Kritikpunkt am LKF-System. In der Ausnutzung dieser Option ist es den einzelnen Bundesländern mehr oder weniger gelungen, in Österreich neun unterschiedliche Formen der LKF auszuprägen.

Diese Variantenvielfalt ermöglicht den Bundesländern zwar eine vermeintlich ideale Anpassung des Kernkonzeptes an spezifische Gegebenheiten in der Versorgungsstruktur, erschwert aber im unmittelbaren Vergleich der Bundesländer jede Analyse und damit verbundene Aussage über unterschiedliche Entwicklungen. Eine Annäherung der unterschiedlichen LKF-Versionen wäre hier wünschenswert. Ziel müsste es weiters sein, über eine Nahtstelle hinweg Versorgungswege in den extramuralen Bereich zu gestalten und auch entsprechend dokumentiert gleichwertig abzurechnen. Ein entscheidender Erfolgsfaktor ist in diesem Zusammenhang mit Sicherheit, ob es gelingt, die beiden großen „Finanzierungstöpfe" des Gesundheitswesens zu einen und diesen gesamten „Finanztopf" dann entsprechend leistungsorientiert zu verteilen. Ein erster – wenn auch kleiner Schritt – in diese Richtung ist mit der Einrichtung der Reformpools bereits getan, es bleibt zu hoffen, dass noch weitere entsprechende Schritte folgen.

Um das LKF-System weiter zu verbessern, könnten bspw. folgende Maßnahmen angedacht werden:

- Höhere Transparenz, Case-Mix des Krankenhauses wird bekannt.

- „Zielkosten" je Fallgruppe sind bekannt, dadurch kann es zu einer Kostenoptimierung kommen, aber auch Kostenshifting ist möglich. Dies hätte zur Folge, dass teurere Patienten in dafür vorgesehene Spitäler überstellt werden.
- Verkürzung der Verweildauer hat zum Teil den Nachteil eines Drehtüreffektes. Ein Aufbau extramuraler Pflegestrukturen wäre notwendig. Die freiwerdenden Bettenressourcen werden derzeit meist nicht abgebaut, sondern durch neue Fälle belegt, was aufgrund der teuren Initialtherapien das System verteuert.
- Weiterentwicklung durch Substitution stationärer Aufenthalte durch ambulante oder tagesklinische Behandlungen. Es muss jedoch dafür Sorge getragen werden, dass ambulante und tagesklinische Leistungen auch im Rahmen des LKF-Systems besser abgerechnet werden.
- Die Sozialversicherung hat wegen der Deckelung der KH-Kosten ein Interesse, dass möglichst viele Leistungen im Krankenhaus erbracht werden (z.B. ambulante Dialyse), auch dies müsste mittels besserer Abrechenbarkeit gelöst werden.
- Verlagerung präoperativer Leistungen in den extramuralen Bereich bei gleichzeitiger Gegenbewegung des niedergelassenen Bereiches.
- Eine Strukturbereinigung, die durch das LKF-System ausgelöst wurde, wird aufgrund politischer Ziele verhindert.
- Eine noch bessere begleitende Qualitätssicherung (nicht nur Datenqualität) ist erforderlich.
- Das LKF sollte nicht nur eine Steuerung der Finanzierungsmittel sein, sondern muss von einer Leistungsprogrammplanung zur Verhinderung von Doppelgleisigkeiten und den damit vermeidbaren Kosten, zur Sicherstellung der Leistungsqualität (Mindestfrequenzen) und zur Definition von nicht zu erbringenden Leistungen begleitet werden.
- Des Weiteren muss das Schnittstellenmanagement zum extramuralen Bereich verbessert werden. Der Hausarzt sollte als Gatekeeper und Hauptansprechpartner der PatientInnen fungieren.

Nach bisher umfangreichen Weiterentwicklungen des LKF-Systems haben sich der Bund und die Bundesländer im Rahmen der Vereinbarung gemäß Artikel 15a B-VG über die Organisation und Finanzierung des Gesundheitswesens darauf geeinigt, dass das LKF-Modell im Kernbereich – abgesehen von aus medizinischer und ökonomischer Sicht notwendigen Wartungsmaßnahmen – grundsätzlich über mehrere Jahre unverändert bleiben soll. Diese

Entscheidung wird die Analysemöglichkeiten von Entwicklungen im Spitalsbereich verbessern und Veränderungen, die nicht systemimmanent sind, transparenter machen. Entscheidende Modelländerungen sollen nur mehr in – im Voraus festgelegten – „LKF-Änderungsjahren“ erfolgen. Das LKF-Modell 2009 stellt somit die Basis für die LKF-Modelle der Jahre 2010 und folgende dar. Gemäß der Vereinbarung nach Artikel 15a B-VG über die Organisation und Finanzierung des Gesundheitswesens und Beschluss der Bundesgesundheitskommission sind folgende Themenschwerpunkte für die Weiterentwicklung zu bearbeiten und zu finalisieren:

1. Weiterentwicklung des Regelwerks zur Bepunktung und Plausibilitätsprüfung und Berücksichtigung im EDV-Tool „KDok“ zur Datenqualitätsprüfung und Abrechnung
2. Konzepte und Modellrechnungen zur Weiterentwicklung der Einstufungskriterien für Intensiveinheiten im Hinblick auf Vereinfachung
3. Leistungserbringung an der Schnittstelle zwischen ambulanter und stationärer Versorgung (z.B. Medikamente)

Anlässlich „10 Jahre LKF-System in Österreich“ wurde unter Einbeziehung internationaler externer ExpertInnen eine wissenschaftliche Evaluierung (insbesondere hinsichtlich Steuerungs- und Anreizeffekte) durchgeführt. Die Ergebnisse dieser Evaluierung wurden im Herbst 2010 vorgestellt. Aus den Empfehlungen sollen nach Diskussion in den Projektgremien und Prioritätensetzung entsprechende Konzepte für Maßnahmen zur Weiterentwicklung des LKF-Systems erstellt und konkrete Umsetzungsschritte geplant werden.

Dabei soll auch berücksichtigt werden, dass auf österreichischer Ebene ein zunehmend größer werdender Abstimmungsbedarf mit anderen Projektbereichen der Bundesgesundheitsagentur – insbesondere Gesundheitsplanung, Dokumentation, Schnittstellenmanagement, Qualitätsarbeit – gegeben ist.

Bereits 2012 haben Vorarbeiten für die Aktualisierung der Kalkulationsgrundlagen der Fallpauschalen begonnen. Diese Arbeiten werden gemeinsam mit Referenzkrankenhäusern durchgeführt und sollen als Basis für eine umfassende Modelländerung im Jahr 2016 verwendet werden.

Für das geplante Änderungsjahr 2016 soll auch ein neues Intensivmodell unter Verwendung der seit dem Jahr 2012 verpflichtend eingeführten neuen Intensivdokumentation entwickelt werden.

Die Vereinbarung gemäß Art. 15a B-VG über die Organisation und Finanzierung des Gesundheitswesens steht nunmehr in einem engen Konnex mit der Vereinbarung gemäß Art. 15a B-VG Zielsteuerung-Gesundheit. Mit der gegenständlichen, nunmehr geänderten Vereinbarung erfolgt die konsequente Fortschreibung der bisherigen Vereinbarung gemäß Art. 15a B-VG über die Organisation und Finanzierung des Gesundheitswesens (BGBl. I Nr. 105/2008), die an die Erfordernisse der Zielsteuerung-Gesundheit angepasst wurde.

So legt Artikel 27 Abs. 6 fest:

„Die im Jahr 2012 begonnenen Arbeiten zur umfassenden Aktualisierung und Weiterentwicklung des LKF-Modells sind mit der Zielsetzung einer Modellumstellung mit 1. Jänner 2016 rechtzeitig im 1. Halbjahr 2015 abzuschließen und durch entsprechende Simulationsrechnungen über die Auswirkungen einer Modellumstellung zu ergänzen. Schwerpunkte dieser LKF-Modellweiterentwicklung sind u.a.

1. Kalkulation mit überarbeitetem Kalkulationsleitfaden auf Basis der aktualisierten und weiterentwickelten Krankenanstalten-Kostenrechnung,
2. Weiterentwicklung des LKF-Modells unter Einbeziehung von Bepunktungsregelungen für Intensiveinheiten und für spezielle Leistungsbereiche unter Berücksichtigung der Verwendbarkeit der generierten Daten für die Qualitätsberichterstattung,
3. Abstimmung des LKF-Modells mit den Versorgungsmöglichkeiten im spitalsambulanten und niedergelassenen Bereich (Harmonisierung der Dokumentation, Abgrenzung der Inhalte und Bepunktung der Fallpauschalen zu den anderen Versorgungsbereichen)."

In Artikel 27 Abs. 10 heißt es weiter:

„Die Weiterentwicklung des LKF-Systems hat den Anforderungen der Zielsteuerung-Gesundheit zu entsprechen. Weiters sind die Ergebnisse der Evaluierung „10 Jahre LKF-System in Österreich" zu berücksichtigen und eine schrittweise Anhebung des Anteils der über LKF abgerechneten Mittel auf Basis der LKF-Evaluierungsergebnisse vorzunehmen."

Eine umfassende Weiterentwicklung hat auch die im Bundes-Zielsteuerungsvertrag definierten Maßnahmen für die Erreichung der strategischen Ziele und die Finanzzielsteuerung zu berücksichtigen. So sollen auch Abrechnungsmöglichkeiten für Leistungen an der Schnittstelle stationär und ambulant entwickelt werden. Dabei sollen mögliche falsche finanzielle Anreize für eine stationäre Aufnahme vermieden und vergleichbare Abrechnungsmöglichkeiten auch im ambulanten Bereich geschaffen werden. Ziel ist die Verlagerung an „Best Points of Services" zur nachhaltigen Entlastung des stationären Sektors."[162]

7.4.3 Der Privatkrankenanstalten-Finanzierungsfonds (PRIKRAF)

Im Rahmen der Verlängerung der Artikel 15a B-VG-Vereinbarung zur Organisation und Finanzierung des Gesundheitswesens wurden auch die Regeln über den PRIKRAF und die Valorisierung der PRIKRAF-Mittel bestätigt und verlängert. Das PRIKRAF-Gesetz BGBl. I Nr. 165/2004 wurde im Wesentlichen unverändert fortgeschrieben. Die vom PRIKRAF-Gesetz umfassten Spitäler erhalten Sozialversicherungsmittel ausschließlich nach dem LKF-System, weitere Einnahmen lukrieren diese Privat-Spitäler von den Patientinnen und Patienten oder den Privatversicherungen. Derzeit werden vom PRIKRAF-Gesetz nunmehr 44 Krankenanstalten erfasst, wobei im Jahr 2013 tatsächlich nur mit 32 Krankenanstalten abgerechnet wurde. Die Aufgaben des Fonds sind insbesondere die Abgeltung von Leistungen der PRIKRAF-Krankenanstalten im stationären und tagesklinischen Bereich, für die eine Leistungspflicht der Krankenversicherungsträger besteht sowie die Zahlung von Pflegekostenzuschüssen an Versicherte, die in einer PRIKRAF-Krankenanstalt behandelt wur

[162] Bundesministerium für Gesundheit, LKF-Systembeschreibung 2014.

den. Ambulante Leistungen, Rehabilitations- und Kurleistungen sind nicht abzugelten. Zu den Aufgaben zählen auch die Evaluierung der Leistungskapazitäten der Fondskrankenanstalten und die Festlegung von Qualitätskriterien, abgestimmt mit der gesamtösterreichischen Gesundheitsplanung. Der PRIKRAF unterscheidet sich im Aufgabenbereich von den Landesgesundheitsfonds in mehrfacher Hinsicht:

- die Zuständigkeit erstreckt sich auf das gesamte Bundesgebiet,
- die Mittel stammen nahezu ausschließlich von den Sozialversicherungsträgern,
- es werden nur stationäre Leistungen abgerechnet,
- Mittel werden zu 100% nach dem Kernbereich (d.h. ohne Gewichtung) nach einem bundeseinheitlichen LDF-Punktewert verteilt; es werden keine Investitionszuschüsse geleistet,
- das Fondsvermögen wird jährlich zur Gänze ausgeschüttet,
- für die Abrechnung gilt ein bundesweit gleicher Punktewert.

Abb. 50: Struktur des PRIKRAF

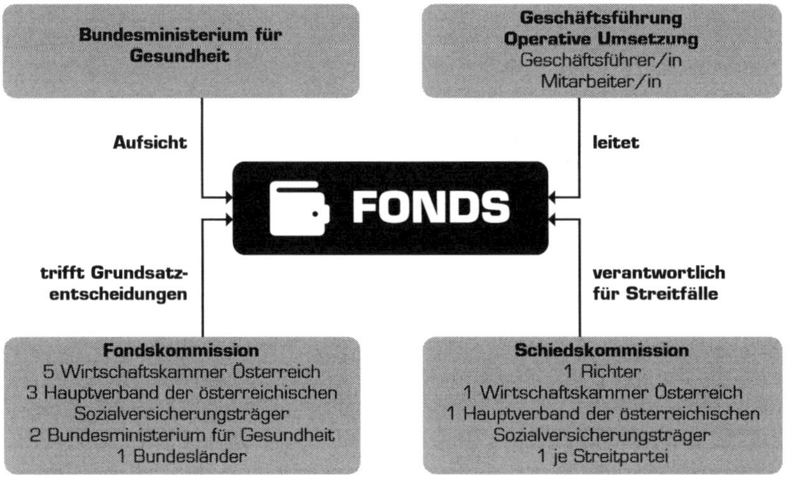

Quelle: Eigene Darstellung.

Die Mittel des Fonds sind Beiträge der Träger der Sozialversicherung, Kostenbeiträge der Versicherten nach den Vorgaben der Sozialversicherungsgesetze, Erstattungsbeiträge ausländischer Sozialversicherungsträger und sonstige Vermögenserträge. 2013 leisteten die Träger der Sozialversicherung für 2013 einen finanziellen Beitrag von 100 Mio. Euro an den Fonds. Entsprechend den Vorgaben der Sozialversicherungsgesetze ist bei Versicherten nach dem ASVG, bei einem Aufenthalt eines Angehörigen bzw. bei Versicherten nach dem BSVG, bei einem Aufenthalt des Versicherten oder eines Angehörigen in einem Vertragskrankenhaus von den Versicherten ein Kostenbeitrag zu leisten. Bei einem Aufenthalt von Patienten mit einem Sozialversicherungsträger im Ausland rechnen die Krankenanstalten die anfallenden LKF-Punkte mit dem PRIKRAF ab. Die Erstattung der Kosten wird von der Sozialversicherung aufgrund zwischenstaatlicher Übereinkommen geltend gemacht und in der Folge an den PRIKRAF überwiesen.

Abb. 51: Entwicklung der LKF-Punkte und der Aufenthalte 2005–2013

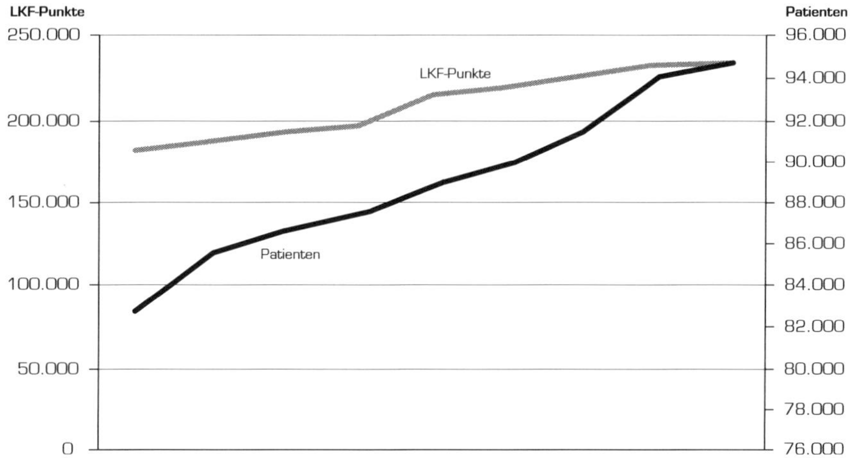

Quelle: PRIKRAF, 2014.

Die verfügbaren finanziellen Mittel des Fonds werden für die Abgeltung der in LKF-Punkten geltend gemachten Leistungen und den erforderlichen Verwaltungsaufwand eingesetzt, die Kosten der medizinischen Überprüfung sind hier eingeschlossen. Bei Vorliegen eines Einzelvertrages mit dem zuständigen Krankenversicherungsträger rechnet der Fonds direkt mit der Krankenanstalt ab, in allen anderen Fällen werden Pflegekostenzuschüsse an die Anspruchsberechtigten bezahlt. Im Wege der Direktverrechnung wurden 2010 knapp 95 Millionen Euro an die Privatspitäler ausbezahlt. An Pflegekostenzuschüssen wurden 2013 bei Nicht-Vorliegen einer Einzelvereinbarung mit dem zuständigen Versicherungsträger insgesamt knapp 2,5 Millionen Euro ausbezahlt.

Während die landesfondsfinanzierten Krankenanstalten seit 1997 nach dem LKF-System abrechnen, so wurden die Privatkliniken seit Anfang 2002 über den PRIKRAF nach den LKF-Grundsätzen abgerechnet. Er wurde auf der Grundlage des § 149 Abs. 3 ASVG durch ein eigenes Gesetz[163] als Körperschaft Öffentlichen Rechts eingerichtet. Das Verhältnis zwischen Hauptverband der österreichischen Sozialversicherungsträger und den Privatkrankenanstalten wird seither in einem Gesamtvertrag geregelt, der das Ziel und den Rahmen vorgibt, in dem sich Einzelverträge einzelner Spitäler und einzelner Sozialversiche-

[163] Bundesgesetz über die Einrichtung eines Fonds zur Finanzierung privater Krankenanstalten – PRIKRAF-Gesetz, BGBl. I Nr. 42/2002, geändert durch BGBl. I Nr. 165/2004 in der Fassung von BGBl. I Nr. 81/2013.

Abb. 52: LKF-Punkte absolut

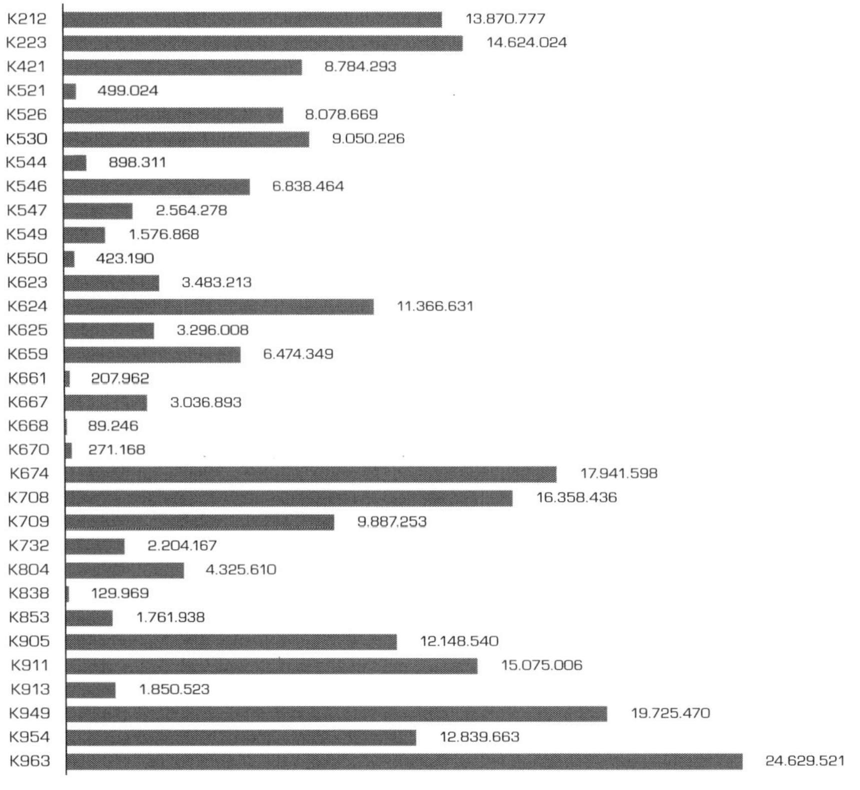

Quelle: PRIKRAF, 2014.

Tab. 83: Aufenthalte gesamt

Aufenthalte nach Standort der KA	2013	Relative Änderung 2012 = 100	2012	2011	2010
Total	**94.713**	**100,8**	**93.965**	**91.351**	**89.810**
Vorarlberg	2.749	96,0	2.864	3.026	3.002
Tirol	10.599	101,2	10.470	9.998	9.961
Steiermark	20.322	102,6	19.811	18.991	19.106
Salzburg	11.468	101,5	11.294	11.184	11.215
Kärnten	11.155	100,2	11.128	10.967	9.439
Wien	35.220	101,0	34.883	33.750	33.498
Oberösterreich	3.200	91,0	3.515	3.435	3.553

Quelle: PRIKRAF, 2014.

Tab. 84: Pflegetage

Versicherungsträger	2013			Änderung Vorjahr, absolut		
	Belagstage	Aufenthalte	Pflegetage	Belagstage	Aufenthalte	Pflegetage
Ausländische Versicherungsträger	1.194	252	1.446	-259	-27	-286
BKK Austria Tabak	391	97	488	125	28	153
BKK Wiener Verkehrsbetriebe	171	45	376	-21	-5	-33
BKK Kapfenberg	431	83	514	-75	-8	-33
BKK Mondi	16	15	101	34	3	37
BKK voestalpine Bahnsysteme	160	55	215	35	26	111
BKK Zeltweg	49	22	71	21	8	29
GKK Burgenland	1.761	501	2.262	63	68	131
GKK Kärnten	41.449	6.367	47.816	-951	-104	-1.055
GKK Niederösterreich	19.937	5.462	25.399	-508	78	-430
GKK Oberösterreich	16.111	3.194	19.305	-1.485	-210	-1.695
GKK Salzburg	30.531	6.563	37.094	-1.024	141	-883
GKK Steiermark	52.011	13.103	65.114	-839	447	-392
GKK Tirol	30.879	6.582	37.461	-1.213	-90	-1.303
GKK Vorarlberg	11.419	2.319	13.738	408	-44	364
GKK Wien	82.302	19.393	101.695	-2.587	354	-2.233
SVA Bauern	4.464	998	5.462	-497	-37	-534
SVA gewerbliche Wirtschaft	54.736	12.792	67.528	-216	115	-101
VA für Eisenbahnen und Bergbau	8.032	1.659	9.691	693	97	790
VA öffentlich Bediensteter	70.391	15.211	85.602	-2.804	-92	-2.896
Total	**426.665**	**94.713**	**521.378**	**-11.055**	**748**	**-10.309**

Quelle: PRIKRAF, 2014.

rungsträger bewegen können. Privatkrankenanstalten haben einen wesentlichen Versorgungsauftrag im österreichischen Gesundheitssystem inne, sie erbringen rund fünf bis sechs Prozent der in Österreich erbrachten stationären Akutleistungen und werden auch im Rahmen des Österreichischen Strukturplanes Gesundheit (ÖSG) mit einer Gesamtbettenzahl pro Bundesland festgehalten. Es muss jedoch festgehalten werden, dass öffentliche und private Krankenanstalten aufgrund verschiedener organisatorischer und finanzieller Rahmenbedingungen nicht exakt miteinander verglichen werden können. Wesentliche Unterschiede sind folgende:

- PRIKRAF-Spitäler haben keine Aufnahmepflicht, sondern Aufnahme nach vorheriger Anmeldung, öffentliche Spitäler eine Aufnahme rund um die Uhr, Notfälle müssen jedoch auch in Privatspitälern behandelt werden.
- In PRIKRAF-Spitälern gibt es keine oder nur geringe Abteilungsstrukturen, keinerlei Intensiveinheiten und keine 24 Stunden Versorgung durch den ärztlichen Dienst (nur eine sofortige Erreichbarkeit ist vorgeschrieben).

- Aufgrund geplanter Aufnahmen sowie ausgewählten Leistungsangebotes können in PRIKRAF Spitälern zum einen die Aufenthalte deutlich reduziert werden, was zu einer verkürzten Verweildauer im Vergleich zu öffentlichen Spitälern führt, zum anderen ist das Pflegepersonal wesentlich gefordert, da sowohl im OP-, als auch auf den Stationsbereichen nicht nur Patienten eines Faches, sondern mehrerer Fächer zu behandeln sind.
- In PRIKRAF-Spitälern müssen im Vergleich zu öffentlichen Spitälern keine Allgemeinklassebetten vorgehalten werden.
- Da in PRIKRAF-Spitälern hauptsächlich Belegärzte und nicht hausangestellte Ärzte die medizinische Behandlung durchführen, sparen sich die PRIKRAF-Spitäler zwar die Personalkosten, bekommen jedoch aufgrund der Tatsache, dass Belegärzte direkt entweder vom Patienten oder von den Privatkrankenversicherungen bezahlt werden, nur den sogenannten Infrastrukturbeitrag von den Belegärzten (derzeit von Bundesland zu Bundesland unterschiedlich: von 6% bis20% des Honorars).
- Der PRIKRAF-Punktewert liegt zum Teil ganz deutlich unter dem LKF-Punktewert der öffentlichen Spitäler (derzeit 0,39 Euro pro LKF Punkt). Daher ist es Ziel nahezu aller PRIKRAF-Spitäler, danach zu trachten, dass der Fonds mit höheren Geldmitteln gespeist wird, um somit zu einem höheren Punktewert zu kommen und in ähnlicher Weise wie öffentliche Spitäler abgegolten zu werden.

Die Vereinbarung gemäß Art. 15a B-VG über die Organisation und Finanzierung des Gesundheitswesens definiert im Artikel 6 zur Qualität im österreichischen Gesundheitswesen, dass zur flächendeckenden Sicherung und Verbesserung der Qualität im österreichischen Gesundheitswesen systematische Qualitätsarbeit im Interesse der Patientinnen und Patienten zu implementieren und zu intensivieren ist. Dazu ist ein gesamtösterreichisches Qualitätssystem basierend auf den Prinzipien Patientinnen- und Patientenorientierung, Transparenz, Effektivität, Effizienz und Kostendämpfung nachhaltig zu entwickeln, umzusetzen und regelmäßig zu evaluieren. Im Bereich der Strukturqualität sollen aufbauend auf den bisherigen Entwicklungsarbeiten im Rahmen des Österreichischen Strukturplans Gesundheit (ÖSG 2006) bundesweit einheitliche Qualitätskriterien für die Erbringung von Gesundheitsleistungen weiterentwickelt und verbindlich gemacht werden.

Aufgabe des PRIKRAF ist die Festlegung von Qualitätskriterien und die Abstimmung mit der gesamtösterreichischen Gesundheitsplanung. In der vierten Revision des ÖSG 2012, die am 23. 11. 2012 beschlossen und mit diesem Datum in Kraft getreten ist, wurde die Integration von „transformierten" Qualitätskriterien für private-nichtgemeinnützige Akut-Krankenanstalten (Sanatorien) beschlossen. Die Generaltransformationsregel für private-nichtgemeinnützige Akutkrankenanstalten (PKA) definiert, dass alle Qualitätskriterien, insbesondere hinsichtlich Personal und Infrastruktur, im Anlassfall einer Behandlung einzuhalten sind. Das heißt, immer dann, wenn eine Patientin/ein Patient in einer PKA in stationärer Behandlung ist, für die Qualitätskriterien definiert sind, ist deren Einhaltung in der PKA sicherzustellen. Bei entsprechend großen Fallzahlen sind die Vorgaben für die Behandlung für mehrere Patientinnen/Patienten gleichzeitig über längere Zeiträume sicherzustellen.

In der LKF-Leistungsmatrix wird bei damit hochwertigen medizinischen Einzelleistungen explizit auf Strukturqualitätskriterien verwiesen. Diese „essenziellen Qualitätsstandards" gemäß § 3 Abs. 3 GesundheitsqualitätsG sind gemäß LKF-Leistungsmatrix den medizinischen Einzelleistungen zugeordnete Qualitätskriterien. Diese wurden u.a. für die Bereiche Kinder- und Jugendchirurgie, Intensivmedizinische Versorgung, Histopathologische Befundung, Referenzzentrumsleistungen (z.B.: Interventionelle Kardiologie, Gefäßchirurgie, Thoraxchirurgie, Nuklearmedizin etc.) definiert. Für den Nachweis der Einhaltung von Qualitätskriterien werden von der PRIKRAF-Geschäftsstelle Checklisten (Abfrage der technischen, personellen, organisatorischen Strukturqualität) erstellt und den PRIKRAF-Krankenanstalten jährlich, beginnend mit 2014 jeweils bis 31. 01. übermittelt. Der Nachweis der Qualitätskriterien mittels PRIKRAF-Checklisten hat jeweils bis 31. 03. durch die Sanatorien zu erfolgen. Die Überprüfung der Plausibilität, Richtigkeit und Vollständigkeit der Angaben wird bei Bedarf in den Sanatorien von oder im Auftrag der PRIKRAF-Geschäftsstelle durchgeführt. Eine Abgeltung der Leistungen soll nur bei Einhaltung aller relevanten Qualitätskriterien im jeweiligen Jahr erfolgen.

Mit Beschluss der PRIRKAF-Fondskommission vom 10. 12. 2013 wurde das Konzept zur Umsetzung von Qualitätskriterien für PRIKRAF-Krankenanstalten beschlossen. Demnach sind LKF-Leistungen nur abrechenbar, wenn die ÖSG-Strukturqualitätskriterien gemäß LKF-Leistungsmatrix eingehalten werden. Der jährliche Nachweis der Strukturqualitätskriterien erfolgt über Checklisten. Eine Erstprüfung der Plausibilität, Richtigkeit und Vollständigkeit der Angaben und stichprobenweise jährliche Folgeüberprüfung in den Sanatorien erfolgt von oder im Auftrag der PRIKRAF-Geschäftsstelle. Der PRIKRAF ist der erste Fonds, der gemäß den Vorgaben des GesundheitsreformG die Einhaltung von Qualitätskriterien für die Abrechnung mittels Checklisten überprüft. Besonderes Augenmerk wurde auf eine einfache und effiziente Abwicklung mit zumutbarem bürokratischem Aufwand gelegt. Damit ist der PRIKRAF sozusagen Vorreiter für alle öffentlichen Spitäler.

7.4.4 Abrechnung von zusatzversicherten PatientInnen

Bei Patienten der Sonderklasse (Einbett oder Zweibett) werden zusätzlich zu den von der Sozialversicherung abgegoltenen Krankenbehandlungskosten bzw. bei nicht sozialversicherten österreichischen oder EU-Patienten zu den in Rechnung gestellten Pflegegebühren, auch die Leistungen der Sonderklasse in Rechnung gestellt. Bei Patienten der Sonderklasse wird bei Vorliegen einer schriftlichen Kostenübernahme der leistungszuständigen Zusatzvereinbarung direkt mit dem Versicherungsträger abgerechnet. Liegt bei Aufenthalten in der Sonderklasse keine Kostenübernahme der Zusatzversicherung vor, so sind die zu erwartenden anfallenden Sonderklassebehandlungskosten vorab zu bezahlen.

Dabei werden zwischen den betreffenden Krankenanstalten und dem Verband der Versicherungsunternehmen Österreichs „Direktverrechnungsvereinbarungen" geschlossen, um die Direktverrechnung medizinisch notwendiger stationärer Heilbehandlungen zwischen den Krankenversicherern und der Krankenanstalt zu regeln. Im Rahmen dieser Vereinbarungen gibt es Detailregelungen die Verrechnungsmodalitäten betreffend, bspw. Umfang, Anforderung, Zusendung, Verlängerung und Widerruf der Kostenübernahmeerklärungen. Darüber hinaus Regelungen zur Rechnungslegung, zur Übermittlung von personenbezogenen Daten, zur Schlichtung, zur Revision und Prüfung des stationären Aufenthaltes, sowie zur Gültigkeit, zur Dauer und den Übergangsbestimmungen dieser Vereinbarungen.

In zahlreichen Anlagen zu den Vereinbarungen werden weitere Details geregelt. Besonders erwähnenswert sind dabei die Anlagen die Anstalts- und Behandlungsgebühren sowie das Anforderungsprofil an Sonderklasseeinrichtungen betreffend.

In Ersterer werden für die Krankenanstalt die Anstaltsgebühren (d.h. die Pflegegebühren, die Aufzahlung auf die Sonderklasse, der Zuschlag für Einbettzimmer sowie für Begleitpersonen) geregelt. Darüber hinaus gibt es einen Katalog für konservative und operative Behandlungsgebühren, wobei die konservative Behandlungsgebühr für stationäre Aufenthalte nach der Aufenthaltsdauer nach Kalendertagen berechnet wird, die operative Behandlungsgebühr je nach Schweregrad der Operation in acht OP-Gruppen mit einem Fixsatz unterteilt wird. Des Weiteren finden sich Regelungen zur Verrechnung der Anästhesieleistungen, der ärztlichen Leistungen in Intensivstationen, der Strahlentherapie, von Konsiliarleistungen, bei Entbindungen sowie zu diagnostisch- technischen Pauschalen. Daneben gibt es noch Sonderreglungen zu einzelnen speziellen Leistungen, wie bspw. Coloskopien, Katarakten oder Leistungen von Schlaflaboren.

In Zweiterer wird das Anforderungsprofil an Sonderklasseeinrichtungen geregelt. Dabei werden vom Versicherungsverband Kriterien festgelegt, die an eine Sonderklasseeinrichtungen gestellt werden. Dabei geht es um die Größe der Sonderklassezimmer, der Nasszellen, der Lage der Sonderklassezimmer, Balkon oder Terrasse und zur Zimmerausstattung (Betten mit elektrisch/elektronisch verstellbarem Kopf- und Fußteil, Kühlschrank im Einbettzimmer, TV und Radio und Internet pro Bett gratis, gesonderter Aufenthaltsraum für SKL-PatientInnen). Darüber hinaus finden sich Regelungen zu Service- und Verpflegsleistungen (genaue Details zu Frühstück, Mittag- und Abendessen, zum Anteil an Bioprodukten, zur Qualität, zu Zwischenmahlzeiten, Getränkeauswahl und Tageszeitungen sowie zum Gratis-Parken). Schließlich finden sich noch Anforderungen an Organisation und Betreuung (Regelungen zum Aufnahme- und Entlassungsprozedere, zu Besuchszeiten und zum organisatorischen Tagesablauf).

Wie festgestellt, gibt es sehr detaillierte Regelungen, die von Krankenanstalten zu erbringen sind, um den Anforderungen der Zusatzversicherungen gerecht zu werden. Bei diesen Anforderungen wird zwischen Muss- und Zusatzkriterien unterschieden. Bei Ersteren gibt es bei deren Fehlen Punkteabzüge, was sich auch in reduzierten Anstaltsgebühren niederschlägt (damit sinkende Erträge), bei Letzteren bei deren Vorhandensein Punktezuschläge, was wiederum zu einem Anstieg des Wertes der Anstaltsgebühren führen kann (damit steigende Erträge). Dabei kann keine generelle Regelung für alle Spitäler aufgestellt werden, da die geforderten Kriterien von Krankenanstalt zu Krankenanstalt differieren und daher individuell betrachtet werden müssen.

In weiteren individuell mit den jeweiligen Krankenanstalten geschlossenen Anlagen zur Direktverrechnungsvereinbarung werden die technischen und rechtlichen Voraussetzungen für den elektronischen Datenaustausch beleuchtet. Darüber hinaus eine Schlichtungsordnung festgelegt, die sich mit der Einleitung, dem Verlauf und der Beendigung von Schlichtungsverfahren und deren Kosten beschäftigt. Schließlich gibt es noch Anlagen für stationäre Sondervereinbarungen über definierte verweildauerunabhängige Leistungen und für Vereinbarungen zur Akutgeriatrie/Remobilisation sowie neurologische Rehabilitation. Wesentlich dabei ist jedoch immer aus Sicht der Versicherungen die individuelle Performance jeder einzelnen Krankenanstalt.

An der Finanzierung des Gesundheitswesens sind, wie gesehen, zahlreiche Personen und Institutionen beteiligt. Die Finanzierungsströme sind stark verflochten und komplex. Die Finanzierungsverantwortung des Bundes, der Länder, der Gemeinden und der Sozialversicherung decken sich nicht wirklich mit ihren Aufgaben. Wirtschaftliche und zweckmäßige Leistungsverschiebungen zwischen intra- und extramuralem Bereich werden verhindert, was zu unterschiedlichen Ansichten und Interessen, Ineffizienzen, Doppelgleisigkeiten, Intransparenz und Defiziten führt. Das LKF-System setzt sich, wie dargestellt, aus einem Kern- und einem Steuerungsbereich zusammen. Während Ersterer österreichweit einheitlich gestaltet ist, obliegt Letzterer den Gestaltungsmöglichkeiten der Länder. Diese können hierbei besondere Versorgungsfunktionen spezieller Spitäler berücksichtigen. An und für sich eine gute Sache, jedoch ist die Mittelverteilung zwischen beiden Bereichen in den neun Bundesländern völlig unterschiedlich geregelt, was dazu führt, dass LKF-Entgelte keinerlei Rückschlüsse auf die tatsächlichen Kosten der Leistungen zulassen.

Dazu kommt, dass aufgrund der länderweisen Gestaltbarkeit der Abrechnungsmodalitäten und unterschiedlicher Fondsdotierung ein österreichweiter Vergleich der Abrechnungsergebnisse nicht möglich erscheint, damit aufgrund fehlender Vergleichbarkeit ein vernünftiges Benchmarking der Länder untereinander nahezu unmöglich wird und damit durchaus behauptet werden kann, dass ein bundesweit einheitliches LKF-System in der derzeitigen Form nicht vorliegt.

Schon alleine im Interesse der Vergleichbarkeit und wirtschaftlichen Führung wäre dies aber sehr wichtig, damit auch zwischen den Ländern untereinander ein gesunder Wettbewerb entstehen könnte, da es daneben noch weitere Problembereiche gibt, die es zu lösen gelte. Bspw. fehlt die Vergleichbarkeit des Finanzmittelbedarfs vor allem durch die unterschiedliche Fondsdotierung (Pflichtmittel im Fonds, fakultativ gestaltbare Mittel).

Auch ist die Regelung des Betriebsabganges von Bundesland zu Bundesland verschieden ausgestaltet (innerhalb oder außerhalb des Fonds, leistungsorientiert, pauschal, manchmal auch darlehensfinanziert). Gleiches gilt für die Investitionsfinanzierung in den Spitälern. Dies alles führt dazu, dass auch hier die Grundlagen für ein Benchmarking und einen optimalen Mitteleinsatz fehlen. Eine Betriebsabgangsdeckung außerhalb des Fonds verringert die Steuerungsmöglichkeiten sowie jeglichen Anreiz zur Sparsamkeit und Wirtschaftlichkeit und schränkt damit den gesunden Wettbewerb zwischen den Leistungsanbietern ein. Auch der Anteil der Beteiligung der Gemeinden am Gesamtsystem ist völlig unterschiedlich geregelt. Die Problematiken rund um die Abgeltung der Spitalsambulanzen wurden an anderen Stellen schon eingehend thematisiert.

Bleibt abschließend festzuhalten, dass der gesamte Finanzierungsbereich nicht nur äußerst komplex aufgebaut und damit für einen Außenstehenden schwer zu verstehen ist, sondern durch die Möglichkeiten mehrerer Beteiligter, diesen in ihrem Verantwortungs- und Aufgabenbereich unterschiedlich ausgestalten zu können, noch um einiges schwerer zu durchblicken ist. Auch hier gilt oben Gesagtes: Je einfacher geregelt und vom Gesetzgeber ausformuliert, desto logischer die Strukturen, Abgrenzungen und Finanzierungsströme, desto besser der Überblick für alle Beteiligten, desto besser vergleichbar und damit für den Patienten im Gesundheitssystem klarer und nachvollziehbarer. Wo wir uns hinbewegen müssen, ist vielen klar. Bleibt zu hoffen, dass dieser Weg gerade auch im Finanzierungssystem nicht aus den Augen verloren wird.

8. Reformen im Gesundheitswesen

8.1 Allgemeines

Reformen im Gesundheitswesen standen in den letzten 40 Jahren fast an der Tagesordnung. Beginnend im Jahr 1972 mit dem Österreichischen Gesundheits- und Umweltplan, über den 1978 gegründeten Krankenanstaltenzusammenarbeitsfonds (KRAZAF) und den Beginn der Artikel 15a B-VG-Vereinbarungen im Gesundheitswesen, über die Einführung der Finanzierungsreform 1997, den Österreichischen Krankenanstalten- und Großgeräteplan (ÖKAP/GGP) bis hin zur Gesundheitsreform des Jahres 2005, der Implementierung des Österreichischen Strukturplanes Gesundheit (ÖSG) sowie dessen Umsetzung in den einzelnen Bundesländern. Durch die Trennung der Organisations- und Finanzierungsstruktur, an der in allen Legislaturperioden und durch alle Reformen hindurch seit der Bundesverfassung 1925 festgehalten wurde und die sich aus den einschlägigen sozialrechtlichen Bestimmungen des Allgemeinen Sozialversicherungsgesetzes ergibt, kam es im österreichischen Gesundheitswesen zusehends vor allem durch die stetig steigende Zahl der Leistungen zu einer stärkeren Zusammenarbeit aller Player im Gesundheitswesen. Vorläufiger Höhepunkt und Schlusspunkt ist die Gesundheitsreform 2012/2013 mit deren Auswirkungen auf die Jahre 2014–2018.

8.2 Der Krankenanstalten-zusammenarbeitsfonds (KRAZAF)

Durch die verstärkten Probleme der Spitalsfinanzierung wurde mit der Gründung des KRAZAF die erste große Reform im Gesundheitswesen eingeleitet. Dieser Staatsvertrag zwischen Bund und Ländern wurde immer wieder bis 1996 verlängert. Gespeist wurde der KRAZAF aus Mitteln der Umsatzsteuer und der Sozialversicherung. Der Fonds verteilte Mittel an gemeinnützige Krankenanstalten und hatte 1997 ca. 47 Milliarden Schilling. Zusätzlich hatte er eine überregionale Planungs- und Steuerungsfunktion. Um Zuschüsse des KRAZAF zu erhalten, mussten die Krankenanstalten definierte Kriterien erfüllen, wie zum Beispiel Durchführung der Kostenrechnung oder eine Leistungsstatistik nach – ICD-9. Ziel war es, einerseits zusätzliche Mittel für die Krankenanstaltenfinanzierung bereitzustellen, andererseits grundlegende Reformen im Spitalsbereich voranzutreiben und vorzubereiten. Er galt als die österreichische Plattform für Planungs- und Steuerungsmaßnahmen im Gesundheitsbereich. Zudem wurde das Ziel verfolgt, die Ausgaben der Krankenversicherung an ihre Einnahmenentwicklung (Einnahmenorientierte Ausgabenpolitik) zu koppeln. Dieses Ziel wurde mehr oder weniger in allen folgenden Vereinbarungen bis zum Jahr 1996 weitergeführt. Dadurch wurde auch dem Ziel der Beitragsstabilität im Rahmen der Konsolidierungsbemühungen für die Erreichung der Budgetziele zur Teilnahme an der Währungsunion Rechnung getragen. Trotz allen Versuchen blieb die Spitalsfinanzierung vor der Reform 1997 ein zersplitterter Kompetenzendschungel. Fast alle Finanzierungspartner waren mit ständig wechselnden Quoten konfrontiert. Ein einzelnes Spital kämpfte mit einem Finanzierungssystem, das vermischt war aus einer Entlohnung nach Pflegetagen einerseits und einer Kostenabdeckung andererseits. Hauptaugenmerk war in diesen knapp 20 Jahren, die Finanzierbarkeit des Gesundheitswesens sicherzustellen. So kam es in den 80er- Jahren des letzten Jahrhunderts sowie Anfang der 90er- Jahre zu Verbesserungen und Klarstellungen im Steuerfinanzierungsbereich (1985 und 1993), Erhöhungen der Krankenversicherungsbeiträge wurden verabschiedet (1992), Kostenbeiträge für stationäre Aufenthalte wurden eingeführt (1989) und das Bundespflegegeld wurde implementiert (1993)

8.3 Die Reform 1997 (Finanzierung, ÖKAP/GGP)

Bund, Länder, Gemeinden und Sozialversicherungsträger einigten sich am 29. 3. 1996 auf eine Reform der Krankenhausfinanzierung, die mit 1. 1. 1997 in Kraft getreten ist. Sie brachte eine Änderung in wesentlichen Dimensionen der Governancestrukturen des österreichischen Krankenanstaltenwesens. Die Verantwortung der Bundesländer in der stationären Versorgung wurde gestärkt, aber auch dem Bund wurden zusätzliche Instrumente gegeben, um spezielle Aspekte des Krankenanstaltenwesens zu steuern. Kernstück dieser Reform war der Wechsel von einer Vergütung nach Pflegetagen hin zu einem leistungsorientierten Entlohnungssystem. Der KRAZAF wurde abgeschafft. An seiner Stelle wurden der Bundesstrukturfonds und neun Landesfonds für die Krankenanstaltenfinanzierung sowie als österreichweite Plattform für Planung- und Steuerungsmaßnahmen im Gesundheitsbereich gegründet. Ihre Aufgabe war, zum einen die Finanzierung der öffentlichen Krankenhausversorgung sicherzustellen. Darüber hinaus mussten sie die Strukturvorgaben des Bundesstrukturfonds detaillieren und umsetzen. Sie wurden durch Beiträge von Bund, Ländern und Gemeinden sowie den Sozialversicherungsträgern gespeist, wodurch am Prinzip der dualistischen Finanzierung festgehalten wurde. Mit ihrer Hilfe war es das Ziel, das Schnittstellenmanagement zwischen ambulantem und stationärem Bereich zu verbessern, durch bessere Absprachen wirtschaftlicher zu agieren und die Wege für die PatientInnen zu vereinfachen.

Trotz permanenter Bekenntnisse von politischer Seite, Versorgungskette und Patientenwege zu verbessern, waren keine wesentlichen Erleichterungen für die PatientInnen zu spüren.

Die Reform stattete die Länder mit einer weitreichenden Gestaltungsfreiheit zur Durchführung der leistungsorientierten Krankenanstaltenfinanzierung aus. Da aber ein großer Teil der zur Verfügung gestellten Mittel „gedeckelt" ist, kommt den Ländern durch die Vereinbarung auch die finanzielle Letztverantwortung zu.[164] Die tatsächliche Leistung eines Krankenhauses kann nicht wirklich gemessen werden, daher müssen nach Fallgruppen gegliederte Spitalsfälle verwendet werden (vgl. dazu Kapitel 7). Seit 1988 entwickelte sich beim KRAZAF ein diagnosenabhängiges Modell der leistungsorientierten Krankenanstaltenfinanzierung (LKF). Dabei wurden die Behandlungsfälle in Hauptdiagnosengruppen aufgeteilt, innerhalb derer danach kostenmäßig homogene und klinisch kohärente leistungsorientierte Diagnosenfallgruppen gebildet wurden. Zentrale Kriterien waren hier Haupt- und Zusatzdiagnosen, Patientenalter und die Frage, ob ein oder mehrere operative Eingriffe zugeordnet wurden. Schließlich wurden den LDF in ganz Österreich einheitliche Punktewerte und eine Bandbreite mit einem Mittelwert für die Verweildauer zugeordnet, die sich an den durchschnittlichen Fallkosten orientieren und jährlich angepasst werden. Im Kernbereich der LKF wird jeder Spitalsfall einer LDF zugewiesen und – unabhängig von den tatsächlichen Aufwendungen – mit dem dieser LDF entsprechenden Punktewert versehen. Das Über- oder Unterschreiten einer vorgegebenen Verweildauerbandbreite führt zu einer Anpassung des Punktewertes nach oben bzw. unten. Die so ermittelten Punkte werden in jeder Krankenanstalt addiert und bilden die Basis für die Zuwendungen des Landes. Der genaue Geldwert pro Punkt kann jedoch vom Land erst am Ende des Jahres ermittelt werden. Dieses LKF-System wurde nun 1997 eingeführt. Neben dem bundesweit einheitlichen Kernbereich gab es beim differenziert zu gestaltenden Steuerungsbereich neben dem Spitalstyp noch zusätzliche Einflussgrößen auf die Krankenhauskosten wie bspw. Auslastung, Hotelkomponente, personelle und apparative Ausstattung und Bausubstanz. Da jedoch die über die Krankenanstaltenfonds erzielten Einnahmen wie auch die sonstigen Einnahmen der Spitäler nicht ausreichten, um die laufenden Aufwendungen abzudecken, mussten die Abgänge gemäß Kompetenzverteilung von den Trägern getragen werden. Dadurch änderte sich auch das Verhältnis Krankenhausträger – Krankenhausmanagement. Während vor 1997 allfällige Abgänge kein ökonomisches Risiko für das Krankenhausmanagement darstellten, verschob sich dieses nun in Richtung Management, da der Anteil des Abganges, der von Fonds oder Träger ersetzt wird, **ex ante** festgelegt wurde. Damit erhöhte sich der Grad der Prospektivität im Finanzierungssystem und ebenso der Rechtfertigungsdruck des Krankenhausmanagements bei Nichterreichung der Budgetziele. Da Österreich in der Vergangenheit immer durch eine überdurchschnittlich hohe Bettenanzahl im Verhältnis zur Bevölkerung sowie hohe Krankenhausverweildauern „geglänzt" hatte, konnte

[164] Dienesch, Sibylle; Heitzenberger, Gerald: Krankenanstaltenfinanzierung 9 mal anders, 1997.

Erstere nun in den Folgejahren deutlich reduziert werden, was insoweit zu relativieren ist, da gleichzeitig der Kapitaleinsatz pro Bett bedingt durch die steigende Anzahl an Großgeräten in den Spitälern (412 im Jahr 1998 zu 495 im Jahr 2003) deutlich angestiegen ist. Was die Reduzierung der Verweildauer betrifft, so wurde mit der Implementierung des LKF-Systems ein erster Schritt geschaffen. Neben der Änderung der Finanzierungsmodalitäten sind dafür aber noch andere Faktoren zu beachten, die die Länge der Verweildauer mit beeinflussen, bspw. Patientenstruktur, Stand der medizinischen Technologie, Eigentümerstruktur des jeweiligen Spitalsträgers, Krankenhauskosten, Versorgungskapazitäten wie auch krankenhausentlastende Einrichtungen. All diese Faktoren haben dazu beigetragen, auch die Verweildauer in den Spitälern zu reduzieren. Neben der Einführung der Krankenscheingebühr und verbesserten Qualitätssicherungsstrategien, war es auch Absicht der Gesundheitspolitik, den bis dahin noch nicht allzu intensiv beachteten Bereich der Gesundheitsförderung und Prävention weiterzuentwickeln. Dieser, verpackt mit dem Ziel der Förderung eines gesunden Lebensstils, wurde 1998 mit der Implementierung des Gesundheitsförderungsgesetzes sowie der Einrichtung des Fonds Gesundes Österreich weiterentwickelt. 1999 kam es zudem zu einer Ausweitung der Patientenrechte. 2002 wurden durch Definition konkreter Qualitätsziele auf Bundesebene bundesweite Qualitätsprojekte eingeführt (z.B. Schnittstellenmanagement, Patientenorientierung, Qualitätsberichterstattung), wobei sehr genau darauf geachtet wurde, praxisrelevante Akteure einzubeziehen, um dementsprechende Akzeptanz zu erlangen.

Der im Rahmen der Artikel 15a B-VG-Vereinbarung neu gegründeten Bundesstrukturkommission wie auch der neun Länderkommissionen gehörten zahlreiche Vertreter der unterschiedlichen Stakeholder (Bund, Länder, Gemeinden, Sozialversicherung, Krankenanstalten) an. Bei Ersterer bestand Bundesmehrheit, bei den Länderkommissionen Ländermehrheit. Neben der Änderung des Finanzierungssystems war ein entscheidender Punkt die gemeinsame Festlegung auf den **Österreichischen Krankenanstalten- und Großgeräteplan (ÖKAP/GGP),** dessen primäres Ziel eine effizientere und bessere Verteilung der teuren Großgeräte war. Der ÖKAP regelt die Standorte der Krankenanstalten, deren Fächerstruktur, die Gesamtbettenobergrenze pro Haus (sowohl im Normalpflege- als auch Intensivbereich) und die Gesamtbettenobergrenze nach Fachrichtungen pro Bundesland (Normal- und Intensivbereich). In weiteren Überarbeitungen kam es 1999 zu Vereinbarungen für außerstationäre psychiatrische Versorgungsbereiche, zur Aufnahme der Bereiche Akutgeriatrie/Remobilisation wie auch ein palliativmedizinisches und psychosomatisches Konzept. 2001 wurde begonnen, Strukturveränderungen entsprechend der demografischen und medizinischen Entwicklungen zu vereinbaren und damit Versorgungsungleichgewichte abzubauen. Ebenso besann man sich, die traditionelle Bettenplanung weiterzuentwickeln in Richtung Kapazitäts- und Leistungsangebotsplanung (Frequenzen, Belagsdauer) und stärker qualitätsorientierten Planungsempfehlungen. Die endgültige Umsetzung gelang erst richtig mit der Gesundheitsreform 2005. Der Großgeräteplan legte die Art und Anzahl medizinisch-technischer Großgeräte pro Krankenanstalt fest, wobei sich die Festlegungen im Wesentlichen an der Fächerstruktur orientierten. Weitere Aufgabe war die Festlegung der maximalen Anzahl der Großgeräte im Kassenvertragsbereich.

Neben der mehrfachen Überarbeitung des ÖKAP/GGP wurde auch die Diagnosendokumentation in allen Spitälern verpflichtend eingeführt. 2002 wurden alle Fallpauschalen der LKF nachkalkuliert, erneuert und an die aktuellen Herausforderungen angepasst. Die Rezeptgebühr wurde erhöht, die Ambulanzgebühr wurde 2001 eingeführt und auf massiven Druck allerorts 2003 wieder abgeschafft. 2003 gelang es, eine Vereinheitlichung der Krankenversicherungsbeitragssätze zwischen Arbeitern und Angestellten durchzusetzen und damit erstmals in der Zweiten Republik eine Gleichbehandlung herzustellen. Ebenso kam es zu einer generellen Erhöhung der Beitragssätze der Versicherten, um das Freizeitunfallrisiko abzudecken, und zu sukzessiven Erhöhungen der Beitragssätze für Pensionisten.

Lange Zeit wurde über eine grundlegende Reform im Gesundheitswesen diskutiert und berichtet, Ende 2004/Anfang 2005 kam es nach einigen Verhandlungsrunden der Beteiligten zu einer neuen Struktur des österreichischen Gesundheitswesens.

8.4 Die Gesundheitsreform 2005

Das österreichische Gesundheitswesen wies bisher zwei zentrale Schwächen auf:

- Eine fehlende ganzheitliche sektoren- und regionenübergreifende Zielsetzung bzw. Planung sowie
- ein duales Finanzierungssystem ohne jedwede Möglichkeit des Ausgleichs.

Diese Schwächen verursachten eine Schnittstellenproblematik, ein Auseinanderdriften des „intra- und extramuralen Bereiches" sowie strukturelle Fehlentwicklungen.

Zur Beseitigung dieser Schwächen wurde zwischen Bund und Ländern eine neue Vereinbarung gemäß Artikel 15a B-VG für die Jahre 2005–2008 über die Organisation und Finanzierung des Gesundheitswesens abgeschlossen. Um die Finanzierbarkeit des Gesundheitssystems auf hohem Niveau weiterhin sicherstellen zu können, sind mit der Gesundheitsreform folgende Ziele verbunden:

1. Unterstützung von Vorsorgemaßnahmen sowie flächendeckende Sicherung und Verbesserung der Qualität im österreichischen Gesundheitswesen.
2. Überwindung der strikten Trennung der einzelnen Sektoren des Gesundheitswesens und Erreichung einer besseren Abstimmung in der Planung, Steuerung und Finanzierung des gesamten Gesundheitswesens und
3. eine längerfristige Sicherstellung der Finanzierbarkeit des österreichischen Gesundheitswesens durch Maßnahmen zur Kostendämpfung und Effizienzsteigerung bzw. Steuerung im Gesundheitswesen im Ausmaß von rund 300 Millionen Euro.

Ad 1) Hierzu erfolgte die Implementierung von Gesundheitsqualitäts-[165] und Gesundheitstelematikgesetz. Bei Ersterem ging es darum, die in den vergangenen Jahren gestarteten Themen zu konsolidieren und in ein Ganzes zu bringen. Vorteile dieses Gesetz-

[165] Gesundheitsqualitätsgesetz (GQG), BGBl. I Nr. 179/2004, in Geltung ab 1. 1. 2005.

es waren die Tatsache, dass alle Sektoren und Bereiche des Gesundheitswesens umfasst sind, bundesweit einheitliche Vorgaben entwickelt werden können und Grundprinzipien wie Patientensicherheit und -orientierung, Transparenz und Effizienz wie Effektivität Säulen dieses Gesetzes sind. Ebenso wurde der Startschuss für eine transparente und alle Bereiche beinhaltende Qualitätsberichterstattung gelegt. Der Bund ist dabei für die Abstimmung und Koordination zuständig. Zudem wurde im Rahmen der Reform das Bundesinstitut für Qualität im Gesundheitswesen gegründet (vgl. dazu Kapitel 3). Zweiteres richtete sich an Anbieter, die permanent Gesundheitsdaten verwenden, und setzt die Sicherheitsmaßnahmen fest, die aufgrund besonderer Sensibilität beim Datentransport einzuhalten sind. Zudem sollte eine österreichweite Steuerungsgruppe zur Planung und Akkordierung der Einführung des elektronischen Gesundheitsaktes etabliert werden.

Des Weiteren sollten spezielle **Projekte** durch die Bundesgesundheitsagentur finanziert werden.

- Für die Finanzierung von **Planungen und Strukturreformen** (z.B. Weiterentwicklung der Leistungsangebotsplanung und der leistungsorientierten Vergütungssysteme) standen jährlich 3,5 Millionen Euro zur Verfügung.
- Zur Förderung des **Transplantationswesens** standen jährlich 2,9 Millionen Euro zur Verfügung. Damit sollte eine gewisse Kontinuität beim Spenderaufkommen si chergestellt und eine Steigerung der Organspendern erreicht werden.
- Zur Durchführung wesentlicher **Vorsorgeprogramme** und Behandlungsmaßnahmen von überregionaler Bedeutung (z.B. flächendeckendes qualitätsgestütztes und systematisches Mammografie-Screeningprogramm) standen jährlich 3,5 Millionen Euro zur Verfügung.

Ad 2) „Mit dem Ziel, eine Gesamtverantwortung der Gebietskörperschaften und der Sozialversicherungen für die Finanzierung der Gesundheitsversorgung wahrzunehmen, werden Landesgesundheitsfonds mit Gesundheitsplattformen auf Länderebene und eine Bundesgesundheitsagentur mit Bundesgesundheitskommission zur Planung und Steuerung des gesamten Gesundheitswesens (intra- und extramural) eingerichtet.“[166] Dabei wurde der bestehende Bundesstrukturfonds in eine Bundesgesundheitsagentur mit bestimmten Aufgaben (vgl. dazu Kapitel 3) übergeführt. Das bisherige Organ Bundesstrukturkommission wurde zur Bundesgesundheitskommission. Bei Beschlüssen, die den Kernbereich der Länder oder der Sozialversicherung betreffen, war Einvernehmen mit den Ländern bzw. der Sozialversicherung erforderlich. Statt der bisherigen neun Landesfonds wurden Landesgesundheitsfonds, statt der bisherigen Landeskommissionen Gesundheitsplattformen mit bestimmten Aufgabenprofilen eingerichtet (vgl. dazu Kapitel 3). Sowohl Bundesgesundheitsagentur als auch die neuen Landesgesundheitsfonds sind öffentlich rechtliche Fonds mit eigener Rechtspersönlichkeit. Die Aufgaben umfassten im Wesentlichen drei unterschiedliche Kernbereiche:

Der **Kernbereich intramural** setzte sich aus den Aufgaben der bestehenden Landesfonds und jenen neuen Aufgaben zusammen, die ausschließlich in den Krankenanstalten-

[166] Homepage des Bundesministerium für Gesundheit, www.bmg.gv.at

bereich fallen, wobei hier den Länder die Stimmenmehrheit zukam. In den **Kernbereich extramural** fielen Aufgaben, die ausschließlich den niedergelassenen Bereich betreffen und damit Stimmenmehrheit der Sozialversicherungsträger vorliegt. Der **Kooperationsbereich** umfasste die zwischen dem extramuralen und dem intramuralen Bereich abzustimmenden Aufgaben. Zwischen dem jeweiligen Land und den jeweiligen Sozialversicherungsträgern war hier Einvernehmen herzustellen. Darunter fielen bspw. Reformpoolprojekte, wo Mittel zur Förderung von gemeinsam vereinbarten Strukturveränderungen oder Projekte, die Leistungsverschiebungen zwischen dem intramuralen und dem extramuralem Bereich in den Ländern zur Folge hatten, zur Verfügung gestellt wurden, wobei sowohl Länder als auch Sozialversicherung von diesen Leistungsverschiebungen profitieren müssen. Voraussetzung für diese Maßnahmen war, dass sich das jeweilige Land und die Sozialversicherung im Voraus darauf inhaltlich einigen. Des Weiteren waren gemeinsame Modellversuche zur integrierten Planung, Umsetzung und Finanzierung der fachärztlichen Versorgung im Bereich der **Spitalsambulanzen und des niedergelassenen Bereichs** (Entwicklung neuer Kooperationsmodelle) vereinbart. Es wurde eine **österreichweite Leistungsangebotsplanung**, bei der Einvernehmen zwischen Bund, Ländern und Sozialversicherung herzustellen war, für alle Bereiche des Gesundheitswesens (Österreichischer Strukturplan Gesundheit (ÖSG) bzw. ÖKAP/GGP 2003) unter Berücksichtigung der Behandlungskapazitäten aller versorgungswirksamen Spitäler vereinbart (siehe folgendes Kapitel). Bis 31. 12. 2005 war der bestehende ÖKAP/GGP 2003 weiterhin die gemeinsame verbindliche Planungsgrundlage. Zudem wurde mit 1. Jänner 2007 eine bundesweit einheitliche **Diagnosen- und Leistungsdokumentation im spitalsambulanten und niedergelassenen Bereich** eingeführt und bis 1. Jänner 2007 ein Modell zur leistungsorientierten Abgeltung in diesen Bereichen (ergebnisorientiert, pauschaliert und gedeckelt) entwickelt. Des Weiteren wurde das Abrechnungsmodell für den tagesklinischen Bereich weiterentwickelt. Alle gesetzten Maßnahmen und Vereinbarungen wurden zur Sicherstellung der Effekte in allen Sektoren des Gesundheitswesens nach Vorgaben der Bundesgesundheitsagentur evaluiert.[167]

Ad 3) Bund, Länder und Sozialversicherung vereinbarten die Wahrnehmung von **Maßnahmen zur Kostendämpfung und Effizienzsteigerung bzw. Steuerung** im Gesundheitswesen im Ausmaß von 300 Mio. Euro, wobei diese insbesondere Maßnahmen zur **Senkung von Verwaltungskosten** und weitere Maßnahmen im patientInnenfernen Bereich in Krankenanstalten betrafen. **Neue Organisationsformen** in Krankenanstalten wie Tageskliniken, Wochenkliniken und andere vergleichbare Formen der Leistungserbringung waren davon ebenso betroffen wie auch Maßnahmen zur besseren Abstimmung zwischen einzelnen Krankenanstalten sowie dem niedergelassenen Bereich und zur **Vermeidung von Doppelgleisigkeiten** und Maßnahmen im niedergelassenen Bereich im Sinne einer **regional ausgeglicheneren Versorgung**. Alle zwei Jahre sollte eine Evaluierung vorgenommen werden, wobei sich schon 2005 Bund, Länder und Sozialversicherung gegenseitig verpflichteten, bei Abweichungen rasch einvernehmlich Maßnahmen zur Durchsetzung dieser Vorhaben einzuleiten. Dass die Abrechnung im Rahmen des Systems der leis-

[167] Vgl. dazu Homepage des Bundesministeriums für Gesundheit, www.bmg.gv.at.

tungsorientierten Krankenanstaltenfinanzierung (LKF) nach leistungsorientierten Gesichtspunkten in Entsprechung nationaler und internationaler Vorgaben zu erfolgen hat, versteht sich von selbst und war ein Fortschreiben der bestehenden Vorgaben. Als **Sanktionsmechanismus** war vorgesehen, dass einerseits die Bundesgesundheitsagentur bei maßgeblichen Verstößen gegen vereinbarte Pläne und Vorgaben im Zusammenhang mit der Qualität oder der Dokumentation finanzielle Mittel für die Landesgesundheitsfonds zurückzuhalten hat, bis der rechtskonforme Zustand herbeigeführt worden ist, bzw. auch die Landesgesundheitsfonds Mittel an ihre Krankenanstalten zurückhalten können, bis vereinbarte organisatorische, strukturelle oder finanzielle Vorgaben von den Spitälern erfüllt werden.

8.5 Der Österreichische Strukturplan Gesundheit (ÖSG)

„Der ÖSG leitet einen grundlegenden Paradigmenwechsel ein und ist ein wichtiger Meilenstein der Gesundheitsreform. Erstmals erfolgt eine gemeinsame Planung, Steuerung und Finanzierung der gesamten Gesundheitsversorgung von Bund, Ländern, Sozialversicherung. Teure und unnötige Doppelgleisigkeiten werden dadurch endlich aufgelöst“, freute sich die damalige Gesundheitsministerin Maria Rauch-Kallat nach dem Beschluss am 28. Juni 2006. Der seit 1. 7. 2006 gültige ÖSG ist entsprechend Artikel 4 der damals in Kraft befindlichen Artikel 15a B-VG-Vereinbarung die verbindliche Grundlage für die integrierte Planung der österreichischen Gesundheitsversorgungsstruktur. Er stellt die Rahmenplanung für Detailplanungen auf regionaler Ebene (RSG – regionaler Strukturplan Gesundheit) der Gesundheitsversorgung im stationären und ambulanten Bereich sowie im Rehabilitations- und an den Nahtstellen zum Pflegebereich dar. Die Planungsgrundlagen im Jahr 2006 waren Richtwerte zur Anzahl stationärer Aufenthalte im Jahr 2010. Die Gestaltung der Versorgungsstruktur war auf Länderebene bzw. regionaler Ebene festzulegen, wobei auf bestehenden Strukturen aufgebaut wurde bzw. diese optimiert werden sollten. Im ÖSG wurden keine Festlegungen dahingehend getroffen, wo medizinische Leistungen erbracht werden sollten. Voraussetzung für die Leistungserbringung war die Einhaltung der vorgegebenen Qualitätskriterien (inkl. Mindestfrequenzen und Erreichbarkeit). Die weiteren Bereiche der Gesundheitsversorgung (ambulanter Bereich, Rehabilitation, Langzeitversorgung) waren nur im Ist-Stand dargestellt, da entsprechende Datengrundlagen für eine Planung fehlten. Es war vereinbart, dass die ÖSG-Version 2006 weiterentwickelt und ergänzt wird. Da der ÖSG im Sinne einer integrativen Versorgungsplanung Festlegungen für alle Ebenen und Teilbereiche der Gesundheitsversorgung enthalten sollte, wurde abgesprochen, in Zukunft auch Qualitätskriterien für Versorgungsbereiche außerhalb der Akutkrankenanstalten in den ÖSG zu integrieren. Über den ÖSG sollten pro futuro nur mehr grundsätzliche Planungsaussagen festgelegt werden, wodurch Länder, Gemeinden und Sozialversicherungsträger im Rahmen der Detailplanung auf regionaler Ebene wesentlich mehr Gestaltungsmöglichkeiten als bisher erhalten. Der integrative Ansatz war eine Weichenstellung für Verlagerungen zwischen den verschiedenen Sektoren des Gesundheitswesens. Damit war der ÖSG auch eine Basis für die Umsetzung und für weitere Schritte der Gesundheitsreform.

Die wesentlichen Ziele des Österreichischen Strukturplanes Gesundheit 2006 waren:

- Sicherstellung einer bedarfsgerechten, qualitativ hochwertigen, effektiven, effizienten und gleichwertigen Versorgung in allen Versorgungsregionen
- Gewährleistung einer raschen, lückenlosen sowie medizinisch und ökonomisch sinnvollen Behandlungskette für die Patienten durch Verbesserung des Nahtstellenmanagements
- Regionale Abstimmung der Planungen für die einzelnen Teilbereiche auf Ebene von Versorgungsregionen und Sicherstellung einer überregionalen Abstimmung der Ressourcen und Leistungsangebotsplanung
- Gewährleistung einer möglichst gleichmäßigen und bestmöglich erreichbaren, aber auch einer wirtschaftlich und medizinisch sinnvollen Versorgung mit entsprechender Qualitätssicherung (Vergabe von Mindestfrequenzen und Richtlinien für Qualitätskriterien etc.)
- Festlegung von österreichweit einheitlichen verbindlichen Strukturen (Qualitätskriterien)
- Entlastung der Akutkrankenanstalten durch Minimierung der Krankenhaushäufigkeit und der durchschnittlichen Belagsdauer auf das medizinisch notwendige Maß und weiterer Akutbettenabbau
- Darstellung der Versorgungsstrukturen in Österreich auf Basis von vier Versorgungszonen und 32 Versorgungsregionen
- Planungsmatrix: beinhaltet Indikatoren zur Beschreibung der Versorgungssituation in den verschiedenen nicht akutstationären Versorgungsbereichen im Ist-Stand 2004 sowie Versorgungsregionen und Sicherstellung einer überregionalen Abstimmung der Ressourcen und Leistungsangebotsplanung
- Versorgungsmatrix: legt auf regionaler Ebene Richtwerte für die Anzahl stationärer Aufenthalte in den Akutkrankenanstalten fest, die im Jahr 2010 aus der Region heraus „entstehen“ sollen. Toleranzbereich: plus/minus 25 Prozent
- Leistungsmatrix: definiert spezielle Qualitätskriterien für einzelne medizinische Einzelleistungen (MEL) sowie deren Zuordnung auf eine Mindestversorgungsstruktur
- Großgeräteplan: festgelegte Geräteobergrenzen für CT, MR und Emissions-Computer-Tomografiegeräte pro Bundesland
- Komplexe medizinische Leistungen sollen zukünftig gebündelt und in Referenzzentren erbracht werden, wobei die Behandlung auch außerhalb des Zentrums weitergeführt werden kann

Die wesentlichen Unterschiede zum ÖKAP/GGP sind zum einen die Umstellung von Standorten auf Versorgungsregionen. Anstelle der Darstellung einzelner Krankenanstalten erfolgt eine Darstellung der Versorgungssituation nach 32 Versorgungsregionen, den neun Bundesländern und den vier Versorgungszonen ohne Vorgaben für einzelne Krankenanstalten. Außerdem auch eine Darstellung der Versorgungsdichte in den komplementären nicht-akutstationären Bereichen (ambulante ärztliche Versorgung, Rehabilitation, Alten- und Langzeitversorgung). Neben dieser Planungsmatrix stellt zum anderen die Umstellung von Betten auf Aufenthalte und Festschreibung von Richtwerten für Aufenthalte (Leistungsmengen) im Jahr 2010 eine gravierende Änderung (Versorgungsmatrix) dar. Statt Bettenobergrenzen gibt es Vorgaben von Richtwerten zur Anzahl stationärer Fälle im Jahr 2010 pro Fachrichtung bzw. Leistungsgruppen und pro Versorgungsregion, Bundesland bzw. Versorgungszone. Schließlich werden Mindestversorgungsstrukturen für ausgewählte Leistungen festgelegt (Leistungsmatrix). Dabei erfolgt eine Definition von (Struktur-)Qualitätsvoraussetzungen für Leistungen einschließlich Vorgaben zu jährlichen Mindestfrequenzen pro Leistungserbringer (Arzt) bzw. pro Standort (Krankenanstalt), sowie zur Mindest-Erreichbarkeit von jeweils leistungserbringenden Krankenanstalten. Der erste Schritt war damit nun gesetzt.

8.5.1 Der ÖSG 2010

Nach einer zweiten ÖSG Version im Jahr 2008 blieben trotzdem noch zahlreiche Fragen unbeantwortet. Welche Spitalsstrukturen sind für die Sicherung der Grundversorgung notwendig? Wie rasch können PatientInnen Akutkrankenhäuser erreichen? Wo besteht Bedarf an Rehabilitationszentren? Eine detaillierte Entscheidungsgrundlage für wichtige Fragen der Gesundheitsplanung liefert der neue Österreichische Strukturplan Gesundheit (ÖSG) 2010. Darin werden strukturelle Voraussetzungen für eine qualitativ hochwertige und effiziente Gesundheitsversorgung in Österreich bis zum Jahr 2020 beschrieben. Der im Auftrag der Bundesgesundheitsagentur von der Gesundheit Österreich GmbH erstellte Plan wurde am 26. November 2010 von der Bundesgesundheitskommission, dem obersten Steuerungsgremium für Gesundheit, beschlossen und beinhaltet die verbindliche Rahmenplanung für alle weiteren Planungen. Dabei wurden erstmals **Rahmenplanungen für die ambulante Versorgung** ebenso **ergänzt** wie für die **Rehabilitation. Spezielle Versorgungsbereiche** wie z.B. die onkologische Versorgung wurden zeitgemäß **modifiziert.** Hospiz- und Palliativversorgung wurden entsprechend langjähriger Forderungen erstmals umfassend definiert. Die Anforderungen an die Gesundheitsversorgung – an Spitäler, niedergelassene ÄrztInnen, Rehabilitationseinrichtungen oder Pflegedienste – ändern sich ständig. Nach den Prognosen der Statistik Austria (März 2009) wird die Bevölkerung Österreichs stark wachsen, und zwar auf 9,52 Millionen bis zum Jahr 2050. Die Altersstruktur verschiebt sich deutlich: Es gibt immer mehr ältere Menschen. Waren 2007 rund 22 Prozent der Bevölkerung 60 Jahre alt oder älter, so werden es ab 2030 voraussichtlich mehr als 30 Prozent sein. So gesehen muss der ÖSG eine gewisse Flexibilität haben und ist eine abgestufte Versorgung geplant. Große, überregionale Spitäler sollen für komplexe Behandlungen zuständig sein. Kleine, wohnortnahe Krankenhäuser sollen, im Verbund mit spezialisierten Spitälern, eine hochwertige Grundversorgung der Patientinnen und Patienten gewährleisten. Die Vision ist, dass sich in solchen Grundversorgungseinrichtungen mittelfristig ergänzende Angebote etablieren, die über die herkömmliche Standard-Akutversorgung hinausgehen (z.B. Gesundheitsförderung, psychosoziale und therapeutische Versorgung etc.), und dass sich damit **integrierte Strukturen in Form umfassender Grundversorgungszentren** entwickeln. Zentrale Aufnahmestationen werden für die Erstbegutachtung und Notfallversorgung rund um die Uhr geöffnet sein und – wenn nötig – die Patientinnen und Patienten rasch zur richtigen Folgebehandlung an Spezialabteilungen weiterleiten. Im ÖSG wurden anerkannte Qualitätskriterien für die Versorgungsstruktur berücksichtigt. Geplant sind auch neue Organisationsformen in Spitälern, um die Effizienz zu erhöhen: So soll z.B. in Tages- und Wochenkliniken für geplante Behandlungen die vorhandene Infrastruktur (z.B. Betten) durch mehrere Fachrichtungen gemeinsam genutzt werden.

Die wesentlichen Ziele des ÖSG 2010 im Sinne der integrativen regionalen Versorgungsplanung können wie folgt unterteilt werden:

1. Allgemeine Ziele und Planungsgrundsätze der IRVP
   - Sicherstellung einer bedarfsgerechten, qualitativ hochwertigen, effektiven, effizienten und gleichwertigen Versorgung in allen Versorgungsregionen und allen Versorgungsbereichen im Gesundheits- und Sozialwesen (stationärer Akutbereich, ambulanter Bereich, Spitalsambulanzen, niedergelassene ÄrztInnen und selbstständige Ambulatorien), im Rehabilitationsbereich sowie im Pflege- und Sozialbereich einschließlich deren Beziehungen untereinander
   - Gewährleistung einer raschen, lückenlosen sowie medizinisch und ökonomisch sinnvollen Behandlungskette für den Patienten durch Verbesserung des Nahtstellenmanagements (Sicherstellung des Informationstransfers und des nahtlosen Übergangs zwischen den Einrichtungen bzw. zwischen den oben erwähnten Bereichen)
   - Regionale Abstimmung der Planungen für die erwähnten Teilbereiche im Rahmen einer IRVP auf Ebene von Versorgungsregionen (VR), deren Abgrenzung sich an den sozioökonomischen Verflechtungen und an topografischen Kriterien orientiert und die für alle oben erwähnten Bereiche des Gesundheits- und Sozialwesens gelten
   - Sicherstellung einer überregionalen Abstimmung der Ressourcen- und Leistungsangebotsplanung durch den ÖSG, soweit dies sinnvoll bzw. notwendig ist, insbesondere auch durch die Verankerung der überregionalen Versorgungsplanung für komplexe spezialisierte Strukturen von überregionaler Bedeutung (Referenzzentren)
   - Gewährleistung einer möglichst gleichmäßigen und bestmöglich erreichbaren, aber auch einer wirtschaftlich und medizinisch sinnvollen Versorgung mit entsprechender Qualitätssicherung (Vorgabe von Mindestfrequenzen und Richtlinien für Qualitätskriterien etc.)
   - Entlastung der Akutkrankenanstalten durch Minimierung der Krankenhaushäufigkeit und der durchschnittlichen Belagsdauer auf das medizinisch notwendige Maß (durch Verlagerung von Leistungen in den ambulanten Bereich, in den Rehabilitationsbereich sowie in den Pflegebereich) und weiterer Akutbettenabbau

- Verlagerung von Leistungen zwischen den oben genannten Teilbereichen ist dann anzustreben, wenn diese Leistungen bei zumindest gleicher Qualität in einem anderen Bereich volkswirtschaftlich günstiger erbracht werden können

2. Ziele und Planungsgrundsätze der IRVP – stationärer Bereich
   - Sicherstellung der stationären Akutversorgung durch leistungsfähige, bedarfsgerechte, in ihrem Leistungsspektrum aufeinander abgestimmte und in regionalen KA-Verbänden organisierten Akutkrankenanstalten
   - Sicherstellung einer bedarfsorientierten Umstrukturierung der Kapazitäten von Fächern mit steigendem Bedarf und solchen mit sinkendem Bedarf
   - Fortsetzung der Anpassung der stationären Bereiche auf die speziellen Bedürfnisse der steigenden Zahl hochbetagter Patientinnen und Patienten
   - Entwicklung der Spitäler zu Bezugspunkten der Vernetzung zwischen Spitälern, niedergelassenen Fachärzten und Allgemeinmedizinern sowie dem Rehabilitations- und Pflegebereich
   - Institutionalisierung des Aufnahme- und Entlassungsmanagements in den Spitälern
3. Ziele und Planungsgrundsätze der IRVP – ambulanter Bereich
   - Bündelung der ambulanten fachärztlichen Leistungserbringung in Behandlungszentren an geeigneten Standorten (innerhalb und außerhalb der Akut-KA) unter Gewährleistung eines flächendeckenden ausgeglichenen fachärztlichen Versorgungsniveaus
   - Gemeinsame Analyse und Planung sämtlicher fachärztlicher Versorgungsangebote im ambulanten Bereich (Spitalsambulanzen, niedergelassene ÄrztInnen und selbstständige Ambulatorien) auf Basis gemeinsamer kohärenter Einheiten bzw. Messgrößen (z.B. fachärztliche Vollzeitäquivalente)
4. Ziele und Planungsgrundsätze der IRVP – Rehabilitationsbereich
   - Gewährleistung ausreichender Rehabilitationskapazitäten für sämtliche Indikationsgruppen
   - Teilweise Substitution bzw. Ergänzung der stationären durch ambulante Rehabilitation: Eine Verlagerung von Rehabilitationsleistungen ist dann anzustreben, wenn diese Leistungen bei zumindest gleicher Qualität volkswirtschaftlich günstiger erbracht werden können
5. Ziele und Planungsgrundsätze der IRVP – Nahtstellen zum Pflegebereich
   - Bedarfsgerechter Ausbau der Pflegeplätze, der mobilen Dienste sowie von Tagespflege und Kurzzeitpflege zur Entlastung der pflegenden Angehörigen
   - Institutionalisierung der Koordination und Kooperation der stationären und mobilen Dienste verschiedener Leistungsanbieter (z.B. Überleitungs- oder Übergangspflege in den Spitälern)

In einer „Gesamtgesundheitsplanung" sollte eine Vernetzung der verschiedenen Bereiche hergestellt werden, wobei auch die Einbindung der Maßnahmen und Einrichtungen des Sozialbereichs notwendig ist. In Österreich besteht zwischen intra- und extramuraler Versorgung eine völlig getrennte Verantwortung in Bezug auf Planung und Finanzierung. Dies verursacht eine „Nahtstellenproblematik", die sich in Defiziten in der Kooperation und Koordination zwischen den Einrichtungen niederschlägt und daher ein entsprechendes „Nahtstellenmanagement" (NSM) erfordert. Die Artikel 15a B-VG-Vereinbarung sieht daher Maßnahmen zur Verbesserung des NSM vor, um einen „raschen, reibungs- und lückenlosen, effektiven, effizienten und sinnvollen Betreuungsverlauf" zu gewährleisten (vgl. Artikel 5 Abs. 1 der Vereinbarung).[168] Lösungen dafür könnten bspw. sein:

- Finanzierung aus einer Hand
- Einheitliche Strukturqualitätskriterien
- Einheitliche Dokumentationsvorgaben
- Abgestimmte Honorierungssysteme

Zusätzlich baut der ÖSG noch auf weiteren Zielvorstellungen und Planungsmethoden auf, die sich primär aber nicht ausschließlich auf Akutkrankenanstalten beziehen:

- Die Akutkrankenanstalten sollen eine möglichst gleichmäßige und bestmöglich erreichbare, aber auch wirtschaftlich und medizinisch sinnvolle Versorgung der österreichischen Bevölkerung gewährleisten.
- Die vom ÖSG umfassten stationären Bereiche sollen durch Verlagerung von Leistungen in den ambulanten und rehabilitativen Bereich nachhaltig entlastet, die Krankenhaushäufigkeit und Belagsdauer auf das medizinisch notwendige Maß minimiert werden.
- Dislozierte Organisationseinheiten müssen an eine Fachabteilung angebunden sein.
- Reduzierte Organisationsformen (Departments, Fachschwerpunkte etc.) sind nur in begründeten Ausnahmefällen zulässig (z.B. zur Abdeckung von Versorgungslücken in peripheren Regionen).
- Psychiatrie, Akutgeriatrie und/oder Remobilisation, Palliativmedizin sowie Psychosomatik sollen dezentral in Krankenanstalten auf- bzw. ausgebaut werden.
- Tageskliniken sollen nur an Standorten von bzw. im organisatorischen Verbund mit gut erreichbaren bettenführenden Abteilungen, Departments oder Fachschwerpunkten der betreffenden Fachrichtung eingerichtet werden, dislozierte Tageskliniken sind nur in begründeten Ausnahmefällen zulässig und dürfen nur dann eingerichtet werden, wenn sie zumindest über einen gewissen Zeitraum evaluiert werden. Damit sollen Rahmenbedingungen für ein abgestuftes intramurales Versorgungsangebot geschaffen werden, das die weitere Verringerung vollstationärer Bettenkapazitäten unterstützt, Verweildauer und Belagstage senkt sowie Kosteneinsparungseffekte erzielt. Die Leistungen in Tageskliniken sind nicht additiv, sondern substitutiv zu den vollstationären Leistungen bzw. Betten zu erbringen.
- Zusammenschlüsse von einzelnen Abteilungen und von Krankenanstalten zur Verbesserung des Leistungsangebotes und der Auslastung sowie zur Realisierung medizinischer und ökonomischer Synergieeffekte werden gefördert.

[168] Vgl. dazu Gesundheit Österreich GmbH, Österreichischer Strukturplan Gesundheit 2010 im Auftrag des Bundesministeriums für Gesundheit.

- Die Kooperation zwischen dem intra- und dem extramuralen Sektor zur besseren gemeinsamen Ressourcennutzung bei gleichzeitiger Vermeidung additiver, regional paralleler Leistungsangebote soll gefördert werden.
- Die in der Versorgungsmatrix für die Versorgungsregionen bzw. Versorgungszonen enthaltenen Richtwerte für MEL- bzw. HDG-Gruppe stellen Richtwerte für das Jahr 2015 dar. Sie sind „quellbezogen" definiert (entsprechen dem aus der Wohnbevölkerung der jeweiligen Region heraus entstehenden Versorgungsbedarf) und sollen pro Region nicht um mehr als 25 Prozent über- bzw. unterschritten werden.
- Ziel- und Planungshorizont des ÖSG 2010 ist gemäß Artikel 15a B-VG-Vereinbarung grundsätzlich das Jahr 2020.

Das Verfolgen des Ansatzes der IRVP führt zu einer Darstellungssystematik nach insgesamt 32 Versorgungsregionen (VR) und vier Versorgungszonen (VZ). Die Analyse des Ist-Stands 2008/2009 sowie die Festlegung von Planungsaussagen erfolgt in insgesamt drei Matrizen („Versorgungsmatrix", „Planungsmatrix" sowie „Leistungsmatrix"), die miteinander in enger Wechselwirkung stehen. Quantitative Planungsaussagen werden im ÖSG 2010 primär zum stationären Akutbereich getroffen, wobei diese Planungsaussagen in Form von Richtwerten zur Anzahl stationärer Aufenthalte im Jahr 2010 auf Ebene der VR und VZ und nicht auf Ebene der Krankenanstalten selbst getroffen werden.

8.5.2 Der ÖSG 2012

Die nunmehr vierte Revision, der ÖSG 2012, wurde am 23. 11. 2012 von der Bundesgesundheitskommission beschlossen und ist mit diesem Datum in Kraft getreten. Der ÖSG 2012 stellt eine konsequente Weiterentwicklung des ÖSG 2010 dar und ist weiterhin als Leistungsangebotsplan mit Planungshorizont 2020 konzipiert. Die wesentlichen Neuerungen und Anpassungen gegenüber dem ÖSG 2010 umfassen folgende Punkte:

- Integration der überregionalen Versorgungsplanung zur Bündelung komplexer spezialisierter Leistungsangebote (Referenzzentren für Herzchirurgie, Transplantationschirurgie, ausgewählte neurochirurgische Akutleistungen, Kinder-Herzchirurgie, Kinder-Kardiologie, pädiatrische hämatologisch-onkologische Versorgung)
- Integration von „transformierten" Qualitätskriterien für private-nichtgemeinnützige Akutkrankenanstalten (Sanatorien)
- Aktualisierungen und Ergänzungen kleineren Umfangs (u.a. betreffend Planungsrichtwerte sowie die Bereiche Kinder-Dialyse, Gefäßchirurgie und Kinder-Anästhesie)
- Aktualisierung sämtlicher Basisdaten und Kartendarstellungen auf den Beobachtungszeitraum 2010/2011
- Aktualisierung des Großgeräteplans (inkl. Ist-Stand 2011)

Der ÖSG wird regelmäßig (alle zwei bis drei Jahre) revidiert. Zwischen den Revisionszeitpunkten können bei Bedarf Aktualisierungen von Teilbereichen vorgenommen werden.

Derartige zwischenzeitliche Aktualisierungen betreffen insbesondere folgende Teile des ÖSG:

- Die revidierte Fassung des Kapitels 3 (Rehabilitation) wurde am 28. 6. 2013 von der Bundes-Zielsteuerungskommission beschlossen und nunmehr in den ÖSG 2012 integriert.
- Die Leistungsmatrix wird jährlich auf Basis des LKF-Modells aktualisiert und steht als separates Dokument in der jeweils gültigen Fassung zum Herunterladen bereit. Die derzeit gültige Leistungsmatrix auf Basis des LKF-Modells 2014 wurde am 28. 6. 2013 beschlossen. Darin sind nunmehr die Mindestfrequenzen pro Jahr und Standort (MFS) für zwei weitere Leistungsbündel (Adipositas-Chirurgie exkl. Gastric banding sowie Carotis-Thrombendarteriktomie) aufgrund der Evidenz des Zusammenhangs zwischen der Fallzahl und der Verbesserung des medizinischen Outcomes verbindlich festgelegt worden.
- Der bundesweite Großgeräteplan wird anlassbezogen, d.h. nachdem die Bundes-Zielsteuerungskommission Änderungen beschlossen hat, aktualisiert und steht in der jeweils gültigen Fassung als separates Dokument zum Herunterladen bereit (siehe „ÖSG 2012 – Kapazitätsplanung und Großgeräteplan").

Darüber hinaus enthält der ÖSG 2012 im Hinblick auf die Gesundheitsversorgung von Kindern und Jugendlichen folgende Neuerungen und Verbesserungen, die zur Qualitätssicherung und -verbesserung und zur Patientensicherheit beitragen:

Der ÖSG 2012 enthält, wie gerade erwähnt, erstmals Festlegungen zur überregionalen, d.h. Bundesländer übergreifenden, Ressourcen- und Leistungsangebotsplanung für komplexe spezialisierte Leistungen, die nicht überall erbracht werden können und sollen. Eine Bündelung solcher Leistungen, ausreichende Fallzahlen und spezielle Qualitätskriterien sollen die Behandlungsqualität sichern und wenn notwendig verbessern. Dabei wurde bewusst zwischen Versorgungsstrukturen für Erwachsene und solchen für Kinder und Jugendliche unterschieden. Für Kinder und Jugendliche finden sich im ÖSG 2012 Standortfestlegungen und zugeordnete Einzugsbereiche sowie Qualitätskriterien für Kinder-Herzchirurgie, Kinder-Kardiologie und für die pädiatrische hämatologisch-onkologische Versorgung.

Im ÖSG 2012 sind auch erstmals Festlegungen für Kinder-Dialyse enthalten. Damit soll sichergestellt werden, dass Kinder und Jugendliche vor dem Beginn der Behandlung in den universitären Zentren für die Behandlung eingestellt werden, dann aber eine wohnortnahe Betreuung ermöglicht wird. Auch der Stellenwert der Qualitätskriterien für Kinderanästhesie wurde dahingehend erhöht und klargestellt, dass sie nicht nur für den Bereich der Kinderchirurgie gelten, sondern vielmehr für alle Operationen an Kleinkindern, unabhängig davon, von welcher Fachrichtung sie durchgeführt werden. Damit soll die Sicherheit von Kleinkindern in anästhesiologischer Versorgung erhöht bzw. österreichweit gleichwertig und alle Fachrichtungen übergreifend gewährleistet werden.

Entsprechend der Artikel 15a B-VG-Vereinbarung über die Organisation und Finanzierung des Gesundheitswesens wurden im ÖSG 2012 analoge quantitative Planungsaussagen im Sinne einer Rahmenplanung auch für die nicht akutstationären Bereiche verankert, nämlich allgemeine Zielvorstellungen, Planungsgrundsätze und Methoden sowie Planungsrichtwerte zum ambulanten Versorgungsbereich und zum Rehabilitationsbereich.

Abb. 53: Der österreichische Strukturplan Gesundheit 2012 (Standorte)

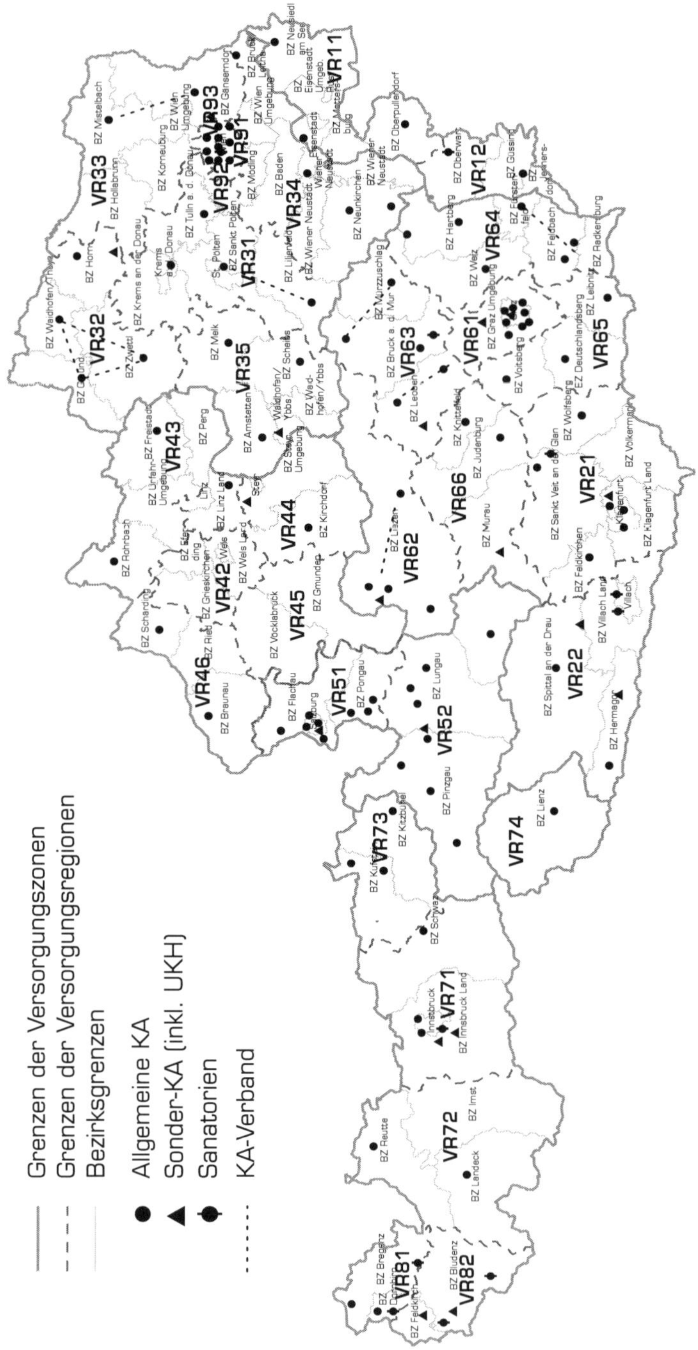

Folgende Grafiken zeigen die Versorgungsdichte mit Allgemeinmedizinern, im ambulanten ärztlichen Bereich, in der stationären Rehabilitation und im Alten- und Pflegeheimbereich. Dabei wird in allen Grafiken auf den ÖSG 2012 Bezug genommen.[169]

Abb. 54: Der österreichische Strukturplan Gesundheit 2012 (Versorgungsdichte Allgemeinmedizin 2010)

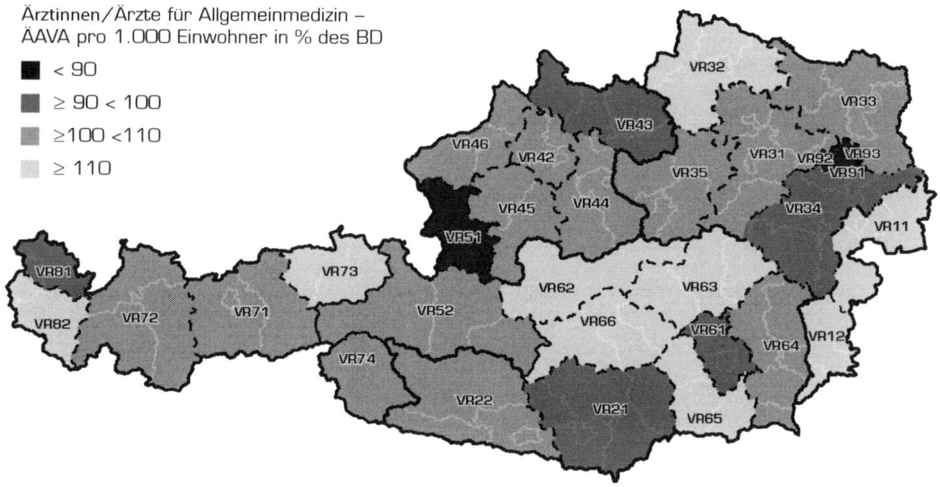

Abb. 55: Der österreichische Strukturplan Gesundheit 2012 (Ärztliche Versorgungsdichte im ambulanten Bereich insgesamt 2010)

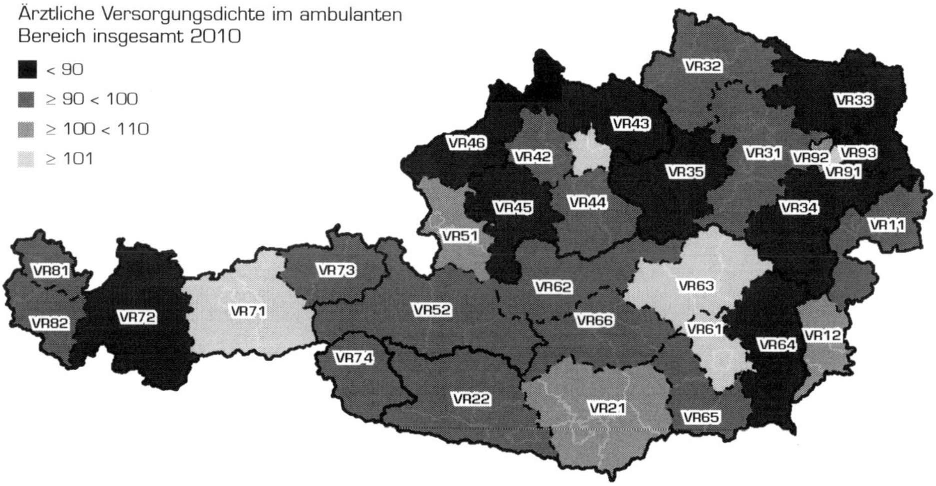

[169] Vgl. dazu Gesundheit Österreich GmbH, Österreichischer Strukturplan Gesundheit 2012 im Auftrag des Bundesministeriums für Gesundheit.

Abb. 56: Der österreichische Strukturplan Gesundheit 2012 (Versorgungsdichte stationäre Rehabilitation 2011)

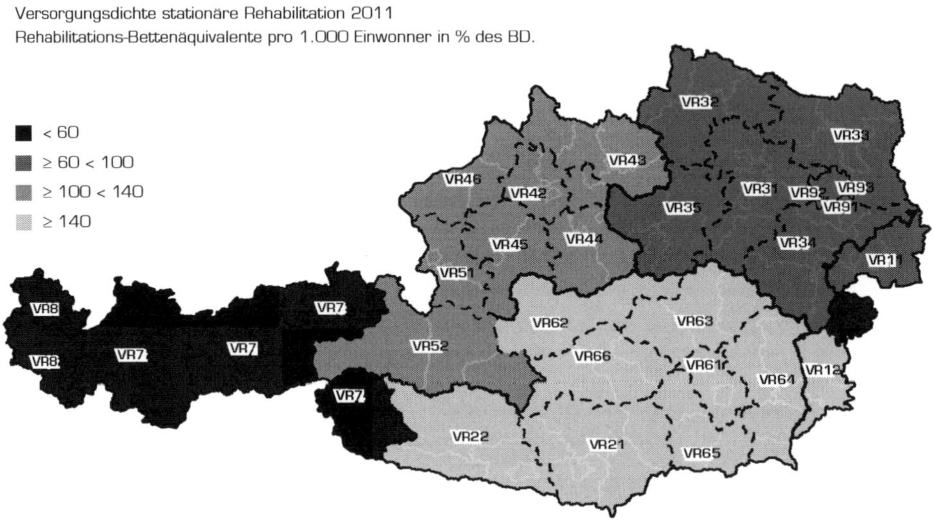

Abb. 57: Der österreichische Strukturplan Gesundheit 2012 (Versorgungsdichte Alten- und Pflegeheime 2011)

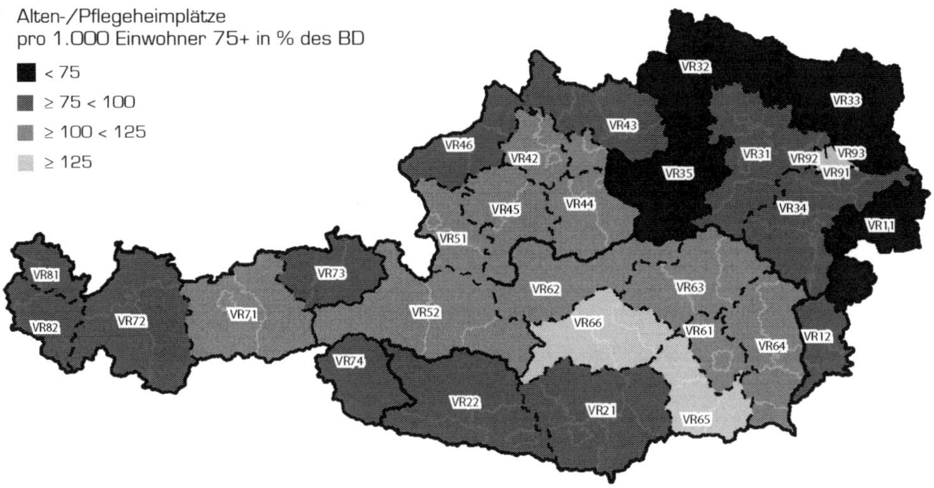

Die PM ist nach den 32 Versorgungsregionen, den neun Bundesländern und den vier Versorgungszonen gegliedert und beinhaltet Indikatoren zur Beschreibung der Versorgungssituation in den verschiedenen nicht-akutstationären Versorgungsbereichen innerhalb der jeweiligen Region im Ist-Stand 2010/2011 sowie Planungsaussagen zur Gesamt-

Abb. 58: Der österreichische Strukturplan Gesundheit 2012 (Versorgungsdichte Mobile Dienste 2011)

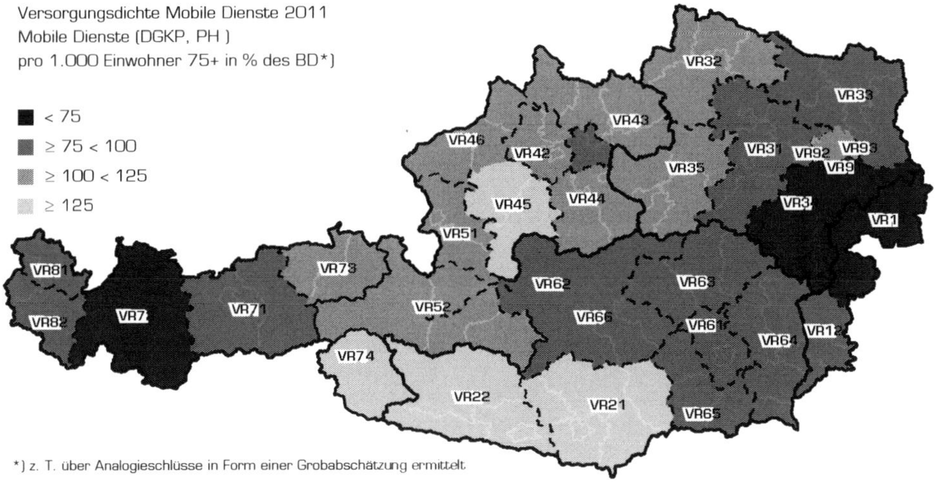

zahl an stationären Aufenthalten im Jahr 2015 von Patientinnen/Patienten aus der jeweiligen Region („quellbezogene" Darstellung wie in der VM, inkl. Nulltagesaufenthalte). Weiters erfolgt eine Darstellung der stationären Aufenthalte 2015 in Differenzierung nach Fachrichtungen (ebenfalls „quellbezogene" Darstellung), jeweils auf Ebene der Bundesländer und der Versorgungszonen (unverbindliche Grobabschätzung). Die Beschreibung der Versorgungssituation erfolgt dabei nach folgenden Bereichen:

- Akutkrankenanstalten (FKA, UKH, SAN), inkl. Facharzt-Ausbildungsstellen nach Fachrichtungen
- Ambulante ärztliche Versorgung (niedergelassene Ärztinnen/Ärzte, Ärztinnen/Ärzte in Spitalsambulanzen sowie in selbstständigen Ambulatorien)
- Extramurale therapeutische, psychologische und psychosoziale Versorgung (PhysiotherapeutInnen, PsychologInnen, psychosoziale Beratung etc.)
- Rehabilitation (Rehabilitationszentren, Darstellung nur auf Ebene der vier Versorgungszonen)
- Alten- und Langzeitversorgung (Alten- und Pflegeheime, mobile Dienste)

Schließlich werden in der PM jene Kriterien zum Nahtstellenmanagement (NSM) angeführt, anhand derer künftig das Funktionieren des NSM in den einzelnen Versorgungsregionen systematisch bewertet werden soll.

Tab. 85: Beispiel einer Planungsmatrix der Versorgungsregion 51: Salzburg-Nord

Versorgungsregion 51: Salzburg-Nord																		
EW insgesamt (2011):	347.794																	
EW > 75a (2011):	25.159																	
Akut-Krankenanstalten (FKA, UKH, SAN)																		
Versorgungssituation 2011	**INT**	**KI**	**KCH**	**KJP**	**CH**	**NC**	**IM**	**GGH**	**NEU**	**PSY**	**DER**	**AU**	**HNO**	**URO**	**PCH**	**PUL**	**...**	**Summe**
Akutbetten (tats. Betten) 2009	127	55	36	30	268	43	504	187	124	214	37	54	50	65	24	44	...	2.735
Stationäre Aufenthalte 2009 (QuellR)	–	3.068	2.378	320	13.504	1.084	26.321	9.586	3.538	5.758	2.45	5.363	2.857	3.182	1.102	3.283	...	105.768
– davon „Nulltagesaufenthalte" 2009 (QuellR)	–	701	895	16	1.709	147	8.708	1.342	259	948	219	3.031	279	733	129	1.276	...	21.525
Stat. Aufenthalte (Richtwert4 2015 QuellR)	–	–	–	–	–	–	–	–	–	–	–	–	–	–	–	–	...	106.308
– davon „Nulltagesaufenthalte" 2015 (QuellR)	–	–	–	–	–	–	–	–	–	–	–	–	–	–	–	–	...	27.265
Ambulante ärztliche Versorgung																		
Versorgungssituation 2010	**AM**	**KI**	**KCH**	**KJP**	**CH**[1]	**NC**	**IM**	**GGH**	**NEU**	**PSY**[2]	**DER**	**AU**	**HNO**	**URO**	**PCH**	**PUL**	**...**	**insg.**
Niedergel. Vertragsärztinnen/Ärzte gew. Nach E-Card-(Erst-)Kons. (VZÄ)	149,5	13,1	–	–	5,3	n. v.	18,5	18,1	6,2	4,0	11,8	14,7	8,4	8,5	–	4,8	...	382,0
Niedergel. Wahlärztinnen/Ärzte (VZÄ)	4,1	0,8	–	–	1,8	n. v.	2,7	4,6	1,2	4,6	1,2	1,1	0,4	0,2	–	0,1	...	42,4
Niedergel. Ärztinnen/Ärzte (VZÄ) insgesamt	153,6	14,0	–	–	7,0	n. v.	21,1	22,8	7,4	8,6	13,0	15,8	8,8	8,7	–	4,9	...	424,3
Ärztinnen/Ärzte in Spitalsamb. f. amb. Pat. (VZÄ)	0,0	13,9	–	–	26,3	n. v.	26,3	2,5	6,6	7,6	5,9	14,5	3,2	4,2	–	4,2	...	140,9
Ärztinnen/Ärzte in Kassenambulatorien (VZÄ)	0,0	0,0	–	–	0,0	n. v.	0,0	0,0	0,0	0,0	0,0	0,0	0,0	0,0	–	0,0	...	18,1
Ärztinnen/Ärzte in Instituten (VZÄ)	0,0	0,0	–	–	0,0	n. v.	0,0	0,0	0,0	0,0	0,0	0,0	0,0	0,0	–	0,0	...	0
Summe ÄVZÄ im ambulanten Bereich 2010	153,6	27,8	–	–	33,3	n. v.	47,5	25,3	14,0	16,2	19,2	30,4	12,0	12,9	–	9,1	...	583,4
Extramurale therapeutische, psychologische und psychosoziale Versorgung																		
Versorgungssituation 2004/2011	PD[3]	LOG[3]	ED[3]	PT	KP/GP	PSB[6]	PND[7]	WOH[8]	TS	KLUB	EH	AZU	ArbM	SHG	AG	LH	ÄPIII	
Vollzeitäquivalente (VZÄ) 2011	–	–	–	–	–	17,8	3,4	55,5	10,6	0,6	25,6	n. v.	3,2	–	–	–	–	
Personalangebot (Anzahl Pers.) 2011	439	32	59	555	480	–	–	–	–	–	–	–	–	–	–	n. v.	62	
Plätze 2011	–	–	–	–	–	–	–	164	78	–	83	n. v.	–	–	–	–	–	
Einrichtungen 2011	–	–	–	–	–	4	1	17	4	2	6	n. v.	–	n. v.	9	–	–	
Alten- und Langzeitversorgung																		
Versorgungssituation 2009[9]	WP	PP	DGKP	FDSB	PH	HH	insg.											

Tab. 85: Beispiel einer Planungsmatrix der Versorgungsregion 51: Salzburg-Nord (Fortsetzung)

Versorgungsregion 51: Salzburg-Nord								
Mobile Dienste (VZÄ) 2009[6]	–	–	n. v.	n. v.	n. v.	n. v.	n. v.	
Betreubares Wohnen (Plätze) 2009	n. v.	–	–	–	–	–	n. v.	
Betreutes Wohnen für Sen. (Plätze) 2009[7]	0	–	–	–	–	–	0	
Geriatrische Tageszentren (Plätze) 2009	–	n. v.	–	–	–	–	n. v.	
Fixe Kurzzeitpflege (Plätze) 2009	–	n. v.	–	–	–	–	n. v.	
Alten- und Pflegeheime (Plätze) 2011	0	n. v.	–	–	–	–	n. v.	
Nahtstellenmanagement (NSM) – Kriterien								
Ist-Stand 2011								vorh.
Standards zum Aufnahmemanagement (z.B. standardisierte Zuweisungsinformation, standardisierte prästationäre Diagnostik ...)								n. v.
Institutionalisiertes Entlassungsmanagement an der Nahtstelle intramural/extramural in der VR (z.B. Überleitungspflege, koordinierte Entlassung ...)								n. v.
Standardisierte Arztbriefe								n. v.
Institutionalisierte Kooperation/Koordination der mobilen Dienste in der VR (z.B. Gesundheits- und Sozialsprengel, Sozialstützpunkte								n. v.
Standardisierte Informationsweitergabe an der Nahtstelle niedergelassene/r Ärztin/Arzt – Pflegebereich/Altenbetreuung in der VR								n. v.

Planungsmatrix: Alle übrigen Regionen finden sich in der Broschüre „Österreichischer Strukturplan Gesundheit" des Bundesministeriums für Gesundheit, 2012

Quelle: ÖSG, 2013..

Die **Versorgungsmatrix (VM)** ist nach MEL- und Hauptdiagnosengruppen (MHG = Medizinische Hauptgruppen), weiters nach den 32 Versorgungsregionen, den neun Bundesländern sowie den vier Versorgungszonen gegliedert und legt auf diesen regionalen Ebenen Richtwerte für die Anzahl der stationären Aufenthalte in den Akutkrankenanstalten (also in FKA, UKH und SAN) fest, die bei Annahme idealtypischer Verhältnisse im Jahr 2015 bzw. im Jahr 2020 aus der Region heraus „entstehen" sollten („quellbezogene" Darstellung, d.h. Zuordnung der stationären Aufenthalte auf die Regionen entsprechend dem Wohnort der Behandelten; zusätzlich sind auch die Salden der inländischen Gastpatientenströme auf Bundesländerebene im Jahr 2011 sowie die in der jeweiligen Region versorgten ausländischen Gastpatienten im Jahr 2009 dargestellt; die Anzahl ausländischer Gastpatienten wird zwischen 2011 und 2015 bzw. 2020 konstant gehalten, d.h. Veränderungen in der Migration ausländischer Gastpatienten bis zum Jahr 2015 bzw. 2020 werden nicht berücksichtigt). Gegenüber dem jeweiligen Richtwert, der auf Basis des Bundesdurchschnitts ermittelt wird, wird ein Toleranzbereich von +/–25 Prozent angesetzt, womit stark über- oder unterdurchschnittliche Leistungshäufigkeiten limitiert werden. Weiters wird in der VM für den Anteil tagesklinischer Fälle („Nulltagesaufenthalte") eine Potenzialabschätzung angegeben. Alle diese Werte für das Jahr 2015 bzw. für das Jahr 2020 werden der Ist-Situation 2011 gegenübergestellt. Mit den in der Planungs- und Versorgungsmatrix enthaltenen quellbezogenen Angaben zum akutstationären Versorgungsbedarf der in der jeweiligen Region bzw. im jeweiligen Bundesland wohnhaften Bevölkerung werden keine Festlegungen darüber getroffen, ob der Bedarf an stationären Gesundheitsleistungen in der jeweiligen Region bzw. im jeweiligen Bundesland oder aber in Krankenanstalten anderer Regionen bzw. anderer Bundesländer gedeckt wird. Dies kann jedes Bundesland selbst entscheiden.

In der **Leistungsmatrix (LM)** werden für ausgewählte medizinische Einzelleistungen (MEL) jene Qualitätskriterien und Mindestfrequenzen definiert, die im Falle der Erbringung der jeweiligen MEL vom betreffenden Spital sicherzustellen sind.

Der Wegfall von CT und MR als ggf. leistungsspezifisch zu erfüllendes Qualitätskriterium im Vergleich zu den vorherigen ÖSG entbindet die KA jedoch nicht davon, dass im Bedarfsfall während des Patientenaufenthalts in der Akut-KA die Verfügbarkeit von CT und MR sicherzustellen ist. In der LM nicht abgebildet werden:

- MEL bezogen auf Chemotherapien
- MEL im Bereich der Diagnostik sowie der Intensivmedizin, Radiologie, Nuklearmedizin (soweit diese kein Referenzzentrum erfordern)
- MEL in Sonderbereichen, definiert gemäß LKF-Modell (betreffend Bereiche mit tageweiser oder pauschaler Abrechnung)

Der ÖSG sieht weiters eine Weiterführung der qualitativen und quantitativen **Großgeräteplanung** vor. Bei der Erarbeitung der Empfehlungen im Rahmen des GGP wurde auf folgenden allgemeinen Planungsgrundsätzen aufgebaut:

- Medizinisch-technische Großgeräte sollen in jenen Krankenanstalten eingerichtet werden, die diese zur Bewältigung der sich aus der jeweiligen Fächerstruktur ergebenden medizinischen Anforderungen benötigen (Qualitätskriterium).
- Die Versorgung der Bevölkerung soll durch optimale Standortwahl für Großgeräte regional möglichst gleichmäßig und bestmöglich erreichbar (Kriterium der Versor-

Tab. 86: Beispiel einer Versorgungsmatrix

VMMHG (Aufenthalte)	Versorgungsregionen (mit VR-Code) Bundesland											
	Jahr	VR 11 Burgenland-Nord	VR 12 Burgenland-Süd	Burgenland	Burgenland – inländ. Gastpat.	Burgenland – ausländ. Gastpat.	VR 21 Kärnten-Ost	VR 22 Kärnten-West	Kärnten	Kärnten – inländ. Gastpat.	Kärnten – ausländ. Gastpat.	VR 31 NÖ Mitte
(H01.a) Infektiöse Erkrankung des Gehirns/Rückenmarks und seiner Häute	2009	34	23	56	−2	0	95	94	189	−1	10	70
	2015	46	24	70		0	86	60	146		10	96
	2020			72		0			148		10	
(H01.b) Maligne Neoplasien – Nervensystem	2009	68	34	102	−59	0	97	49	146	−23	3	180
	2015	85	44	129		0	150	102	252		3	172
	2020			136		0			261		3	
(H01.c) Benigne Neoplasien und Abszesse – Nervensystem	2009	43	29	72	−26	0	77	50	127	−7	5	154
	2015	55	29	84		0	99	66	165		5	110
	2020			88		0			170		5	
(H01.d) Zerebrale Degenerationen	2009	37	11	48	−27	0	31	20	51	2	0	48
	2015	26	14	40		0	46	31	77		0	53
	2020			42		0			82		0	
(H01.e) Parkinson, extrapyramidale Erkrankungen, Tremor	2009	102	71	172	−65	1	166	179	345	−42	1	279
	2015	200	106	306		1	345	235	580		1	391
	2020			332		1			633		1	
(H01.f) Multiple Sklerose, hereditäre und demyelinisierende Erkrankungen	2009	142	201	343	−57	1	176	106	282	−22	1	509
	2015	179	92	271		1	314	206	520		1	358
	2020			278		1			524		1	
(H01.g) Nervensystem – sonstige Erkrankungen	2009	605	422	1.026	−513	3	1.557	1.682	3.239	−42	13	1.697
	2015	897	470	1.367		3	1.556	1.043	2.599		13	1.767
	2020			1.428		3			2.676		13	
(H01.h) Epilepsie	2009	477	175	652	−23	14	1.191	579	1.770	−50	39	924
	2015	397	203	600		14	707	475	1.182		39	814
	2020			612		14			1.186		39	

Quelle: ÖSG, 2010.

Tab. 87: Qualitätskriterien der Leistungsmatrix

Kriterium		Beschreibung
BV	Basisversorgungs-leistungen	Leistungen, die ohne besondere Anforderungen an die medizinisch-technische Infrastruktur und das Komplikationsmanagement am KA-Standort erbracht werden können
MVS	Mindestversorgungs-struktur	Typ der bettenführenden Einheit, die in einem Fach in der leistungserbringenden KA vorhanden sein muss (Typen sind: dTK = dislozierte Tagesklinik; rOF = reduzierte Organisationsformen [FSP/Dep]; ABT = Fachabteilung; RFZ = Referenzzentrum; dWK dislozierte Wochenklinik ist keine eigene MVS-Kategorie, sondern unselbstständiger Teil einer ABT an anderem KA-Standort mit Leistungsspektrum beschränkt auf Basisversorgungsleistungen (BV = J)
Ktyp	Krankananstalten-Typ	Mindest-KA-Typ in Bezug auf die Vorhaltung von Strukturen für KI/KCH: 1 = „Kinderzentrum“ mit KI und sichergestellter KCH-Versorgung sowie PICU/NICU; 2 = Abteilung für KI >20 Betten, ohne KCH-Versorgung, PIMCU/NIMCU sicherzustellen; 3 = „reduzierte KI“ mit 14Betten ≤20, ohne KCH-Versorgung, ohne PIMCU/NIMCU; 4 = ohne KI und ohne KCH-Versorgung, z.B. UKH
KOZ	Kinderorthopädisches Zentrum	Leistungserbringung vorzugsweise im kinderorthopädischen Zentrum (für schwerwiegende orthopädische Krankheiten bei Kindern, derzeit LKH Stolzalpe und KH Wien Speising) oder aber in KA mit KTyp 1 und Abteilung für OR in der KA; pädiatrische (Konsiliar-Versorgung sowie Verfügbarkeit PI(M)CU sicherzustellen; MEL mit KTyp 1 und KOZ = Versorgung Weichteile durch KCH/TCH, Knöcherner Apparat durch KOZ Festlegung KTyp und KOZ gültig für Personen im Alter <15 Jahre; bei Traumen im Akutfall Erbringung sämtlicher MEL der LM unabhängig vom definierten „KTyp“ – in Abteilungen bzw. Departments für UC zulässig. Elektivoperationen nach Traumen sollen den Anforderungen im Hinblick auf den KTyp entsprechen
INT	Intensivmedizinische Versorgung	(IS = Intensivbehandlungseinheit, UE = Überwachungseinheit)
HP	Histopathologische Befundung	Möglichkeit der intraoperativen histopathologischen Befundung mittels Gefrierschnitt von der leistungserbringenden Krankenanstalt/vom KA-Standort (inkl. Telepathologie) sicherzustellen (Diagnosestellung Tumor)
MFS	Mindestfrequenz pro Jahr und Krankenanstalten-Standort	Mindestfrequenz in Bezug auf die jeweilige MEL oder MEL -Gruppe, die vom leistungserbringenden KA-Standort im mehrjährigen Durchschnitt erbracht werden muss

Quelle: ÖSG. 2012.

gungsgerechtigkeit), aber auch wirtschaftlich erfolgen (Wirtschaftlichkeitskriterium).

- Dem Wirtschaftlichkeitskriterium Rechnung tragend, wurden bei der Erarbeitung von Standortempfehlungen die Versorgungswirksamkeit des extramuralen Sektors sowie Kooperationspotenziale zwischen dem intra- und dem extramuralen Bereich mit einbezogen.
- Aufgrund des raschen technischen Fortschritts sollte alle zwei Jahre eine Revision der Großgeräteplanung erfolgen.

Tab. 88: Beispiel einer Leistungsmatrix

MEL	Medizinische Einzelleistung	Qualitätskriterien							MFS		
		MVS	BV	RFZ	KTyp	KOZ	INT	HP	Code	ABT	ROF
HM060	Endoskopische retrograde Cholangiopankreatikografie (ERCP)	ABT			2 | 3		UE				
HM070	Extraktion eines Konkrements aus den Gallenwegen im Rahmen einer ERCP	ABT			2 | 3		UE				
HM080	Implantation eines Stents in die Gallenwege im Rahmen einer ERCP	ABT			n. d.		UE				
HM090	Endoskopische photodynamische Therapie – Gallenwege	RFZ		ONK	1						
HM100	Cholezystektomie – offen										
HM110	Cholezystektomie – laparoskopisch										
HM120	Gallengangsrevision – offen	ABT			1		UE	X			
HM130	Gallengangsrevision – laparoskopisch										
HM140	Biliodigestive Anastomose – offen	ABT			1		UE	X			
HM150	Biliodigestive Anastomose – laparoskopisch	ABT			1		UE	X			
HM160	Korrektur von Fehlbildungen der Gallenblase und Gallenwege	ABT			1		IS				
HN010	Nekrosektomie des Pankreas – offen	ABT			n. d.		IS		bb	10	
HN020	Nekrosektomie des Pankreas – laparoskopisch	ABT			n. d.		IS		bb	10	
HN030	Exstirpation eines endokrin aktiven Tumors des Pankreas – offen	ABT			n. d.		IS	X	bb	10	
HN040	Exstirpation eines endokrin aktiven Tumors des Pankreas – laparoskopisch	ABT			n. d.		IS	X	bb	10	
HN050	Pankreasteilresektion links – offen	ABT			n. d.		IS	X	bb	10	
HN060	Pankreasteilresektion links – laparoskopisch	ABT			n. d.		IS	X	bb	10	
HN070	Pankreasteilresektion rechts mit Erhaltung des Pylorus	ABT			1		IS	X	bb	10	
HN080	Pankreasteilresektion rechts mit Erhaltung des Duodenums	ABT			1		IS	X	bb	10	
HN090	totale Pankreatektomie	ABT			n. d.		IS	X	bb	10	
HN100	partielle Duodenopankreatektomie	ABT			n. d.		IS	X	bb	10	
HN110	erweiterte Duodenopankreatektomie	ABT			n. d.		IS	X	bb	10	
HN120	Pankreatiko – digestive Anastomose	ABT			n. d.		IS	X	bb	10	

Quelle: ÖSG, 2010.

- Universitätsklausel: Großgeräte in Universitätskliniken, die ausschließlich der universitären Lehre und Forschung dienen, sind vom Großgeräteplan nicht erfasst. Großgeräte in Universitätskliniken, die in hohem Maße, jedoch nicht ausschließlich der universitären Lehre und Forschung dienen, können während der Laufzeit dieses Großgeräteplanes – abweichend von den im Großgeräteplan enthaltenen Festlegungen – zwischen dem Bund und dem jeweiligen Land vereinbart und angeschafft werden. Ein derartiges Vorgehen bedarf jedoch des Nachweises des entsprechenden Bedarfs sowie der hohen Dringlichkeit dieses Großgerätes für die universitäre Lehre und Forschung. Diese zwischenzeitlich vereinbarten Großgeräte sind jedenfalls im Rahmen der nächstfolgenden Revision in den Großgeräteplan aufzunehmen.

Zur Berechnung des Großgerätebedarfes für CT, MR und ECT wurden pro Großgerät Einwohnerrichtwerte und Erreichbarkeitsrichtwerte herangezogen.

Tab. 89: Berechnung des Großgerätebedarfes

Gerätegruppe/Verfahren	Erreichbarkeit (in Minuten)	Einwohnerrichtwerte (Bereiche)
Computertomografie (CT)	30	30.000–50.000
Magnetresonanz-Tomografie (MR)	60	70.000–90.000
Coronarangiografie (COR)	60	200.000–300.000
Strahlentherapie (STR)	90	100.000–140.000
Emissions-Computer-Tomografie (ECT)[1]) bzw. ECT-CT	45	80.000–100.000
Positronen-Emissions-Tomografie (PET) bzw. PET-CT	60	300.000–400.000

[1]) Exclusive „nicht SPECT-fähiger" Gammakameras.
Anm.: Erreichbarkeitsfrist in Minuten, binnen welcher **zumindest 90%** der Wohnbevölkerung den jeweils nächstgelegenen leistungsanbietenden Standort bezüglich der betreffenden Großgerätegruppe erreichen können sollen.

Quelle: ÖSG, 2010.

Nachfolgend sind die entsprechenden Vorgaben zur Großgeräteplanung sowie die derzeit aktuelle Kapazitätsplanung (PLAN Betten) in einer Österreich-Gesamtdarstellung in Tabellenform angeführt. Die Angaben zu den Rubriken „PLAN Betten" entsprechen den Detailplanungen auf Länderebene (Regionale Strukturpläne Gesundheit – RSG) bzw. dem im jeweiligen Bundesland verordneten Landeskrankenanstaltenplan.[170]

Zusammenfassend betrachtet ist die gesamte Versorgungsplanung zunächst im Rahmen der Gesundheitsplattform auf der Grundlage des ÖSG zwischen dem Land und der Sozialversicherung abzustimmen. Sodann ist der – nach außen nicht verbindliche – RSG für den Bereich der Krankenanstalten durch das Land, für den niedergelassenen Bereich durch die Sozialversicherung entsprechend umzusetzen. Die verbindliche Umsetzung der RSG erfolgt

[170] Vgl. dazu Gesundheit Österreich GmbH, Österreichischer Strukturplan Gesundheit 2012 im Auftrag des Bundesministeriums für Gesundheit.

Tab. 90: ÖSG 2012 – Kapazitätsplanung auf Ebene der Bundesländer[1])

Österreich – GGP							
GG in Fonds-KA insgesamt		**CT**	**MR**	**COR**	**STR**	**ECT**	**PET**
	GG 2011	144	74	42	40	72	16
	GGP	144	80	41	47	78	19
GG in Akut-KA insgesamt		**CT**	**MR**	**COR**	**STR**	**ECT**	**PET**
	GG 2011	159	86	43	40	75	16
	GGP	157	89	42	47	80	19
GG im extram. Bereich		**CT**	**MR**	**COR**	**STR**	**ECT**	**PET**
	GG 2011	89	71	1	0	20	1
	GGP	79	60	0	0	19	0
GG in Rehabilitationszentren		**CT**	**MR**	**COR**	**STR**	**ECT**	**PET**
	GG 2011	0	0	2	0	5	0
	GGP	0	0	2	0	5	0
GG in Österreich insgesamt		**CT**	**MR1**	**COR**	**STR**	**ECT**	**PET**
	GG 2011	248	157	46	40	100	17
	GGP	236	149	44	47	104	19

[1]) MR, GG insgesamt: ergänzend 17 MR mit einer Feldstärke < 1 Tesla eingerichtet (davon 1 MR in Fonds-KA, 4 MR in sonstigen Akut-KA sowie 12 MR im extramuralen Bereich) und ein per 1. 7. 2012 anhängiges krankenanstaltenrechtliches Bewilligungsverfahren (intramuraler Standort).

Quelle: ÖSG, 2012.

für den Krankenanstaltenbereich als Landeskrankenanstaltenplan (LKAP) durch Verordnung und darauf basierende Bescheide bzw. durch Bescheide, denen Bedarfsprüfungen zugrunde liegen. Für den niedergelassenen Bereich ist auf die RSG bei den Stellenplänen als Teil der Gesamtverträge Bedacht zu nehmen. Ebenso kann die Einhaltung von ggf. auch für diesen Bereich zutreffenden Qualitätskriterien des ÖSG berücksichtigt werden.

Die Leistungsmatrix 2012 wurde grundlegend überarbeitet und umfasst ab 1. 1. 2012 ca. 1.230 Leistungen. Sie wurde nach einheitlichen, allgemein anwendbaren Kriterien erstellt, wird kontinuierlich weiterentwickelt, jährlich in Abstimmung mit dem LKF-Leistungskatalog (MEL-Katalog) revidiert und gemeinsam mit dem LKF-Modell beschlossen. Die Qualitätskriterien wurden für sämtliche medizinische Einzelleistungen (MEL) des MEL-Katalogs überprüft und mit folgenden Schwerpunkten überarbeitet:

- Festlegung von Basisversorgungsleistungen (einfache Leistung, zumeist sehr häufig, niedriger Risikograd, keine besonderen Anforderungen an Komplikationsmanagement, im Rahmen der Grundausstattung durchführbar, keine besonderen Anforderungen an die medizinisch-technische Infrastruktur), die wegen der kurzen Verweildauer auch in einer dislozierten Wochenklinik (in Standard-Krankenanstalten der Basisversorgung) durchführbar sind.

- Festlegung der erforderlichen Mindestversorgungsstruktur (MVS) u.a. auch im Zusammenhang mit der neuen Definition von Organisationsformen im ÖSG 2012 bzw. in der Novelle zum KAKuG, die im Jahr 2012 in Kraft getreten ist.[171]

Abschließend soll festgehalten werden, dass sowohl bei Planungs- als auch bei Versorgungs- und Leistungsmatrix zum Teil völlig überzogene Vorgaben mit teilweise nicht unerheblichen ökonomischen Auswirkungen ohne wesentlichen Nutzen für die Bevölkerung festgelegt werden. Viele Gesundheitsexperten sind der Meinung, dass speziell der Spitalsbereich massiv überreglementiert sei und mit einer viel zu detaillierten und tiefgehenden Planung einhergeht. Die Planung selbst wurde nicht optimiert, dafür die Planungsmethode, was wenig helfe.

8.6 Der Reformpool

Bund und Länder kamen bis Ende 2012 überein, Projekte der Integrierten Versorgung und Projekte, die Leistungsverschiebungen zwischen dem intra- und extramuralen Bereich auf Landesebene zur Folge haben, sowie die sektorenübergreifende Finanzierung des ambulanten Bereichs über einen gemeinsamen Reformpool zu finanzieren. Voraussetzung für die Förderung dieser Projekte ist, dass sich das jeweilige Land und die Sozialversicherung im Voraus auf diese Maßnahmen inhaltlich einigen. Die Einrichtung des Reformpools war integrativer Bestandteil der Gesundheitsreform 2005. Definiertes Ziel des Reformpools war es ursprünglich, medizinische Leistungen aus dem stationären in den ambulanten (aber auch umgekehrt) Bereich zu verschieben, wenn diese dort kostengünstiger erbracht werden können. Für diese Projekte wurde ein Prozentsatz des gesamten Mittelaufkommens des ambulanten und stationären Bereiches reserviert. Mit der 15a B-VG-Vereinbarung 2008–2013 wurde der Anwendungsbereich verbreitert und die Höhe der verwendbaren Mittel nicht mehr definiert. In der Bundesgesundheitskommission wurden Leitlinien für die Durchführung von Reformpoolprojekten beschlossen, die bis dato mit der jeweiligen Adaptierung der Artikel 15a B-VG-Vereinbarung gelten und ggf. abgeändert werden. Die Zuständigkeit für Reformpoolprojekte, die im Rahmen der Landesplattformen vorbereitet und geprüft und dann in der jeweiligen Landesplattform beschlossen werden, liegt in den Händen der jeweiligen Landesgesundheitsfonds und der Sozialversicherungsträger, und es bedarf in Angelegenheiten des Kooperationsbereiches des Einvernehmens von Land und Sozialversicherung. Der Reformpool dient zur Förderung insbesondere folgender Projekte:

- Projekte der Integrierten Versorgung (insbesondere die Versorgung von Diabetes-PatientInnen, von Schlaganfall-PatientInnen, von PatientInnen mit koronaren Herz-

[171] Bundesministerium für Gesundheit: Was ist neu im Jahr 2014, Neuregelungen, Daten und Fakten.

krankheiten, von PatientInnen mit nephrologischen Erkrankungen und das Entlassungsmanagement). Für vereinbarte Projekte sind während der Laufzeit der Vereinbarung in den jeweiligen Budgets der Länder und Sozialversicherung die erforderlichen Mittel vorzusehen.

- Projekte, die Leistungsverschiebungen zwischen dem intra- und extramuralen Bereich zur Folge haben; bis zur Entscheidung über eine sektorenübergreifende Finanzierung des ambulanten Bereichs sind für diese Projekte seitens des Landes und der Sozialversicherung die jeweils vereinbarten Mittel einzubringen.
- Pilotprojekte zur sektorenübergreifenden Finanzierung des ambulanten Bereichs; bis zur Entscheidung über eine sektorenübergreifende Finanzierung des ambulanten Bereichs sind für diese Projekte seitens des Landes und der Sozialversicherung die jeweils vereinbarten Mittel einzubringen.
- Projekte, die bereits während der Laufzeit der Vereinbarung gemäß Artikel 15a B-VG (BGBl. I Nr. 73/2005) beschlossen wurden; zur Fortsetzung dieser Projekte sind die bereits dafür vereinbarten Mittel bereitzustellen.

Voraussetzung für eine Zuerkennung von Mitteln bei Projekten, die Leistungsverschiebungen zwischen dem intra- und extramuralen Bereich zur Folge haben, ist eine entsprechende Dokumentation des Status quo und der Veränderungen des Leistungsgeschehens im intra- und extramuralen Bereich durch die jeweiligen Finanzierungspartner. Die Landesgesundheitsfonds berichten regelmäßig der Bundesgesundheitsagentur über vereinbarte und durchgeführte Projekte des Kooperationsbereichs (Reformpools) sowie über den Erfolg dieser Maßnahmen.

Der Reformpool ermöglicht es erstmals, dass das Geld den Leistungen auch an der Schnittstelle von ambulanter und stationärer Versorgung folgen kann. Dadurch kann die Effizienz der eingesetzten Mittel wesentlich erhöht werden. Jedoch steht bei einigen Projekten nicht eine potenzielle Kostenersparnis, sondern primär eine Qualitäts- und Versorgungsverbesserung im Mittelpunkt. Grundsätzlich ist der Versuch, bei Unterversorgung Verbesserungen zu schaffen, durchaus sinnvoll. Allerdings besteht die Gefahr, dass anders als konzipiert, Reformpool-Mittel nicht zur Steigerung der allokativen Effizienz eingesetzt werden, weil für Projekte, in denen Einsparungen nicht angedacht sind, die Beteiligten leichter zu gewinnen sind. Umgekehrt kann dies jedoch dazu führen, dass insgesamt nur relativ wenige Reformpoolprojekte durchgeführt bzw. Mittel bereitgestellt werden, wenn für die Zahler keine monetären Vorteile zu erkennen sind.

Ziele von Reformpoolprojekten sind, zum einen die Effektivität des Gesundheitswesens (Verbesserung der Gesundheit der Bevölkerung, Erhöhung der PatientInnenorientierung, Qualitätsverbesserung, Verminderung von Zugangsbarrieren), zum anderen die Effizienz des Gesundheitswesens zu erhöhen und zum Dritten die Erreichung eines gesamtwirtschaftlichen Nutzens sowohl für das Land als auch die Sozialversicherung. Reformpoolprojekte sollen nachhaltig und auf andere vergleichbare Regionen transferierbar sein sowie, wenn sie allfällige Leistungsverschiebungen zur Folge haben, diese nach dem Prinzip „Geld folgt Leistung" ermöglichen.

Reformpoolprojekte haben in ihrer Definition folgende Punkte zu behandeln und zu begründen:

- Einigung auf diese Vorhaben im Voraus durch das jeweilige Land und die Sozialversicherung
- Vorteile für das Land und die Sozialversicherung durch diese Vorhaben (Effizienzkriterium) oder, wenn mit dem Projekt keine Mehrkosten verbunden sind, Verbesserungen für die PatienInnen
- Sicherstellung eines Nutzens bzw. keine Verschlechterung in der Versorgung für die Patientinnen und Patienten (Versorgungskriterium, Qualitätskriterium)
- Mengen- und kostenmäßige Bewertbarkeit des Status-quo und des Status-post (Evaluierbarkeit)
- Menge und Kosten an voraussichtlich verschiebbarem Potenzial sowie Möglichkeit des kalkulatorischen Nachweises vom bisherigen und neuen Leistungserbringer (Mess- und Bewertbarkeit)
- Gesamthöhe der notwendigen Finanzmittel für die Vorhaben (einschließlich der Projektabwicklung)
- Möglichkeit der Nachnutzung oder Reduktion der Ressourcen beim abgebenden Leistungserbringer
- Fristigkeit des Vorhabens, d.h. Beginn und Abschluss bzw. Dauer des Vorhabens
- Darstellung der weiteren Vorgangsweise nach Beendigung des Vorhabens (Nachhaltigkeit)
- Beschreibung der projektbegleitenden Qualitätssicherungsmaßnahmen
- Darstellung der gemeinsamen Vorgangsweise für den finanziellen Ausgleich der allfälligen Leistungsverschiebungen zwischen Land und Sozialversicherungen (Prinzip „Geld folgt Leistung“) sowie der Aufteilung des durch die Leistungsverschiebung erzielten finanziellen Gesamtnutzens (Prinzip „Teilung des Gewinns/Verlustes“)

Für alle Vorhaben, die Leistungsverschiebungen zur Folge haben, sollen in den Gesundheitsplattformen auf Länderebene im Vorhinein die Dokumentationsgrundlagen vereinbart werden. Hierbei ist auch festzulegen, welche Datenquellen für die Kalkulation verwendet werden, und zu prüfen, ob rechtliche Maßnahmen zur Sicherstellung der Dokumentation erforderlich sind. Bei Bedarf sind die entsprechenden Grundlagen rechtlich und organisatorisch zu entwickeln und einzuführen. Es ist zu jedem Projekt ein Evaluierungskonzept zu erstellen, das Datenquellen und Definitionen für die Evaluierung, die Methodik der Evaluierung, die Definition von Qualitätsindikatoren, die Bewertung der Zielerreichung und der wesentlichen Einflussfaktoren, eine Abschätzung der langfristigen Effekte und Darstellung einer allfälligen Übergangsfinanzierung und die Bekanntgabe der Evaluierungsintervalle zu beinhalten hat.

Das Thema Reformpool wurde mit dem Ende des Jahres 2012 von den Gesundheitsinstitutionen nicht mehr weiter verfolgt. Die bestehenden Reformpoolprojekte behalten jedoch ihre Gültigkeit und werden weiterverfolgt.

8.6.1 Das Reformpoolprojekt „Präoperative Befundung"

Die Befunderhebung in der präoperativen Diagnostik erfolgte österreichweit uneinheitlich. Sie war zumeist für jedes Krankenhaus eigens geregelt und geprägt durch Tradition und persönliche Vorstellungen der Verantwortlichen und Beteiligten. Auf Landesebene gab es zum Teil Bemühungen um eine Standardisierung, doch eine österreichweit einheitliche Vorgangsweise ist noch nicht gelungen. Im Jahr 2008 wurde die „Leitlinie zur präoperativen PatientInnenevaluierung" der ÖGARI-Arbeitsgruppe „Präoperative Evaluierung" (ÖGARI – Österreichische Gesellschaft für Anästhesiologie, Reanimation und Intensivmedizin) fertiggestellt und publiziert (ÖGARI-Leitlinie 2008). Diese Leitlinie wurde von 14 FachärztInnen für Anästhesiologie und Intensivmedizin in Österreich ausgearbeitet. Ein wesentliches Element dieser Leitlinie ist die Abkehr von der routinemäßigen präoperativen Befundung in Richtung patientenspezifische Abklärung.

In Salzburg haben sich Vertreter des Landes und der Sozialversicherung auf ein Reformpoolprojekt geeinigt. Es war aufgefallen, dass bei PatientInnen, bei denen eine Operation geplant war (elektiver Eingriff), für die Vorbereitung zahlreiche Untersuchungen durchgeführt werden. Es bestanden primär drei Mängel:

1. Unnötige Befunde (Quantität, Qualität)
2. Unnötige Patientenwege
3. Doppelbefundungen (sowohl im extra- wie auch im intramuralen Bereich)

Ad 1) Teilweise wurden Befunde im Vorfeld erhoben, die für einen Anästhesisten nicht notwendig waren. Mit einer vernünftigen Anamneseerhebung könnten Befunde wie Labor, Thoraxröntgen und EKG deutlich reduziert werden. Das weiter unten erwähnte EDV-Programm PROP zeigte dem Anwender in einfachen Schritten die individuell für jeden Patienten vernünftigen Voruntersuchungen an. Darüber hinaus könnten Vorbefunde zum Teil bis zu sechs Monaten Gültigkeit haben, wenn der Patient in der Zwischenzeit nachweislich gesund gewesen war.

Ad 2) und 3) Die Praxis (und nahezu jeder von uns allen hat diese schon erlebt) zeigte folgende Vorgehensweise (zum Teil immer noch): Vor einer Operation verweist das Spital den Patienten in den extramuralen Bereich. Der niedergelassene Arzt erhebt Befunde entweder selbst oder überweist den Patienten zwecks Röntgen an den Radiologen, zwecks EKG an den Internisten und zwecks Laborbefunde an ein Labor. Mit den Befunden „bewaffnet" kommt der Patient dann ins Spital, wo alles nochmals erhoben wird. Genau dem und den dadurch entstehenden Zusatzkosten sollte entgegnet werden. Das Projekt hatte das ehrgeizige Ziel, diese unnötigen Wege und Doppelbefundungen zu reduzieren. Problematisch war die seitens der Leitlinien geforderte mengen- und kostenmäßige Bewertung des Status vor und nach den Erhebungen. Seitens der Salzburger Landeskliniken wurde dem Projektteam für die Ist- und Solldatenerhebung und kostenmäßige Bewertung eine anonymisierte Liste von Patienten von einem bestimmten Zeitraum zur Verfügung gestellt.

Im Ergebnis wurde festgestellt, dass deutliche Einsparungen bei gleicher und sogar steigender Qualität möglich sind. Die monetäre Auswirkung dieser Einsparungen hängt zum einen von der Höhe des Tarifs „Präoperative Befundung" ab, zum anderen von den Patientenströmen. Werden diese nämlich in den niedergelassenen Bereich verlagert, entstehen den Sozialversicherungsträgern Mehrkosten. Wie sich die Patientenströme künftig verteilen, war noch nicht wirklich klar. Dieses Projekt sollte jedoch zum Anlass genommen werden, die bisherige Geldverteilung zu hinterfragen.

Derzeit gehen Mengenausweitungen im Spital zu Lasten der Krankenanstalten, bei Mengenreduktionen zahlen die Sozialversicherungsträger ebenso die vereinbarte Pauschalsumme (wurde bereits mehrfach thematisiert). Da ein Kriterium für Reformpoolprojekte das Prinzip „Geld folgt Leistung" war, würde sich gerade dieses Projekt bestens eignen, sachgerechte und kostenwahre Lösungen anzubieten, auf pauschale Zahlungen an die Landesfonds für diesen Bereich zu verzichten und die tatsächlich im Spital erbrachten Leistungen zu honorieren.

Im Rahmen der ersten Untersuchungen im Jahr 2007/2008 würden bspw. bei BVA-Patienten 87% der Laboruntersuchungen wegfallen, bei Thoraxröntgen wären es rund 33%, das präoperative EKG wäre nur mehr bei 60% der Patienten (was eine Einsparung von 40% nach sich ziehen würde) notwendig. Zentrales Element im Rahmen der Umsetzung der ÖGARI-Leitlinie und des Projekts stellte das EDV-Programm PROP der Fachhochschule Salzburg (Urstein) dar. Es handelte sich dabei um ein auf Basis der ÖGARI-Leitlinie erstelltes Programm, das den Ärztinnen und Ärzten über eine Internet-Anwendung bzw. den niedergelassenen Ärztinnen und Ärzten auch über den Peering-Point (e-card-System) zur Verfügung stand. Mithilfe dieses Programms wurden die Ärztinnen und Ärzte standardisiert durch eine Anamnese navigiert, an deren Ende die erforderlichen Befunde ausgewiesen wurden. Im Herbst 2010 wurde ein Evaluationsbericht der Paracelsus Medizinischen Privatuniversität vorgelegt, in dem anhand einer Stichprobe aus der mit PROP durchgeführten präoperativen Abklärungen u.a. die Leitlinienkonformität überprüft, ein Einsparungspotenzial abgeschätzt und die Verbreitung von PROP dargestellt wurde. Bei rund der Hälfte der Patientinnen und Patienten hätten Anamnese und klinische Untersuchung zur präoperativen Abklärung ausgereicht, tatsächlich wurden nur in 37 Prozent der Fälle keine weiteren Befunde angefordert. Allein daraus war ein weiteres Einsparpotenzial ableitbar. Insgesamt wurden bei Verwendung von PROP weniger unnötige (d.h. nicht leitlinienkonforme) Befunde erstellt. Extramural wurde ein Einsparungspotenzial bis zu 35 € pro elektivem Eingriff geschätzt. PROP wurde bisher intramural primär von den Salzburger Landeskliniken, teilweise aber auch von anderen landesfondsfinanzierten Spitälern im Bundesland Salzburg und extramural von ÄrztInnen für Allgemeinmedizin, Internisten und Fachärztinnen/Fachärzten für Kinderheilkunde verwendet.

In Vorarlberg war die Neuorientierung im Bereich der präoperativen Diagnostik in Richtung Fokussierung auf Anamnese und Optimieren der Befundung – im Sinne der ÖGARI-Leitlinie – schon weitgehend etabliert. Zur Umsetzung der erarbeiteten Leitlinie wurde eine Weisung des Gesundheitslandesrates erlassen, die sich an alle niedergelassenen ÄrztInnen und die AbteilungsleiterInnen der OP-Fächer in den Krankenhäusern richtete. Im Burgenland wurde an einer landesweiten Implementierung der ÖGARI-Leitlinie gearbeitet, nachdem in einem ausgewählten Krankenhaus, dem LKH Güssing, Auswirkungen einer potenziellen Einführung der ÖGARI-Leitlinie analysiert wurden. Dazu wurden alle Patientenakten von Personen, die sich im Referenzmonat März 2009 im LKH Güssing einem elektiven Eingriff unterzogen haben (ausgenommen tagesklinische Eingriffe der Abteilung für Augenheilkunde), ausgewertet (insgesamt 248 Fälle). Es wurden Basisdaten (Art des Eingriffs, Alter, Geschlecht), die eingeholten Befunde und all jene Parameter der Anamnese dokumentiert. Zur Bewertung der Kosten pro Befund wurde der Tarifkatalog der Wiener Gebietskrankenkasse herangezogen. Es zeigte sich ein Einsparpotenzial in der Größenordnung von insgesamt 4,20 € pro Patient, für den gesamten Erhebungszeitraum von etwa 1.040 € und hochgerechnet auf ein Jahr von ungefähr 12.000 €. Nicht berücksichtigt in dieser Kalkulation waren der vermutlich höhere Zeitaufwand für ärztliches Personal (insbesondere für die umfassendere Anamnese), die Strukturkosten zur Errichtung einer Präanästhesieambulanz (falls diese noch nicht besteht) und daraus resultierende andere, auch positive ökonomische Auswirkungen (z.B. Prozessoptimierung bei der OP-Planung) sowie die Tatsache, dass eine 100-prozentige Leitlinienkonformität (wie in der hypothetischen Berechnung unterstellt) niemals erreicht werden kann.

Adressantinnen und Adressanten waren insbesondere:

- Ärztinnen und Ärzte aller Versorgungsebenen, die im Rahmen der präoperativen Diagnostik tätig sind
- Erwachsene Patientinnen und Patienten, ihre Angehörigen und private Betreuungspersonen
- Tangierte Berufsgruppen, die im Rahmen der präoperativen Diagnostik tätig sind
- Träger von Krankenanstalten
- Die interessierte Öffentlichkeit
- Herausgeber von Leitlinien und strukturierten Behandlungsprogrammen

Die Anwendung der Leitlinie umfasste sowohl Gesundheitseinrichtungen (Ordinationen, Institute etc.) im niedergelassenen Bereich wie auch alle Krankenanstalten, besonders auch deren spezielle Versorgungsstrukturen.[172]

Im Rahmen des Reformpoolprojektes „Präoperative Befundung" wurde mit 1. 1. 2008 die Leitlinie PROP als Online Tool, wie bereits erwähnt, eingeführt. Die Leitlinie wurde bisher sehr unterschiedlich angenommen. Die größte Akzeptanz von PROP bestand im Landeskrankenhaus Salzburg, der größten Einrichtung der Salzburger Landeskliniken (SALK), was vermutlich auch darauf zurückzuführen ist, dass einer der verantwortlichen Projektleiter (Priv.-Doz. OA Dr. Gerhard Fritsch) damals Leiter der Narkoseambulanz in diesem Spital war. Aber auch im niedergelassenen Bereich fand die Leitlinie verbreitet Anwendung. Im Jahr 2009 wurden grob geschätzt rund ein Viertel der im Bundesland Salzburg elektiv operierten Patienten mit PROP abgeklärt. Die Userstatistik der FH Salzburg zeigte, dass bei extramuraler Verwendung von PROP durchschnittlich mehr Untersuchungen verlangt wurden als bei intrahospitaler Anwendung. Dies lag entweder daran, dass „kränkere" Pati-

[172] Vgl. insgesamt dazu: Bundesqualitätsleitlinie zur integrierten Versorgung von erwachsenen Patientinnen und Patienten für die präoperative Diagnostik bei elektiven Eingriffen (BQLL PRÄOP).

enten schon im Vorfeld auswärts abgeklärt werden oder dass niedergelassene Ärzte in der präoperativen Abklärung vorsichtiger waren und deswegen die fraglichen Anamneseangaben (wie z.B. Blutungsneigung oder ähnliches, wo sicherlich ein breiterer klinischer Interpretationsspielraum vorhanden ist) großzügiger auslegten. Basierend auf den vorliegenden Vergleichsdaten „vor PROP" kam es durch die Einführung der Leitlinie PROP in Salzburg im Jahr 2008 sowohl im niedergelassenen Bereich wie auch im Krankenhaus nach knapp drei Jahren Beobachtung zu einer deutlichen **Verbesserung der Prozessqualität** im Sinne von Leitlinienkonformität der präoperativen Untersuchungen. Sicherlich war die im Rahmen der Studie VOR PROP erhobene Ausgangslage nicht zu 100% auf alle Krankenhäuser übertragbar. Eine genauere Untersuchung der präoperativen Diagnostik in anderen Krankenhäusern wäre daher empfehlenswert. Um eine detaillierte Analyse der Patientenströme und Kosten im Reformpoolprojekt und insbesondere Veränderungen im Vergleich zu der Zeit vor Beginn des Reformpoolprojekts darstellen zu können, waren diese Untersuchungen unerlässlich.

Zusammenfassend zeigte sich deutlich, dass durch die Reduktion der unnötigen Untersuchungen ein erhebliches Einsparungspotenzial bestand, sowohl im extramuralen wie auch im intrahospitalen Bereich. Neben der Einschränkung der fälschlich durchgeführten Untersuchungen kam es aber auch zu einem relativen Anstieg der fälschlich nicht durchgeführten Untersuchungen. In den bisher untersuchten Datensätzen fanden Mehrfachuntersuchungen zu einem überwiegenden Anteil im Krankenhaus statt (nach einem Erstbefund beim Hausarzt oder im Krankenhaus). In der Vorstudie bzw. dem Kollektiv PROP im Krankenhaus wurden über 90% bzw. über 75% der Mehrfachuntersuchungen nach einem „normalen" Erstbefund durchgeführt. Aufgrund der geringen absoluten Zahl an Mehrfachuntersuchungen war hier der Einfluss der Leitlinie PROP schwer zu interpretieren. Es schien durch die Leitlinie vor allem bei Verwendung im Krankenhaus, in dem dann auch die Operation stattfindet, zu einer geringen Verminderung der Mehrfachuntersuchungen zu kommen. Die Verlagerung der präoperativen Diagnostik in den extramuralen Bereich könnte bei mangelhaftem Schnittstellenmanagement und unzureichender Prozessqualität in den Spitälern sogar zu einem Anstieg von Mehrfachuntersuchungen führen. [173]

Daher ist das gemeinsame „Absprechen" im Rahmen eines funktionierenden Schnittstellenmanagements ein unabdingbares Muss.

[173] Im November 2011 hat die Bundesgesundheitskommission beschlossen, den Entwurf einer „Bundesqualitätsleitlinie zur integrierten Versorgung von erwachsenen Patientinnen und Patienten für die präoperative Diagnostik bei elektiven Eingriffen" für die österreichweite Anwendung zu empfehlen. Diese Bundesqualitätsleitlinie wird nunmehr vom Bundesminister für Gesundheit veröffentlicht und stellt ab 2012 eine Empfehlung für die Durchführung von Operationsfreigaben dar.

So gesehen ist dieses als exemplarisches Beispiel dargestellte Reformpoolprojekt „Präoperative Befundung" ein Gradmesser dafür, dass bei vernünftiger Mitarbeit und vernünftigen Ideen, Motivation und Überzeugung aller Beteiligten das österreichische Gesundheitssystem ohne großen finanziellen Zusatzaufwand medizinisch und ökonomisch gewinnen kann. Wirkliche Sieger sind die Patienten, die Länder und Gemeinden als Rechtsträger der Spitäler sowie die Sozialversicherungsträger und der niedergelassene Bereich, da die dargestellten Vorteile allen Beteiligten zu gutekommen.

Die Bundesgesundheitskommission hat die österreichweite Anwendung des nach abgeschlossener öffentlicher Konsultation fertiggestellten Entwurfs einer entsprechenden Bundesqualitätsleitlinie beschlossen. Dieser Entwurf wurde vom Bundesminister für Gesundheit als Bundesqualitätsleitlinie veröffentlicht und stellte ab 2012 eine Empfehlung für die Durchführung von Operationsfreigaben dar.

Ziel der Bundesqualitätsleitlinie war, die Optimierung der Versorgung von erwachsenen PatientInnen vor geplanten Operationen. Der präoperative Diagnostik- und Behandlungspfad wurde vereinfacht. Unnötige Befundung sollten vermieden werden und Risiken sollten durch frühzeitiges Erkennen und Gegensteuerung reduziert werden. Mit der Bundesqualitätsleitlinie wurde eine sektorenübergreifende bundesweite Anwendung ermöglicht.[174]

Nach der Installation der BQLL im Herbst 2011 wurde das Salzburger Reformpoolprojekt noch insgesamt 3 x verlängert (bis Ende 2012). Der Grund für diese Verlängerungen lag im Wesentlichen in der Unsicherheit, auf welche Art und Weise die PROP-Idee weitergeführt werden sollte. Zum damaligen Zeitpunkt war die bundesweite Ausrollung zwar beschlossene Sache, aber die Art und Weise der Ausrollung völlig unklar. Das außerordentlich positive Ergebnis der Evaluierung des Projektes vom September 2010 war dabei das wesentliche Argument für die jeweiligen Verlängerungen.

Im Bundesland Wien wurde parallel zum Salzburger Projekt ebenfalls ein praktisch identes Projekt (PROP-Wien) im Auftrag des Wiener Gesundheitsfonds durchgeführt. Hier wurde an ausgewählten Krankenanstalten das PROP-Projekt eingeführt und infolge eine Evaluierung (haas:consult OG) durchgeführt. Die teilnehmenden Krankenhäuser waren: das Klinikum Hietzing, das Hanusch-Krankenhaus, das Krankenhaus der Barmherzigen Brüder Wien und das Krankenhaus Göttlicher Heiland. Ziel dieser sehr selektiven Auswahl war einerseits die Erfassung unterschiedlicher Organisationsgrößen und andererseits diverse Krankenhausarten (öffentlich, privat, Holding-private Krankenhäuser) in das Projekt zu integrieren. Der Evaluierungszeitraum erstreckte sich auf die Zeit zwischen März 2012 und September 2012. Der gesamte Pilotbetrieb erstreckte sich auf die Zeit von 1. 1. 2012 bis 30. 9. 2012. Die Evaluierung beinhaltete den Vergleich der Behandlungsprozesse pro Abteilung, Modellierung eines generischen SOLL-Prozesses, Qualitative Interviews mit PatientInnen und ÄrztInnen die im Projekt integriert waren, Stichprobenanalysen von insgesamt 500 PatientInnenakten, Datenbankanalyse von PROP-Wien, Einschätzungen von

[174] Bundesministerium für Gesundheit: Was ist neu im Jahr 2012, Neuregelungen, Daten und Fakten.

Kostenveränderungen und das Erheben von Kosteneinsparungspotenzialen. Folgende Ergebnisse wurden festgestellt:

- PatientInnen schätzen PROP-Wien, da es **Wege- u. Wartezeiten** verringert.
- Daraus entsteht neben dem Nutzen für PatientInnen auch ein erheblicher volkswirtschaftlicher Nutzen bei all jenen PatientInnen, die noch im Arbeitsprozess stehen.
- **Erhebliche Unterschiede** in der Anzahl an Diagnostik zwischen den Pilotpartnern (+142% zw. Abteilungen des gleichen Faches).
- Die präoperativen **Prozesse** der teilnehmenden Abteilungen haben sich durch die Einführung von PROP-Wien deutlich verändert.
- Der **Arbeitsaufwand** hat sich zur PROP-Ambulanz verlagert, wobei Internisten, Labor, Radiologie und andere Diagnostik entlastet wurden.

Als **hemmende Faktoren** haben sich gezeigt:

Hohe Emotionen allerseits, Absicherungsmedizin, Medizin als ärztliche Kunst, Verhinderung von Kontrolle, Erhalt bestehender Strukturen und Ressourcen, Gewohnheit und Usus, einfache Umgehungsmöglichkeiten, keine Konsequenzen bei Nichteinhaltung.

Als **fördernde Faktoren** stellen sich dar:

Kollegiale Führung, Aufklärung und Information, EDV-mäßige Unterstützung, sodass kein Mehraufwand für Beteiligte entsteht. Interne PROP-Projektleitung mit Kompetenzen organisatorische Änderungen zu veranlassen, die sozial gut vernetzt ist und Projektumsetzung als ihren Erfolg sieht sowie Kontrolle der PROP-Einhaltung.

Die **Akzeptanz von PROP-Wien** ist wesentlich größer, wenn PROP-Ambulanz als Terminambulanz geführt wird und ausreichend Ressourcen – nicht nur AnästhesistInnen – aufweist. Versorgungsqualität wie auch OP-Planungssicherheit steigen durch PROP-Wien an.

In den Jahren 2011, 2012 und 2013 ist eine Reihe wissenschaftlicher Publikationen erschienen, die unmittelbaren Zusammenhang mit PROP hatten.[175]

Nach Beendigung des Reformpoolprojektes wurde das Hosting des PROP-Programmes von der FH Salzburg auf die SVC (Chipkartenbetriebsgesellschaft) mit 1. 1. 2013 übertragen. In der gesamten Zeit des Projektes in Salzburg sind von Jänner 2008 bis Dezember 2012 insgesamt mehr als 70.000 PatientInnen in der PROP-Software dokumentiert und somit auch leitlinienkonform präoperativ abgeklärt worden. Seither wird die regelmäßige fachliche Wartung von Seiten der ÖGARI weiter fortgeführt und in regelmäßigen Releases

---

175 Quality improvement in preoperative assessment by implementation of an electronic decision support tool. 2013.
Preoperative testing in non-cardiac surgery patients: a survey amongst European anaesthesiologists. 2013.
Effectiveness of non-cardiac preoperative testing in non-cardiac elective surgery: a systematic review. 2013.
Perioperatives Medikamentenmanagement. 2012.
Abnormal pre-opertive tests, pathologic findings of medical history, and their predictive value for perioperative complications. 2012.
Non-adherence to guidelines for preoperative testing in a secondary care hospital in Austria: the economic impact of unnecessary and double testing. 2011.

Tab. 91: Kosteneffizienz

	VOR-PROP	Differenz MIT-PROP zu VOR-PROP	MIT-PROP	Differenz SOLL-PROP zu MIT-PRO	SOLL-PROP	Differenz SOLL-PROP zu VOR-PROP
durchschn. Anzahl an Diagnostik	16,00		9,22		6.44	
Diagnostik-Parameter bewertet mit dem amb. Selbstzahlerkatalog	243,03		194,70		153,31	
Differenz in €		**-48,33**		**-41.39**		**-89,72**
Differenz in %		**-20%**		**-21%**		**-37%**
Diagnostik-Parameter bewertet mit den Honoraren der WGKK	109,69		59,72		49,04	
Differenz in €		**-49,97**		**-10.68**		**-60,65**
Differenz in %		**-46%**		**-18%**		**-55%**

Quelle: Evaluationsbericht PROP-Wien 2012

(halbjährlich) veröffentlicht (momentanes Release 14a). Seit 1. 5. 2014 ist der PROP-Service nunmehr für alle SVC-Kunden österreichweit verfügbar.

Zuletzt muss noch erwähnt werden, dass das Reformpoolprojekt „Präoperative Befunde" als einziges Projekt österreichweit in die jeweiligen Zielsteuerungskataloge der Bundesländer integriert wurde, mit der Verpflichtung, PROP österreichweit verpflichtend einzuführen, was für den großen Erfolg dieses Projektes spricht. Im Folgenden Auszüge aus dem Ziellenkungsvertrag.

Tab. 92: Auszüge aus dem Ziellenkungsvertrag

6	**Steuerungsbereich Versorgungsstrukturen**		
6.2.	**Strategisches Ziel**	Versorgungsdichte in allen Versorgungsstufen bedarfsorientiert anpassen, insbesondere durch die Reduktion der Krankenhaushäufigkeit sowie der Verweildauer und durch den Abbau bzw. die Verhinderung von Parallelstrukturen	
6.2.4.	**Operatives Ziel**	Präoperative Verweildauern durch Optimierungsmaßnahmen in den Krankenanstalten auf das medizinisch notwendige Maß anpassen	
	Maßnahme(n)	Maßnahme 1	Unterstützung der Umsetzung der BQLL Präoperative Diagnostik durch die Bundesebene auf Landesebene (z.B. durch Anreize im Bereich der Finanzierung)
	Messgröße(n)	1) Präoperative Verweildauer (Belagstage pro stationärem Aufenthalt mit ausgewählten elektiven operativen MEL, Differenz Aufnahmedatum/OP-Datum)	
	Zielwert(e)	1) Maximal 1 Belagstag	
...			
7	**Steuerungsbereich Versorgungsprozesse**		
7.2.	**Strategisches Ziel**	Organisationsentwicklung, Kooperation und Kommunikation durch den Einsatz moderner Informations- und Kommunikationstechnologie unterstützen	
7.2.2.	**Operatives Ziel**	BQLL Präoperative Diagnostik umsetzen	
	Maßnahme(n)	Maßnahme 1	Unterstützung durch die Bundesebene bei der Implementierung der EDV-Lösung PROP auf Landesebene
		Maßnahme 2	Analyse des bundeseinheitlichen Qualitätsstandards Präoperative Diagnostik in Hinblick auf den Umsetzungsgrad und Ursachen für die bisherige Nicht-Umsetzung bis Ende 2014 sowie anschließend Überprüfung hinsichtlich Patientenbedarf und BPoS
		Maßnahme 3	Entwicklung einer Messmethode zur Evaluation der Auswirkungen der BQLL PRÄOP bis Ende 2016
	Messgröße(n)	1) Umsetzungsgrad einer geeigneten EDV-Lösung (z.B. PROP) für die BQLL Präoperative Diagnostik auf Landesebene	
		2) Analyse des bundeseinheitlichen Qualitätsstandards liegt vor	
		3) Messmethode liegt vor	
		4) Umsetzungsgrad der Bundesqualitätsleitlinie Präoperative Diagnostik	
	Zielwert(e)	1) 100% in allen Bundesländern bis Ende 2014	
		2) 1	
		3) 1	
		4) 100% in allen Bundesländern	

Die Gesundheitsreform 2013 wurde bereits im Detail im Kapitel 3 beschrieben. Die ersten Ergebnisse der Umsetzung in den Bundesländern erfolgen im Kapitel 9.3 und somit darf an dieser Stelle auf die betreffenden Kapitel verwiesen werden.

9. Aktuelles im Fokus

9.1 ELGA, e-card

Was die ELGA-Thematik betrifft, so gibt es aktuell zahlreiche Diskussionen der Befürworter und Gegner. In diesem Abschnitt soll ELGA wertfrei besprochen werden. Es bleibt jedem Einzelnen überlassen, an ELGA teilzunehmen oder nicht.

Die ELGA (Elektronische Gesundheitsakte) ist eine den Anforderungen des öffentlichen Gesundheitswesens (public health) Rechnung tragende, spezifisch österreichische Ausprägung eines Electronic Health Record (EHR). Die Arbeitsgemeinschaft „Elektronische Gesundheitsakte" hatte ihre rechtlichen und organisatorischen Grundlagen in einem grundsätzlichen Beschluss der Bundesgesundheitskommission vom Juli 2006. Darin wurde ihre Errichtung und finanzielle Ausstattung festgelegt. Die Arge ELGA war von 1. September 2006 bis 31. Dezember 2009 aktiv und wurde mit 1. Jänner 2010 in die ELGA-GmbH übergeführt. Die ELGA-GmbH wurde mit Beschluss vom 20. November 2009 gegründet. Unternehmensgegenstand war „die nicht auf Gewinn gerichtete Erbringung von im Allgemeininteresse liegenden Serviceleistungen auf dem Gebiet der Daseinsvorsorge im Bereich von e-Health zur Einführung und Implementierung der elektronischen Gesundheitsakte (ELGA)".

Dies umfasste vor allem:

- Die Koordination und Integration aller operativen Maßnahmen zur Einführung der ELGA
- Die Errichtung von Systemkomponenten und die Begleitung von Pilotierungen entsprechend den Vorgaben der Bundesgesundheitskommission
- Das Qualitäts- und Akzeptanzmanagement für die ELGA

Mit der **elektronischen Gesundheitsakte** (ELGA) sollen zukünftig Befunde und gesundheitsrelevante Dokumente gespeichert und für PatientInnen und ÄrztInnen abrufbar sein. Dabei wurde dem Datenschutz höchste Priorität eingeräumt, denn die ELGA umfasste die relevanten multimedialen und gesundheitsbezogenen **Daten und Informationen** bezogen auf eine eindeutig identifizierte Person. Die Daten und Informationen stammten von verschiedenen Gesundheitsdiensteanbietern (Ärzte, Krankenhäuser) und vom Patienten selbst und waren in einem oder mehreren verschiedenen Informationssystemen gespeichert (virtueller Gesundheitsakt). Sie standen **orts- und zeitunabhängig** am Ort der Behandlung **allen berechtigten Personen** entsprechend ihren Rollen und den **datenschutzrechtlichen Bedingungen** in einer bedarfsgerecht aufbereiteten Form zur Verfügung. In der ELGA sollten alle Dokumente und Befunde gespeichert werden, sofern sie für die Behandlung und Betreuung des Patienten erforderlich waren – Labor- und Radiologiebefunde, Entlassungsbriefe sowie Medikationsdaten. Die Daten mussten aktuell und relevant sein, daher waren sie nach festgelegten Fristen (sechs Monate bzw. drei Jahre) gelöscht, wobei eine Verlängerung möglich war. Zudem sollten Patientenverfügungen und Vorsorgevollmachten gespeichert werden. Die Teilnahme an ELGA sollte grundsätzlich für alle PatientInnen in Österreich gelten. Der Patient kann aber jederzeit der Speicherung der Daten widersprechen.[176]

Bund, Länder und Sozialversicherung finanzieren gemeinsam die Errichtung der zentralen Infrastruktur der ELGA (siehe Vereinbarung gemäß Art. 15a B-VG über die Organisation und Finanzierung des Gesundheitswesens). Für den Zeitraum 2010 bis 2016 werden von den oben genannten öffentlichen Körperschaften insgesamt 60 Millionen Euro zur Verfügung gestellt. Darüber hinaus finanzieren diese Einrichtungen jene Maßnahmen, die sie in ihrem jeweiligen Aufgabenbereich für die Errichtung der ELGA umsetzen, und tragen den Betriebsaufwand. Die zielgerichtete und sparsame Verwendung der öffentlichen Mittel wird durch die Gesellschaftsorgane der ELGA-GmbH und die Bundesgesundheitskommission (BGK) überwacht.

Die Finanzierung der ELGA-GmbH war ein Bestandteil dieser Vereinbarung, ihr Betriebsaufwand wurde daher ebenfalls aus diesen Mitteln abgedeckt. Voraussetzung dafür war, dass der jährlich zu erstellende Wirtschaftsplan von der Generalversammlung genehmigt wurde. Die Finanzierungsbeiträge der Länder bedurften darüber hinaus eines entsprechenden Beschlusses der Bundesgesundheitskommission. Wurden der ELGA-GmbH zusätzliche Aufgaben übertragen, mussten die dafür notwendigen finanziellen Mittel gesondert aufgebracht werden. So wurde die Mitwirkung der ELGA-GmbH im europäischen Pilotprojekt epSOS (European Patients – Smart Open Services) auch gesondert durch die Europäische Kommission und den Bund finanziert. Die Machbarkeitsstudie ELGA hielt fest, dass ELGA und Datenschutz keine einander widersprechenden Themen sind. Im Gegenteil: ELGA würde den Datenschutz vorantreiben und die Transparenz der Verwendung von Gesundheitsdaten fördern. Verschiedene Forderungen des DSG 2000 (z.B. Zustimmung) waren allerdings unter den festgelegten Bedingungen mit einem vernünftigen administrativen Aufwand nicht umsetzbar. Daher bedurfte es ergänzender legistischer Grundlagen, die durch ein spezielles Gesetz zu schaffen sind. [177]

Alle reden immer von ELGA – was ist denn damit eigentlich gemeint?

Die elektronische Gesundheitsakte ELGA ist ein Informationssystem, das allen Patientinnen und Patienten und allen Gesundheitsdiensteanbietern – Spitälern, niedergelassenen Ärztinnen und Ärzten, Apotheken oder Pflegeeinrichtungen – in Zukunft den orts- und

[176] Vgl. dazu www.elga.gv.at

[177] Homepage des Bundesministeriums für Gesundheit, www.bmg.gv.at

zeitunabhängigen Zugang zu Gesundheitsdaten ermöglicht. Mit ELGA können die behandelnden Ärzte zeit- und ortsunabhängig auf die Befunde zugreifen. Durch ELGA erhalten die behandelnden Gesundheitsdiensteanbieter Vorbefunde, Entlassungsberichte und die aktuelle Medikation ihrer Patientinnen und Patienten als unterstützende Entscheidungsgrundlage für die weitere Diagnostik und Therapie. Ziel soll die Unterstützung der medizinischen Behandlung und Betreuung durch einen besseren Informationsfluss sein, vor allem dann, wenn mehrere Gesundheitseinrichtungen zusammenarbeiten. ELGA soll allen Bürgerinnen und Bürgern zur Verfügung stehen. Zunächst besteht nur die Möglichkeit, die ELGA-Teilnahme zu gestalten: Wer nicht oder nur zum Teil von ELGA Gebrauch machen möchte, kann dies elektronisch über das ELGA-Portal auf www.gesundheit.gv.at, das seit Anfang 2014 zur Verfügung steht, oder schriftlich bei der ELGA-Widerspruchstelle bekannt geben. Ab Herbst 2014 werden die ELGA-Funktionen „e-Befunde" und in der Folge „e-Medikation" für die Bürgerinnen und Bürger selbst sowie ihre behandelnden und betreuenden Gesundheitsdiensteanbieter schrittweise nutzbar.

Informations- und Kommunikationstechnologien (IKT) sind im Gesundheitswesen nicht mehr wegzudenken. Daten über den Gesundheitszustand werden in Spitälern, Labors oder Röntgeninstituten überwiegend elektronisch gespeichert. Auch niedergelassene Ärzte erfassen die Behandlungsdaten der PatientInnen auf ihrem Ordinationscomputer und kommunizieren über das e-card-System mit der Sozialversicherung. Gerade die Systeme zwischen dem intra- und dem extramuralen Bereich sind noch nicht kompatibel und damit stehen zahlreiche Informationen im Krankheitsfall nicht vollständig zur Verfügung. Dem soll ELGA Abhilfe schaffen. ELGA vernetzt nur jene Daten, die bereits jetzt verteilt bei Gesundheitsdiensteanbietern vorhanden sind. Zukünftig stellt ELGA diese Daten über eine Verlinkung („Verweis") elektronisch zur Verfügung.

Ab 2015 werden schrittweise Spitäler, Pflegeeinrichtungen, Ärztinnen und Ärzte sowie Apotheken die von ihnen erstellten ELGA-Gesundheitsdaten zur Verfügung stellen und abrufen können. Die Einrichtung der ELGA-Infrastruktur erfolgt im öffentlichen Interesse, weil von ihrer Nutzung ein bedeutender Beitrag für die Sicherstellung eines funktionsfähigen und allgemein zugänglichen Gesundheitssystems erwartet wird. An diesem Vorhaben beteiligen sich daher auch alle gesellschaftspolitisch wichtigen Kräfte, von der Bundes- und Landespolitik bis zu den Interessenvertretungen der Gesundheitsberufe, von der Sozialversicherung bis zu den einzelnen Gesundheitsdiensteanbietern (GDA).

Infrastruktur in Zusammenhang mit ELGA bedeutet, dass allgemein verwendbare elektronische Werkzeuge und Dienste sowie allgemein gültige Regeln für die Bereitstellung und Verwendung gesundheitsbezogener Informationen geschaffen werden. Annähernd vergleichbar wäre dies beispielsweise mit der Verkehrsinfrastruktur: Hier werden – vereinfacht dargestellt – Straßen gebaut und Leitsysteme (z.B. Ampeln) errichtet, aber auch Regeln festgelegt, wie sich die VerkehrsteilnehmerInnen verhalten müssen. Demgegenüber werden mit ELGA elektronische Bausteine geschaffen, die die verschiedenen Gesundheitsinformationen auffindbar, austauschbar und damit nutzbar machen. Gleichzeitig werden damit aber auch Verhaltensregeln festgelegt, die Patientinnen und Patienten in ihren Rechten schützen und die Verwendung von Gesundheitsdaten nachvollziehbarer und überprüfbarer als bisher machen.[1])

[1]) Vgl. www.gesundheit.gv.at

Bausteine für ELGA sowohl für die rechtlichen als organisatorischen Rahmenbedingungen sind folgende:

- Der **Zentrale Patientenindex** (ZPI) ist das Verzeichnis aller PatientInnen und enthält die grundlegenden Angaben zu einer Person. Dabei sollen die Daten oder Dokumente eindeutig einer Person zugeordnet werden. Der ZPI ist aber auch eine wesentliche Voraussetzung dafür, den PatientInnen den elektronischen Zugriff auf die eigenen Gesundheitsdaten zu ermöglichen.
- Der **Gesundheitsdiensteanbieter-Index** (GDA-Index) ist das zentrale Verzeichnis aller Personen und Einrichtungen des Gesundheitswesens, die gesetzlich berechtigt sind, in Gesundheitsdaten von Patientinnen und Patienten mittels ELGA Einsicht zu nehmen.
- Die **Verweisregister** sind verteilte Inhaltsverzeichnisse, die angeben, bei welchen Stellen (GDA) ELGA-Gesundheitsinformationen zu einer bestimmten Person verfügbar sind.
- Das **Berechtigungssystem** ist der Teil, von dem grundsätzlich alle Zugriffe auf ELGA-Gesundheitsdaten, sei es durch ELGA-GDA oder die PatientInnen selbst, geprüft, zugelassen oder abgelehnt werden.
- Das **Protokollierungssystem** dokumentiert alle Vorgänge im Rahmen von ELGA. Dies umfasst die Bereitstellung von und die Einsichtnahme in ELGA-Gesundheitsdaten sowie jede Änderung von Zugriffsberechtigungen, womit alle Zugriffe transparent und nachvollziehbar gemacht werden.
- Das **ELGA-Portal** dient den BürgerInnen zur Einsichtnahme in die eigenen Gesundheitsdaten und in die Protokolldaten aber auch zur Wahrnehmung ihrer anderen Teilnehmerrechte.
- Die **ELGA-Ombudsstellen** werden die BürgerInnen bei der Wahrnehmung und Durchsetzung ihrer Rechte in Zusammenhang mit ELGA und in Angelegenheiten des Datenschutzes unterstützen und beraten. Unberührt von diesen ELGA-spezifischen Patientenrechten bleiben die im Datenschutzgesetz (DSG 2000) festgelegten Rechte

(z.B. Recht auf Richtigstellung oder Löschung) sowie die dort festgelegten Möglichkeiten der Durchsetzung dieser Rechte. Abgesichert werden diese Rechte durch eine besondere Verschwiegenheitsverpflichtung sowie empfindliche Strafen im Falle ihrer Verletzung.

- Bei der **ELGA-Widerspruchstelle** können BürgerInnen, die über keine technische Ausstattung verfügen, einer ELGA-Teilnahme schriftlich widersprechen, was ihnen auch zu bestätigen ist.
- Die sogenannten **Datenspeicher** (Repositories) sind jene elektronischen „Orte“, an denen die Gesundheitsdaten tatsächlich aufgefunden werden können. Sie werden ausschließlich von den ELGA-GDA oder in ihrem Auftrag bereitgestellt.
- Das **Informationssicherheits- und -managementsystem** (ISMS) ist ein Regelwerk, das neben den gesetzlichen Vorgaben auch Vorschriften über Betriebsführung und Betriebssicherheit von ELGA und ihren Bausteinen enthält.
- Im **Elektronische Gesundheitsakte-Gesetz** (ELGA-G) werden die **rechtlichen Grundlagen** für ELGA festgelegt. Es regelt u.a. die Rechte und Pflichten der GDA, enthält aber auch die notwendigen Rechtsschutzgarantien für die Betroffenen (Patientenrechte).

Die Gesundheitsdiensteanbieter (GDA) sind durch die bestehenden Gesetze zur umfassenden Dokumentation aller diagnostischen und therapeutischen Maßnahmen verpflichtet. Diese Dokumentation erfolgt in den Krankengeschichten. Diese enthalten jedoch eine Vielzahl von Aufzeichnungen, die nicht alle für ELGA von Bedeutung sind. Mit ELGA sollen nur jene Gesundheitsinformationen zugänglich gemacht werden, die

- für die aktuelle Behandlung einer Patientin oder eines Patienten als Vorinformation wichtig sind,
- für eine nachbehandelnde Gesundheitseinrichtung als Informationsgrundlagen notwendig sind oder
- zur Wahrung der Patientenrechte oder der Verbesserung der Patientensicherheit dienen.

Diese inhaltlichen Voraussetzungen werden im Wesentlichen von Befunden, Entlassungsdokumenten aus Krankenhäusern, Medikationsdaten und Patientenverfügungen erfüllt. Damit diese Dokumente und Daten auch von den unterschiedlichen IT-Systemen der GDA angezeigt werden können, müssen sie technischen Normen sowie inhaltlich-strukturellen Standards entsprechen.

Die Gesundheitsdiensteanbieter stellen ihre Anfragen, ob ELGA-Gesundheitsdaten zu einer bestimmten Person verfügbar sind, anhand ihrer jeweils verwendeten Software (z.B. Ordinationssysteme, Krankenhausinformationssysteme). Bürgerinnen und Bürger können über das ELGA-Portal Einsicht in ihre eigenen Gesundheitsdaten nehmen. Unabhängig davon, welchen Weg eine Anfrage nimmt, läuft sie beim Berechtigungssystem ein. Dort wird zunächst anhand des Patientenindex festgestellt, ob es die betreffende Person gibt. Der Zugriff auf ELGA-Gesundheitsdaten darf nur jenen GDA ermöglicht werden, die gesetzlich dazu berechtigt sind – dadurch werden sie zu ELGA-GDA. Bei positivem Prüfergebnis wird die Anfrage an das Register weitergeleitet. Als Ergebnis erhält die abfragende Person eine ihren Berechtigungen entsprechende Auflistung der einsehbaren Dokumente.

Einige Bausteine der Elektronischen Gesundheitsakte wurden bereits errichtet. Die Sozialversicherung erstellte den Patientenindex, das Gesundheitsministerium den Gesundheitsdiensteanbieter-Index. Eine Arbeitsgruppe der Länder entwickelte das Informationssicherheits- und -managementsystem (ISMS). Mit dem ELGA-Gesetz wurde für die Einführung von ELGA ein konkreter Zeitplan beschlossen. Dem entsprechend wurde bereits begonnen, die bei den einzelnen ELGA-GDA notwendigen technischen Voraussetzungen zu schaffen.

ELGA-GDAs dürfen die ELGA-Gesundheitsdaten ihrer Patientinnen und Patienten ausschließlich für die medizinische und pflegerische Versorgung (Behandlung und Betreuung) einsehen. Der Kreis der allgemein Berechtigten ist gesetzlich festgelegt. Ab Beginn 2015 werden die öffentlich finanzierten Krankenanstalten (Fonds-Krankenanstalten), die AUVA-Krankenanstalten und Pflegeeinrichtungen schrittweise an das ELGA-System angeschlossen. Ab Mitte 2016 kommen sukzessive die niedergelassenen Vertragsärztinnen und Vertragsärzte, ärztlichen Gruppenpraxen, selbstständigen Ambulatorien und Apotheken dazu. Mit Beginn 2017 erfolgt dann die Anbindung der privaten Krankenanstalten. Diese schrittweise Einführung von ELGA ermöglicht eine laufende Optimierung des Systems und technische Anpassungen.

Auch für das Gesundheitswesen sind mit ELGA Nutzeneffekte erzielbar. Eine qualitativ hochwertige und potenziell raschere Versorgung steigert die Patientenzufriedenheit. Mögliche Kostendämpfungen können zur Entlastung der Finanzierung des Systems beitragen. Bewusst sein muss jedoch, dass ELGA nur eine technische Unterstützung der Gesundheitsversorgung sein kann. Sie kann weder die aktive Mitwirkung der PatientInnen, noch die hochwertige Aus- und Fortbildung und die Erfahrung des Gesundheitspersonals oder dessen persönlichen Umgang mit den PatientInnen ersetzen.

Abb. 59: ELGA-Übersicht – Aufbau und Ablauf

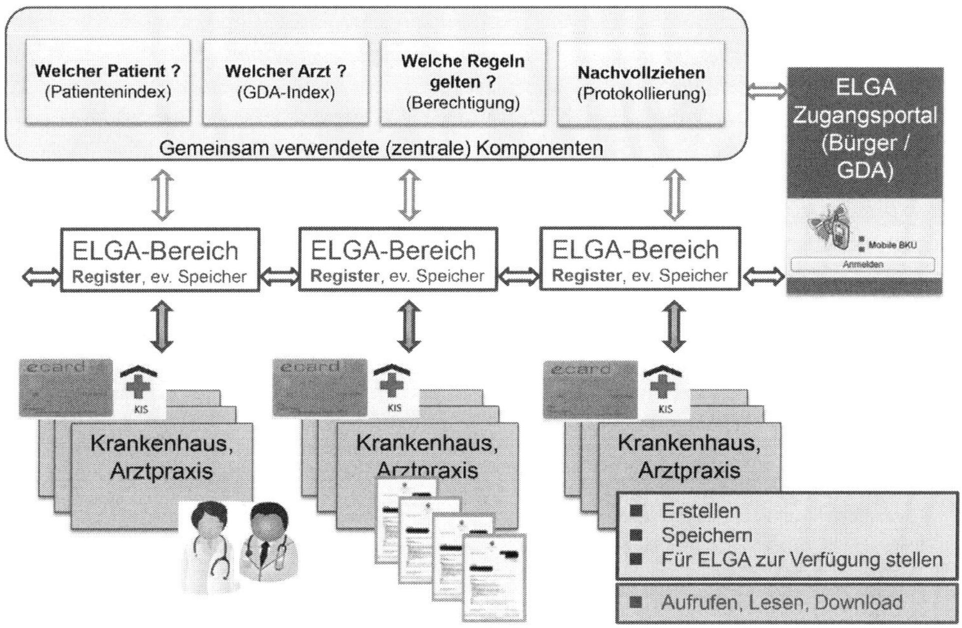

Quelle: ELGA-GmbH.

9.2 e-Medikation

Die e-Medikation ist eine der wichtigsten Anwendungen, die die ELGA-Infrastruktur nützt. Von ihr werden neben einer deutlichen Verbesserung der Patientinnen- und Patientensicherheit auch spürbare ökonomische Effekte erwartet. e-Medikation war das erste Service im Rahmen der Elektronischen Gesundheitsakte – ELGA. Ihr Ziel war, das mit Arzneimitteln verbundene Risiko gesundheitlicher Beeinträchtigungen zu minimieren und die Sicherheit für die Patientinnen und Patienten bei der Einnahme von Medikamenten zu erhöhen. Mit ihr war eine elektronisch nutzbare Informationsgrundlage für jene Einrichtungen des Gesundheitswesens geschaffen, die Arzneimittel verordnen und ausgeben oder für deren Leistungen ein umfassendes Wissen über den aktuellen Medikationsstatus von PatientInnen notwendig ist.

Die Erprobung im Pilotbetrieb wurde 2011 abgeschlossen. Im Rahmen der Evaluierung wurde ein allfälliger Nachschärfungsbedarf für den österreichweiten Einsatz der e-Medikation aufgezeigt. Der elektronische Gesundheitsdatenaustausch bedarf schon aus datenschutzrechtlicher Sicht umfassender Rechtsschutzgarantien. Erste Schritte zur Verbesserung der Datensicherheit erfolgten mit dem derzeit geltenden Gesundheitstelematikgesetz, das für den elektronischen Verkehr mit Gesundheitsdaten eine praxistaugliche und den Intentionen zur Ablöse unsicherer Medien gerecht werdende Vorgangsweise festlegt. Für die elektronische Gesundheitsakte – ELGA – sind ergänzende Rechtsgrundlagen sowie erweiterte Rechtsschutzgarantien für die Bürgerinnen und Bürger zu schaffen. Auf ihrer Grundlage waren u.a. auch jene unterstützenden Einrichtungen aufzubauen, die die BürgerInnen beraten und ihnen bei der Wahrnehmung ihrer Rechte helfen. Beteiligt waren insgesamt rund 85 niedergelassene ÄrztInnen, mehr als 50 Apotheken und vier Spitäler. Zu 5.431 PatientInnen wurden mit ihrer Einwilligung Medikationsdaten erfasst. Es wurden im Rahmen dieses Pilotbetriebes Projektziele formuliert und überprüft, die Stärken und Schwächen der e-Medikation dargelegt und Empfehlungen für einen österreichweiten Roll -out festgeschrieben:

- Organisation des Roll-Outs wie z.B. noch stärkere Einbindung aller betroffenen Gruppen in Konzeption und Testung, Stärkung des Projektmarketings, Lösung der Frage allfälliger zukünftiger Zusatzaufwände für Teilnehmer, Wahlfreiheit der PatientInnen für die Teilnahme sowie eine schrittweise österreichweite Einführung mit Re-Evaluation.
- Systemarchitektur und Softwarequalität, insbes. Reduktion der Komplexität und Verbesserung der Qualität. Das bedeutet eine reibungslose Prozessunterstützung für GDAs, eine hohe Nutzerfreundlichkeit und kurze Antwortzeiten zur Minimierung von zeitlichen Mehraufwänden für die Anwender.
- Vollständigkeit der Medikationsübersicht, insbes. flächendeckende Teilnahme aller GDAs und Einbindung von wechselwirkungsrelevanten Medikamenten.
- Gestaltung der Medikationsprüfungen, insbes. Vereinfachung von Prüfungen und Vermeidung von Doppelprüfungen, Beibehalten der Duplikationswarnungen, Überdenken der Reichweitenwarnungen sowie Überprüfung der Qualität einer zentralen Interaktionsdatenbank.
- Rechtliche Aspekte, insbes. stärkere Transparenz bzgl. der Verwendungsmöglichkeiten der zentral gespeicherten Verordnungs- und Medikationsdaten, Überdenken des Gültigkeitszeitraumes für Patienteneinwilligungen sowie Bereitstellung klarer gesetzlicher Rahmenbedingungen für die Teilnahme und den Zugriff auf die Daten unter Berücksichtigung des Datenschutzes.

An diesen Empfehlungen wurde nun rund eineinhalb Jahre gearbeitet. Im Rahmen des ELGA-Gesetzes[178] wurde in § 16a festgelegt, dass der Hauptverband bis 31. Dezember 2014 ein Informationssystem über verordnete sowie abgegebene Arzneimittel einzurichten („e-Medikation") und ab diesem Zeitpunkt zu betreiben hat. Das Informationssystem hat ELGA-TeilnehmerInnen und ELGA-Gesundheitsdiensteanbieter unter Wahrung ihrer Rechte eine Übersicht über die verordneten sowie abgegebenen Arzneimittel anzubieten. Zu diesem Zweck haben ELGA-Gesundheitsdiensteanbieter entsprechend ihrer in diesem Bundesgesetz festgelegten Verpflichtungen die ELGA-Gesundheitsdaten in diesem Informationssystem zu speichern, sofern dies nicht durch die Ausübung von TeilnehmerInnen-

[178] Elektronische Gesundheitsakte-Gesetz – ELGA-G, BGBl. I. 111/2012.

rechte ausgeschlossen ist. Die Prüfung von Wechselwirkungen erfolgt in der Eigenverantwortung der ELGA-Gesundheitsdiensteanbieter und ist nicht Gegenstand des Informationssystems. Der Betrieb des e-Medikationssystems darf nicht in die Erbringung von Leistungen der Behandlung oder Betreuung von ELGA-TeilnehmerInnen, insbesondere in die Therapiefreiheit der Ärztinnen und Ärzte, eingreifen.

Ein für die PatientInnen wesentliches Merkmal durch ELGA war im Jahr 2005 die Einführung der elektronischen Krankenversicherungskarte (e-card). Im Gegensatz zum Krankenschein, den nur ASVG Versicherte und deren Angehörige erhielten, gilt die e-card für alle krankenversicherten Personen aller Krankenversicherungsträger (B-KUVG-, BSVG- und GSVG-Versicherte, Versicherte von Krankenfürsorgeanstalten und auch geringfügig Beschäftigte, obwohl Letztere keiner gesetzlichen KV unterliegen) und ermöglicht eine administrative Vereinfachung der bargeldlosen Inanspruchnahme von Versicherungsleistungen wie z.B. Arztbesuchen.

Kritik an der ELGA-Einführung kommt von Seiten der Ärztekammer. Es seien keine Einschränkungen auf Entlassungsbriefe, Labor- und Röntgenbefunde sowie Medikamentendaten vorgesehen. Gesichert sei nicht, dass Befundstrukturen, die in ELGA aufgenommen werden sollen, gemeinsam mit den Ärztinnen und Ärzten erarbeitet werden. ELGA bedeute für alle Ärztinnen und Ärzte, Befunde, unter Umständen der letzten zehn Jahre, durchzusehen. Der Zeitaufwand für Ärztinnen und Ärzte sowie Patienten werde größer, die Haftungsfrage für Ärztinnen und Ärzte kritischer. Förderungen durch das Gesundheitsministerium würden nur für die Erstinstallation in die Arztsoftware im niedergelassenen Bereich und nicht für Betrieb, Wartung und Zeitaufwand angeboten. Förderungen für Wahlärzte gebe es derzeit keine.

Das Gesundheitsministerium veranschlage Kosten von 130 bis 150 Millionen Euro bis 2017. Die Ärztekammer spricht von Investitionskosten in Höhe von 230 Millionen[1]) alleine bei Vertrags- und Wahlärzten und weiteren 45 Millionen Euro für Labor- und Radiologieinstitute, Apotheken, Spitäler und Pflegeeinrichtungen. Bei den jährlichen Betriebskosten für alle niedergelassenen ÄrztInnen, Radiologie- und Laborinstitute, Apotheken, Spitäler und Pflegeeinrichtungen wurden 127 Millionen Euro errechnet. Das vom Gesundheitsministerium vorgesehene Opt-out sei nichts anderes als ein Zwangssystem für Patienten, da Befunde mit ihrem Entstehen in ELGA aufgenommen werden, noch bevor sie der Patient kennt.

Dieser könne im Nachhinein diesen Befund nur ausblenden, nicht aber löschen. Diese Regelung sei datenschutz- und verfassungsrechtlich überaus bedenklich. Patienten müssten ihre Rechte (Opt-out) selbst im Internet oder – wenn sie dazu nicht imstande sind – bei öffentlichen Widerspruchstellen (Gemeinden, Bezirkshauptmannschaften, Patientenanwaltschaften) geltend machen.

Bislang seien keine höchsten Sicherheitsstandards vorgesehen, da ELGA-Daten unverschlüsselt gespeichert werden. Aus Sicht der Ärztekammer sind ähnliche Beispiele in Europa (Großbritannien, Deutschland) bereits gescheitert oder abgeändert worden, primär aufgrund der Datenschutzbedenken bzw. einem Ausufern der Kosten. Empfohlen werde seitens der Ärztekammer eine freiwillige Teilnahme sowie Kostenabgeltung, kein Eingriff in die ärztliche Verschwiegenheit und vorab Klärung aller haftungsrechtlichen Fragen.

Die ELGA-Einführung wird trotz aller Bedenken kommen und das ist auch gut so. Entscheidend ist aus meiner Sicht, dass vor allem die datenschutzspezifischen Einwände und die im administrativen Bereich liegenden Probleme gehört werden und bestmöglich im Sinne des Patienten an einem gemeinsamen Tisch einer vernünftigen Lösung zugeführt werden. Wesentlich bei den anstehenden Kosten ist eine klare Vorgabe, um so ein Ausufern und eine mögliche befürchtete deutliche Überschreitung der seitens des Bundesministeriums angegebenen Kosten nicht Realität werden zu lassen. Aus meiner Sicht bleibt es jedem Bürger selbst überlassen, an ELGA teilzunehmen oder sich davon abzumelden. Weiterführende Informationen der Befürworter und Gegner finden sich unter www.gesundheit.gv.at bzw. www.argedaten.at.

Eine spannende Meldung erreichte uns alle am 30. 6. 2014. Der Start der Elektronischen Gesundheitsakte verzögert sich. Nicht wie ursprünglich geplant Anfang 2015, sondern erst Ende 2015/Anfang 2016 werden die ersten öffentlichen Spitäler ihre Befunde ins System stellen. Der weitere Zeitplan mit der Teilnahme der niedergelassenen Ärzte und Apotheken ab Mitte 2016 bleibt aufrecht. Das hat die ELGA-Generalversammlung am 30. 6. 2014 so beschlossen. Ab Mitte 2016, wenn dann alle öffentlichen Spitäler an ELGA partizipieren, können auch die PatientInnen ihre eigenen Befunde aus den Spitälern einsehen. Die Verschiebung des Starts der öffentlichen Spitäler wird damit begründet, dass man noch verschiedene technische Komponenten sowohl zentral als auch bei den verschiedenen Krankenhausverbünden einrichten müsse. Außerdem wolle man bis dahin noch die Sicherheit mehrfach überprüfen und Tests sowohl die Sicherheit als auch die Performance des Systems betreffend durchführen. Dabei werden alle zukünftigen Funktionalitäten von ELGA sowie der Austausch von Spitalsentlassungsbriefen und die e-Medikation detailliert geprüft. Darüber hinaus wird die Verschiebung auch mit dem Kulturwandel, den das neue System für die Ärzte bedeute, begründet. Sie müssten sich beim Schreiben der Befunde umstellen, da diese standardisiert und neu strukturiert werden.

Nebenbei sei noch bemerkt, dass sich bis Ende Juni 2014 etwa 150.000 Menschen von ELGA abgemeldet haben, zusätzlich seien noch in etwa 15.000 Formulare betreffend die Abmeldung im Umlauf. Laut ELGA-Geschäftsführung habe aber das Interesse an den Abmeldungen deutlich nachgelassen.

[1]) Vgl. dazu Zeitschrift: Doktor in Wien, 1/2012, Seite 12 ff.

9.3 Umsetzung der ELGA anhand eines Beispieles

In, wie seit 30. 6. 2014 bekannt, spätestens einem Jahr müssen alle öffentlichen Krankenhäuser und Pflegeeinrichtungen die gesetzlichen Rahmenbedingungen für ELGA erfüllen und in der Lage sein, Daten mit der ELGA-Infrastruktur auszutauschen. Doch was bedeutet dies für diese Einrichtungen konkret? Kennen die Verantwortlichen das aktuelle ELGA-Gesetz und die geplante ELGA-Infrastruktur? Welche Auswirkungen hat die ELGA auf die Organisation und die Abläufe in diesen Häusern? Verfügen die heute eingesetzten IT-Systeme über die notwendigen zertifizierten Komponenten zur Kommunikation mit der ELGA-Infrastruktur? Werden die durch ELGA beeinflussten Arbeitsabläufe in den Institutionen ausreichend unterstützt?

Nach Monaten voller populistischer Information, die insbesondere durch Angstschüren und Halbwahrheiten rund um die neue elektronische Gesundheitsakte geprägt war, läuft den heimischen Gesundheitsdiensteanbietern immer mehr die Zeit davon, um sich professionell auf die ELGA-Anbindung vorzubereiten. Denn neben den notwendigen technischen Herausforderungen werden die Aufwände für organisatorische Anpassungen weitgehend unterschätzt. Durch die weitgehend negative Berichterstattung ist die Verunsicherung vieler Ärzte rund um ELGA sehr groß.

Die Firma systema bietet daher Krankenhäusern seit Januar 2014 eine objektive Beratung zur Anbindung ihrer im Einsatz befindlichen Systeme an. Da Systema selbst nicht an der Bereitstellung von ELGA-Infrastruktur beteiligt ist, können sie umso mehr auf die neutrale Position des österreichischen KIS-Marktführers vertrauen. Nur wer die Ausgangssituation der jeweiligen Institution hinsichtlich Arbeitsabläufe und Techniken überblickt, kann die sinnvollen Schritte zur Anbindung an ELGA definieren:

- **Analyse der IST-Situation:** Im ersten Schritt wird daher eine Analyse der IST-Situation vorgenommen. Sie umfasst die Erhebung aller Arbeitsabläufe, Daten und Informationen, die für die ELGA-Umsetzung relevant sind. Gemeinsam mit ausgesuchten Mitarbeitern Ihrer Organisation evaluieren wir anhand einer von unseren Experten erarbeiteten, standardisierten Checkliste, inwieweit Ihre Organisation die notwendigen Kriterien und Rahmenbedingungen zur Anbindung an ELGA bereits heute erfüllt. Diese Checkliste behandelt neben technischen Komponenten auch organisatorische sowie infrastrukturelle und rechtliche Fragestellungen.

- **SOLL-IST-Abgleich, Erstellung eines Maßnahmenplans:** Das Ergebnis der IST-Analyse ist eine detailliert beschriebene Ausgangssituation, auf Basis derer nun ein SOLL-IST-Abgleich folgen kann, um die nötigen Maßnahmen zu identifizieren und Entscheidungen zu treffen. Der dabei entstehende Maßnahmenplan identifiziert und beschreibt im Wesentlichen die empfohlenen rechtlichen, organisatorischen und technischen Aktivitäten und Maßnahmen, welche im Hinblick auf eine reibungslose ELGA-Einführung noch zu setzten sind. Darüber hinaus werden Schritte gesetzt, um bei allen Beteiligten in Ihrer Organisation das Verständnis für ELGA zu fördern – mit dem Ziel, ELGA als Chance zur bereichsübergreifenden Vernetzung für eine verbesserte Patientenversorgung wahrzunehmen.

- **Umsetzung und Implementierung:** Der erarbeitete Maßnahmenplan dient nun dazu, für jede Einrichtung ein individuelles Lösungskonzept inkl. der erforderlichen technischen Funktionsbeschreibungen zu erstellen. Dabei entscheiden die KundInnen selbst, ob Sie diese Umsetzung der aufgezeigten Maßnahmen und die technische Anbindung an die ELGA-Infrastruktur alleine bestreiten wollen oder die Erfahrung und Skills von Experten der systema nutzen möchten. Die übergeordnete Zielsetzung ist die Sicherstellung eines reibungslosen Implementierungsablaufes sowie in der Folge die Einhaltung aller mit der ELGA-Einführung neu entstandenen Prozessanforderungen durch das eigene Personal.

Auch wenn sich die organisatorischen und medizinischen Abläufe in verschiedenen Spitälern meist sehr deutlich voneinander unterscheiden, sind eingesetzte Abteilungsinformationssysteme und die damit verbundenen Herausforderungen zur IT-Integration in den Spitälern meist ähnlich. IHE (Integrating the Healthcare Enterprise) schafft Abhilfe bei Schwierigkeiten, die durch die Verwendung unterschiedlicher Systeme entstehen. Der Anwender profitiert von einer einfachen und unkomplizierten IT-Integration mit spürbaren Verbesserungen der Funktionalität. IHE formuliert dazu Anforderungen aus der Praxis wie z.B. häufig vorkommende Kommunikations- und Arbeitsabläufe in sogenannten Use Cases und identifiziert relevante Rahmenstandards. Diese dienen in Folge als technische Leitfäden (Profile), mit denen ein Softwarehersteller sein Produkt umsetzen und testen kann. IHE baut dabei auf verbreitete technische Standards wie HL7 oder DICOM auf, um optimale Anwenderfreundlichkeit im gewohnten IT-Umfeld zu ermöglichen. Zudem wird mit ständigen Weiterentwicklungen das innovative Leistungsspektrum laufend ergänzt. Die in Österreich geplante landesweite elektronische Gesundheitsakte ELGA bedient sich in ihrer Grundarchitektur ebenfalls der IHE-Profile und erweitert diese um den Einsatz von strukturierten Dokumenten im HL7 CDA (Clinical Document Architecture) Format. systema stellt mit dem „CGM IHE i.Pack" ein Integrationstool für den einheitlichen Zugriff und die vereinfachte Anbindung von IHE-konformen Affinity Domains aber auch von proprietären

Archivsystemen bereit. Dieses Tool dient als Schnittstellensoftware zur raschen und effizienten Integration von Krankenhaus-, Arztinformationssystemen und GDA-Systemen in elektronische Patientenakten unter Verwendung von internationalen Normen, Standards oder Initiativen wie z.B. IHE. Kerngedanke des i.Pack ist die Anbindung an mehrere Dokumentenquellen, dies können entweder IHE-Domains, Befundnetzwerke wie etwa medicalNet oder andere proprietäre Dokumentenquellen sein. Im Falle IHE ist das i.Pack vom jeweiligen Infrastrukturhersteller unabhängig, das heißt, es können jegliche IHE-Komponenten angesprochen werden. Das i.Pack fügt alle für einen Patienten vorliegenden Dokumente zu einem gemeinsamen Datenstrom zusammen und stellt diesen dem aufrufenden System zur Verfügung. Mit Hilfe des i.Packs können somit Informationssysteme auch einfach an ELGA angebunden werden. [179]

9.4 Umsetzung der Gesundheitsreform – erste Ergebnisse der Umsetzung[180]

Im Rahmen der Erarbeitung der maßgeblichen Dokumente für die Etablierung und Umsetzung der Zielsteuerung-Gesundheit wurden Festlegungen betreffend das Monitoring und Berichtswesen mehrfach verankert. Neben der Vereinbarung gemäß Art. 15a Zielsteuerung -Gesundheit und dem daraus abgeleiteten Gesundheits-Zielsteuerungsgesetz bildet vor allem der Bundes-Zielsteuerungsvertrag die Grundlage für das Monitoring bis zum Jahr 2016.[181] Ziel des Monitorings ist die transparente Darstellung des Stands der Erreichung von im Rahmen der Zielsteuerung-Gesundheit partnerschaftlich vereinbarten Zielwerten und Maßnahmen. Das Monitoring gliedert sich in ein Finanzmonitoring und das Monitoring der Steuerungsbereiche Versorgungsstrukturen, Versorgungsprozesse und Ergebnisorientierung.

Gegenstand des Finanzmonitorings ist die Überprüfung der Finanzzielerreichung. Dabei sind die vereinbarten Ausgabenobergrenzen und Ausgabendämpfungseffekte im Vergleich zu den öffentlichen Gesundheitsausgaben nach SHA[182] heranzuziehen. Gegenstand des Monitorings der Steuerungsbereiche ist die Überprüfung der Umsetzung der im Bundes-Zielsteuerungsvertrag in den Art. 6–8 im Rahmen der Ziele- und Maßnahmenkataloge operationalisierten Ziele auf Grundlage der vereinbarten Messgrößen und Ziele.

179 Mehr zu CompuGroup Medical und systema-Produkten und -Dienstleistungen für den österreichischen Gesundheitsmarkt finden Sie unter www.cgm-media.at, www.cgm.com/at, www.systema.info

180 Die Aussagen, Daten, Tabellen und Abbildungen in diesem Kapitel sind entnommen von: Monitoringbericht I/2014 im Rahmen der Zielsteuerung-Gesundheit: Monitoring nach Vereinbarung gemäß Art. 15a Zielsteuerung-Gesundheit und Bundes-Zielsteuerungsvertrag, Gesundheit Österreich GmbH, Berichtslegung: April 2014.

181 Alles nachzulesen in Kapitel 3.5.

182 System of Health Accounts, vgl. dazu Kapitel 7.3.

Das Monitoring erfolgt zweimal jährlich. Zu den Stichtagen 15. März und 15. September sind Sozialversicherung, Bund und Länder verpflichtet, die notwendigen Informationen an die Gesundheit Österreich GmbH zu übermitteln. Die im Zuge der Plausibilisierung bestätigten Meldungen stellen dann die Daten- und Informationsgrundlage für die Monitoringberichte dar, die mit 15. April und 15. Oktober jeden Jahres der Bundes-Zielsteuerungskommission und den neun Landes-Zielsteuerungskommissionen vorzulegen sind.

Abb. 60: Meldeprozess gemäß Art. 14 B-ZV

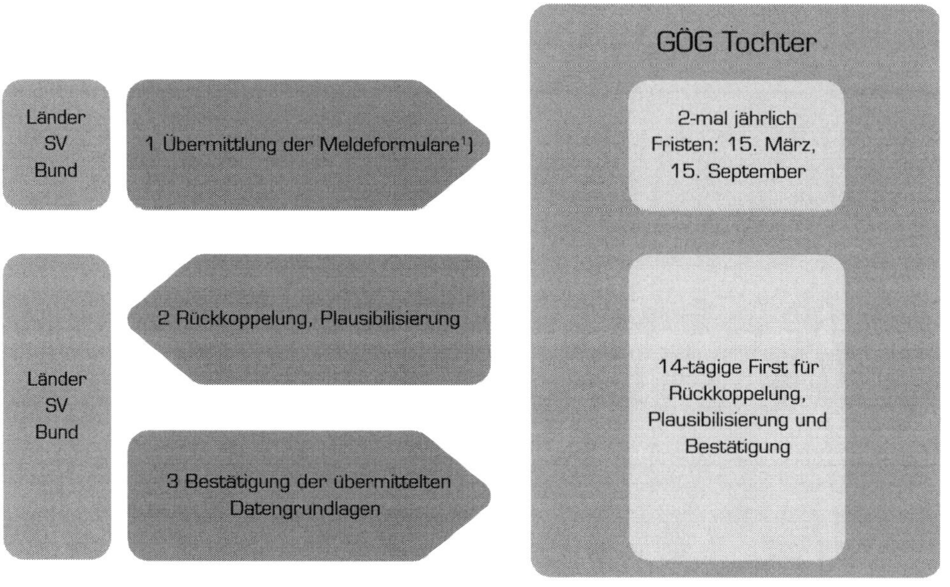

1) Im Falle von quantitativen Messgrößen für das Monitoring der Steuerungsbereiche kann auch die GÖG4-Tochter mit der Berechnung befasst werden.

Quelle: Gesundheit Österreich GmbH.

Abb. 61: Berichtslegungsprozess gemäß Art. 14 B-ZV

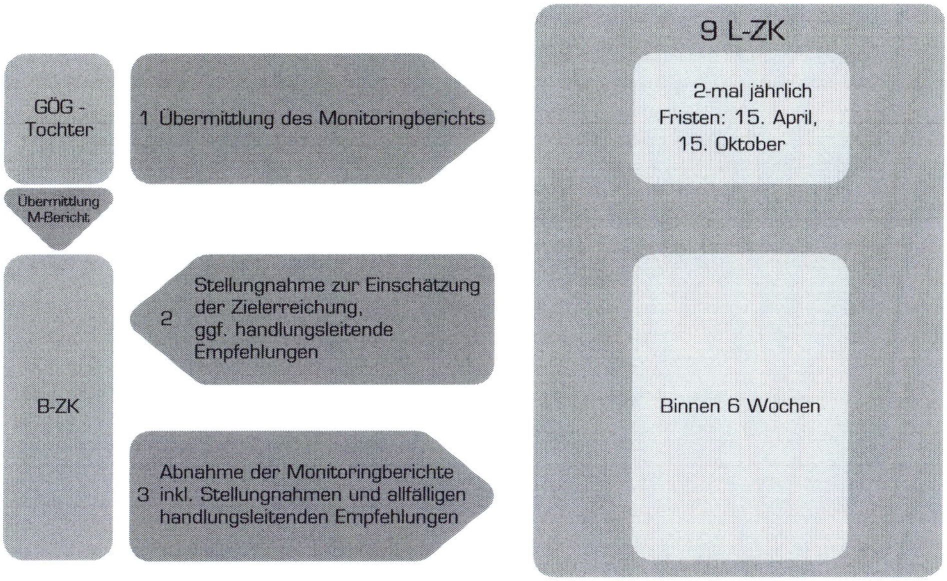

Quelle: Gesundheit Österreich GmbH.

9.4.1 Finanzmonitoring

Ziel des Finanzmonitorings ist es, durch die Einhaltung der vereinbarten jährlichen Ausgabenobergrenzen im Jahr 2016 einen Ausgabendämpfungseffekt in Höhe von rund 1,3 Mrd. Euro (kumuliert von 2012 bis 2016 rund 3,43 Mrd. Euro) zu erzielen. Dies ist mittels partnerschaftlich vereinbarten Maßnahmen sicherzustellen. .

Tab. 93: Öffentliche Gesundheitsausgaben ohne Langzeitpflege (in Mio. Euro)

Öffentl. GA ohne Langzeitpflege § 17 Abs. 1 Z 1		2010	2011	2012	2013	2014	2015	2016
lit a	Ausgangswert	20.262	20.931					
lit b	Ausgabenentwicklung ohne Intervention			22.024	23.175	24.386	25.660	26.853
lit c	Jährliche Ausgabenobergrenzen			21.873	22.813	23.748	24.675	25.563
lit d	Jährliche Ausgabendämpfungseffekte (kum.), gerundet			150	360	640	980	1.300

Quelle: Gesundheits-Zielsteuerungsgesetz.

Festgelegt wurde, das Finanzziel gesamt zu erreichen und diese Summen sektoral auf die Länder und die Krankenversicherungen aufzuteilen. Für die Länder sowie die gesetzlichen Krankenversicherungen sind diese Ausgabenobergrenzen auf Grundlage der zielsteuerungsrelevanten Gesundheitsausgaben einzuhalten.

Tab. 94: Relevante Gesundheitsausgaben für Länder und gesetzliche KV (in Mio. Euro)

Zielsteuerungsrelevante öffentl. GA für Länder, § 17 Abs. 1 Z 2		2010	2011	2012	2013	2014	2015	2016
lit a	Ausgangswert	9.320	9.627					
lit b	Ausgabenentwicklung ohne Intervention			10.130	10.659	11.215	11.801	12.349
lit c	jährliche Ausgabenobergrenzen			10.040	10.443	10.831	11.213	11.569
lit d	jährliche Ausgabendämpfungseffekte (kum.), gerundet			90	216	384	588	780
Zielsteuerungsrelevante öffentl. GA für gesetzl. KV								
lit a	Ausgangswert	8.146	8.415					
lit b	Ausgabenentwicklung ohne Intervention			8.854	9.316	9.802	10.314	10.794
lit c	jährl. Ausgabenobergrenzen			8.794	9.172	9.546	9.922	10.274
lit d	jährl. Ausgabendämpfungseffekte (kum.), gerundet			60	144	256	392	520

Quelle: Gesundheits-Zielsteuerungsgesetz.

Tab. 95: Zielsteuerungsrelevante öffentliche Gesundheitsausgaben Länder und gesetzliche KV (in Mio. Euro)

Zielsteuerungsrelevante öffentliche Gesundheitsausgaben Länder und gesetzliche KV	2010	2011	2012	2013	2014	2015	2016
Ausgaben ohne Intervention	17.466	18.042	18.984	19.975	21.017	22.115	23.143
Ausgabenobergrenze	17.466	18.042	18.834	19.815	20.377	21.135	21.843
Ausgaben gem. Abschlussmonitoring	17.466	18.042	18.435				
Ausgaben gem. unterjährigem Monitoring				18.967			
Ausgaben gem. Voranschlagsmonitoring					19.656		
Bei der Summenbildung wurde auf die ursprünglichen,. nicht gerundeten Ausgangswerte zurückgegriffen, dabei kann es zu geringfügigen Abweichungen aufgrund von Rundungsdifferenzen kommen.							

Quellen: Statistik Austria und Gesundheits-Zielsteuerungsgesetz.

Abb. 62: Entwicklung zielsteuerungsrelevanter öffentlicher Gesundheitsausgaben (in Mio. Euro)

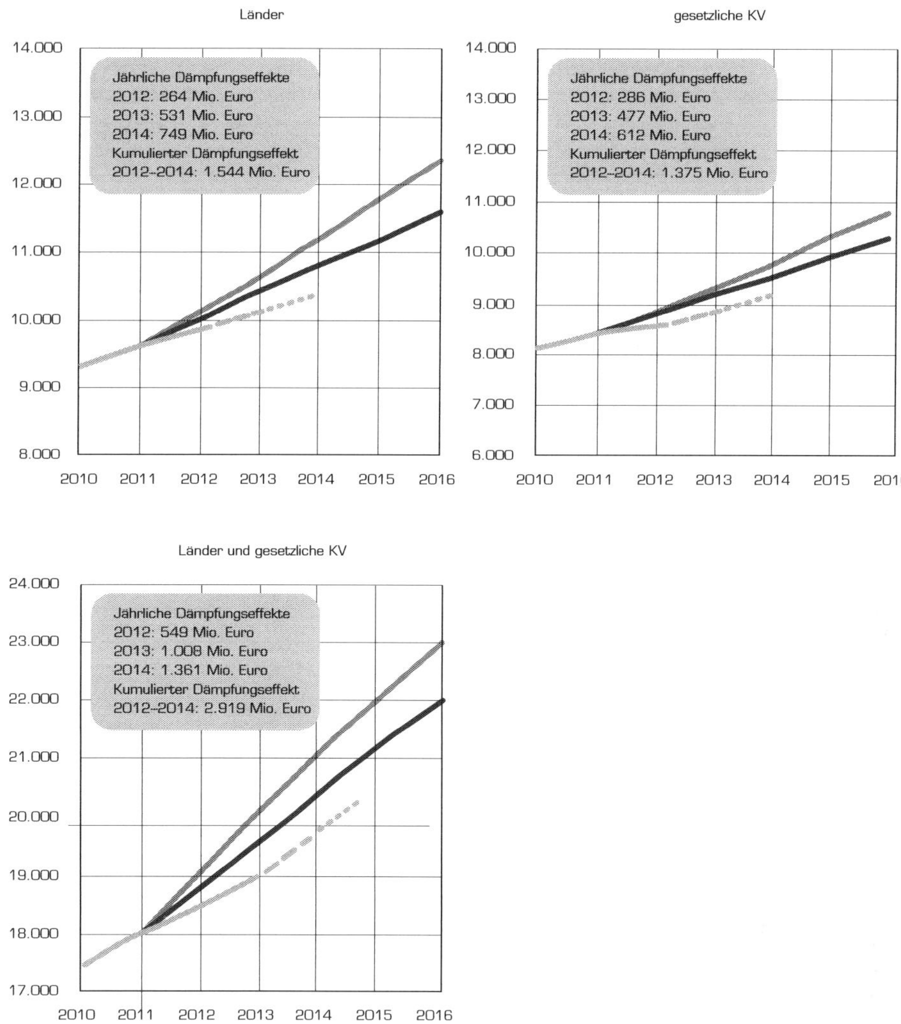

Quellen: Statistik Austria und Gesundheits-Zielsteuerungsgesetz.

Insgesamt belaufen sich die für die Festlegung des Ausgabendämpfungspfades maßgeblichen öffentlichen Gesundheitsausgaben gemäß System of Health Accounts für das Jahr 2012 auf 21.740 Mio. Euro. Damit wird für diesen Zeitraum die vereinbarte Ausgabenobergrenze um rund 130 Mio. Euro (0,61%) unterschritten. Dabei werden für den Bereich der Länder zielsteuerungsrelevante Gesundheitsausgaben für das Jahr 2012 in der Höhe von 9.866 Mio. Euro, für das Jahr 2013 in der Höhe von 10.128 Mio. Euro und für das Jahr 2014 in der Höhe von 10.466 Mio. Euro ermittelt. Dies entspricht einer Unterschreitung der vereinbarten Ausgabenobergrenze für das Jahr 2012 in der Höhe von 174 Mio. Euro (1,73%), für das Jahr 2013 in der Höhe von 315 Mio. Euro (3,02%) und für das Jahr 2014 in der Höhe von 365 Mio. Euro (3,37%). Damit werden für diese drei Jahre Ausgabendämpfungseffekte in der Höhe von 264 Mio. Euro (2012), 531 Mio. Euro (2013) und 749 Mio. Euro (2014) erzielt. Kumuliert ergibt sich in der Periode von 2012 bis 2014 ein Dämpfungseffekt in Höhe von 1.544 Mio. Euro.

Für den Bereich der gesetzlichen Krankenversicherung zeigt das Finanzmonitoring relevante Gesundheitsausgaben in der Höhe von 8.568 Mio. Euro für das Jahr 2012, 8.839 Mio. Euro für das Jahr 2013 sowie 9.190 Mio. Euro für das Jahr 2014. Dies entspricht einer Unterschreitung der vereinbarten Ausgabenobergrenze in der Höhe von 226 Mio. Euro (2,57%) für das Jahr 2012, 333 Mio. Euro (3,63%) für das Jahr 2013 und 356 Mio. Euro (3,73%) für das Jahr 2014. Damit werden für diese drei Jahre Ausgabendämpfungseffekte in der Höhe von 286 Mio. Euro (2012), 477 Mio. Euro (2013) sowie 612 Mio. Euro (2014) erzielt. Kumuliert ergibt sich in der Periode 2012 bis 2014 damit ein Dämpfungseffekt von 1.375 Mio. Euro.

Auf den nächsten Seiten werden die Aufteilung der öffentlichen Gesundheitsausgaben auf die Länder sowie die gesetzlichen Krankenversicherungen dargestellt. Es kann festgestellt werden, dass für den Betrachtungszeitraum die entsprechenden Zielvorgaben nahezu alle eingehalten wurden. Die geringfügigen Zielabweichungen für den Bereich der Länder in den Bundesländern Salzburg und Wien (Überschreitung der Ausgabenobergrenze um 0,53% bzw. 0,14%) fallen in einen Zeitraum, in welchem die Gesundheitsreform verhandelt wurde, jedoch Steuerungsimpulse noch nicht wirksam werden konnten. Für Vorarlberg zeichnet sich jedoch eine dauerhafte Überschreitung der Ausgabenobergrenzen ab. Inwiefern diese auf steigende Kosten für die intramurale Leistungserstellung relevante Faktoren (Personal, medizinische Ge- und Verbrauchsgüter etc.) oder auf strukturelle Veränderungen des Leistungsgeschehens zurückzuführen sind, ist noch zu bewerten.

Tab. 96: Zuteilungsschlüssel für die öffentlichen Gesundheitsausgaben in Summe auf die Bundesländer

Bundesland	Zuteilungsschlüssel
Burgenland	3,86698%
Kärnten	7,97556%
Niederösterreich	22.00838%
Oberösterreich	12,22158%
Salzburg	6,57758%
Steiermark	18,19010%
Tirol	8,50601%
Vorarlberg	2,98837%
Wien	17,66544%
GESAMT	**100,00000%**

Quelle: Meldung zum ersten Monitoringzeitpunkt 2014.

Tab. 97: Aufteilung der Gesundheitsausgaben auf die Bundesländer (in Mio. Euro), März 2014

Länder			Abschluss-monitoring 2012	Unterjähriges Monitoring 2013	Voranschlags-monitoring 2014
B	SOLL	Ausgaben ohne Intervention	226,61	236.45 ,	210,91
		Ausgabenobergrenze	226,61	238.49	250.91
		Ausgabendämpfungseffekt	0,00	0.00	0.00
	IST	**Ausgaben gem. Monitoring**	**218,19**	**231,73**	**242,02**
	ANALYSE	Ermittelter Dämpfungseffekt	8,42	6,70	8,89
		Abweichung zur AOG absolut	-8,42	-6,70	-8,89
		Abweichung zur AOG in %	–3,72%	–2,81%	–3,54%
K	SOLL	Ausgaben ohne Intervention	682,16	717,79	755,23
		Ausgabenobergrenze	679,67	699,58	731,78
		Ausgabendämpfungseffekt	2,49	18,21	23,45
	IST	**Ausgaben gem. Monitoring**	**649,56**	**670,23**	**693,60**
	ANALYSE	Ermittelter Dämpfungseffekt	32,60	47,56	61,63
		Abweichung zur AOG absolut	–30,11	–29.35	–38,18
		Abweichung zur AOG in %	-4,43%	-4,20%	45,22%
NÖ	SOLL	Ausgaben ohne Intervention	1.659,95	1.746,62	1.837,70
		Ausgabenobergrenze	1.653,13	1.705,16	1.753,74
		Ausgabendämpfungseffekt	6,77	41,46	83,96
	IST	**Ausgaben gem. Monitoring**	**1.613,16**	**1.649,31**	**1.718,70**
	ANALYSE	Ermittelter Dämpfungseffekt	46,79	97,31	119,00
		Abweichung zur AOG absolut	-40,02	-55,85	-35,04
		Abweichung zur AOG in %	–2,42%	–3,28%	–2,00%
OÖ	SOLL	Ausgaben ohne Intervention	1.751,22	1.842,65	1.938,71
		Ausgabenobergrenze	1.740,11	1.733,13	1–848,28
		Ausgabendämpfungseffekt	11,11	44,49	90,43
	IST	**Ausgaben gem. Monitoring**	**1.693,40**	**1.674,08**	**1.697,38**
	ANALYSE	Ermittelter Dämpfungseffekt	57,82	168,57	241,33
		Abweichung zur AOG absolut	–46,71	–124,08	–150,90
		Abweichung zur AOG in %		-2,68%	-6,90%
S	SOLL	Ausgaben ohne Intervention	631,00	663,95	698,60
		Ausgabenobergrenze	632,44	658,94	680,15
		Ausgabendämpfungseffekt	–1,44	5,01	18,45
	IST	**Ausgaben gem. Monitoring**	**635,79**	**652,04**	**660,22**
	ANALYSE	Ermittelter Dämpfungseffekt	–4,79	11,91	38,38
		Abweichung zur AOG absolut	+3,35	-6,90	-19,93
		Abweichung zur AOG in %		+0,53%	–1,05%

Tab. 97: Aufteilung der Gesundheitsausgaben auf die Bundesländer (in Mio. Euro), März 2014 (Fortsetzung)

Länder			Abschluss-monitoring 2012	Unterjähriges Monitoring 2013	Voranschlags-monitoring 2014
ST	SOLL	Ausgaben ohne Intervention	1.343,75	1.413,92	1.487,60
		Ausgabenobergrenze	1.298,88	1.381,35	1.444,66
		Ausgabendämpfungseffekt	44,87	32,57	43,03
	IST	**Ausgaben gem. Monitoring**	**1.247,18**	**1.322,86**	**1.380,88**
	ANALYSE	Ermittelter Dämpfungseffekt	96,57	91,06	106,81
		Abweichung zur AOG absolut	–51,70	–58,49	–63,78
		Abweichung zur AOG in %	–3,98%	–4,23%	–4,41%
T	SOLL	Ausgaben ohne Intervention	718,73	756,28	795,77
		Ausgabenobergrenze	707,32	744,22	798,37
		Ausgabendämpfungseffekt	11,41	12,06	–2,60
	IST	**Ausgaben gem. Monitoring**	**699,04**	**740,86**	**776,55**
	ANALYSE	Ermittelter Dämpfungseffekt	19,69	15,42	19,22
		Abweichung zur AOG absolut	–8,28	–3,36	–21,82
		Abweichung zur AOG in %	–1,17%	–0,45%	–2,73%
V	SOLL	Ausgaben ohne Intervention	366,89	386,07	406,24
		Ausgabenobergrenze	366,89	386,07	406,24
		Ausgabendämpfungseffekt	0,00	0,00	0,00
	IST	**Ausgaben gem. Monitoring**	**371,35**	**396,66**	**431,07**
	ANALYSE	Ermittelter Dämpfungseffekt	–4,46	–10,59	–24,83
		Abweichung zur AOG absolut	+4,46	+10,59	+24,83
		Abweichung zur AOG in %	+1,22%	+2,74%	+6,11%
W	SOLL	Ausgaben ohne Intervention	2.749,70	2.893,28	3.044,16
		Ausgabenobergrenze	2.734,90	2.831,08	2.916,87
		Ausgabendämpfungseffekt	14,80	62,20	127,29
	IST	**Ausgaben gem. Monitoring**	**2.738,66**	**2.789,73**	**2.865,61**
	ANALYSE	Ermittelter Dämpfungseffekt	11,04	103,55	178,55
		Abweichung zur AOG absolut	+3,76	–41,35	–51,26
		Abweichung zur AOG in %	+0,14%	–1,46	–1,76

Quelle: Monitoring gemäß Art. 14 B-ZV.

Tab. 98: Aufteilung der Gesundheitsausgaben auf die gesetzliche KV (in Mio. Euro), März 2014

Gesetzliche KV			Abschluss-monitoring 2012	Unterjähriges Monitoring 2013	Voranschlags-monitoring 2014
BGKK	SOLL	Ausgaben ohne Intervention	205,18	215,89	227,15
		Ausgabenobergrenze	203,79	212,55	221,22
		Ausgabendämpfungseffekt	1,39	3,34	5,93
	IST	**Ausgaben gem. Monitoring**	**200,825**	**205,96**	**215,83**
	ANALYSE	Ermittelter Dämpfungseffekt	4,36	9,93	11,32
		Abweichung zur AOG absolut	-2,97	-6,59	-5,39
		Abweichung zur AOG in %	–1,46%	–3,10%	–2,44%
KGKK	SOLL	Ausgaben ohne Intervention	417,96	439,77	462,72
		Ausgabenobergrenze	415,13	432,97	450,63
		Ausgabendämpfungseffekt	2,83	6,80	12,09
	IST	**Ausgaben gem. Monitoring**	**407,71**	**419,92**	**432,72**
	ANALYSE	Ermittelter Dämpfungseffekt	10,25	19,85	30,00
		Abweichung zur AOG absolut	–7,42	–13,05	–17,91
		Abweichung zur AOG in %	-1,79%	-3,01%	-3,97%
NÖGKK	SOLL	Ausgaben ohne Intervention	1.198,75	1.261,30	1.327,10
		Ausgabenobergrenze	1.190,63	1.241,81	1.292,44
		Ausgabendämpfungseffekt	8,12	19,49	34,66
	IST	**Ausgaben gem. Monitoring**	**1.171,96**	**1.204,94**	**1.269,78**
	ANALYSE	Ermittelter Dämpfungseffekt	26,79	56,36	57,32
		Abweichung zur AOG absolut	-18,67	-36,87	-22,66
		Abweichung zur AOG in %	–1,57%	–2,97%	–1,75%
OÖGKK	SOLL	Ausgaben ohne Intervention	1.021,44	1.074,74	1.130,80
		Ausgabenobergrenze	1.014,52	1.058,13	1.101,27
		Ausgabendämpfungseffekt	6,92	16,61	29,53
	IST	**Ausgaben gem. Monitoring**	**1.001,42**	**1.048,72**	**1.095,78**
	ANALYSE	Ermittelter Dämpfungseffekt	20,02	26,02	35,25
		Abweichung zur AOG absolut	–13,10	–9,41	–5,49
		Abweichung zur AOG in %	-1,29%	-0,89%	-0,50
SGKK	SOLL	Ausgaben ohne Intervention	401,72	422,69	444,74
		Ausgabenobergrenze	399,00	416,15	433,12
		Ausgabendämpfungseffekt	2,72	6,54	11,62
	IST	**Ausgaben gem. Monitoring**	**386,01**	**404,59**	**424,24**
	ANALYSE	Ermittelter Dämpfungseffekt	15,71	18,10	20,50
		Abweichung zur AOG absolut	-12,99	-11,56	-8,88
		Abweichung zur AOG in %	–3,26%	–2,78%	–2,05%

Tab. 98: Aufteilung der Gesundheitsausgaben auf die gesetzliche KV (in Mio. Euro), März 2014 (Fortsetzung)

Gesetzliche KV			Abschluss-monitoring 2012	Unterjähriges Monitoring 2013	Voranschlags-monitoring 2014
STGKK	SOLL	Ausgaben ohne Intervention	883,05	929,12	977,59
		Ausgabenobergrenze	877,06	914,76	952,06
		Ausgabendämpfungseffekt	5,99	14,36	25,53
	IST	**Ausgaben gem. Monitoring**	**839,76**	**866,86**	**900,70**
	ANALYSE	Ermittelter Dämpfungseffekt	43,29	62,26	76,89
		Abweichung zur AOG absolut	–37,30	–47,90	–51,36
		Abweichung zur AOG in %	–4,25%	–5,24%	–5,39%
TGKK	SOLL	Ausgaben ohne Intervention	513,30	540,08	568,26
		Ausgabenobergrenze	509,82	531,73	553,42
		Ausgabendämpfungseffekt	3,48	8,35	14,84
	IST	**Ausgaben gem. Monitoring**	**501,49**	**519,12**	**547,70**
	ANALYSE	Ermittelter Dämpfungseffekt	11,81	20,96	20,56
		Abweichung zur AOG absolut	–8,33	–12,61	–5,72
		Abweichung zur AOG in %	–1,63%	–2,37%	–1,03%
VGKK	SOLL	Ausgaben ohne Intervention	280,58	295,22	310,63
		Ausgabenobergrenze	278,68	290,66	302,52
		Ausgabendämpfungseffekt	1,90	4,56	8,11
	IST	**Ausgaben gem. Monitoring**	**270,52**	**287,30**	**299,99**
	ANALYSE	Ermittelter Dämpfungseffekt	10,06	7,92	10,64
		Abweichung zur AOG absolut	–8,16	–3,36	–2,53
		Abweichung zur AOG in %	–2,93%	–1,16%	–0,84%
WGKK	SOLL	Ausgaben ohne Intervention	1.678,00	1.765,55	1.857,66
		Ausgabenobergrenze	1.666,63	1.738,27	1.809,14
		Ausgabendämpfungseffekt	11,37	27,28	48,52
	IST	**Ausgaben gem. Monitoring**	**1.643,78**	**1.690,63**	**1.739,06**
	ANALYSE	Ermittelter Dämpfungseffekt	34,22	74,92	118,60
		Abweichung zur AOG absolut	–22,85	–47,62	–70,08
		Abweichung zur AOG in %	–1,37%	–2,74%	–3,87%
BKK	SOLL	Ausgaben ohne Intervention	69,08	72,68	76,47
		Ausgabenobergrenze	68,61	71,56	74,47
		Ausgabendämpfungseffekt	0,47	1,12	2,00
	IST	**Ausgaben gem. Monitoring**	**66,56**	**65,67**	**66,20**
	ANALYSE	Ermittelter Dämpfungseffekt	2,52	7,01	10,27
		Abweichung zur AOG absolut	–2,05	–5,89	–8,27
		Abweichung zur AOG in %	–2,99%	–8,23%	–11,11%

Tab. 98: Aufteilung der Gesundheitsausgaben auf die gesetzliche KV (in Mio. Euro), März 2014 (Fortsetzung)

Gesetzliche KV			Abschluss-monitoring 2012	Unterjähriges Monitoring 2013	Voranschlags-monitoring 2014
VAEB	SOLL	Ausgaben ohne Intervention	364,88	383,92	403,94
		Ausgabenobergrenze	362,40	377,98	393,39
		Ausgabendämpfungseffekt	2,48	5,94	10,55
	IST	**Ausgaben gem. Monitoring**	**340,47**	**341,56**	**346,37**
	ANALYSE	Ermittelter Dämpfungseffekt	24,41	42,36	57,57
		Abweichung zur AOG absolut	–21,93	–36,42	–47,02
		Abweichung zur AOG in %	–6,05%	–9,64%	–11,95%
BVA	SOLL	Ausgaben ohne Intervention	882,08	928,11	976,52
		Ausgabenobergrenze	876,10	913,76	951,02
		Ausgabendämpfungseffekt	5,98	14,35	25,50
	IST	**Ausgaben gem. Monitoring**	**843,47**	**871,51**	**905,98**
	ANALYSE	Ermittelter Dämpfungseffekt	38,61	56,60	70,54
		Abweichung zur AOG absolut	–32,63	–42,25	–45,04
		Abweichung zur AOG in %	–3,72%	–4,62%	–4,74%
SVA	SOLL	Ausgaben ohne Intervention	572,94	602,84	634,29
		Ausgabenobergrenze	569,06	593,51	617,73
		Ausgabendämpfungseffekt	3,88	9,33	16,56
	IST	**Ausgaben gem. Monitoring**	**558,17**	**574,12**	**595,52**
	ANALYSE	Ermittelter Dämpfungseffekt	14,77	28,72	38,77
		Abweichung zur AOG absolut	–10,89	–19,39	–22,21
		Abweichung zur AOG in %	–1,91%	–3,27%	–3,60%
SVB	SOLL	Ausgaben ohne Intervention	365,04	384,09	404,13
		Ausgabenobergrenze	362,57	378,16	393,57
		Ausgabendämpfungseffekt	2,47	5,93	10,56
	IST	**Ausgaben gem. Monitoring**	**336,14**	**338,31**	**349,83**
	ANALYSE	Ermittelter Dämpfungseffekt	28,90	45,78	54,30
		Abweichung zur AOG absolut	–26,43	–39,85	–43,74
		Abweichung zur AOG in %	–7,29%	–10,54%	–11,11%

Quelle: Monitoring gemäß Art. 14 B-ZV.

Im Rahmen des Finanzmonitorings konnte dargelegt werden, dass durch den zeitnahen Abstand zwischen Betrachtungsperiode (2012) und Veröffentlichungsdatum (April 2014) eine zeitnahe Abschätzung der Ausgabenobergrenzen auf Grundlage aktuellerer Rechenwerke möglich ist. Dies führt zu entsprechend nachvollziehbaren Aussagen über die Entwicklung der Gesundheitsausgaben. Damit können sowohl für den Bereich der Sozialversicherung als auch den der Bundesländer qualifizierte Aussagen über die Erfüllung der vereinbarten Ausgabendämpfungspfade getroffen werden.

9.4.2 Monitoring der Steuerungsbereiche

Tab. 99: Strategische Ziele der drei Steuerungsbereiche

Steuerungsbereich	Strategische Ziele
6. Versorgungsstruktur	6.1. Versorgungsaufträge und Rollenverteilung für alle Versorgungsstufen (Primärversorgung, ambulante spezialisierte Versorgung und stationäre Versorgung) mit Blick auf „Best Point of Service" definieren und erste Umsetzungsschritte setzen
	6.2. Versorgungsdichte in allen Versorgungsstufen bedarfsorientiert anpassen, insbesondere durch die Reduktion der Krankenhaushäufigkeit sowie der Verweildauer und dem Abbau bzw. der Verhinderung von Parallelstrukturen
	6.3. Aus- und Fortbildung aller relevanten Berufsgruppen systematisch über das gesamte Berufsleben an den Versorgungserfordernissen orientieren
7. Versorgungsprozesse	7.1. Behandlungs- und Versorgungsprozesse inklusive der Versorgung mit Medikamenten sektorenübergreifend am Patientenbedarf und am „Best Point of Service" orientieren
	7.2. Organisationsentwicklung, Kooperation und Kommunikation durch den Einsatz moderner Information- und Kommunikationstechnologie unterstützen
8. Ergebnisorientierung	8.1. Zahl der gesunden Lebensjahre erhöhen und Lebensqualität von erkrankten Personen verbessern
	8.2. Behandlungsqualität in allen Versorgungsstufen sicherstellen, routinemäßig messen und transparent machen
	8.3. Patientensicherheit und Gesundheitskompetenz der Bevölkerung insbesondere in Bezug auf Information und Kommunikation stärken und routinemäßig messen
	8.4. Hohe Zufriedenheit der Bevölkerung mit der Gesundheitsversorgung sicherstellen und routinemäßig messen

Quelle: Bundes-Zielsteuerungsvertrag.

Das Monitoring der Steuerungsbereiche verfolgt das Ziel, das Erreichen und den Fortschritt der im Bundes-Zielsteuerungsvertrag vereinbarten Ziele und der zur Zielerreichung vereinbarten Maßnahmen transparent darzustellen. Die drei Steuerungsbereiche Versorgungsstrukturen, Versorgungsprozesse und Ergebnisorientierung gliedern sich in neun strategische Ziele, die in weiterer Folge in 26 operative Ziele unterteilt werden. Diese werden mit Maßnahmen hinterlegt, die die Umsetzung bzw. das Erreichen der Zielsetzung gewährleisten sollen. In weiterer Folge werden die strategischen und operativen Ziele dargestellt, wobei aufgrund des großen Umfangs nur ein operatives Ziel pro Steuerungsbereich mit den dazugehörigen Maßnahmen erklärt wird.

Tab. 100: Steuerungsbereich Ergebnisorientierung, Strategische und operative Ziele: Steuerungsbereich Ergebnisorientieung

Strategische Ziele 6.1.–6.3.	
Strategisches Ziel 6.1	
Versorgungsaufträge und Rollenverteilung für alle Versorgungsstufen (Primärversorgung, ambulante spezialisierte Versorgung und stationäre Versorgung) mit Blick auf „Best Point of Service" definieren und erste Umsetzungsschritte setzen	
6.1.1.	Abgegrenzte, klare Versorgungsaufträge (inhaltlich und zeitlich, insbesondere auch für Tagesrand- und Wochenendzeiten) und Rollenverteilungen für alle Versorgungsstufen und für die wesentlichen Anbieter innerhalb der Versorgungsstufen bis Mitte 2015 mit Blick auf „Best Point of Service" definieren und bis Ende 2016 erste Umsetzungsschritte auf Landesebene setzen
6.1.2.	Multiprofessionelle und Interdisziplinäre Primärversorgung („Primary Health Care") bis Mitte 2014 konzipieren und in der Folge Primärversorgungsmodelle auf Landesebene bis 2016 umsetzen
Strategisches Ziel 6.2	
Versorgungsdichte in allen Versorgungsstufen bedarfsorientiert anpassen, insbesondere durch die Reduktion der Krankenhaushäufigkeit sowie der Verweildauer und dem Abbau bzw. der Verhinderung von Parallelstrukturen	
6.2.1.	Bestehende ambulante Strukturen bedarfsorientiert anpassen und in neue bzw. strukturell und organisatorisch angepasste Angebote an multiprofessionellen und/oder interdisziplinären Versorgungsformen im ambulanten Bereich partiell überführen
6.2.2.	Leistungserbringung für ausgewählte tagesklinisch erbringbare Leistungen entsprechend „Best Point of Service" in adäquaten nichtstationären Versorgungsformen (spezialisierte krankenanstaltenrechtliche ambulante Versorgungsstufe) forcieren
6.2.3.	Die Anzahl der durch Fehlanreize bewirkten, medizinisch nicht indizierten Null-Tages-Aufenthalte/ Ein-Tages-Aufenthalte reduzieren
6.2.4.	Präoperative Verweildauern durch Optimierungsmaßnahmen in den Krankenanstalten auf das medizinisch notwendige Maß anpassen
6.2.5.	Auf Basis der für alle Versorgungsstufen definierten Versorgungsaufträge und Rollen Überkapazitäten und nicht erforderliche Parallelstrukturen identifizieren und im Rahmen einer abgestimmten bedarfsorientierten Angebotsplanung abbauen
6.2.6.	Akutstationären Bereich entlasten durch Sicherstellung entsprechender Versorgung in Bezug auf ausgewählte medizinisch begründete vermeidbare Aufenthalte
6.2.7.	Unterschiedliche Versorgungs- und Leistungsdichten im akutstationären und ambulanten Bereich vor dem Hintergrund vorhandener nationaler und internationaler Indikatoren mit Bandbreiten analysieren und evidente Über-, Unter- und Fehlversorgung auf Landesebene beseitigen

Tab. 100: Steuerungsbereich Ergebnisorientierung, Strategische und operative Ziele: Steuerungsbereich Ergebnisorientieung (Fortsetzung)

Strategische Ziele 6.1.–6.3.	
Strategisches Ziel 6.3	
Aus- und Fortbildung aller relevanten Berufsgruppen systematisch über das gesamte Berufsleben an den Versorgungserfordernissen orientieren	
6.3.1.	Auf Basis der definierten Versorgungsaufträge die Kompetenzprofile und die Rahmenbedingungen für die relevanten Berufsgruppen weiterentwickeln und in der Folge die Angebote der Aus- und laufenden Fortbildung daran orientieren

Quelle: Bundes-Zielsteuerungsvertrag.

Der Steuerungsbereich **Versorgungsstrukturen** nimmt in seinen strategischen und operativen Zielen Bezug auf Strukturen des Gesundheitsversorgungssystems. Den drei strategischen Zielen werden zehn operative Ziele zugeordnet.

Tab. 101: Beispiel: Operatives Ziel 6.1.1.: Zuordnung Maßnahmen und Messgrößen

Operatives Ziel 6.1.1.			
Abgegrenzte, klare Versorgungsaufträge (inhaltlich und zeitlich, insbesondere auch für Tagesrand- und Wochenendzeiten) und Rollenverteilungen für alle Versorgungsstufen und für die wesentlichen Anbieter innerhalb der Versorgungsstufen bis Mitte 2015 mit Blick auf „Best Point of Service" definieren und bis Ende 2016 erste Umsetzungsschritte auf Landesebene setzen.			
Maßnahmen		**Messgrößen**	
1	Bundesländerübergreifende, systematische, differenzierte Erhebung und Analyse der Patientenströme unter Berücksichtigung des Zuweisungsverhaltens der Anbieter (einschließlich Sicherstellung der Datengrundlagen und Methoden) bis Ende 2013	1	Abgestimmtes und in der B-ZK beschlossenes Konzept liegt vor
2	Grundkonzeptionierung für Versorgungsaufträge und Rollenverteilungen bis Mitte 2014 entwickeln und zwischen den Vertragsparteien abstimmen	2	Rechtliche und organisatorische Voraussetzungen auf Bundesebene liegen vor
3	Detailkonzepterstellung inkl. Entwicklung von quantitativen Indikatoren zur Feststellung der Versorgungswirksamkeit bis Mitte 2015	3	Anzahl der definierten und umgesetzten Versorgungsaufträge – differenziert nach Versorgungsstufen
4	Schaffen rechtlicher und organisatorischer Voraussetzungen auf Bundesebene, inklusive ÖSG bis Ende 2015	4	Quantitative Indikatoren zur Feststellung der Versorgungswirksamkeit liegen Ende 2015 vor
5	Unterstützung durch die Bundesebene bei Umsetzungsschritten auf Landesebene	5	Anteil der Bevölkerung, der nach den im Konzept vorgesehenen Öffnungszeiten am Tagesrand und Wochenende ambulant versorgt werden kann – differenziert nach Versorgungsstufen

Tab. 101: Beispiel: Operatives Ziel 6.1.1.: Zuordnung Maßnahmen und Messgrößen (Fortsetzung)

Operatives Ziel 6.1.1.			
6	Erstellen eines Konzepts zur Sicherstellung der öffentlichen Gesundheitsaufgaben auf kommunaler Ebene (insbesondere Totenbeschauen, Fahrtauglichkeitsüberprüfung gem. § 5 StVO, UbG-Untersuchungen, schulärztliche Versorgung) bis Mitte 2014	6	Konzept zur Sicherstellung der Aufgaben des öffentlichen Gesundheitsdienstes auf kommunaler Ebene liegt vor
7	Schaffen rechtlicher und organisatorischer Voraussetzungen auf Bundesebene, inklusive ÖSG bis Ende 2015	2 LE	Rechtliche und organisatorische Voraussetzungen auf Bundesebene liegen vor

Quelle: Bundes-Zielsteuerungsvertrag.

Zum Meldezeitpunkt (nächste Grafik) war noch keine der vereinbarten Umsetzungsfristen schlagend. In Bezug auf die zum Meldezeitpunkt relevanten Messgrößen 1, 2, 4 und 6 kann anhand dieses Beispieles festgestellt werden, dass die Zielerreichung im Plan liegt und von einer fristgerechten Bearbeitung ausgegangen werden kann.

Tab. 102: Steuerungsbereich Versorgungsprozesse
Strategische und operative Ziele: Steuerungsbereich Versorgungsprozesse

Strategische Ziele 7.1.–7.2.	
Strategisches Ziel 7.1.	
Behandlungs- und Versorgungsprozesse inklusive der Versorgung mit Medikamenten sektorenübergreifend am Patientenbedarf und am „Best Point of Service" orientieren	
7.1.1.	Bundeseinheitliche Qualitätsstandards für ausgewählte Themenbereiche festlegen und in der Folge auf Landesebene umsetzen
7.1.2.	Integrierte Versorgungsprogramme für ausgewählte heutige und/oder chronische Erkrankungen entwickeln und festlegen und in der Folge auf Landesebene umsetzen
7.1.3.	Ausgewählte sektorenübergreifenden Probleme in Zusammenhang mit der Medikamentenversorgung mit Blick auf den EPOS sowie Effektivität und Effizienz lösen
7.1.4.	Für definierte hochpreisige und spezialisierte Medikamente sind auf Bundes- und/oder Landesebene gemeinsame Versorgungsmodelle sowie sektorenübergreifende Finanzierungskonzepte mit gemeinsamer Finanzverantwortung zu entwickeln und in der Folge umzusetzen
Strategisches Ziel 7.2.	
Organisationsentwicklung, Kooperation und Kommunikation durch den Einsatz moderner Informations- und Kommunikationstechnologie unterstützen	
7.2.1.	Sektorenübergreifende einheitliche Diagnosen- und Leistungsdokumentation (standardisiert und codiert) sicherstellen und schrittweise umsetzen
7.2.2.	BQLL präoperative Diagnostik umsetzen
7.2.3.	e-Health-Projekte (insb. e-Medikation, ELGA-Anwendungen, Telegesundheitsdienste und weitere e-Health-Anwendungen), die zur Zielerreichung im Rahmen der Zielsteuerung-Gesundheit beitragen, flächendeckend im ambulanten und stationären Bereich umsetzen

Quelle: Bundes-Zielsteuerungsvertrag.

Der Steuerungsbereich **Versorgungsprozesse** nimmt in seinen strategischen und operativen Zielen Bezug zu Prozessen des Gesundheitsversorgungssystems. Den zwei strategischen Zielen werden sieben operative Ziele zugeordnet.

Die Umsetzungsfrist zu Messgröße 1 endete mit Dezember 2013, die Messgrößen 2 bis 5 erst zu späteren Zeitpunkten. Für Letztere werden daher Aussagen zum Umsetzungsstatus getroffen bzw. der Grad der Zielerreichung eingeschätzt. Messgrößen 3 bis 5 können fristgerecht erreicht werden bzw. bei Messgröße 5 sind die Arbeiten erst 2014 aufzunehmen. Bezüglich der Messgröße 2 übermittelten die Koordinatoren der Bundesländer den aktuellen Stand der Umsetzung der Bundesqualitätsleitlinie AUFEM. Acht Bundesländer gehen dabei von einer plangemäßen Zielerreichung aus.

Tab. 103: Beispiel: Operatives Ziel 7.1.1.: Zuordnung Maßnahmen und Messgrößen

Operatives Ziel 7.1.1.			
Bundeseinheitliche Qualitätsstandards für ausgewählte Themenbereiche festlegen und in der Folge auf Landesebene umsetzen.			
Maßnahmen		**Messgrößen**	
1	Analyse des bundeseinheitlichen Qualitätsstandards Aufnahme- und Entlassungsmanagement (AUFEM) im Hinblick auf den Umsetzungsgrad und Ursachen für die bisherige Nicht-Umsetzung bis 12/2013 sowie anschließend Überprüfung hinsichtlich Patientenbedarf und „Best Point of Service" (BPoS)	1	Analyse des bundeseinheitlichen Qualitätsstandards Aufnahme- und Entlassungsmanagement (AUFEM) liegt vor
2	Entwicklung von auf Bundesebene allenfalls zu setzenden Maßnahmen zur Unterstützung bei der Umsetzung des bundeseinheitlichen Qualitätsstandards Aufnahme- und Entlassungsmanagement (AUFEM) bis 12/2014 und in der Folge deren Umsetzung	2	Umsetzungsgrad der Bundesqualitätsleitlinie AUFEM auf Landesebene
3	Vereinbarung (insbesondere Themenauswahl), Erstellung und Veröffentlichung von Themenqualitätsberichten (einschließlich Handlungsempfehlungen)	3	Maßnahmen zur Unterstützung bei der Umsetzung sind entwickelt und umgesetzt
4	Definition und erste Priorisierung von weiteren Themenbereichen für bundeseinheitliche Qualitätsstandards und Abstimmung mit den Vertragsparteien bis Mitte 2014	4	Weitere Themenbereiche für bundeseinheitliche Qualitätsstandards sind abgestimmt
5	Beginnend mit Mitte 2014 Entwicklung und Abstimmung der als vordringlich erkannten weiteren Qualitätsstandards	5	Umsetzungsreife bundeseinheitliche Qualitätsstandards sind entwickelt

Quelle: Bundes-Zielsteuerungsvertrag.

Tab. 104: Steuerungsbereich Ergebnisorientierung
Strategische und operative Ziele: Steuerungsbereich Ergebnisorientieung

Strategische Ziele 8.1.–8.4.	
Strategisches Ziel 8.1.	
Zahl der gesunden Lebensjahre erhöhen und Lebensqualität von erkrankten Personen verbessern	
8.1.1.	Eine österreichweit abgestimmte, an den Rahmen-Gesundheitszielen orientierte Gesundheitsförderungsstrategie (vgl. Art. 12, Stärkung der Gesundheitsförderung) liegt vor und wird schrittweise umgesetzt
8.1.2.	Regelmäßige,. systematische, international vergleichbare und soweit erforderlich regionalisierte Messung der Outcomes im Gesundheitssystem (insb. der Wirkungen von Gesundheitsförderung, Prävention und Kuration) etablieren
8.1.3.	Evidenzbasierung (HTA, EBM) von Diagnose- und Behandlungsmethoden und Gesundheitsförderungsmaßnahmen sektorenübergreifend und anwendungsorientiert schrittweise etablieren
Strategisches Ziel 8.2.	
Behandlungsqualität in allen Versorgungsstufen sicherstellen, routinemäßig messen und transparent machen	
8.2.1.	Abgestimmte Ergebnisqualitätsmessung in allen Sektoren und sektorenübergreifend aufbauen bzw. weiterentwickeln und durchführen
8.2.2.	Bundeseinheitliche Mindestanforderungen an Qualitätsmanagementsysteme für alle Einrichtungen des Gesundheitswesens definieren und in der Folge schrittweise einführen und evaluieren
8.2.3.	Zielsetzungen, Inhalte, Verantwortlichkeiten und Zeitplan für die kontinuierliche Weiterentwicklung der Qualitätssicherung im österreichischen Gesundheitswesen im Rahmen der Qualitätsstrategie einvernehmlich konkretisieren, in einer Übersicht darstellen und regelmäßig aktualisieren
Strategisches Ziel 8.3.	
Patientensicherheit und Gesundheitskompetenz der Bevölkerung, insbesondere in Bezug auf Information und Kommunikation stärken und routinemäßig messen	
8.3.1.	Die in der BGK beschlossene Patientensicherheitsstrategie schrittweise umsetzen
8 3.2.	Die zum Rahmen-Gesundheitsziel 3 (RGZ 3) „Die Gesundheitskompetenz der Bevölkerung stärken" erarbeiteten operativen Teilziele umsetzen
Strategisches Ziel 8.4.	
Regelmäßig die Zufriedenheit der Bevölkerung mit dem Gesundheitssystem erheben und den subjektiven Gesundheitszustand der Bevölkerung messen	
8.4.1.	Regelmäßig die Zufriedenheit der Bevölkerung mit dem Gesundheitssystem erheben und den subjektiven Gesundheitszustand der Bevölkerung messen

Quelle: Bundes-Zielsteuerungsvertrag.

Der Steuerungsbereich **Ergebnisorientierung** bezieht sich in seinen strategischen und operativen Zielen auf Ergebnisse des Gesundheitsversorgungssystems. Den vier strategischen Zielen werden neun operative Ziele zugeordnet.

Die Umsetzungsfrist der Zielwerte zur Messgröße 1 liegt bei Ende 2013. Messgröße 2 wird erst ab 2014 schlagend, sodass diese erst 2015 berichtspflichtig wird. Die meldeverantwortliche Fachgruppe Public Health/Gesundheitsförderung meldet, dass ein entsprechendes Konzept für eine Gesundheitsförderungsstrategie (Messgröße 1) fristgerecht vorgelegt wurde und auch die Entwicklung einer Methode für das Umsetzungsmonitoring

(Messgröße 2) plangemäß voranschreitet, sodass bis Ende 2014 von einer termingerechten Bearbeitung auszugehen ist.

Tab. 105: Beispiel: Operatives Ziel 8.1.1.: Zuordnung Maßnahmen und Messgrößen

Operatives Ziel 8.1.1.			
Maßnahmen		**Messgrößen**	
1	Konzipierung einer abgestimmten Gesundheitsförderungsstrategie und Vorlage an die B-ZK bis Ende 2013	1	Konzept für eine Gesundheitsförderungsstrategie liegt vor
2	Entwicklung und Festlegung einer Methodik zur laufenden Begleitung, Dokumentation und Berichterstattung im Sinne eines Umsetzungsmonitoring bis Ende 2014	2	Methode für das Umsetzungsmonitoring ist festgelegt
3	Unterstützung durch die Bundesebene bei der schrittweisen Umsetzung auf Landesebene	–	–
1	Konzipierung einer abgestimmten Gesundheitsförderungsstrategie und Vorlage an die B-ZK bis Ende 2013	1a LE	Landesgesundheitsziele vorliegend (1/0)
		1b LE	Gesundheitsförderungsstrategie auf LE adaptiert bzw. implementiert (1/0)

Quelle: Bundes-Zielsteuerungsvertrag.

Hinsichtlich Umsetzungserfordernisse zu Maßnahme 1 auf Landesebene wird aufgrund der Rückmeldungen der Bundesländer zu Messgröße 1a LE (Landesgesundheitsziele vorliegend) festgehalten, dass im Burgenland, in Nieder- und in Oberösterreich bereits Gesundheitsziele vorliegen und damit die Zielsetzung erreicht wurde. Kärnten, Salzburg, Tirol und Wien melden eine plangemäße Zielerreichung. Für die Steiermark und für Vorarlberg gibt es derzeit keine Aussagen. Bezug nehmend auf die Messgröße 1b LE (Gesundheitsförderungsstrategie ist auf Landesebene adaptiert bzw. implementiert) sind Kärnten, Burgenland, Oberösterreich und Tirol im Plan, Salzburg hat keine solche Maßnahme im Rahmen der Landes-Zielsteuerung vorgesehen und für Niederösterreich, Steiermark, Wien und Vorarlberg ist eine Aussage derzeit noch nicht möglich, da zum Meldestichtag die Fertigstellung des Bundeskonzeptes noch ausständig ist.

Diese drei Beispiele aus dem Monitoring der Steuerungsbereiche (Ziele 6.1.1., 7.1.1. und 8.1.1.) sollen verdeutlichen, wie detailgenau die Umsetzung geplant und überwacht wird. Dies lässt sich dann in weiterer Folge bis auf Bundesländerebene runterbrechen.

Zusammenfassend lässt sich festhalten, dass für den Steuerungsbereich Versorgungsstrukturen insgesamt 43 Messgrößen betrachtet werden. Bei 6 Messgrößen sind die vereinbarten Ziele bereits erreicht, Maßnahmen zu 25 weiteren Messgrößen verlaufen plangemäß und bei 3 Messgrößen wird die Umsetzung innerhalb der definierten Frist nicht möglich sein. Zu weiteren 9 Messgrößen war entweder kein Zielwert definiert oder konnte aus anderen Gründen keine Aussage zur Zielerreichung getroffen werden.

Der Steuerungsbereich Versorgungsprozesse wird anhand 32 Messgrößen betrachtet. Zum Meldestichtag waren Ziele zu 2 Messgrößen erreicht, bei 13 Messgrößen liegt die Zielerreichung im Plan. Zu 2 Messgrößen konnten die Maßnahmen nicht fristgerecht umgesetzt werden. Bei 11 Messgrößen kann noch keine Aussage gemacht werden bzw. ist derzeit nochmkein Zielwert oder keine Erhebung vorgesehen und bei 4 Messgrößen erfolgt die Einschätzung der Zielerreichung auf Landesebene.

Für den Steuerungsbereich Ergebnisorientierung liegen 38 Messgrößen vor, wovon bei 9 die Ziele schon erreicht sind und bei 18 Messgrößen die Zielerreichung im Plan ist. Zu 11 Messgrößen ist derzeit noch kein Zielwert oder keine Erhebung vorgesehen oder auch keine Aussage möglich.

So gesehen kann für alle drei Steuerungsbereiche ein entsprechend koordiniertes und an den Zielsetzungen orientiertes Vorgehen der verantwortlichen Gremien festgestellt werden. Die dokumentierten vereinzelten Zielabweichungen (3 von 43 Messgrößen bei den Versorgungsstrukturen, 2 von 32 Messgrößen bei den Versorgungsprozessen, keine Abweichung bei der Ergebnisorientierung) ergeben sich vorwiegend aus sehr eng gefassten Zielfristen.

Bleibt abzuwarten, ob die Bundesländer und die Sozialversicherung bei den künftigen Meldestichtagen auch alle Ziele so gut erreichen werden und welche Sanktionen sogenannte „Schwarze Schafe" erwarten, die Ziele und Maßnahmen nicht umsetzen wollen und/oder können.

Exkurs: Best Point of Service[183] – BPoS

Dieser Begriffsterminus, der schon mehrfach angesprochen wurde, ist für den medizinischen Bereich ein österreich-spezifischer. International liegt der Trend eher beim „Subsidiaritätsprinzip" des Best Point of Service, begleitet durch eine Stärkung der Primärversorgung. Ein solches System, das mit Gatekeeping kombiniert ist, zeichnet sich vor allem dadurch aus, dass alle Leistungen, zu denen der Hausarzt befähigt ist, auch von ihm erbracht werden können (ca. 90% aller Leistungen). Ist er jedoch aufgrund seiner technischen Ausstattung oder Kompetenz nicht in der Lage, ist derjenige medizinische Spezialist der Best Point of Service, den der Hausarzt dafür als geeignet erachtet. Kann dieser wiederum die Leistung nicht erbringen, ist das Krankenhaus zuständig. Dies zeigt sich auch in den Kostenstrukturen, da Behandlungen beim Hausarzt günstiger sind als beim Facharzt und dort wiederum günstiger als im Krankenhaus.

Wie sollte nun auf der Ebene der Landes-Zielsteuerungskommission ein möglicher Ablauf aussehen:

---

183 Vgl.: Czypionka, Thomas; Ulinski, Susanna; Berger, Michael; Best Point of Service, Prjektbericht: Research Report. IHS 2013.

- Priorisierung der Handlungsfelder
  Entsprechend dem Zielsteuerungssystem müssen Bereiche priorisiert werden, wo eine deutliche Verbesserung erwartet wird. Diese sollten jedoch evidenzgestützt sein, d.h. es muss Anhaltspunkte geben, dass deutliche Vorteile durch Änderungen zu erwarten sind, z.B. Kataraktoperationen.
- Genaue Leistungsdefinition
  Die zu vergleichende Leistung muss genau umrissen werden, da Unterschiede auftreten können. Bspw. können im Bereich der Kataraktoperationen die Anfoderungen für ältere Patienten andere sein, sodass andere Kriterien anzulegen sind.
- Operationalisieren der Kriterien
  Die Vertragspartner der Landes-Zielsteuerungskommission müssen sich nun auf Gewichte in der Qualitätsmatrix festlegen.
- Einordnen der vorhandenen Alternativen
  Die vorhandenen Versorgungsalternativen müssen aufgelistet werden. Zu jeder Alternative muss geprüft werden, welche Informationen vorliegen und welche noch beschafft werden müssen.
- Einholen fehlender Informationen
  Hier geht es darum, fehlende Kosten- oder Qualitätsaspekte zu ergänzen. Bspw. sollten Kosten für Kataraktoperationen in den verschiedenen Bereichen (intramural/extramural) auf Kostenträgerbasis ermittelt werden.
- Entscheidung
  Auf Basis dieser Analysen muss nun eine Entscheidung getroffen werden. Der Vorteil dieser Vorgehensweise ist, dass zunächst Bewusstsein über die Notwendigkeiten durch Findung der Gewichte geschaffen wird, und dann ein transparentes Verfahren verwendet wird, um zu einer gemeinsamen Entscheidung zu gelangen.
- Umsetzung in der Regelversorgung
  Die gemeinsam mit der Landes-Zielsteuerungskommission getroffene Entscheidung muss in den jeweiligen Bereichen mit geeigneten Mitteln umgesetzt werden. Bspw. sollen in Krankenanstalten Katarakte nur mehr tagesklinisch operiert werden, sollte dies die günstigste Alternative sein. Dies sollte jedoch auch regelmäßig kontrolliert und evaluiert werden.

Um den Best Point of Service als den Punkt, an dem die Behandlung zum richtigen Zeitpunkt, am richtigen Ort mit optimaler Qualität und kostengünstig erfolgt, ermitteln zu können, ist immer eine Abwägung der einzelnen Kriterien wichtig. Oft bestehen zwischen diesen Kriterien Zielkonflikte. Dies kann mittels einer Multikriterienanalyse dargestellt werden, die jedoch sehr aufwendig ist und daher nur selektiv für Behandlungen angewendet werden sollte, bei denen entweder Qualitätsverbesserungen oder Kosteneinsparungen zu erwarten sind. Dabei soll jedes Bundesland überlegen, wo Probleme und Lösungschancen liegen. Dann kann priorisiert werden, welche Indikationen als erstes angegangen werden sollten.

Eine bloße Einigung auf einen solchen Best Point of Service alleine bewirkt aber noch nicht, dass die Patientenströme zu den jeweiligen Behandlungsorten geleitet werden. Der

Grund dafür liegt in der Kombination aus der in Österreich stark verankerten freien Arztwahl und dem mangelnden Informationsgrad der Patienten. Steht es dem Patienten frei, den Behandlungsort nach eigenem Ermessen zu wählen, spielen volkswirtschaftliche Überlegungen eine geringe Rolle. Der Patient hat mangelnde Informationen über die Kosten der Behandlung und keine Anreize, sich darüber zu informieren, da in den meisten Fällen die öffentlichen Zahler die Kosten tragen und nicht der Patient selbst. Er wählt nach seinen eigenen Präferenzen und versucht, seinen persönlichen Nutzen zu maximieren. Gleichzeitig verfügt er aber über mangelndes Wissen über die Qualität der Leistungserbringung und kann diese auch nicht beurteilen. Es ist also notwendig, ein System zu implementieren, in dem die Patientenströme stärker zu den jeweils optimalen Behandlungsorten geleitet werden können und auch die handelnden Leistungserbringer stärker in diese Richtung zu lenken.

Als ich die Grundpassagen zur Gesundheitsreform zum ersten Mal gelesen habe, habe ich mir im ersten Moment gedacht, wie es denn sein kann, Formulierungen und Ausdrücke zu finden, die international bekannt sind, aber österreich spezifisch ohne Begriffsbestimmung hinterlegt waren: Eines dieser Beispele ist der Best Point of Service. Bei viel zu wenig Prävention und Gesundheitsförderung, bei einer sehr mangelhaften Orientieriung am Patienten (manchmal habe ich echt das Gefühl, der Patient stört einfach nur im System), bei zahlreichen nicht notwendigen Spitalsaufhalten, bei einer, seit Jahren wiederkehrende Fragestellung, wer, wann, wo die Leistungen zu erbringen hat und bei der angespannten Kostensituation sollen uns unklare Begriffe helfen?

Gut, der Best Point of Service soll uns sagen, wo die Leistungen in einer entsprechend optimalen medizinischen und pflegerischen Qualität erbracht werden sollen und dies gesamtwirtschaftlich möglichst kostengünstig. Dabei muss auch die Frage gestellt werden, in welcher Versorgungsstufe, diese Leistungen durchgeführt werden sollen. Denken Sie an:

- Hausarzt, „Primary Health Care", nichtärztliche Anbieter im extramuralen Bereich
- Krankenhausambulanzen, Fachärzte, Institute und Ambulatorien
- Standard-, Schwerpunkt- und Zentralkrankenanstalten

Jetzt haben wir im österreichischen Gesundheitssystem nur das Problem, dass wir eine mangelnde bis gar nicht vorhandene Transparenz über die tatsächlichen Fähigkeiten und Kenntnisse der Leistungen des niedergelassenen Bereiches haben. Dazu kommt, dass die Servicequalität und die zeitliche Verfügbarkeit dieser Leistungen durch den Ist-Zustand komplett verzerrt erscheint.

Schließlich sei gesagt, dass es keinerlei Transparenz über die tatsächliche Kostensituation wie auch die gesamtwirtschaftlichen Auswirkungen bei Leistungsverschiebungen gibt. Kurz gesagt, der Best Point of Service ist derzeit nicht berechenbar. Punkt

Um den Patienten nun zum Best Point of Service zu bringen, müssen nun drei wesentliche Voraussetzungen geschaffen werden:

- Die Ressource am BPoS muss sichergestellt werden (d.h. es muss klare Versorungsaufträge geben, die auch eingehalten werden).

- Transparenz, und ich sage richtige Transparenz (das wird einigen im System nicht passen) muss geschaffen werden (nach innen wie auch nach außen für PatientInnen und Zuweiser).

- Schließlich muss es Steuerungsanreize für die Leistungserbringer (ein vernünftiges Honorierungssystem, das auch das zahlt, was geleistet wurde) und PatientInnen geben (optimiertes Service).

Stellt sich letztlich noch die Frage der Financiers. Einerseits muss geklärt werden, wer denn diese neuen Leistungsbereiche bezahlen wird (gemeinsame Finanzierung der bisher bekannten Zahler). Darüber hinaus muss aber auch über den finanziellen Ausgleich bei sektorenübergreifenden Leistungsverschiebungen nachgedacht werden. Die damit einhergehenden Probleme sind die Zuständigkeitsdiskussionen der Vergangenheit sowie die unklaren Kostenauswirkungen. Aus meiner Sicht ist hier völlig klar, dass nur der etwas bezahlt bekommt, bei dem die Leistung auch erbracht wurde. Das würde bei manchen bisherigen Leistungserbringern zu Erlösverlusten führen. Ob sich die Verantwortlichen zu solch „harten" Maßnahmen durchringen können, lässt mich aufgrund der gelernten österreichischen Praxis zweifeln. Wahrscheinlicher ist es, den Weg des geringsten Widerstandes zu gehen, um keinem so wirklich auf die Füß zu steigen.

Drei gut funktionierende Beispiele des BPoS gibt es im Vorreiterland Oberösterreich.

- Vom Land OÖ und der OÖGKK eine gemeinsam finanzierte Erweiterung der Physiotherapie im AKH Linz anstelle neuer extramuraler Strukturen.

- Ein Verschränkungsmodell mit Krankenhausärzten: In Kirchdorf an der Krems haben sich Spitalsärzte zu einer Gruppenpraxis zusammengefunden und decken so zusätzlich neben ihrer Spitalstätigkeit die ambulante Kinderversorgung ab.

- Im Rahmen der Spitalsreform in OÖ gibt es Ersatz von nicht ausgelasteten Krankenhausstationen durch Angebote im In- und Ausland.

Das in vielen Bereichen des Gesundheitswesens unumstrittene Musterland Oberösterreich hat auch beim Best Point of Service eine starke Vorreiterrolle inne – andere Bundesländer sollten und müssten folgen.

Exkurs: Primary Health Care (PHC)

Im Bundes-Zielsteuerungsvertrag – dem Kerndokument der Gesundheitsreform – wurde vereinbart, für Österreich ein multiprofessionelles und interdisziplinäres Primärversorgungskonzept zu entwickeln. Nach Pilotprojekten in den Bundesländern soll bis 2016 mindestens ein Prozent der Bevölkerung (das sind rund 80.000 Menschen) in Einrichtungen der Primärversorgung betreut werden. Geplant ist künftig, dass mehrere Allgemeinmediziner gemeinsam mit diplomierten Pflegekräften und Ordinationsassistenten das Kernteam einer Primärversorgungseinheit bilden. Dieses soll zum einen für den Patienten eine erste Anlaufstelle sein – mit guter zeitlicher und örtlicher Erreichbarkeit – und soll weiters Managementaufgaben erfüllen (Drehscheibe und Kommunikation). Dabei sollen unterscheibliche Berufsgruppen in diesen Teams angesiedelt sein (alles für den Patienten) und weitere Berufsgruppen an die Kernteams angeschlossen werden, die in unterschiedlichen Rechtsformen und Organisationen zusammenarbeiten sollen. Diese Struktur führte zu einem sehr großen Protest der Ärztekammer, die kritisiert, dass der Hausarzt in diesem Konzept nicht mehr vorkommt, dass Planstellen für Allgemeinmediziner nur mehr in Primärversorgungseinheiten zur Vergabe kommen und damit die hausärztliche Versorgung zerstört werde.

Wenn man sich in den Bundesländern zwecks Umsetzung solcher Modelle umhört, ist relativ rasch festzustellen, dass eine praktische Umsetzung lange auf sich warten lassen wird.[1]) Sowohl in Wien, als auch in der Steiermark, in Kärnten, in Tirol, in Salzburg, ja sogar im ambitionierten Oberösterreich gab es auf Anfrage entweder Totstell-Strategien, Hinhaltetaktiken, inhaltslose Aussagen oder „Sprechen von ungelegten Eiern", da noch viele Dinge intensiv mit Partnern abzustimmen sind.

Dass es jedoch möglich ist, solche Versorgungsformen umzusetzen, zeigt Deutschland.[2]) Hier wurde in Baden-Württemberg von der dortigen AOK eine Hausarztzentrierte Versorgung (HZV) eingeführt, deren Teilnahme auf freiwilliger Basis passiert. Der wesentliche Unterschied zur Regelversorgung zeigt sich darin, dass sich der Patient mindestens zwölf Monate an einen Hausarzt bindet und nur mit seiner Überweisung Zugang zu einer anderen Ebene hat. Dadurch konnten Facharztkontakte wie auch Spitalseinweisungen deutlich reduziert werden.

Zudem werden Hausärzte durch VersorgungsassistentInnen unterstützt. Das sind medizinische Fachangestellte, die zu diesem Zweck 200 Unterrichtseinheiten Weiterbildung absolvieren und die Versorgung von chronisch Kranken optimieren und den Arzt bei Hausbesuchen und beim Impf- und Medikamentenmanagement unterstützen. Eine sehr gute Idee. Gesundheitsminister Alois Stöger betonte auf der Bundesgesundheits-Konferenz, dass er Einschreibmodelle wenig attraktiv findet …

„Am 30. 6. 2014 wurde dieses Modell von der Bundesgesundheitskommission genehmigt.[3]) „Gesundheitsteam" heißt nun das neue Zauberwort. Ab 2015 dürfen nun PatientInnen in manchen Regionen damit rechnen, dass ihr Hausarzt länger geöffnet hat. Praktische Ärzte sollen untereinander und mit Krankenanstalten enger zusammenarbeiten. Dadurch werden längere Öffnungszeiten möglich sein. In der Stadt solle dies durch mehr Ärztezentren und Gruppenpraxen erfolgen, auf dem Land durch „engere Vernetzung" zwischen einzelnen Ordinationen. Mit welchen Zuckerln man die Ärzte locken will, künftig mehr zu kooperieren, kann seitens des Bundesministeriums für Gesundheit noch keiner sagen. Ein Sprecher dazu: „Wenn ein Kollege am Nachmittag meine Patienten übernimmt, dann habe ich Freizeit und weiß, dass ich in dieser Zeit auch zu keinem Notfall geholt werde."

Entlastet werden könnten die Ärzte auch durch Pfleger, die bspw. Blutabnahmen künftig ohne Ärzte durchführen sollen. Künftig soll der Hausarzt auch für den gesamten Behandlungsweg verantwortlich sein. Konkret heißt das: Braucht ein Patient eine fachärztliche Untersuchung, dann wird der Termin beim Spezialisten gleich in der Hausarztpraxis vereinbart, ebenso ein Folgetermin beim Allgemeinmediziner zur Nachbesprechung.

Das Ministerium erhofft sich durch die enge Verzahnung im Primärbereich eine Entlastung der Spitäler – und dadurch Einsparungen. Noch fehlt es aber an konkreten Anreizen. Ebenso noch nicht klar ist, wie jene Ärzte, die in ihrer Praxis nichtärztliches Personal wie Pfleger oder Physiotherapeuten anstellen, künftig von der Kasse honoriert werden. Zumindest soll im Jahr 2016 1% der Bevölkerung in Primärversorgungseinrichtungen unterkommen. Rechnet man die ländliche Bevölkerung weg, wird dies nur ein kleiner Teil sein. Gemessen an der Zahl der Österreicher, die in Städten mit mehr als 20.000 Menschen leben, wären es gerade einmal 32.000 PatientInnen. Vorteile für PatientInnen sind längere Öffnungszeiten sowie Erstversorgungen auch am Abend und Wochenende. Längerfristig soll eine wohnortnahe Versorgung im gesamten Krankheitsfall möglich sein."

[1]) Vgl. dazu: Pichler, Erika in: Nix ist fix. Österreichische Krankenhauszeitung 03–04/2014, S. 8–10.

[2]) Pichler, Erika in: Nix ist fix. Österreichische Krankenhauszeitung 03–04/2014, S. 8–10.

[3]) „Der Standard" vom 1. 7. 2014.

Abb. 63: Operatives Primärversorgungsteam

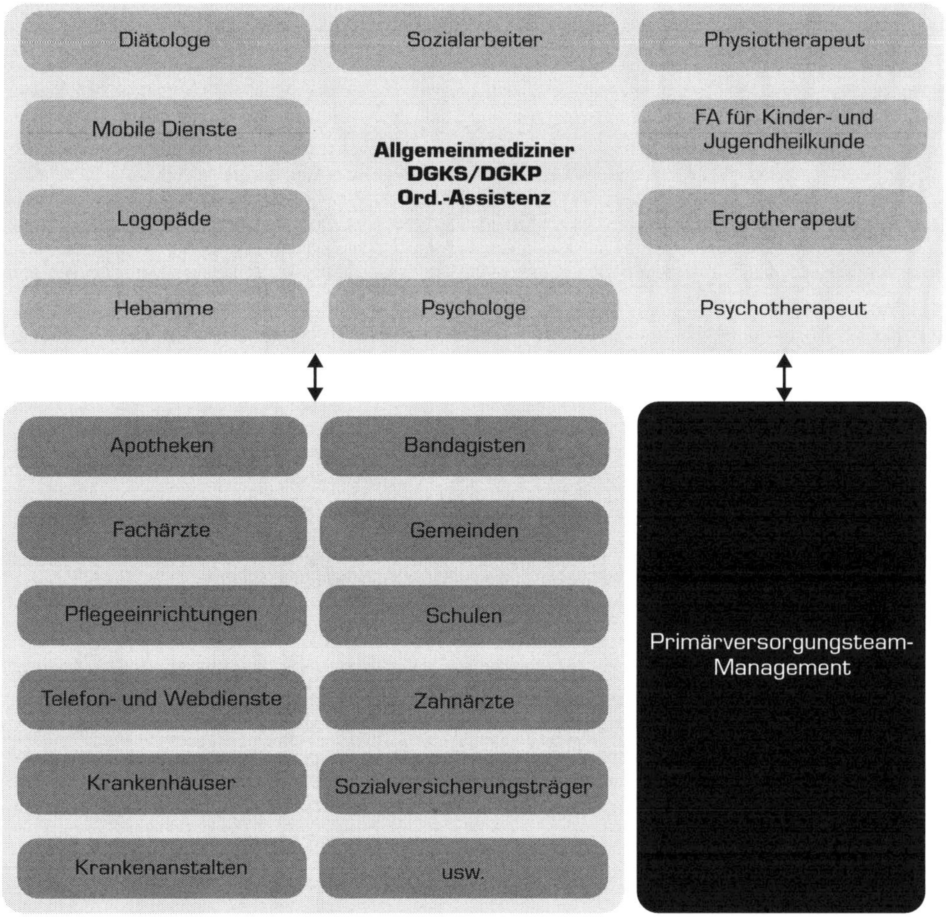

Auch im Primary Health Care-Bereich gehe ich davon aus, dass noch viele Überlegungen angestellt werden müssen, um hier zu einer guten Lösung zu gelangen. Diese wird von Bundesland zu Bundesland, von Region zu Region durchaus unterschiedlich ausfallen. Entscheidend aus meiner Sicht ist es, die Regionalspezifika in die Überlegungen einfließen zu lassen und nicht vor lauter Zugeständnissen in vielerlei Richtungen auf dem Reißbrett eine Lösung für ganz Österreich zu formulieren.

10. Ausblick

Wir sind uns alle im Klaren, dass Österreich über ein ausgezeichnetes und von den Menschen akzeptiertes und geschätztes Gesundheitssystem verfügt. Die Österreicher sehen im Gesundheitsbereich die größte Reformfreudigkeit. Diesem Trend wurde auch (wieder einmal) stattgegeben, indem eine neue Gesundheitsreform 2011 gestartet wurde und die Beteiligten relativ rasch zu Ergebnissen gekommen sind (am Ende der ersten Auflage dieses Buches wurde darüber berichtet). Das Sensationelle daran ist nicht die Tatsache einer Gesundheitsreform an sich (solche gab es in den letzten Jahrzehnten mehrere), sondern viel mehr, dass sich Bund, Länder und Sozialversicherung gemeinsam auf Punkte geeinigt haben. Das war tatsächlich neu.

Nicht weniger als 85% halten unser Gesundheitssystem für eines der besten in Europa. Jedoch wird durchaus auch daran Kritik geübt. Eine sehr große Zahl von 86% stuft Doppeluntersuchungen in die Kategorie „Kostentreiber" und nicht unter „mehr Sicherheit für den Patienten" ein. Mehr als drei Viertel kritisieren fehlende interne Abstimmungen, 78% haben das Gefühl, dass die linke Hand nicht weiß, was die rechte im Gesundheitssystem tut. Mehr als 80% glauben, dass dadurch die Qualität der Behandlung leidet und unerwünschte Wechselwirkungen von Medikamenten ausgelöst werden. Und zwei Drittel halten dadurch sogar lebensbedrohende Situationen für PatientInnen für wahrscheinlich. Einen Haus- oder Vertrauensarzt haben 93% und halten diesen für sinnvoll.

Viele dieser Punkte wurden auch im Rahmen der Gesundheitsreform angesprochen, leider wie oftmals in Österreich viel zu wenig mutig. Im Rahmen dieser zweiten Auflage wurden zahlreiche Schwerpunkte genannt und auf Fehler und Schwächen aufmerksam gemacht. Abschließend möchte ich noch ein paar, aus meiner Sicht, wesentliche Fakten zusammenfassen, die für die kommenden Jahre von essenzieller Bedeutung für das Gesundheitssystem zu sein scheinen.

Zum einen das medizinische Personal, vor allem Ärzte und Pflegekräfte.

Betrachten wir zunächst den niedergelassenen Bereich. Wie schon berichtet, soll der Hausarzt der Hauptansprechpartner des Patienten im System sein. Dem trägt dem ersten Schein nach auch die Reform Rechnung, indem gesagt wird, „weg vom stationären Bereich, hinaus in den ambulanten, niedergelassenen Bereich". Die Ärztekammer fordert seit Jahren, dass der Hausarzt der Lotse des Patienten durch das Gesundheitssystem wird und sieht Einsparungen von mehr als 300 Millionen Euro, die seitens der Sozialversicherung bezweifelt werden und von strukturellen Änderungen abhängen. Auf der anderen Seite sehen die Ärzte eine Gefahr auf sich zukommen, wenn sie nur mehr ein Teil im Rad des Primärversorgungsbereiches werden und nicht mehr der Mittelpunkt sind.

Ich denke, hier wird eine der Hauptaufgaben sein, dass Sozialversicherungen wie auch Ärztekammervertreter des niedergelassenen Bereiches aufeinander zugehen und danach trachten, zum Wohle des Patienten eine bestmögliche Versorgung zu garantieren. Dies klappt jedoch nur dann, wenn, und das wird der springende Punkt sein, in Zukunft genügend niedergelassene Haus- wie auch Fachärzte vorhanden sein werden. Gerade bei Ersteren schaut es aus heutiger Sicht zappenduster aus. In den nächsten 10 Jahren wird eine sehr große Zahl der bisherigen Hausärzte in Pension gehen, Nachfolger schwer auszumachen. Selbst in attraktiven Regionen, ja sogar in Städten, werden zum Teil kaum Nachfolger gefunden. Dieses Problem ist hausgemacht. Zum einen hat es die Ärztekammer komplett verabsäumt, diesen Bereich mit vollem Tatendrang und ordentlichen Ausbildungen zu unterstützen, zum anderen war auch die Bereitschaft der Sozialversicherungsträger in den letzten Jahren, ja Jahrzehnten nicht allzu hoch, diesem Bereich wirtschaftlich entgegenzukommen. Die Mär vom Hausarzt, der so viel verdient, gibt es nicht (mehr). Nicht mehr zeitgemäße Tarife, der Verlust von Hausapotheken (kein Vorwurf an die Apotheken, ganz im Gegenteil – diese leisten großartige Arbeit und es ist genug Platz für alle im System), eine in zahlreichen Spitälern gelinde gesagt schlechte Ausbildung und die Tatsache, dass die neue Generation durchaus mehr Wert auf die Work-Life-Balance legt, führen dazu, dass immer weniger AbsolventInnen der Humanmedizin in den Beruf eines niedergelassenen Arztes wechseln wollen. Dazu kommt eine immer stärkere Verweiblichung der Hausarzttätigkeit. Man muss sich angesichts dieser Tatsache neue andere Modelle überlegen, wie etwa jenes, dass sich zwei KollegInnen eine Praxis und damit auch Nacht- und Wochenenddienste teilen. Schlussendlich bleibt noch eine Schwierigkeit, unter der speziell Vorarlberg, Tirol und Salzburg leiden: der Ärzteexodus über die nahe Grenze nach Deutschland, Liechtenstein und die Schweiz, die ebenfalls unter Ärztemangel leiden. Wenn man radikal wäre, könnte man auch gut und gerne sagen, dass Ärzte locker durch medizinisches Hilfspersonal ersetzt werden können, da 80% der PatientInnen ohnehin nur Zuwendung und Zuspruch benötigen und den kann ein „Quasi-Arztdarsteller" auch leisten – dafür braucht es kein Medizinstudium. Nachdem ein solcher Ansatz zu radikal für österreichische Verhältnisse ist, muss hier dringendst etwas unternommen werden, sonst bleibt die Gesundheitsreform in einem ihrer wichtigsten Anliegen, dem PHC-Bereich, nur heiße Luft.

Woran seit einiger Zeit gearbeitet wird, und dies ist dringendst notwendig, ist eine Ärzte-Ausbildungsreform. Von Seiten der Verhandler hört man immer wieder, man befinde sich auf einem guten Weg. Alleine, das hilft den Medizin-AbsolventInnen wenig. Wenn Tausende davon im Ausland ihr Glück suchen, weil sie mit der Turnusarztausbildung unzufrieden sind oder teilweise nicht wissen, wann und wo sie sich für einen Turnusarztplatz bewerben sollen oder schon in die neue Ausbildungsordnung fallen, dann muss etwas falsch laufen. Wesentliches Streitthema ist die Frage der Lehrpraxen, hier gehen die Meinungen von 6 Monaten bis zu 2 Jahren durchaus auseinander. Hier kurz zusammengefasst die wesentlichen Punkte der Ausbildungsreform[1]):

Klinisch-Praktisches Jahr (KPJ): ab 1. 8. 2014 ersetzt es auch an den Medizinuniversitäten Wien und Graz das letzte Studienjahr. Die StudentInnen sollen 48 Wochen lang im Krankenhaus Routine in Basisfertigkeiten in Innerer Medizin, Chirurgie und einem Wahlfach erwerben. In Innsbruck wurde dies schon 2007 eingeführt.

Common Trunk: neun Monate dauernde, für alle angehenden Ärzte gemeinsame Basisausbildung nach dem Studium. Besteht aus einem chirurgischen und einem internistischen Teil. Die genauen Inhalte sollen sich an den laut WHO 15 wichtigsten Diagnosen orientieren. Das Ausgehen von diesen Diagnosen wird mancherorts kritisch gesehen, da extrem häufige Volksleiden wie Rückenschmerzen oder Diabetes dabei keine Berücksichtigung finden. Am Ende des Common Trunk sollen Jungmediziner die Entscheidung für eine Weiterausbildung zum Facharzt oder zum Allgemeinmediziner treffen.

Ausbildung zum Facharzt: wie bisher sechs Jahre im Krankenhaus mit dem Common Trunk als Start. Eventuell auch in Spitälern mit verschiedenen Versorgungsstrukturen.

Ausbildung zum Allgemeinmediziner: laut Konzept des Ministeriums folgen auf den Common Trunk 33 Monate Ausbildung im Krankenhaus. In diesen insgesamt 42 Monaten ginge der derzeitige Turnus auf. Der Fächerkanon sowie die zeitliche Länge der einzelnen Fächer sind noch in Diskussion. Anschließend folgt eine

Lehrpraxis: laut Bundesminister Stögers Konzept sechs Monate bei einem niedergelassenen Arzt und/oder in Spitalsambulanzen. Laut Ärztekammer zwölf Monate Lehrpraxis ausschließlich im niedergelassenen Bereich, öffentlich finanziert.

[1]) Pichler, Erika: Langsame Mühlen in: ÖKZ 06/2014, S. 8–10.

Gerade auch in den Krankenhäusern wird es in den kommenden Monaten einen regelrechten Kampf ums Personal geben. Mehr als 60% der Gesamtkosten in Spitälern sind Personalkosten. Durch steigenden Spardruck, erhöhter Mehrarbeit, weniger Zeit für Patienten, dem Muss an mehr Produktivität sowie leeren Kassen in den Bundesländern nimmt die Stimmung unter den medizinischen und pflegerischen Mitarbeitern in den österreichischen Spitälern deutlich ab. Die Verwaltung, die teilweise, speziell in großen Spitalsträgergesellschaften unfassbar aufgeblasen ist, ist dem gegenüber kaum durch diesen Trend belastet. (Bspw. gibt es in einer großen österreichischen Trägergesellschaft, die früher mit einer Leitung und 2 Teilzeitkräften geführt wurde nun mehr als 60 (!) Mitarbeiter. Was die alle machen, ist vielen in dieser Trägergesellschaft ein Rätsel, aber ändern tut sich gar nichts.)

Durch die neue Arbeitszeitrichtlinie kommt nun Bewegung in den medizinischen Bereich. Künftig sollen Ärzte statt 72 Stunden nur 48 Wochenstunden arbeiten. Das passt diesen zwar auch nicht immer, da dadurch wertvolle Überstunden und damit Geld verloren geht, andererseits werden aufgrund der geringen Zahl an Ärzten (klassisches volkswirtschaftliches Phänomen von Angebot und Nachfrage) die Spitalsträger mehr Geld in die Hand nehmen müssen, um ihr medizinisches Personal zu halten, sonst tun es die anderen Einrichtungen. Faktum ist aber, dass dies ohne zusätzliches medizinisches Personal nicht machbar sein wird.

Eine CliniCum-Umfrage[184] in den heimischen Spitälern ergab einen Mindestbedarf von 2.000 zusätzlichen Spitalsärzten. In den Salzburger Landeskliniken muss nun viel mehr als bisher bei wichtigen Investitionen gespart werden. Dazu kommt dort noch eine Nachzahlung an Tausende Mitarbeiter wegen eines verlorenen Arbeitsgerichtsprozesses. Leider für die SALK war die dortige zuständige Abteilung nicht in der Lage, zu erkennen, dass eine nicht vollständige Anrechnung von Vordienstzeiten dazu führen könnte, dass sich Mitarbeiter irgendwann zu wehren beginnen. (So ist es, wenn Personen, die keine Ahnung von dem haben, was sie tun, in Führungsfunktionen gelangen.)

In Vorarlberg, der Steiermark sowie Oberösterreich gab es schon strukturelle Veränderungen, wo Abteilungen entweder geschlossen oder zusammen- und unter eine Führung gelegt wurden. Auch Triage-Einrichtungen zeigen Erfolge. Damit können Spitalsambulanzen entlastet werden und Spitalsärzte haben mehr Zeit, um sich um dringende Fälle zu kümmern. Mehr Qualität bei weniger Kosten.

Steiermark, Salzburg und Kärnten melden bereits einen Zusatzbedarf an Ärzten an, Niederösterreich will vorerst ohne weitere Ärzte auskommen. Kärnten hat berechnet, 75 neue ÄrztInnen zu benötigen. Woher das Geld kommt, bleibt fraglich – Stichwort Hypo-Bank. Wien wiederum fordert zunächst inhaltliche Regelungen ein, bspw. produktives Arbeiten und flexible Arbeitszeitmodelle.

Immer problematischer wird aber auch die Suche nach pflegerischem Personal. Salzburg, zum Beispiel stellt zusätzliche Geldmittel für die Forcierung der Ausbildung zur Verfügung. Dies auch deshalb, da Pflegeberufe künftig mehr bisherige Tätigkeiten von Ärzten übernehmen sollen und werden, aufgebaut auf den drei Säulen Fachentwicklung, Management und Lehre in der Pflege. Dazu kommt der hohe Frauenanteil, speziell in der Pflege. Dies gehört künftig immer besser kombiniert mit attraktiven Arbeitszeitmodellen, um MitarbeiterInnen im Unternehmen zu halten. Schließlich ist speziell hier noch der Aspekt der Angleichung der Gehälter an die männlichen Kollegen ein Zukunftsmuss.

Die Idee klingt so simpel wie logisch: Pflegepersonal in den Spitälern wird künftig besser, weil akademisch besser ausgebildet und von Assistenten und Helfern entlastet, die sich um die Dinge kümmern, die mit Medizin wenig zu tun haben. „Die besten an die Betten" lautet der Grundsatz, der auf einem entsprechenden Papier der Landesgesundheitsreferenten fußt.

Bei der Reorganisation schwingt freilich noch etwas ganz anderes mit, auch wenn darüber niemand so gerne redet: Es droht der Systemkollaps. Dem Gesundheitsbereich kommt massiv Personal abhanden. Mangels Uni-Absolventen sind selbst in Wien die Wartelisten für Turnusplätze faktisch leer, in vielen ländlichen Regionen ist das seit Jahren so. Und das, obwohl die von der EU urgierte Verringerung der Arbeitszeiten erst bevorsteht.

[184] Rümmele, Martin; Schriebel, Ina: Der Kampf ums beste Personal, in: CliniCum 5/2014.

Die Baby-Boomer-Generation geht demnächst in Pension, das reißt in nahezu allen Gesundheitsberufen ein Loch ins Personalkontingent. Eine neue Arbeitsteilung in den Spitälern könnte zumindest die Personalnot ein wenig abfedern.

Wie sehr der Hut bereits brennt, sieht man daran, dass sowohl Standesdünkel als auch Parteigrenzen bei dieser Reform außen vor zu sein scheinen. Nach den Pflegern und Ländern müssen nun die Ärzte und Medizin-Unis Willen und Mut zur Veränderung zeigen – sonst bleibt die Reform ein kleines Pflaster auf einer klaffenden Wunde.[1])

[1]) „Der Standard" vom 16. 5. 2014.

Ein weiteres Thema, das künftig im Zuge der Kostensituation wesentlich wird, ist der Wechsel von Leistungen des stationären in den tageschirurgischen Bereich. Die Problematik, die hier dahinter steckt, zeigt sich darin, dass im LKF-System zahlreiche Leistungen enthalten sind, die problemlos tageschirurgisch durchführbar sind, in der aktuellen Systematik jedoch tageschirurgisch nicht bezahlt werden. Dazu kommen zwei tageschirurgische Kataloge (der normale LKF-Tageschirurgie-Katalog sowie jener der Privatversicherungen), die beide pikanterweise nicht ident sind und darüber hinaus Leistungen beinhalten, die nur sehr schwer tageschirurgisch durchführbar sind. Unabhängig davon muss klar sein, dass viele chirurgische Leistungen bedenkenlos tageschirurgisch durchführbar sind. Da zu erwarten ist, dass eine tageschirurgische Behandlung kostengünstiger als ein stationärer Aufenthalt ist, ist der Ausbau der Tageschirurgie ein toller Beitrag zur Senkung der Ausgabensteigerung im österreichischen Gesundheitswesen. Dies ist umso wichtiger, wenn man bedenkt, dass in Österreich weniger als 10% aller Operationen tagesklinisch durchgeführt werden, in anderen Ländern sind es mehr als zwei Drittel.

Sehr geehrte Leserinnen und Leser,

ich habe versucht, im Rahmen dieses Buches einen fundierten Überblick über das Gesundheitssystem zu geben. Die vielen Menschen, die im Gesundheitswesen tätig sind, leisten großartige Arbeit. Auch der medizinische Fortschritt und die hohe Qualität unseres Gesundheitssystems führen zu einer ständig steigenden Lebenserwartung. Therapien und darauffolgende Gesundung von PatientInnen in manchen Bereichen waren in früheren Jahren noch nicht vorstellbar. Daher muss es Ziel aller Beteiligten sein, dieses System für die Menschen in unserem Land aufrechtzuerhalten. Die Protagonisten des Gesundheitssystems zeigen, wie dargestellt, durchaus Reformfreudigkeit, wenngleich jeder aus seiner Sicht und in seiner Funktion, was durchaus verständlich erscheint.

Die Pläne, bis 2016 über 3 Milliarden einzusparen sind gut. Wobei es sind ja gar keine richtigen Einsparungen, es ist nur eine Reduktion der bisher deutlich überhöht steigenden Ausgaben. Die Krankenkassen wurden saniert, dort gelang es binnen vier Jahren vor allem durch die Einbremsung der Medikamentenkosten 2,2 Milliarden Euro einzusparen. Nun wird es vermutlich hauptsächlich die Spitäler treffen. Der Wille, Spitäler zu schließen, ist nicht sehr groß, aber da ca. 80 Spitäler nur rund 100 Betten vorhalten, müssen sich diese künftig auf einige wenige Fächer spezialisieren und können nicht mehr alles anbieten. Auch eine Umwandlung von Akutbetten zu Langzeitbetten wäre denkbar. Klärung der Kompetenzverteilung, Finanzierung aus einer Hand, Schnittstellenproblematik ambulanter/stationärer Bereich sowie vor allem stationärer Bereich/Langzeitpflegebereich, Reduktion der zehn Krankenanstaltengesetze (ein Bundes-Kranken- und Kuranstaltengesetz, neun Landeskrankenanstaltengesetze), Verbesserung der Qualitätsparameter, stärkere Patientenorientiertheit, mehr Prävention, weniger Doppelbefundungen, all das sind nur einige weitere Themenbereiche, die einer Lösung zuzuführen sind und wofür geeignete Strukturen geschaffen werden sollten. Für ein positives gutes Ganzes wird jeder Protagonist seinen Standpunkt verlassen und auf die anderen zugehen müssen. Das Totschlagargument „Zentralismus versus Föderalismus“ ist Vergangenheit, man sollte zum Prinzip der Subsidiarität kommen. Dort, wo die Leistung am besten erbracht wird, dort soll sie stattfinden, und dorthin soll auch das Geld fließen – Prinzip „Geld folgt Leistung“.

Der interessierte Beobachter darf schon jetzt nach dem ersten Start der Umsetzung der Gesundheitsreform 2012/2013 sehr gespannt sein, wie es weitergeht. Eines sollte jedoch allen Beteiligten klar sein und das sollte sich auch jeder, und da meine ich wirklich jeden im Gesundheitswesen, immer vergegenwärtigen: *Einen* Gewinner muss es geben, nämlich denjenigen, der auch dafür zahlt, dass alle Gesundheitsberufe in ihrem Beruf tätig sein können: der Patient!

Gerhard Pöttler, Juli 2014

Anhang

Abkürzungsverzeichnis

ABO	Apothekenbetriebsordnung
Abs.	Absatz
AG	Aktiengesellschaft
AG	Arbeitgeber
AG/R	Akutgeriatrie, Remobilisation
AGES	Agentur für Gesundheit und Ernährungssicherheit
A-IQI	Austrian Inpatient Quality Indicators
AKH	Allgemeines Krankenhaus
AKW	Atomkraftwerk
amb.	ambulant
AMG	Arzneimittelgesetz
AMS	Arbeitsmarktservice
AN	Arbeitnehmer
AO	Anstaltsordnung
Art.	Artikel
ASVG	Allgemeines Sozialversicherungsgesetz
ATC	Anatomisch-Therapeutisch-Chemisch
AUFEM	Aufnahme- und Entlassungsmanagement
AUVA	Allgemeine Unfallversicherungsanstalt
BASG	Bundesamt für Sicherheit im Gesundheitswesen
BGBl.	Bundesgesetzblatt
BGK	Bundesgesundheitskommission
BGKK	Burgenländische Gebietskrankenkasse
BIP	Bruttoinlandsprodukt
BIQG	Bundesinstitut für Qualität im Gesundheitswesen
BKK	Betriebskrankenkasse
B-KUVG	Beamten- Kranken- und Unfallversicherungsgesetz
BM	Bundesminister/in
BMASK	Bundesministerium für Arbeit, Soziales und Konsumentenschutz
BMF	Bundesministerium für Finanzen
BMG	Bundesministerium für Gesundheit
BMGF	Bundesministerium für Gesundheit und Frauen
BMJ	Bundesministerium für Justiz
BMLV	Bundesministerium für Landesverteidigung und Sport
BMSK	Bundesministerium für Soziales und Konsumentenschutz
BMWF	Bundesministerium für Wissenschaft und Forschung
BMWFW	Bundesministerium für Wissenschaft, Forschung und Wirtschaft
BPGG	Bundespflegegeldgesetz
BPoS	Best Point of Service
BQLL	Bundesqualitätsleitlinie
bspw.	beispielsweise
BSVG	Bauern-Sozialversicherungsgesetz
BVA	Beamtenversicherungsanstalt
B-VG	Bundesverfassungsgesetz
BWS	Bruttowertschöpfung
bzgl.	bezüglich
B-ZV	Bundes-Zielsteuerungsvertrag
bzw.	beziehungsweise
ca.	circa
CAM	Complementary and alternative Medicine
CIRS	Critical Incident Reporting System
CMZ	Chirurgisch-Medizinisches Zentrum
COPD	Chronic Obstructive Pulmonary Disease – Chronisch obstructive Lungenkrankheit
CT	Computertomografie
d.h.	das heißt

DGKS/P	Diplomierte/r Gesundheits- und Krankenschwester/pfleger
dgl.	dergleichen
DI	Diplom-Ingenieur
DIAG	Dokumentations- und Informationssystem für Analysen im Gesundheitswesen
DIN	Deutsche Industrie Norm
DMP	Disease-Management-Programme
DokuG	Bundesgesetz über die Dokumentation im Gesundheitswesen
Dr.	Doktor
DSG	Datenschutzgesetz
EbM	Evidenced based Medicine
ECT	Emissions-Computer-Tomografie
EHR	Electronic Health Record
EKG	Elektrokardiogramm
EKO	Erstattungskodex
ELGA	Elektronische Gesundheitsakte
EMBA	Executive Master of Business Administration
epSOS	European Patients - Smart Open Services
etc.	et cetera
EU	Europäische Union
EUDAMED	Europäische Medizinproduktedatenbank
EWR	Europäischer Wirtschaftsraum
f	folgende
ff	fortfolgende
FGÖ	Fonds Gesundes Österreich
FKA	Fondskrankenanstalten
FSME	Frühsommer-Meningoenzephalitis
FSVG	Freiberuflichen Sozialversicherungsgesetz
G	Gesetz
GA	Gesundheitsausgaben
GAMED	Wiener Internationale Akademie für Ganzheitsmedizin
GDA	Gesundheitsdiensteanbieter
GESG	Gesundheits- und Ernährungssicherheitsgesetz
GESPAG	Gesundheits- und Spitals-AG
GewO	Gewerbeordnung
Gf	Geschäftsführer/Geschäftsführung
GFG	Gesundheitsförderungsgesetz
ggf.	gegebenenfalls
GGP	Großgeräteplan
GKK	Gebietskrankenkasse
GmbH	Gesellschaft mit beschränkter Haftung
GmbHG	Gesellschaft mit beschränkter Haftung Gesetz
GÖ Beratung	Gesundheit Österreich Beratungs-GmbH
GÖ FP	Gesundheit Österreich Forschungs- und Planungs-GmbH
GÖG	Gesundheit Österreich GmbH
GÖGG	Gesundheit Österreich GmbHGesetz
GQG	Gesundheitsqualitätsgesetz
GSBG	Gesundheits- und Sozialbereich-Beihilfengesetz
GSVG	Gewerbliches Sozialversicherungsgesetz
GTelG	Gesundheitstelematikgesetz
GTelV	Gesundheitstelematikverordnung
GuKG	Gesundheits- und Krankenpflegegesetz
G-ZG	Gesundheits-Zielsteuerungsgesetz
HDG	Hauptdiagnosengruppe
HeimAufG	Heimaufenthaltsgesetz
HEK	Heilmittel-Evaluierungs-Kommission
HNO	Hals-Nasen-Ohren Klinik
Hrsg.	Herausgeber
HTA	Health Technology Assessment
HVerG	Heimvertragsgesetz
HZA	Hausarztzentrierte Versorgung
ICD	Internationalen Klassifikation der Krankheiten
ICG	Infora Consulting Group GmbH
id(g)F	in der (geltenden)Fassung
IHS	Institut für höhere Studien
IKT	Informations- und Kommunikationstechnologie
inkl.	inklusive

insg.	insgesamt
IRVP	Integrative regionale Versorgungsplanung
ISMS	Informationssicherheits- und managementssystem
ITA	Institut für Technikfolgen-Abschätzung
Jhdt.	Jahrhundert
KABEG	Krankenanstalten-Betriebsgesellschaft Kärnten
KAGES	Steiermärkische Krankenanstaltengesellschaft m.b.H.
KAKuG	Krankenanstalten- und Kuranstaltengesetz des Bundes
KAL	Katalog ambulanter Leistungen
KAV	Krankenanstaltenverbund
KFA	Krankenfürsorgeanstalten
KGF	Kärntner Gesundheitsfonds
K-GFG	Kärntner Gesundheitsfondsgesetz
KGKK	Kärntner Gebietskrankenkasse
KJNP	Kinder- und Jugendneuropsychiatrie
K-KAO	Kärntner Krankenanstaltenordnung
KPJ	Klinisch-Praktisches Jahr
KRAZAF	Krankenanstaltenzusammenarbeitsfonds
KTG	Kardiotechnikergesetz
LDF	Leistungsorientierte Diagnosenfallgruppe
lfd.	laufend
LGBl.	Landesgesetzblatt
LK	Leistungskomponente
LKAP	Landeskrankenanstaltenplan
LKF	Leistungsorientierte Krankenanstaltenfinanzierung
LKH	Landeskrankenhaus
LM	Leistungsmatrix
L-ZV	Landeszielsteuerungsvertrag
MAB	Medizinische Assistenzberufe
MBDS	Minimaler Basisdatensatz
MEL	Medizinische Einzelleistung
MFS	Mindestfrequenzen pro Jahr und Standort
Mio.	Millionen
MMHm	Medizinischer Masseur und Heilmasseur
MMHmG	Medizinischer Masseur- und Heilmasseurgesetz
MP	Masterplan
MPG	Medizinproduktegesetz
MR	Magnetresonanz-Tomografie
Mrd.	Milliarden
MTD	Medizinisch-technischer Dienst
MTF-SHD	Medizinisch-technischer Fachdienst, Sanitätshilfsdienst
MVS	Mindestversorgungsstruktur
MVZ	Medizinische Versorgungszentren
NFA	Notfallaufnahme
NHS	National Health Service
NÖGKK	Niederösterreichische Gebietskrankenkasse
Nr.	Nummer
NSM	Nahtstellenmanagement
NVG	Notarversicherungsgesetz
OA	Oberarzt
ÖAK	Österreichische Ärztekammer
ÖBIG	Österreichisches Bundesinstitut für Gesundheitswesen
OE	Organisationsentwicklung
OECD	Organisation für wirtschaftliche Zusammenarbeit und Entwicklung
OG	Offene Gesellschaft
ÖGARI	Österreichische Gesellschaft für Anästhesiologie, Reanimation und Intensivmedizin
ÖGD	Öffentlicher Gesundheitsdienst
OGH	Oberster Gerichtshof
OID	Objektidentifikatoren, object identifier
ÖKAP	Österreichischer Krankenanstaltenplan
OÖGKK	Oberösterreichische Gebietskrankenkasse
ÖQMed	Österreichische Gesellschaft für Qualitätssicherung und Qualitätsmanagement in der Medizin GmbH
ÖSG	Österreichischer Strukturplan Gesundheit
OSR	Oberster Sanitätsrat
PKA	Privatkrankenanstalten
PM	Planungsmatrix

PMU	Paracelsus Medizinische Privatuniversität
POoE	Private Organisationen ohne Erwerbszweck
PPP	Public Private Partnership
PPR	Pflegepersonalregelung
PR	Public Relations
PRIKRAF	Privatkrankenanstalten - Finanzierungsfonds
Prof.	Professor
PROP	Reformpoolprojekt Präoperative Befundung
PVA	Pensionsversicherungsanstalt
RIG	Rehabilitations-Indikationsgruppe
RSG	Regionaler Strukturplan Gesundheit
SAGES	Salzburger Gesundheitsfonds
SAKRAF	Salzburger Krankenanstalte-Finanzierungsfonds
SALK	Salzburger Landeskliniken
SGKK	Salzburger Gebietskrankenkasse
SHA	System of Health Accounts
SK	Sonderklasse
stat.	stationär
STGKK	Steiermärkische Gebietskrankenkasse
SV	Sozialversicherung
SVA	Sozialversicherungsanstalt der gewerblichen Wirtschaft
SVB	Sozialversicherungsanstalt der Bauern
TGKK	Tiroler Gebietskrankenkasse
TILAK	Tiroler Landeskrankenanstalten GmbH
TISS	Therapeutic Intervention Scoring System
TK	Tageskomponente
u. a. m.	und anderes mehr
u. a.	und andere
UGB	Unternehmensgesetzbuch
UKH	Unfallkrankenhaus
USA	Vereinigte Staaten von Amerika
usw.	und so weiter
VAEB	Versicherungsanstalt für Eisenbahnen und Bergbau
Var.	Variante
VfGH	Verfassungsgerichtshof
VGKK	Vorarlberger Gebietskrankenkasse
vgl.	vergleiche
VM	Versorgungsmatrix
VO	Verordnung
VR	Versorgungsregion
VVO	Verband der Versicherungsunternehmen Österreichs
VwGH	Verwaltungsgerichtshof
VZ	Versorgungszone
VZÄ	Vollzeitäquivalente
WGKK	Wiener Gebietskrankenkasse
WHO	Welthandelsorganisation
WIFO	Wirtschaftsforschungsinstitut
WKÖ	Wirtschaftskammer Österreich
Z	Ziffer
z. B.	zum Beispiel
ZNA	Zentrale Notaufnahme
ZPI	Zentraler Patientenindex

Literaturverzeichnis

Bücher

Bundesinstitut für Qualität im Gesundheitswesen: Bundesqualitätsleitlinie zur integrierten Versorgung von erwachsenen Patienteninnen und Patenten für die präoperative Diagnostik bei elektiven Eingriffen (BQLL PRÄOP), Wien 2011.

Bundesministerium für Gesundheit, Broschüre: Was ist neu im Jahr 2014, Neuregelungen, Daten und Fakten, Wien 2013.

Bundesministerium für Gesundheit: Das österreichische Gesundheitssystem, Zahlen – Daten – Fakten, 2013/2014.

Bundesministerium für Gesundheit: Leistungsorientierte Krankenanstaltenfinanzierung, LKF-Modellbeschreibung 2014, September 2013.

Bundesministerium für Gesundheit: Leistungsorientierte Krankenanstaltenfinanzierung, LKF-Systembeschreibung 2014, September 2013.

Bundesministerium für Gesundheit (Hrsg.): Österreichischer Strukturplan Gesundheit 2012, ÖSG 2012 (inkl. Großgeräteplan), verfasst von der Gesundheit Österreich GmbH, Wien, November 2012.

Debatin, Jörg F.; Ekkernkamp, Axel; Schulte, Barbara (Hrsg.): Krankenhausmanagement, Strategien, Konzepte, Methoden, Berlin 2010.

Europäisches Observatorium für Gesundheitssysteme: Health Care Systems in Transition – Österreich, Kopenhagen: WHO Regional Office for Europe.

Gesundheit Österreich GmbH: Monitoringbericht I/2014 im Rahmen der Zielsteuerung Gesundheit: Monitoring nach Vereinbarung gemäß Art. 15a Zielsteuerung Gesundheit und Bundes-Zielsteuerungsvertrag, April 2014.

Goldschmidt, Andreas J. W.; Hilbert, Josef (Hrsg.): Gesundheitswirtschaft in Deutschland, Die Zukunftsbranche, 2009.

Goldschmidt, Andreas J. W.; Hilbert, Josef (Hrsg.): Krankenhausmanagement mit Zukunft, Orientierungswissen und Anregungen von Experten, Stuttgart 2011.

Hauptverband der österreichischen Sozialversicherungsträger: Handbuch der österreichischen Sozialversicherung 2013, April 2014.

Hauptverband der österreichischen Sozialversicherungsträger: Statistisches Handbuch der österreichischen Sozialversicherung 2012, Oktober 2013.

Hofmarcher, Maria M.; Rack, Herta M.: Gesundheitssysteme im Wandel: Österreich. WHO Regionalbüro für Europa im Auftrag des Europäischen Observatoriums für Gesundheitssysteme und Gesundheitspolitik, Kopenhagen 2006.

Hofmarcher, Maria M.; Das Österreichische Gesundheitssystem, Akteure, Daten, Analysen, Berlin 2013.

Jahresbericht 2012: PRIKRAF – Privatkrankenanstaltenfonds, Wien 2013.

Laimböck, Max: Die Zukunft des österreichischen Gesundheitssystems: Wettbewerbsorientierte Patientenversorgung im internationalen Vergleich, Wien, New York 2008.

Laimböck, Max: Die soziale Krankenversorgung zwischen Staat, Monopol und Wettbewerb – Vor- und Nachteile des Wettbewerbs im Gesundheitswesen, Innsbruck 2000.

Lauterbach, Karl W.; Stock, Stephanie; Brunner, Helmut (Hrsg.): Gesundheitsökonomie, Lehrbuch für Mediziner und andere Gesundheitsberufe, 2. Auflage, Bern 2009.
Lehner, Karl: 10 Jahre Krankenanstaltenfinanzierung in Österreich, eine kritische Betrachtung, Wien 2008.
Österreichische Apothekerkammer: Apotheke in Zahlen 2013.
Österreichisches Bundesinstitut für Gesundheitswesen: Das österreichische Gesundheitswesen im internationalen Vergleich, Wien 2012.
Pöttler, Gerhard: Macht der SALK 2020 Masterplan die Salzburger Landeskliniken zukünftig wettbewerbsfähiger?, Master These, Krems 2007.
Sladecek, Einar; Marzi, Leopold-Michael; Schmiedbauer, Thomas: Recht für Gesundheitsberufe, 7. Auflage, Wien 2014.
Statistik Austria: Jahrbuch der Gesundheitsstatistik 2012, Wien 2013.
Statistik Austria: Österreich: Zahlen. Daten. Fakten, 2013/2014.
Verlagshaus der Ärzte: Wertschöpfungs- und Wachstumseffekte des Gesundheitssektors in Österreich; Berichte des Instituts für Höhere Studien im Auftrag der Österreichischen Ärztekammer, 1. Auflage, Wien 2011.
Versicherungsverband Österreichs-VVO: Jahresbericht 2013, Wien 2014.

Artikel

Ärztekammer und Zahnärztekammer für Wien: Doktor in Wien, Ausgabe 01/12.
Busse, Reinhard: Erfahrungen mit der Reorganisation von Gesundheitssystemen aus der europäischen Perspektive, 2012.
Czypionka, Thomas; Riedel, Monika; Obradovits, Martin; Sigl, Clemens; Leutgeb, Johannes: Ambulante Vergütung im internationalen Vergleich: Perspektiven für Österreich, in: Soziale Sicherheit, Health System Watch, Herbst 2011, S. 1–16.
Czypionka, Thomas; Riedel, Monika; Röhrling, Gerald; Eichwalder, Stefan: Jahresthema – Finanzierung aus einer Hand, in: Soziale Sicherheit, Health System Watch, 2009, S. 1–9.
„Der Standard" vom 1. 7. 2014.
Das Österreichische Gesundheitswesen, in: ÖKZ 2012: Darstellung der Rehabilitationseinrichtungen.
Dienesch, Sibylle; Heitzenberger, Gerald: Krankenanstaltenfinanzierung 9 mal anders, Nycomed, Salzburg 1997.
Gesundheit Österreich GmbH: Kostenprognosen der Dienstleistungen in der Langzeitpflege in Österreich von 2010-2025. Ergebnisbericht, 2012.
Gesundheit Österreich GmbH: Pflegevorsorgebericht 2010, Bevölkerungsprognose. GÖG – eigene Berechnungen, 2012.
Huber, Vinzenz; Fritsch, Gerhard: Reformpoolprojekt „Präoperative Befundung" im Bundesland Salzburg, in: Soziale Sicherheit, März 2007, S. 155–160.
„Neue Kronen Zeitung Österreich" vom 6. 3. 2014: Mehr Infarkte wegen Baby Boom, S. 34.
Michalski, T., Franz A.: QM in der zentralen Notaufnahme, in: Qualitätsmanagement im prähospitalen Notfallwesen, Springer-Verlag 2014, S. 199–209.
OECD – Organisation for Economic Cooperation and Development, System of Health Accounts (SHA) 2012/2013.

Pichler, Erika: Nix ist fix, in: Österreichische Krankenhauszeitung 03–04/2014, S. 8–10.
Pichler, Erika: Langsame Mühlen, in: Österreichische Krankenhauszeitung 03–04/2014, S. 8–10.
Riedler, Katharina: Private Mittel im Gesundheitssystem: Entwicklung, Bedeutung und Steuerung, in: Zeitschrift für Gesundheitspolitik, 3/2013.
Rudda, Johannes; Fürstl-Grasser, Margarethe; Rubisch, Max: Neue Tendenzen zur Pflegevorsorge in Österreich, auf: www.sozialversicherung.at/mediaDB/MMDB134004_Rudda%20et%20al_Pflegevorsorge-Artikel.pdf
Rümmele, Martin; Schriebl, Ina: Der Kampf ums beste Personal, in: CliniCum 5/2014.
Stärker, Lukas: Gesundheitsreform – Gesucht – Best Point of Service, in: Österreichische Ärztezeitung, 25. 2. 2014.

Internetquellen

Homepage der österreichischen Agentur für Gesundheit und Ernährungssicherheit: www.ages.at
Homepage der Apothekerkammer Österreichs: www.apotheker.or.at
Homepage des Bundesministeriums für Arbeit, Soziales und Konsumentenschutz: www.bmask.gv.at
Homepage der Ärztekammer Österreichs: www.aerztekammer.at
Homepage des Bundesamtes für Ernährungssicherheit: www.baes.gv.at
Homepage des Bundesamtes für Sicherheit im Gesundheitswesen: www.basg.at
Homepage des Bundesministeriums für Finanzen: www.bmf.gv.at
Homepage des Bundesministeriums für Gesundheit: www.bmg.gv.at
Homepage des Bundesministeriums für Justiz: www.bmj.gv.at
Homepage des Bundesministeriums für Landesverteidigung und Sport: www.bmlv.gv.at
Homepage des Bundesministeriums für Wissenschaft, Forschung und Wirtschaft: www.bmwfw.gv.at
Homepage der CompuGroup medical: www.cgm-media.at; www.systema.info
Homepage des Dachverbandes für Hospiz und Palliativ Care: www.hospiz.at
Homepage der elektronischen Gesundheitsakte: www.elga.gv.at
Homepage der Gesundheit Österreich GmbH: www.goeg.at; www.oebig.at; www.rehakompass.goeg.at
Homepage des Gesundheitsportals: www.gesundheit.gv.at
Homepage des Hauptverbandes der Österreichischen Sozialversicherungsträger: www.sozialversicherung.at; www.hauptverband.at
Homepage des Kärntner Gesundheitsfonds: www.kgf.ktn.gv.at/151009_DE.
Homepage von ORF Online: oesterreich.orf.at
Homepage der Pharmig: www.pharmig.at
Homepage der PMU: www.pmu.ac.at
Homepage des Salzburger Gesundheitsfonds SAGES: www.salzburg.gv.at/themen/gs/gesundheit/sages
Homepage der Springer Medizin: www.springermedizin.at.
Homepage der Statistik Austria: www.statistik.at.

Homepage der Weltgesundheitsorganisation: www.who.int.
Homepage von Wien Online: wien.orf.at
Homepage der Wiener Zeitung: www.wienerzeitung.at

Verzeichnis der Abbildungen

Verzeichnis der Tabellen